Flexible Bronchoscopy

(3rd Edition)

可弯曲支气管镜技术

（第3版）

王国本

主 编 〔美〕 阿图尔·C.梅塔

J.弗兰克斯·特纳·Jr

主 译 白 冲 黄海东

天津出版传媒集团

天津科技翻译出版有限公司

著作权合同登记号:图字:02-2014-418

图书在版编目(CIP)数据

可弯曲支气管镜技术:第3版／(美)王国本(Ko-Pen Wang),(美)阿图尔·C.梅塔(Atul C. Mehta),(美)J.弗兰克斯·特纳·Jr(J. Francis Turner Jr.)主编;白冲等译.—天津:天津科技翻译出版有限公司,2016.11

书名原文:Flexible Bronchoscopy(3rd ed)

ISBN 978-7-5433-3644-5

Ⅰ.①可… Ⅱ.①王… ②阿… ③J… ④白… Ⅲ.①支气管镜检查 Ⅳ.①R768.1

中国版本图书馆 CIP 数据核字(2016)第 242360 号

授权单位:John Wiley & Sons Limited.

出　　版:天津科技翻译出版有限公司

出 版 人:刘 庆

地　　址:天津市南开区白堤路 244 号

邮政编码:300192

电　　话:(022)87894896

传　　真:(022)87895650

网　　址:www.tsttpc.com

印　　刷:山东鸿君杰文化发展有限公司

发　　行:全国新华书店

版本记录:889×1194　16 开本　20 印张　550 千字

　　　　　2016 年 11 月第 1 版　2016 年 11 月第 1 次印刷

　　　　　定价:158.00 元

(如发现印装问题,可与出版社调换)

译者名单

主　译

白　冲　黄海东

译　者（按姓氏汉语拼音排序）

白　冲　第二军医大学附属长海医院呼吸与危重症医学科

陈　巍　上海交通大学附属瑞金医院呼吸科

陈长明　第二军医大学附属长海医院呼吸与危重症医学科

邓常文　第二军医大学附属长海医院呼吸与危重症医学科

董宇超　第二军医大学附属长海医院呼吸与危重症医学科

黄海东　第二军医大学附属长海医院呼吸与危重症医学科

黄志昂　河南大学第一附属医院呼吸内科

马　静　山东省济南市儿童医院呼吸介入科

裴迎华　首都医科大学北京天坛医院呼吸科

秦　浩　第二军医大学附属长海医院呼吸与危重症医学科

宋小莲　上海同济大学附属第十人民医院呼吸科

孙加源　上海交通大学附属胸科医院内镜科

孙沁莹　第二军医大学附属长海医院呼吸与危重症医学科

王新安　山东省滨州市人民医院呼吸内科

夏　旸　浙江大学医学院附属第二医院呼吸与重症医学科

肖　华　第二军医大学附属长海医院呼吸与危重症医学科

谢芳芳　上海交通大学附属胸科医院内镜科

杨宇光　第二军医大学附属长海医院麻醉科

张　伟　第二军医大学附属长海医院呼吸与危重症医学科

郑贵亮　第二军医大学附属长海医院耳鼻咽喉科

朱　莹　第二军医大学附属长海医院呼吸与危重症医学科

编者名单

Fumihiro Asano MD, FCCP
Director
Department of Pulmonary Medicine and
Bronchoscopy
Gifu Prefectural General Medical Center
Gifu
Japan

Heinrich D. Becker MD, FCCP
Professor
Internal Medicine and Pulmonology
Interdisciplinary Endoscopy
Thoraxclinic-Heidelberg
University School of Medicine
Heidelberg
Germany

Robert F. Browning Jr. MD, FCCP
Director of Interventional Bronchoscopy
National Naval Medical Center
Bethesda MD
USA

Alex Chen MD
Director of Interventional Pulmonology
Washington University School of Medicine
St Louis MO
USA

Erik M. Folch MD, MSc
Director of the Medical Procedure Service
Division of Thoracic Surgery and Interventional
Pulmonology
Beth Israel Deaconess Medical Center
Harvard Medical School
Boston MA
USA

Mario Gomez MD
Internal Medicine Physician
Pulmonary and Sleep Center
West Laco
Texas TX
USA

Sara R. Greenhill MD, FCCP
Director
Interventional Pulmonology Fellowship
Chicago Chest Center
Elk Grove Village IL
USA

Richard Helmers MD
Thoracic Diseases
Mayo Clinic Scottsdale
Scottsdale AZ
USA

Taichiro Ishizumi MD, PhD
Assistant Professor
Department of Thoracic Surgery
Tokyo Medical University
Tokyo
Japan

Prasoon Jain MD, FCCP
Staff Physician
Louis A Johnson VA Medical Center,
Clarksburg WV
USA

Michael A. Jantz MD
Associate Professor of Medicine
Director of Interventional Pulmonology
University of Florida
Division of Pulmonary and Critical Care
Medicine
University of Florida
Gainesville FL
USA

Harubumi Kato MD, PhD, FCCP, FIAC
Honorary President
Niizashiki Chuo General Hospital
and
Professor Emeritus
Tokyo Medical University
Tokyo
Japan

Yasufumi Kato MD, PhD
Staff Doctor
Department of Surgery
Tokyo Medical University
Tokyo
Japan

Mani S. Kavuru MD
Division Director and Professor
Division of Pulmonary & Critical Care Medicine
Co-Director, Jefferson Center for Critical Care
Thomas Jefferson University & Hospital
Philadelphia PA
USA

Marian H. Kollef MD, FACP, FCCP
Director
Medical ICU Respiratory Care Services
Washington University School of Medicine
St Louis MO
USA

Kevin L. Kovitz MD, MBA, FACP, FCCP
Director
Chicago Chest Center
Elk Grove Village IL
USA

Noriaki Kurimoto MD, PhD, FCCP
Professor
Division of Chest Surgery
St Marianna University School of Medicine
Kanagawa
Japan

Navatha Kurugundla MD
Division of Pulmonary and Critical Care Medicine
New York Methodist Hospital
Brooklyn NY
USA

Stephen C. T. Lam MD, FRCPC
Professor of Medicine
University of British Columbia
and
Chair
Provincial Lung Tumor Group
British Columbia Cancer Agency
Vancouver BC
Canada

Xicheng Liu MD
Professor of Pediatrics
Center for Pediatric Bronchoscopy
Beijing Children's Hospital
Capital Medical University
Beijing
China

Adnan Majid MD, FCCP
Director, Interventional Pulmonology
Beth Israel Deaconess Medical Center
and
Assistant Professor of Medicine
Harvard Medical School
Boston MA
USA

Samir Makani MD
Director
Interventional Pulmonology and Bronchoscopy
University of California
and
VA San Diego Health Care System
San Diego CA
USA

Praveen N. Mathur MB, BS
Professor of Medicine
Division of Pulmonary, Critical Care and
Occupational Medicine
Department of Medicine
Indiana University Medical Center
Indianapolis IN
USA

Atul C. Mehta MB, BS, FACP, FCCP
Professor and Staff Physician
Respiratory Institute
Cleveland Clinic
Cleveland OH
USA

Teruomi Miyazawa MD, PhD, FCCP
Professor and Chairman
Division of Respiratory and Infectious Diseases
St Marianna University School of Medicine
Kanagawa
Japan

Peter J. Mogayzel Jr MD PhD
Associate Professor of Pediatrics
Director, Cystic Fibrosis Center
Johns Hopkins School of Medicine
Johns Hopkins Cystic Fibrosis Center
Baltimore MD
USA

Ali I. Musani MD, FCCP, FACP
Associate Professor of Medicine and Pediatrics
Director, Interventional Pulmonology Program
National Jewish Health
Associate Professor of Medicine
University of Colorado
Denver CO
USA

Brian Palen MD
Mayo Clinic Scottsdale
Thoracic Diseases
Scottsdale AZ
USA

Rajesh R. Patel MD
Fellow in Pulmonary and Critical Care Medicine
Mayo Clinic
Rochester MN
USA

Sunit R. Patel MD, FCCP, DABSM
Associate Clinical Professor
UC Davis Medical Center and Touro University
and
Medical Director of California Sleep Center and
Medical Director of ICU & Respiratory Therapy
Mercy Medical Center Merced CA
USA

Luis F. Riquelme MS CCC-SLP, BRS-S
Director
Center for Swallowing and Speech-Language
Pathology
New York Methodist Hospital
Brooklyn
and
Assistant Professor
New York Medical College
Valhalla NY
USA

Navreet Sandhu Sindhwani MD
Fellow
Division of Pulmonary, Allergy, and Critical Care
Medicine
Duke University Medical Center
Durham NC
USA

Scott L. Shofer MD, PhD
Assistant Professor of Medicine
Interventional Pulmonology
Division of Pulmonary, Allergy & Critical Care
Medicine
Duke University Medical Center
Durham NC
USA

Gerard A. Silvestri MD, MS
Professor of Medicine
Department of Internal Medicine
Division of Pulmonary, Critical Care, Allergy
and Sleep Medicine
Medical University of South Carolina
Charleston SC
USA

Michael J. Simoff MD FCCP
Associate Professor of Medicine, FTA
Director, Bronchoscopy and Interventional
Pulmonology
Henry Ford Hospital
Wayne State University School of Medicine
Detroit MI
USA

James K. Stoller MD, MS
Chair, Education Institute
Head, Cleveland Clinic Respiratory Therapy
Jean Wall Bennett Professor of Medicine
The Cleveland Clinic Foundation
Cleveland OH
USA

Arthur Sung MD, FCCP
Director of Interventional Pulmonology and
Bronchoscopy
Beth Israel Medical Center
New York NY
USA

J. Francis Turner Jr
Section Head
Interventional Pulmonary and Critical Care
Medicine
Professor of Medicine
Nevada Cancer Institute and University of
Nevada School of Medicine
Las Vegas NV
USA

Jitsuo Usuda MD, PhD
Assistant Professor
Department of Surgery
Tokyo Medical University
Tokyo
Japan

James P. Utz MD
Associate Professor of Medicine
Pulmonary and Critical Care Medicine
Mayo Clinic
Rochester MN
USA

Momen M. Wahidi MD MBA
Director
Interventional Pulmonology and Bronchoscopy
Division of Pulmonary, Allergy and Critical Care
Medicine
and
Associate Professor of Medicine
Duke University Medical Center
Durham NC
USA

Ko-Pen Wang
Director
Johns Hopkins Bayview Medical Center
Division of Pulmonary Medicine
Harbor Medical Center
Baltimore MA
USA

Shunying Zhao MD
Associate Professor of Pediatrics
Department of Respiratory Medicine
Beijing Children's Hospital
Capital Medical University
Beijing
China

中文版序言

20世纪60年代，日本学者池田茂人(Shigeto Ikeda)教授发明了世界上第一台可弯曲支气管镜，并将其投入临床应用。此后，经过反复的技术改进，可弯曲支气管镜在视野范围、光亮度、弯曲角及活检孔道等各方面的性能指标日益完善。到20世纪80年代末，电子支气管镜在日本诞生，进一步扩大了可弯曲支气管镜在临床的应用范围。随着医学影像技术和分子生物学技术的飞速发展，如今，可弯曲支气管镜已成为不可或缺的工具，应用于呼吸系统疾病诊断和治疗的各个方面，并改变着我们对各类疾病的认识。作为介入肺脏病学医师，为患者选择并实施最合适的介入诊疗操作技术是我们的职责所在。编写本书的目的，就是希望能对从事肺脏病学工作的医师提供相应的帮助和指导。

尽管中国的呼吸内镜技术起步较晚，但发展迅速。近十余年来，我本人多次应邀回国进行授课、参观和学习，亲眼见证了国内介入肺脏病学技术的迅速普及和从业人员队伍的不断发展壮大，国内的多类专项技术水平已经达到甚至超越了国外，并不断有新的技术出现。上海长海医院介入肺脏病学诊疗团队是一支在临床实践中锻炼和成长起来的医疗队伍，设备完善而精良，技术全面而先进，是中国国内在该领域最优秀的团队之一。这个团队中的多位成员都是我的良师益友，由他们来将这部《可弯曲支气管镜技术》进行翻译和整理，从而在中国推广，我感到非常荣幸。希望在我们的共同努力下，借助本书，能够帮助国内同道们了解和认识可弯曲支气管镜技术的各个方面，从而让这一技术更好地在临床发挥作用。

书中不完善之处，恳请得到读者的批评和指正。

王国本

Ko Pan Way

2016年9月

中文版前言

自 1964 年池田茂人教授发明可弯曲支气管镜以来，呼吸内镜作为呼吸系统疾病诊断和治疗的介入手段成为了一门新兴的专业学科，介入肺脏病学已广泛应用于临床。关于"介入肺脏病学"，目前认为其定义应为："针对呼吸系统疾病的诊断和侵入性治疗操作的一门科学和艺术"，掌握这一门科学，除了要掌握常规的呼吸病学的知识和技术之外，还需要更多专门的训练和更专业的判断。《可弯曲支气管镜技术》(第 3 版)以其细腻的描述、丰富的内容为我们从业人员提供了极大的帮助，它传播的不仅仅是知识，更难能可贵的是，它将池田教授永不放弃的精神以及为患者服务是介入肺脏病学技术发展的终极目标的理念传播给读者。我们有理由相信，一分耕耘就必定会有一分收获。

本书的作者之一王国本教授是经支气管针吸活检术(TBNA)的发明者、革新者和推动者，是国际著名的介入肺脏病大师。中国的呼吸内镜技术起步较晚，但发展迅速，近 20 年来已得到普及，其中，王国本教授身体力行、亲力亲为，起着巨大的推进作用。我与王国本教授相识十余年，并于 2008 年到美国师从王教授，王教授是一位温文尔雅的长者，他对患者耐心细致，对技术精益求精，对学生教诲谆谆，他是我的老师，更是我的榜样。此次有幸翻译本书是我的荣耀，我深感欣慰，同时也诚惶诚恐，唯恐词不达意。好在与我共同主译的黄海东教授曾在美国亨利福特医院工作学习一年，是我国介入肺脏病学的后起之秀，他在全书的翻译中投入了极大的热情。期待这部优秀的著作早日出版，希望本书中文版的发行将会对我国介入肺脏病学的发展起到进一步的推动作用。

最后，对参加本书翻译工作的年轻同行为此书的出版所付出的辛勤劳动表示深深的敬意和由衷的感谢。

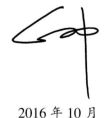

2016 年 10 月

第 3 版前言

大约半个世纪前,池田茂人(Shigeto Ikeda)教授发明了可弯曲支气管镜。经过近 50 年的发展,可弯曲支气管镜技术的应用积累了丰富的经验,鉴于此,我们以极大的热忱推出第 3 版《可弯曲支气管镜技术》。在池田教授所著的《永不放弃》一书中,他回顾了从 1964 年提出设想、1966 年由町田(Machida)公司制造并由池田教授第一次使用的过程,以及他对促进支气管镜发展所做的开创性工作。

自可弯曲支气管镜发明以来,技术的进步不仅带来了仪器设备的改进,而且还促使了内镜图像、支气管镜可操作性和组织易获取性的改善。第 3 版《可弯曲支气管镜技术》在之前的版本上进行了修订,详细介绍了支气管镜检查的基本技术,并增加了支气管镜治疗的最新内容。

随着诊断性和治疗性医疗设备的不断增多,我们重温第 2 版中提及的未来的挑战:取消非诊断性支气管镜检查、尽可能减少任何潜在的并发症、以积极但谨慎的方法来选择治疗技术,确保患者最佳的生活质量。

面对上述挑战,我们建议同行沿着支气管镜发展的轨迹,回顾支气管镜被接受以及支气管镜诊断和治疗应用的历史;因为通过对历史和发展的理解,才能真正掌握和开拓支气管镜这一门艺术和科学。

最后,当医学实践越来越趋向技术时,我们必须始终倡导这门技艺的终极目标是为我们的患者服务。池田教授在他有生之年克服了种种挑战,他的哲学是"吾必以吾最佳之精神力量和永不放弃之生活信念,竭尽吾之所能地工作,来服务于大众"。

我们希望本书的第 3 版,能有助于读者了解可弯曲支气管镜技术以及池田教授在追求支气管病学这一门艺术和科学的过程中永不放弃的精神。

王国本

阿图尔·C.梅塔

J.弗兰克斯·特纳·Jr

2012 年 2 月

(白冲 译)

目　录

第 1 部分

支气管镜检查概述

第 1 章

诊断性支气管镜技术新纪元

Noriaki Kurimoto，Teruomi Miyazawa

可弯曲支气管镜由 Ikeda 等人于 1964 年发明并开始应用。在可弯曲支气管镜历史上，有一系列重大的发展和改进，其结果是使分辨率更高和更细的支气管镜问世。高分辨率支气管镜主要用于诊断性支气管镜操作，可以直接观察到中央型肺癌支气管腔内病变；而对无法直接观察到的肺部外周病变则选用更细的支气管镜操作。利用高分辨率图像的优势，可以采用荧光支气管镜检查和窄谱支气管镜检查评估分析气管表面及微血管的相关特性。荧光支气管镜检查通过评估上皮自体荧光的衰减程度判断气道上皮的厚度。窄谱支气管镜检查利用基于血红蛋白吸收较窄波长而形成的窄谱成像技术(NBI)来评估检测区域的血供情况[1]，其机制是由于血红蛋白具有在 415nm 和 540nm 附近存在强吸收峰的特性，即利用 415nm 和 540nm 波长的光容易被血红蛋白吸收的特点形成高对比度图像，从而便于判断检测区域是否有血液或血管的存在。当光的波长变短、传播深度变浅时，窄谱光比宽带光更能明显反映血液的存在与否。

对于血痰和痰细胞学异常的中央型肺癌，在行支气管镜检查时，除了常规白光支气管镜检查外，荧光支气管镜也非常有用，它可以显示来自于支气管病灶处管壁黏膜自体荧光的衰减[2]。特殊光支气管镜检查对病灶范围和深度的诊断是至关重要的。当需要评估中央型肺癌的范围时，荧光支气管镜可以观察到病变组织和正常组织之间的界线，从而决定治疗方案[用光动力疗法(PDT)治疗还是手术治疗]。NBI 的特殊光学观察也被证明可以有效地识别损伤表面的微血管病变以及对病灶进行评估。支气管腔内超声(EBUS)可以显示 5~7 层支气管壁的管壁结构，对于诊断病灶侵犯

的深度是非常有用的[3]。当 EBUS 检测发现病灶范围不超过第 3 层时，说明肿瘤的侵犯尚没有超越软骨的内膜，那么选用 PDT 治疗有可能完全恢复正常。此外，利用 NBI 技术评估病灶范围内表面血管情况来确定其侵犯深度，前景光明。

在支气管镜检查时，支气管镜的插入和退出尤为重要，需要仔细观察鼻腔、咽、喉等支气管镜经过的区域是否存在病变。酗酒者需要注意排除咽癌和喉癌的可能，尤其是对重度吸烟者。

在晚期中央型肺癌的病例中，可弯曲支气管镜检查用于直视下活检获得组织学诊断，评估气道腔内侵犯的范围，判断是否有管壁内生长或管外型压迫。

可弯曲支气管镜应用于周围型肺癌的诊断发展迅速。通过支气管镜可以观察到更远处的亚段支气管分支腔内病变，并使用细胞或组织收集技术，如病变区的脱落细胞或灌洗液细胞学检查、经支气管活检、经支气管针吸活检(TBNA)，从而实现对这些细胞或组织进行组织病理学检查的目的。

到目前为止，医师都是通过在胸部平片或胸部 CT 图像上从解剖学角度观察树段、亚段和亚亚段支气管来诊断支气管病变。虽然目前虚拟支气管镜检查仍处于试验阶段，但随着 CT 技术的进步，在进行其他检查之前可应用虚拟支气管镜测量周边病变细支气管的长度[4,5]。这样，不同的医师对 CT 图像的判读结果差别不大，通过支气管镜确诊病变的可能性更大。

支气管镜操作时辅以 X 线透视，可以帮助确定病变。对于 X 线透视下难以显示的病变，采用 EBUS 径向超声探头经支气管到达病灶来观察肺内病变已成为可能[6]。此外，超声径向探头结合引导鞘管[7]确保了

到达病变的路径,通过留置的引导鞘管这个延伸的工作孔道,可进行脱落细胞学或灌洗细胞学、细胞刷检或经支气管病灶组织活检术(图 1.1)。

不透明磨玻璃阴影(GGO)呈现增加趋势。纯 GGO 不能通过 X 线透视或 EBUS 技术来确认是否到达病灶,但 CT 引导的支气管镜检查已有报道。虽然 CT 引导的支气管镜技术存在辐射和其他的问题,但却是未来的发展趋势。

肺癌的分期是一个重要的问题,目前的分期主要依赖于 CT、PET 和其他影像诊断技术,尤其是诊断淋巴结转移时,但影像诊断技术也有局限性。以往,对于纵隔淋巴结转移的细胞组织学诊断有必要进行手术和纵隔镜检查,患者的负担较大。2003 年,将凸面超声探头固定在支气管镜尖端来进行超声支气管镜检查

已成为可能。这种技术可以获得气管和支气管纵向的横断面图像,现在也可以进行超声成像和经支气管腔内超声引导针吸活检术(EBUS-TBNA)。在局部麻醉下开展 EBUS-TBNA,使得细胞学和组织学诊断更加容易,这种技术也迅速在全球广泛应用[8]。纵隔镜检查的优势是从众多的淋巴结收集组织,与之相比,EBUS-TBNA 的优点是:①可以在局部麻醉下进行;②可以观察淋巴结内部结构,选择穿刺区域,避免抽吸坏死区域组织;③可以选择左和右主支气管腔内穿刺淋巴结(10、11 和 12 组淋巴结);④很少有大出血等严重并发症。

未来可弯曲支气管镜检查前景包括 NBI 的应用,采用高倍放大支气管镜对气道病变行细胞学诊断,大力发展易于使用的工具,如开发与支气管镜屏幕交互

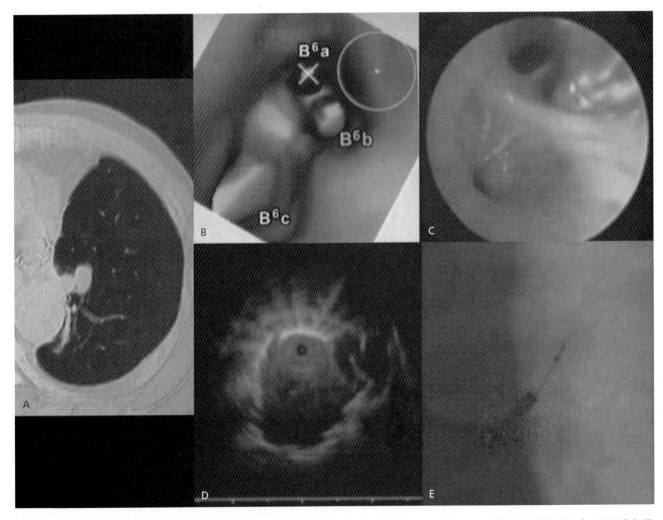

图 1.1 根据活组织检查结果确诊的肺腺癌。(A)胸部 CT 显示在左下叶有小结节。(B)虚拟支气管镜导航(VBN)联合(C)经支气管超声引导鞘管技术(EBUS-GS)确认位于 B6b 肺段远端的结节位置。(D)通过一根 20MHz 超声径向探头探查可清楚地观察到病灶的内部结构。(E)在 X 线透视下将引导鞘管引导至病灶位点。(B,C 见彩插)

的导航屏幕用以诊断肺外周病变，用高分辨率超声图像评价淋巴结区域，结合脉冲多普勒进行血液分析，改进能增加组织采集量的 EBUS-TBNA 穿刺针。

（白冲　邓常文　译）

参考文献

1 Shibuya K, Hosino H, Chiyo M, *et al*. High magnification bronchovideoscopy combined with narrow band imaging could detect capillary loops of angiogenic squamous dysplasia in heavy smokers at high risk for lung cancer. *Thorax* 2003; **58**: 989–95.

2 Miyazu YM, Miyazawa T, Hiyama K, *et al*. Telomerase expression in noncancerous bronchial epithelia is a possible marker of early development of lung cancer. *Cancer Res* 2005; **65**: 9623–7.

3 Miyazu Y, Miyazawa T, Kurimoto N, *et al*. Endobronchial ultrasonography in the assessment of centrally located early-stage lung cancer before photodynamic therapy. *Am J Respir Crit Care Med* 2002; **165**: 832–7.

4 Asano F, Matsuno Y, Shinagawa N, *et al*. A virtual bronchoscopic navigation system for pulmonary peripheral lesions. *Chest* 2006; **130**: 559–66.

5 Asano F, Matsuno Y, Tsuzuku A, *et al*. Diagnosis of pulmonary peripheral lesions using a bronchoscope insertion guidance system combined with endobronchial ultrasonography with a guide sheath. *Lung Cancer* 2008; **60**: 366–73.

6 Kurimoto N, Murayama M, Yoshioka S, Nishisaka T. Analysis of the internal structure of peripheral pulmonary lesions using endobronchial ultrasonography. *Chest* 2002; **122**: 1887–94.

7 Kurimoto N, Miyazawa T, Okimasa S, *et al*. Endobronchial ultrasonography using a guide sheath increases the ability to diagnose peripheral pulmonary lesions endoscopically. *Chest* 2004; **126**: 959–65.

8 Yasufuku K, Chiyo M, Sekine Y, *et al*. Real-time endobronchial ultrasound guided transbronchial needle aspiration of mediastinal and hilar lymph nodes. *Chest* 2004; **126**: 122–8.

第 2 章

支气管镜室的感染控制及放射安全

Prasoon Jain, Atul C. Mehta

支气管镜检查是肺脏病学中最重要的诊断手段。该项操作安全性很高,并发症的发生率仅为1%~3%。大部分医师都非常熟悉支气管镜检查的即时并发症,如出血、气胸和低氧血症。尽管不常见,支气管镜操作仍存在感染传播的风险,不仅可在患者之间传播,也可通过环境传播给患者。支气管镜检查还可导致患者的感染传播给相关医护人员。本章的第一部分讨论支气管镜操作相关的感染控制问题,围绕支气管镜的相关感染问题讨论目前使用的支气管镜后处理指南,及如何尽可能减少支气管镜操作中感染传播的风险。

支气管镜检查的另一个较少被重视的并发症是透视下行支气管镜检查时患者与术者的过度放射暴露。本章第二部分将讨论支气管镜检查过程中患者与医护人员放射暴露后潜在的健康风险,并且介绍减少术者与患者放射暴露的实用指南。

感染的传播

自支气管镜检查应用于临床实践后偶尔可见有关操作相关感染的报道。然而,最近发表的几项关于支气管镜检查后导致感染的报道备受瞩目,支气管镜检查相关感染引起了足够的重视[1,2]。这几项报道充分证实带菌的支气管镜导致感染传播。临床上支气管镜检查相关的感染被分为真感染和伪感染[3,4]。真感染就是患者行支气管镜检查后由于微生物的传播出现了新的疾病。大部分真感染是由高致病性的微生物引起的。发生支气管镜检查相关真感染的高危患者多处于免疫抑制状态。这些感染通常难以治疗,有相当高的

发病率和死亡率。伪感染是指行支气管镜检查后抽样分离出微生物但没有任何感染的临床证据。大部分伪感染是由于对支气管镜消毒灭菌不彻底,污染了支气管肺泡灌洗液出现假阳性结果。即便患者没有出现临床症状,伪感染仍然会对患者产生间接的伤害[5,6]。分离出病原微生物会混淆诊断而带来不恰当的诊疗。伪感染延误了诊断会导致严重的后果。例如,有研究报道由于支气管镜取样后分离出抗酸杆菌而漏诊了早期肺癌,而且由于错误的诊断使患者接受了不必要的抗生素或抗结核药物的治疗,这些药物的使用又会发生相关的不良反应。这不仅增加了患者个人的费用,同时增加了调查费用,因为对感染暴发进行流行病学调查花费巨大。最终,伪感染提示支气管镜检查操作程序存在着很大的漏洞,应查找原因并予以改正,否则所有行支气管镜检查的患者检查后都存在并发感染的风险。

支气管镜感染相关问题

通过支气管镜传播感染并不常见。问题可能是不够重视或疏于报告。常规的微生物学研究大多不从支气管镜检查中取样,并且大部分行支气管镜检查的研究中心缺少前瞻性监督系统,因此,很难获取准确的评估数据。有关支气管镜传播感染的大部分报道多源自于回顾性病例分析。2003年发表的一篇大范围文献综述中,Culver及其同事报道953例患者在可弯曲支气管镜检查后发生了伪感染或真感染[7]。这些患者绝大部分都是伪感染,仅有3%~4%的患者在支气管镜检查后出现了真感染。每年全世界范围内进行的支气管镜检查数以万计,但支气管检查相关感染发生率较

低,然而这些数据并不乐观。每次支气管镜检查后出现的感染都可能严重威胁患者的健康。事实上,近期有研究报道支气管镜相关的感染导致了 3 例患者的死亡[1,2]。

病原学微生物

大部分不同种类的细菌、分枝杆菌和真菌都可能引起支气管镜相关感染的暴发(表 2.1)。铜绿假单胞菌和黏质沙雷菌是发生真感染和伪感染最常见的病原体。环境因素导致的分枝杆菌感染也引起了大规模的暴发[8]。这些病原体中最常见的是龟型分枝杆菌,导致了多次支气管镜检查后的伪感染[9-15]。环境中分枝杆菌引起的真感染极其罕见[16]。行支气管镜检查有传播结核的风险,对此大家均有共识。所幸仅有少数病例是由支气管镜检查导致了结核分枝杆菌感染[17-22]。文

表 2.1　引起支气管镜检查相关感染的病原体

细菌

铜绿假单胞菌 *

黏质沙雷菌 *

肺炎克雷白杆菌

嗜肺军团菌

类鼻疽伯克霍尔德菌 *

变形杆菌

芽孢杆菌

嗜中温甲基杆菌

摩氏摩根菌

分枝杆菌

结核分枝杆菌 *

龟型分枝杆菌 *

鸟-胞内分枝杆菌

蟾分枝杆菌

偶发分枝杆菌

戈登分枝杆菌

分枝杆菌脓肿亚种

真菌

深红酵母菌

短梗霉属

皮炎芽生酵母菌

皮状丝孢酵母菌

青霉属

芽枝霉属

瓶梗孢子菌属

* 导致支气管镜检查相关真性感染暴发的病原微生物。

献中报道的大部分真菌暴发是由于环境中存在的真菌引起的伪感染,其中深红酵母菌是最常见的真菌[23-25]。人免疫缺陷病毒(HIV)感染的患者行支气管镜检查后支气管镜中可分离出 HIV-RNA[26]。然而,严格的后处理对于消灭病毒是有效的,目前没有发现行支气管镜检查可传播 HIV。同样,行支气管镜检查导致的乙型肝炎或丙型肝炎病毒传播的病例,未见相关报道。

感染控制相关术语

近年来,院内感染已严重威胁到住院患者和接受侵袭性检查患者的健康。多种医疗设备包括内镜已成为院内感染的首要原因。所有的健康护理相关人员有责任尽最大努力以减少支气管镜操作中的感染传播。为实现感染控制这一目标,掌握相关知识是必备的先决条件。从一开始,所有健康护理人员包括行支气管镜操作的医师都必须掌握感染控制的基本概念,如灭菌、消毒(高水平、中等水平、低水平)。不同等级消毒水平的定义及常用方法见表 2.2。

Spaulding 根据感染传播的风险将医疗器械分为三类:高度危险器械、中度危险器械、低度危险器械(表 2.3)[27,28]。根据分类,支气管镜归为中度危险器械。对中度危险器械至少推荐高水平消毒方法。另一方面,由于经支气管针吸活检术(TBNA)或支气管镜下肺活检术会导致黏膜损伤,支气管镜操作辅助器械被归类为高度危险器械。因此,对辅助器械的消毒推荐灭菌。使用标准方法消毒医疗器械如支气管镜可减少感染的传播。当工作人员不执行既定的指南,不按照标准的方法和准则后处理医疗设备时,常会出现问题。其中有些问题是由于人为的因素,另外一部分则是由于缺乏相关的知识和培训。

随着对高龄、多发基础疾病、肿瘤、器官移植和其他免疫抑制状态等高风险的患者行支气管镜检查的例次增多,发生交叉感染的潜在风险也在增加。这些患者处于宿主的低防御状态,更容易感染耐药的病原体。由于这个原因,一旦支气管镜的后处理不严格,对这些患者行支气管检查后很可能导致严重的全身感染。

近些年加强了对后处理失败的原因和机制的研究,采用分子生物学技术诊断和观察感染暴发也取得了令人振奋的进展。在过去的 10 年中,有关内镜操作相关感染中生物膜的作用,也有数量相当可观的新信息呈现在我们面前。

表 2.2 消毒等级

等级	定义	常用药剂	支气管镜操作中的应用
灭菌	消除所有微生物包括细菌芽孢	蒸汽 环氧乙烷	重复使用的活检钳,清洁刷,雾化器
高水平消毒 (HLD)	消除所有微生物,减少但不能消除所有的细菌芽孢 理论上,HLD 可以使分枝杆菌细菌负荷降低 6 log	2% 戊二醛 20 分钟 1% 过氧乙酸 30 分钟 0.55% 邻苯二甲醛 12 分钟	支气管镜
中等水平消毒	消除活体细菌、分枝杆菌,大部分真菌、病毒,不包括细菌芽孢	葡萄糖酸氯己定 氯二甲苯酚 载碘化合物	非 FDA 证明的高度危险或中度危险的器械用于皮肤消毒和清洁低度危险器械,如支气管镜台车、有肉眼血迹的侧栏
低水平消毒	消除活体细菌、一些真菌、病毒但不包括分枝杆菌和细菌芽孢	季铵盐化合物如苯紫氯胺	用于没有肉眼血迹的低度危险器械

表 2.3 医疗设备的 Spaulding 分类

设备	定义	用于支气管镜检查的物品	推荐的清洗方法
高度危险	进入无菌组织或血管	活检钳,经支气管穿刺针	灭菌
中度危险	接触无菌黏膜但不穿透无菌组织	支气管镜	高水平消毒
低度危险	不接触患者或仅接触完整的皮肤	听诊器、血压计、支气管镜操作台车	一般预防和中等水平至低水平的消毒

生物膜的作用

生物膜在医疗器械与假体的继发感染中起着重要的作用[29]。很多支气管镜操作相关感染的暴发可以追溯到支气管镜全自动内镜清洗消毒机(AER)中的生物膜。生物膜是指病原微生物菌落被多糖基质和蛋白包绕(图 2.1 和图 2.2)。包被生物膜的病原体呈现了不同于浮游微生物的生理学特性。包被生物膜的细菌之间紧密结合并黏附于表面,形成微菌落。微菌落中的单个细胞间相互影响,具有高度协同的作用。这种特性被称为群体感应,生物膜是作为一个整体形成和存活的。细胞外基质允许水的自由循环并可作为细菌的营养储备。与独立生存的微生物比较,生物膜毒力并非更强,而是比较适宜定植细菌存活。

生物膜一旦形成,常规的抗微生物剂和消毒剂很难清除。高度耐药细菌生物膜发生的几种机制见表 2.4[30]。由于产生了扩散屏障而导致的抗生素耐药、细胞外聚合物在增加生物膜细菌耐药中起了关键性的作用。比较有趣的是,在粗糙表面形成的细菌生物膜对消毒剂的耐药性更强。这也可以解释内镜操作中工

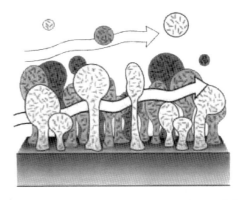

图 2.1 微生物附着于实性表面形成生物被膜,由菌落和细胞外基质组成,生物膜表面液体流动提供营养和排出代谢废物。(Published with permission from Wang, Mehta, and Turner; *Flexible Bronchoscopy* 2003; Blackwell publishing Ltd.)

作孔道损坏导致了生物膜更容易形成。需要进一步的研究证实工作孔道的细微损伤和正常的磨损、裂缝能否促进生物膜的形成。

数个报道都认为支气管镜生物膜与真感染、伪感染相关。例如,近期行支气管镜操作后铜绿假单胞菌、黏质沙雷菌感染的暴发追溯起源是由于活检口的螺

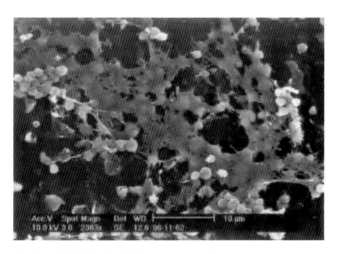

图 2.2　生物膜的电镜图片。(Courtesy of Drs Rodney Dolan and Janice Carr, Centers for Disease Control, Atlanta, GA.)

表 2.4　生物膜的耐药机制

细胞外聚合物
弥散屏障
中和抗生素
细菌生长速度缓慢
营养的储存
细胞表面分子促使抗生素的钝化
膜转运系统发生改变
产生过氧化氢酶
存留对抗生素高耐药的细胞
质粒介导的耐药

纹与活检口盖帽上形成了生物膜[1,2]。生物膜也可在支气管镜管腔内出现。例如,Pajkos 及其同事检查了 13 根支气管镜的管腔,通过电镜扫描发现了生物膜和细菌。所有测试样品都检测出了生物沉积物。13 根支气管镜中,5 根支气管镜的吸引或活检孔道发现了生物膜。细菌的微菌落与管道的表面缺陷有关,但部分也存在于肉眼未见损坏的孔道中[31]。从设计上看,支气管镜很容易出现生物膜。该装置结构比较复杂,支气管镜的管道细长,每一次操作都可能被细菌和病原体污染。无法直视观察支气管镜管道内的情况,所以在生物膜形成的早期阶段很难判断最初的清洗是否彻底。消毒前进行彻底的清洗仍然是预防生物膜发生最有效的手段。可是,几种常用清洗支气管镜的清洁剂对于清除已形成的生物膜效果不佳[32]。为实现这一目标,寻找有效的清洁剂仍需更进一步的研究[33]。

使用 AER 清洗的支气管镜管道内也发现了生物膜。Alvarado 及其同事报道,AER 清洁剂的存储容器、接水的软管和气孔中形成了厚重的生物膜,使支气管镜污染了铜绿假单胞菌[34]。使用由制造厂商制定的AER 消毒标准仍没有解决问题。另有报道,Fraser 及其同事从 14 例患者使用的内镜和支气管冲洗液中分离出龟型分枝杆菌[12],并且发现污染源是 AER 使用的冲洗用水。试图通过 AER 消毒却仍没有解决问题,推测清洗消毒机内有生物膜形成。生物膜一旦形成,使用 AER 很难灭菌,很多情况下,只能更换整套设备来解决这个问题[35]。

支气管镜的清洗和消毒

由于支气管镜设计方面的几个特征增加了设备病原体污染和定植的风险。可弯曲支气管镜的工作孔道细长、有一定的角度、表面粗糙,所有这些问题都增加了支气管镜腔内清洗的难度。由于这些设备都对热敏感,不能使用蒸汽消毒。目前使用的支气管镜并不适宜使用化学物品消毒和灭菌。除此之外,设计比较差的活检和吸引的接口容易蓄积微生物病原体,导致严重的交叉感染。

支气管镜清洗和消毒的推荐方法见表 2.5。总体来说,如果严格执行这些推荐方法,对支气管镜行高水平的消毒是非常有效的。事实上,对感染暴发的调查发现,总是存在严重违反清洗和消毒规范的问题。因此,使支气管镜检查涉及的所有人员掌握目前使用的清洗和消毒指南非常有必要[36-38]。在下文,我们将简要讨论支气管镜清洗和消毒步骤的基本理论依据,并介绍不严格执行推荐指南导致的支气管镜检查相关感染的传播。

清洗

对支气管镜进行彻底的初洗可以减少生物污染、感染的暴发以及预防支气管镜内生物膜的形成。上气道分泌物导致的器械污染在支气管镜操作中不可避免。一次常规检查后,支气管镜可以检测到细菌的量为 6.4×10^4 CFU/mL[39]。大部分分离出的常见病原体是链球菌和口腔内其他共生菌。有毒力的病原体污染支气管镜的风险多发生于行支气管镜检查时本身存在高风险的患者,如有肺部浸润的器官移植受体与 HIV感染患者。

机械性清洗支气管镜的目的在于清除支气管镜表面附着的炎性分泌物和有机物。支气管镜检查后立即彻底清洗,可减少 3.5~4 log 的细菌负荷[40]。清洗不

表 2.5 可弯曲支气管镜清洗和消毒的步骤

步骤	主要目的	流程	注释
机械性清洗	预防有机物干结在支气管镜内外表面	使用浸泡清洗剂的纱布擦拭插入部外表面 通过工作孔道抽吸清洗剂溶液 分拆吸引接口和活检附件，丢弃一次性用品 现在设备可以行测漏试验了	
测漏试验	检测工作孔道或外鞘是否有破损 支气管镜测漏试验阳性不能保证充分消毒	使用测漏装置对设备加压 将设备完全浸入水中 观察有无气泡溢出 轻柔地弯曲和伸直弯曲部检测小的气泡溢出 现在设备可以用含酶清洗剂进行清洗了	不能使用损坏的支气管镜 回收支气管镜至厂商处维修 将送修支气管镜标记为可能被污染的医疗设备
清洁剂清洗	进一步减少有机物和预防生物膜的形成	用含酶清洗剂和水浸泡支气管镜 5 分钟 使用含酶清洗剂清洗和擦拭支气管镜的外表面 使用消毒刷清洁工作孔道和所有的接口 反复流水冲洗工作孔道，清除管腔内疏松物 用水冲洗支气管镜外表面和管腔，清除残留的清洗剂 现在设备可以进行高水平消毒了	彻底清洗可以减少 3.5~4 log 级别的细菌负荷 既可以使用一次性清洁刷也可使用机械清洗和灭菌的刷子
高水平消毒	尽可能清除残留的病原微生物	可手动或自动进行(使用 AER) 如果严格执行操作流程，这些方法都有效 环氧乙烷消毒效果最好，但需严格按照要求操作，并且清洗消毒过程较长 对于减少经支气管镜传播感染而言，进一步消毒并没有更好的效果 现在设备可以进行 HLD 后的冲洗和干燥了	确认支气管镜适合于该型号的 AER 核实支气管镜工作孔道和 AER 管道已正确连接 如果不按规范操作可能导致工作孔道未完全暴露在液体的消毒剂中 严格执行厂商推荐的 HLD 流程 根据厂商的推荐使用 AER
最后冲洗和干燥	清除工作孔道和外表面残留的消毒液 储存过程中工作孔道潮湿会加重支气管镜的微生物再污染	使用无菌或过滤水冲洗工作孔道和外表面 使用 70% 的乙醇或干燥空气灌注工作孔道以干燥设备	最后冲洗不能使用自来水 大部分 AER 冲洗和干燥功能,AER 冲洗水的质量也需监测 不能重复使用冲洗水 最初清洗和最后冲洗不能使用同一水槽
储存	不正确地储存设备也可导致潜在病原体的再污染	储存于通风良好的橱柜中 可选择干燥剂保持橱柜干燥 设备需悬挂储存 储存过程中不能连接任何一次性或可拆物品	不能储存在最初的转运箱内

AER,全自动内镜清洗消毒机;HLD,高水平消毒。

彻底导致工作孔道内有机物残留会显著降低消毒物品的有效性。除此之外,清洗不彻底也可促进生物膜形成,导致后续的感染。

目前的指南特别强调在进行高水平消毒前需要彻底手动清洗支气管镜(表2.5)。清洗过程是劳动密集型工作,清洗操作时间至少保证15分钟以上。因此不难理解国外有综述报道实施推荐的清洗指南依从性很差。譬如,厂商推荐清洗过程中内镜必须在含酶清洗剂中充分浸泡5分钟,但这一条通常被忽视[41]。比较新的观点认为,使用全自动内镜清洗消毒机在行高水平消毒前进行清洗目前是可行的。这些全自动的器械逐渐可替代人工手动的洗刷,标准流程操作也可减少人为的错误。美国食品和药品管理局(FDA)已批准这些设备为"清洗用消毒机"。目前,有关自动清洗机有效性的独立数据还十分有限,但有些令人振奋的结果已开始呈现给我们。例如,近期一项研究表明,全自动消毒机和手动清洗对人工污染的支气管镜同样有效[42]。尽管这些数据令人鼓舞,但仍需进一步证实。因此,在进行高水平消毒前彻底地手工清洗支气管镜仍是目前实施的标准方法。

正确清洗支气管镜,需将所有可拆部分分拆下来,比如活检孔和吸引活塞阀。一次性物品使用后应丢弃。可重复使用的支气管镜吸引活塞阀,如继续使用则需进行彻底的清洗、高水平消毒或根据制造厂商推荐的方法进行灭菌。由于重复使用支气管镜吸引活塞阀导致几次感染暴发,目前,ACCP指南推荐使用一次性支气管镜吸引活塞阀[1,2,19,43]。

测漏试验是需反复进行的支气管镜程序。测漏试验可以检测出支气管镜工作孔道内有无损坏,其他方法很难发现。支气管镜腔内损坏促进生物膜形成,一旦发生,无法保证相关设备能达到高水平消毒标准。几次感染暴发都是由于工作孔道损坏没有进行测漏试验。其中最严重的情况是,损坏的支气管镜感染了结核分枝杆菌继而使几例患者感染了结核[17]。这个报道中,已确诊的结核患者使用过的支气管镜工作孔道有个洞,导致没有充分消毒。因为并不是每次支气管镜检查后都常规进行测漏试验,所以没有发现支气管镜的损坏。

清洁支气管镜的含酶清洗剂应一次性使用。同样,清洗支气管镜的冲洗用水也不能再用于冲洗其他支气管镜。

高水平消毒

支气管镜是中度危险器械,每次操作结束后需要进行高水平消毒。需要将整根支气管镜完全浸泡在已批准使用的消毒剂中,按规定放置一段时间。只要进行充足的预清洗,并按指南推荐的操作流程进行,整个消毒过程是非常有效的。FDA已批准了用于高水平消毒内镜的几种化学消毒剂。批准使用的消毒剂、推荐的浓度、浸泡的时间及再次使用的时限已于2009年3月进行了更新,可登录网站查看:http://www.fda.gov/cdrh/ODE/germlab.html[44]。最常用的高水平消毒剂是2%戊二醛、过氧乙酸和邻苯二甲醛。这些化学消毒剂的优缺点和副作用见表2.6,其他文献也有报道[45,46]。尽管FDA指南有些过于严格,但ACCP专家委员会仍推荐按照推荐的方法充分预清洗后,在20℃下将支气管镜置于2%戊二醛溶液中浸泡20分钟,对支气管镜进行高水平消毒[38]。该项推荐是基于几个验证的研究结果得出的建议。多学会指南也制订了类似的推荐意见用于可弯曲胃肠镜高水平消毒[47]。高水平消毒可通过手工方法或全自动内镜清洗消毒机完成(图2.3)。只要按照流程操作,两种方法都可以达到内镜高水平消毒的效果[48]。两种方法的优缺点见表2.7。手工方法行高水平消毒最主要担心的问题是洗镜人员对戊二醛的职业暴露存在的健康风险问题。鉴于这个原因,越来越多的支气管镜采用全自动内镜清洗消毒机进行高水平消毒。不管采用哪种方法消毒,要确保支气管镜所有部件包括内部结构、支气管镜都有消毒剂灌注并保证充足的接触时间。采用手工方法消毒时,需要使用注射器将消毒剂注入工作孔道。使用全自动内镜清洗消毒机时,需要注意支气管镜的部件与厂商提供的模具、连接孔道配套。如不配套则不能保证消毒液灌注整根支气管镜,可能达不到高水平消毒的标准[49]。

被污染的全自动内镜清洗消毒机已导致了数次支气管镜操作相关的感染暴发,包括非结核分枝杆菌、铜绿假单胞菌和其他几种微生物的真感染和伪感染[8,35,50]。如上所述,生物膜形成是导致部分病例反复感染的原因,一旦出现,很难通过常规的消毒方法清除。全自动内镜清洗消毒机需根据厂商推荐的方法定期维护保证正常使用。嵌入的滤水器需定期更换。如没有定期更换,可引起龟型分枝杆菌的假暴发[50]。

冲洗、干燥和储存

高水平消毒后,后处理支气管镜下一步重要的环节就是使用过滤水或灭菌水冲洗支气管镜和工作孔道。在进行下一步处理前需要冲洗掉支气管镜内残留的消毒液。理想情况下最好使用灭菌水冲洗,但实际

表 2.6　用于支气管镜高水平消毒的常用药物

药物	优点	缺点	副作用	注释
2%戊二醛	便宜	副作用多	刺鼻的气味	干扰微生物 DNA、RNA 和蛋白质合成
	易获得	需要维持 pH 值 (7.5~8.5)	刺激呼吸道	每天开始即监测 pH 值和浓度,并保持记录
	丰富的经验	由于自发聚合和损失游离醛基,保质期限为 14 天	导致职业性哮喘	20-2-20 规则:暴露至少 20 分钟,浓度 2%,温度为 20℃
	对支气管镜无损伤	清洗不彻底可能黏附血液及有机物在镜表面	接触性皮炎	镜表面及内部充分接触药物
		重复使用致稀释		尽量减少操作者与消毒药物的接触
		最终冲洗不彻底遗留黏膜及炎性成分在操作通道		环境戊二醛浓度应<0.05ppm
		分枝杆菌、真菌的生长、子囊孢子影响消毒效果		操作间充分通风
				每小时 7~15 次空气交换
				使用管道式排气罩或无管道通风柜减少暴露
过氧乙酸	无毒环境友好型产品	较贵	通常情况下没有特别的副作用	可用于自动清洗系统如 Steris 1
	良好的杀菌活性	可能造成严重皮肤及眼睛损伤	蒸馏可刺激鼻、喉咙及肺	充分浸泡时间为 30~45 分钟
	易于清除操作通道的有机材料			一次性使用避免了常规浓度的监测
	不会在镜表面黏附血液及有机物			
邻苯二甲醛	快速高效消毒	较昂贵	接触对眼睛有刺激	在美国不常用
	pH 值为 3~9 时极其稳定	慢杀芽胞作用		
	不会在镜表面黏附血液及有机物			
	无刺激性气味			

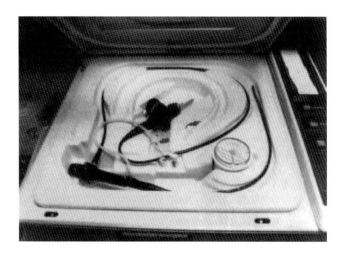

图 2.3　Steris 系统自动内镜处理器 (Steris Corp, 俄亥俄州,门托)置入支气管镜,可用于自动化学灭菌。

表 2.7　手动和自动内镜清洗消毒及高水平消毒的优点和缺点

	手动方法	自动清洗消毒
优点	费用低	省时
	差错少	确保标准的清洗浓度及合适的接触时间
	没有机械故障风险	对操作者较少的健康危害
		较少的人为错误
缺点	耗时	较高的启动费用
	蒸汽、化学试剂对操作者的健康风险	比人工方法更多的故障
	需要每天监测戊二醛浓度	机械故障的风险
	人为因素导致不充分的接触时间	不恰当的连接可能
	溶剂使用次数多于推荐次数	洗涤剂罐污染的可能性
		水和水过滤器污染
		污染后昂贵的修理和置换费用

上使用过滤水也可以。不能使用未经过滤的水冲洗，因为会有污染非结核分枝杆菌和其他细菌的风险。冲洗用水质量不过关导致了几次感染的暴发，因此，一些作者建议用于冲洗内镜的冲洗用水常规行微生物采样[51-53]。然而，目前尚无研究证实这样操作可以减少感染的暴发，再加上费用和资源利用的问题，常规检测冲洗用水仍存在争议。

用水冲洗后，完成各步清洗环节，插入管和工作孔道需彻底干燥[54]。工作孔道潮湿的环境易促进细菌生长，行支气管镜检查后可能导致感染暴发。使工作孔道干燥最好是先用 70% 的乙醇冲洗，然后注入压缩空气。乙醇除了有干燥的作用，还可以抑制微生物生长。每个患者行支气管镜操作前，过夜储存的设备都需要乙醇冲洗和空气干燥。

适当的储存方法对预防支气管镜再污染非常重要。彻底干燥后，将支气管镜垂直悬挂在较干燥的柜子中，并使用干燥剂减少相对湿度。支气管镜吸引和活检部位在储存前不需要组装好。有文献报道，清洗后立即更换吸引活检阀门，这些部位的积水使支气管镜感染了深红酵母菌[23]。支气管镜不能储存在转运箱中，也不要将支气管镜盘绕，这些可能会增加支气管镜操作后感染暴发的风险[55]。

配件的清洗和消毒

从感染控制的角度看，与支气管镜不同，支气管镜检查中使用的大部分配件都是高度危险器械。因为操作过程中黏膜破损和出血不可避免，支气管镜下肺活检只能使用无菌的活检钳。患者行结肠镜检查时发生感染与使用受污染的活检钳有关。活检钳每次使用后，需要使用清洗剂彻底清洗。活检钳的头端设计比较复杂，钳身呈螺旋形，限制了手工清洁的有效性。为了避免发生这种情况，建议使用医用超声清洗器清洗污染的活检钳，因其效果更好[56]。彻底清洗后，活检钳需要灭菌。活检钳耐热，厂商推荐的高压灭菌法是对重复使用的活检钳进行灭菌最常用的方法。环氧乙烷灭菌同样有效，也可以采用。使用蒸汽灭菌后有时一次性使用的活检钳也可以重复使用，但安全性没有保证，尽量不重复使用。同样，TBNA 使用的针也不能保证灭菌彻底，针也仅限单个患者使用，不允许消毒灭菌后重复使用。

一个相关的问题是，活检钳出现故障可能会损坏支气管镜的内孔道。内孔道损坏后，即便严格执行所有的清洗消毒等程序，仍无法有效清洗消毒。最近有报道，活检钳的问题导致内孔道损坏，致使几例患者发生了支气管镜检查相关的铜绿假单胞菌感染和伪感染[57]。所有出现故障的活检钳都应被丢弃。

行支气管镜检查时另一个潜在的感染源就是受污染的雾化器。雾化器使用一次后，雾化器管子和储液罐常被微生物污染[58]。有报道，一组患者在接受支气管镜检查时，因共用一台雾化器进行局部麻醉而感染了结核[20]。因此，一定要禁止多个患者使用同一台雾化器。每个患者使用后，雾化器需要彻底清洗和蒸汽灭菌。雾化器堵塞的喷嘴很难清洗，应丢弃。也可使用一次性雾化器。

也有文献报道支气管镜检查后短梗霉种的假暴发，原因是给不同患者行肺泡灌洗检查时重复使用了塑料材质三通开关[59]。每次使用后,都是将三通开关放在支气管镜自动清洗消毒机中灭菌。这种处理方式如失败,将从三通开关中分离培养出大量生长的真菌。该报道提示了重要的几点:第一,分离出少见的病原微生物时需警惕在清洗消毒环节或感染控制中有感染暴发的可能;第二,强调支气管镜检查过程中重复使用一次性物品不安全;最后,强调要遵循标准和验证过的方法对医疗设备进行灭菌。消毒机是专为消毒支气管镜设计的,除非制造商明确说明,否则消毒机不能用于其他医疗设备的消毒。

需要注意的是,清洗刷也可能导致与支气管镜检查相关的感染。清洗刷使用一次也会严重污染。有研究报道,因对清洗刷的消毒和灭菌不彻底,导致深红酵母菌的假暴发[24]。一次性的清洗刷价格低廉,推荐用于清洗支气管镜的内孔道。非一次性的清洗刷每次使用后需用清洗剂彻底清洗,然后进行高水平消毒或灭菌。

预防感染暴发

教育与培训

感染暴发的主要原因是由于没有执行标准的清洗消毒方案。大部分问题都在于缺少对清洗消毒过程中消毒、灭菌原则充分的教育。国外的综述和邮寄问卷调查结果都显示,很多医疗机构支气管镜的清洗和消毒都存在问题。例如,有调查者对马萨诸塞州18家医院的光导纤维内镜的清洗和消毒进行现场调查,结果发现各医院内和各医院间的清洗和消毒操作差异很大[60]。调查者发现了几个问题,如消毒剂的接触时间短、内孔道消毒不彻底、最后使用自来水冲洗内镜、活检钳灭菌不足等。有趣的是,几个例子中,对已知感染了HIV病毒、肝炎病毒或结核的患者行内镜检查后,内镜清洗消毒的方法与没感染的患者所使用的内镜清洗消毒方法不同。与内镜清洗消毒工作人员进行交谈发现,对高水平消毒的管理制度缺乏了解是导致实际操作与操作规范之间有差距的重要原因。同样对107家北卡罗来纳医院进行的调查也发现了几个问题[61]。该项研究中,44%的医院内镜在消毒剂中的浸泡时间少于10分钟,55%的医院最后冲洗使用自来水。对英国159个开展支气管镜检查的医院进行的一项大规模邮寄问卷调查也发现了突出的问题[62]。这项研究中,35%的医院行支气管镜检查后消毒支气管镜的时间少于推荐的最短消毒时间。更让人担忧的是34%的医院行急诊支气管镜检查前不进行消毒。43%的医院最后冲

洗不使用无菌水或过滤水。该项研究提出了一个严重的问题,当内镜清洗消毒人员不上班时,急诊支气管镜检查后谁负责支气管镜的清洗、消毒?显然,所有的医院在周末和非正常工作时间都需要安排训练有素、操作熟练的内镜清洗人员。最近的一项调查更是反映了支气管镜清洗消毒过程中护工的熟练程度和基础知识存在严重问题[63]。这项调查中,65%的调查对象,包括55%的支气管镜室的主任,都不了解已公布的支气管镜清洗消毒的指南。接近40%的调查对象不了解清洗消毒的方法,35%的调查者不知道他们科室使用的是哪种消毒剂。将近50%的操作者没有记录每个患者使用哪根支气管镜。30%的调查对象在清洗消毒支气管镜后例行定期的支气管镜培养以检测支气管镜有无持续的污染。只有1/3的调查对象记录了支气管镜操作后细菌培养结果。大部分地区的医务人员都缺乏具体的清洗消毒步骤相关知识。

所有这些研究都反映出支气管镜从业人员对清洗、消毒的知识和培训相当缺乏。这些研究也提出对所有支气管镜室从事支气管镜清洗和消毒人员进行教育的重要性。

监督

卫生保健人员既往对于感染控制没有引起足够的重视,内镜的清洗和消毒也不例外。尽管有功能强大的清洗设备,但单纯教育仍然不能保证完全执行指南。高质量的控制管理需要定期回顾清洗消毒制度,并监督实际操作中制度的落实,开展突击检查可获得较好的管理效果。

环境采样

推荐例行的环境采样,有时可以提早警示、预防支气管镜检查的相关感染[5,49]。然而,并没有研究特别调查定期支气管镜培养或环境采样在预防支气管镜检查相关的感染暴发中的作用。也没有指南用于指导如何实施这项监督制度、多长时间培养一次、怎么解释阳性结果。而且项目花费巨大,难以实施。基于以上原因,并不推荐将常规环境微生物的监控用于预防支气管镜检查相关感染的暴发。同样,现行的指南也不建议对高水平消毒后最后冲洗支气管镜所用的水进行监测。

监测

对支气管镜清洗消毒阳性培养结果需仔细监测,

以便于早期检测到感染暴发。文献中报道的大部分感染暴发都是在不常见或意外分离出的某些病原微生物比率增加后发现的[64]。早期检测出感染暴发可以减少暴发的规模。所以,强烈推荐对支气管镜检查分离出的菌种施行监管机制。然而,很多支气管镜检查中心没有这样的监管机制,支气管镜操作后分离出的菌种微生物也没有正式的监管数据。当多位支气管镜专家共用一个检查设备时问题就更为复杂。我们强烈建议指定一位具有感染控制专业知识的人员实施监督管理。

行支气管镜检查后临床医师也需高度警惕感染的传播。例如,有研究报道,1 例患者在胸外科手术后不久,意外发现铜绿假单胞菌肺部感染,随之进行流行病学调查[64]。单肺麻醉使用了污染的支气管镜就是感染的源头。显然,临床医师的仔细观察对早期减少感染暴发起了至关重要的作用。

支气管镜的清洗、消毒过程中出现以下问题时卫生保健人员需提高警惕,包括患者的标本中分离出少见的病原体,如聚集的结核杆菌、环境中的分枝杆菌和其他意外分离出的病原体,如铜绿假单胞菌或黏质沙雷菌,而患者却没有相应感染的临床症状。

暴发调查

在支气管镜操作过程中因违反感染控制原则而导致的感染传播,对患者、支气管镜室工作人员乃至整个科室都将带来严重的影响。一旦怀疑感染暴发流行,就需要采取多项综合措施。根据当时情况的严重性,支气管镜室主任或负责人需立即停用内镜室的设备,整体进行清查直至查明原因并进行正确的整改。忽视或故意回避问题只会使事情变得更糟。

调查组

支气管镜操作引起的感染暴发需要成立调查组彻底清查。调查组成员包括支气管镜室主任或负责人、感染控制专家、感染科医师、从事微生物和分子检测技术的实验人员、流行病学专家、生物医学工程人员、支气管镜操作助手。早期将支气管镜、自动清洗消毒机、消毒剂厂商的代表纳入调查组中,在很多情况下也非常有用。

资料收集

调查开始需要仔细回顾感染暴发期间所有的操作。为追溯每位患者的资料,行支气管镜检查的所有设备都需要详细记录患者姓名和病历号、支气管镜检查医师、每次操作所使用的支气管镜的编号或其他的唯一识别码[36,38]。每次支气管镜操作的助手信息也需要记录。没有这些信息就无法进行流行病学调查。这些信息同时也包括支气管镜检查的适应证、临床和影像学表现、支气管镜检查步骤、支气管镜下微生物标本鉴定结果以及其他微生物检测结果,如痰和血培养。对感染暴发期间所有行支气管镜检查的患者结果进行统计学分析,与患者进行电话联系,并进行临床评估以及相应的影像学和实验室检查。感染暴发期间支气管镜下微生物检测结果需要与上个月的结果进行对比以确定感染率是否增加。通过这些数据,调查组要尝试确定感染和一些常见的确定变量之间的关系,如:同一根支气管镜、同一天做的多次操作等。

下面重要的步骤是需要彻底地回顾上个月设备的清洗消毒过程。专家组需要彻底调查所有违反清洗消毒制度会导致污染的行为(表 2.8)。暴发流行中可能不止一个污染环节[65]。每一位负责清洗消毒的员工都要面谈。清洗消毒仪器配件都要记录下来。任何仅限一次性使用的配件被重复使用都需要记录下来。全自动内镜清洗消毒机的日常维护记录、戊二醛浓度日常监测结果、滤水器的更换等也要调查。任何与设备制造商推荐的使用方法不一致的操作都要记录。

环境采样

从环境、支气管镜、支气管镜的配件中采样对于感染暴发的流行病学调查至关重要。需要从清洁瓶、消毒剂、洗涤盆、全自动内镜清洗消毒机的容器、自来水、用于终末消毒的过滤水、支气管镜、清洗刷、多剂量给药瓶、雾化器、重复使用的支气管镜配件中取样培养。支气管镜中取样培养需要顺行和逆行取样。顺行取样培养是将 50mL 无菌的生理盐水从活检孔道注入取标本。逆行取样培养是将一半容量的无菌生理盐水通过内镜吸入吸引罐中收集标本。活检孔道和吸引口使用棉签蘸取标本后送检也可以。

分子技术

一种病原体分离出的比例过高时常提示感染暴发。分离出的病原体有相似的表型特征,例如生物型、血清型或有独特的细菌耐药性,能早期预警支气管镜检查的院内感染。表型分析在早期确定流行情况中非常重要,但其区别度较差,限制了在进一步流行病学调查中的应用。环境中和支气管镜中分离的病原体表型类似可能是巧合。调查支气管镜操作相关的感染暴

表 2.8 支气管镜检查污染的来源

清洗不充分

手工清洗不充分

腔内孔道有生物膜

腔内孔道的损坏

未做测漏试验

吸引活阀松动

活检孔道接口

高水平消毒不充分

消毒剂类型选择不当

消毒剂的浓度不够

消毒溶液污染

与清洗消毒机的接口不匹配

消毒腔内孔道无流动水

清洗消毒机机械故障

清洗消毒机的污染

生物膜的形成

冲洗槽

管路

过滤器

高水平消毒后的污染

终末冲洗使用自来水

过滤水污染

重复使用蒸馏水冲洗

支气管镜未行干燥处理

存储前将吸引和活检头装配在支气管镜上

将支气管镜盘绕放置

仪器配件的污染

清洗刷

活检钳

重复使用三通

重复使用未灭菌的雾化器

局麻液污染

发,用分子技术鉴定不同来源取样之间的关联性准确度更高。近期大部分研究调查支气管镜检查相关感染暴发都是采用基因型分析来确认感染的源头。最常用的基因分型的方法是脉冲场凝胶电泳法(PFGE)[66]。这项技术使用限制性内切酶消化染色体 DNA,分离成不同大小的片段。使用琼脂凝胶电泳将 DNA 片段分离。再用软件程序分析 PFGE。结果以树状图显示,可以观察不同来源分离出的菌种基因型是否相似或有区别。流行病学调查感染暴发 PFGE 分析提供了高效性的鉴别能力。另一个常用技术是聚合酶链式反应

(PCR)。几位调查者在支气管镜操作相关感染暴发中使用 PCR 技术取得了效果。例如,在西班牙监护病房,使用随机任意多态 DNA PCR 技术鉴定支气管镜是铜绿假单胞菌感染暴发的原因[67]。近期,重复序列 PCR 技术(REP-PCR)有效鉴定全自动内镜清洗消毒机供水是龟型分枝杆菌假感染的来源[68]。这些研究提供了强有力的证据,常规采用分子技术的方法可用于调查支气管镜检查相关感染暴发。

改进措施

改进措施取决于感染暴发的潜在原因。有些情况下,解决方法很简单,如终末冲洗使用 70%的乙醇冲洗工作孔道或确保使用正确的方式存储设备。有些情况则需要比较激进的措施,费用也会较高,例如更换全自动内镜清洗消毒机。流行病学调查并不是以完成改进措施而告终。更重要的是适当地调整后继续监测采样培养的结果和监督清洗消毒方法数周至数月。

注意事项

所有支气管镜检查相关的感染暴发必须上报至感染控制部门,如当地和州立健康部门、CDC、FDA。也应通报支气管镜、全自动内镜清洗消毒机、消毒剂的生产厂商。患者和参与支气管镜检查的全体人员在感染暴发期间都可能暴露于感染,也要知知相关信息。

支气管镜操作人员的感染风险

支气管镜操作过程中产生的气溶胶可能会将严重的呼吸道病毒传播给支气管镜操作人员,如结核、水痘、麻疹和其他呼吸道病毒。幸运的是,仅有 1 例腺病毒感染的病例报道[69],支气管镜操作由于暴露导致的活动性呼吸道感染目前还没有报道。医务人员暴露于结核病毒中进行支气管镜操作很可能发生感染。这个问题应该引起重视,并且有一些间接的证据支持。例如,采用结核菌素试验的方法判断结核的暴露情况,结果发现肺科医师的阳性率比感染科医师要高[70]。考虑这种差异产生的原因为:从事支气管镜操作的肺科医师的结核分枝杆菌的暴露风险更高。另一个间接的证据来自另一个报道,支气管镜检查和气管插管与透析病房的结核暴发有关[71]。支气管镜检查医师在行支气管镜检查过程中可以采取一些预防措施以减少结核播散的风险。第一,尽量不给结核患者行支气管镜检查。拟行支气管镜检查前至少 3 次痰抗酸杆菌检查阴性。特殊情况下可以检查消化道和尿标本的抗酸杆

菌。如不能明确诊断,对患者行支气管镜检查时,需要权衡工作人员受感染的风险。如该项操作无法避免,可以采取一些防范措施来减少传播风险,提高操作的安全性。支气管镜检查在负压房间内进行,空气被排出室外或再循环前通过高效粒子空气(HEPA)过滤器过滤(图 2.4)。在操作过程中尽可能为患者带上面罩。局部麻醉充分,并使用镇咳药物尽可能减少操作过程中患者的咳嗽。所有支气管镜室工作人员佩戴空气净化器口罩可以有效地减少结核的传播[72]。如果没有这些设备,最起码也应该使用 N95 口罩作为替代。使用普通的外科口罩不起作用。

针刺损伤是支气管镜操作中可能传播感染的另一个原因。已有报道,有操作者使用皮下注射针挑取活检钳钳取的标本时不慎被针刺伤,感染了乙肝病毒[73]。这样的操作应被严格禁止。

在 CO_2 激光和电凝治疗皮肤损害的烟雾中已发现人乳头状瘤病毒(HPV)DNA[74]。提示支气管镜下治疗人乳头状瘤病毒的感染也要注意职业防护。目前未见患者将 HPV 传递给医务人员的报道。尽管如此,所有参与支气管镜操作的医务人员还是需要呼吸道防护,如戴呼吸面具。贴合度很好的外科口罩对于防护

操作者减少吸入乳头状瘤病毒的暴露风险还是很有效的。使用排烟设备对减少术者的暴露也有帮助。同样需要注意传播 HIV 感染的潜在风险。到目前为止,还没有发现支气管镜操作人员因为支气管镜操作的相关暴露发生 HIV 血清抗体转阳。

严格执行综合预防措施是预防感染从患者传递给术者最好的方法。所有从事支气管镜操作的医务人员都要全身防护,包括隔离衣、戴手套、口罩和防护眼镜[36-38]。同样的防护措施也适用于完成支气管镜检查后从事清洗、消毒的工作人员。不过,调查显示支气管镜检查过程中推荐使用的综合防护措施在实际操作中依从性很差[62]。

特殊情况的清洗和消毒

分枝杆菌病

怀疑结核感染的患者行支气管镜检查后,采用标准的清洗消毒方法消毒支气管镜也是有效的[75,76]。不需要严格执行推荐的特殊方法进行清洗和消毒[36,38]。

病毒性疾病

如上所述,AIDS 患者行支气管镜检查后支气管镜上一定会污染 HIV 病毒[26]。目前清洗消毒的方法对于清除所有 HIV 病毒的痕迹是非常有效的。一项实验性研究证实,使用戊二醛溶液浸泡污染的支气管镜 2 分钟就可以清除所有的 HIV 病毒痕迹[77]。也没有由于污染或清洗消毒不彻底发生患者之间传播 HIV 病毒的报道。同样,支气管镜检查后没有乙型肝炎和丙型肝炎传播的情况。胃肠镜文献中的研究表明,目前清洗消毒内镜的方法都可以消除乙型肝炎或丙型肝炎病毒[78]。然而,清洗前需要充分地手工操作才能清除工作孔道内的肝炎病毒。肠息肉摘除术后预清洗不充分与丙型肝炎的传播有关[79]。

其他病原体

炭疽的孢子对高水平消毒剂是耐药的。孢子主要在土壤和死体中产生,在血液和活体组织中无法存活,因此,一般不需要担心患者间通过支气管镜传播炭疽。所以,对怀疑或确诊炭疽的患者行支气管镜检查后,对支气管镜进行高水平消毒即可[7]。而对怀疑或确诊克雅病(CJD)的患者行支气管镜检查则比较麻烦。根据专家建议,疑似或确诊 CJD 的病例行支气管镜检查后,支气管镜的清洗和消毒不需要特殊的预防措施[7,80]。相

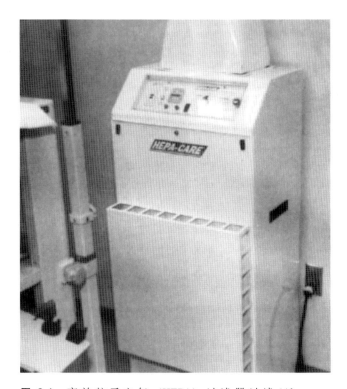

图 2.4 高效粒子空气 (HEPA) 过滤器过滤 (Abatement Technologies Inc, 佐治亚州, 亚特兰大), 循环室内空气至少 14 次/小时。

反,欧洲胃肠内镜学会(ESGE)却建议尽可能避免对这些患者行支气管镜检查,如不可避免,最好使用快到使用期限的内镜[81]。CJD 患者使用的内镜要销毁或隔离(以后仅用于确诊的 CJD 患者)。这一观点缺少文献支持,对疑似 CJD 患者使用支气管镜进行检查,医师可以选择遵循同样的指南。

新方法

清洗消毒支气管镜是劳动密集型的工作,清洗一条支气管镜至少需要 30~60 分钟。由于这些局限性,很多支气管镜室提前准备几根支气管镜备用。综上所述,清洗和消毒很容易出错,容易发生支气管镜操作相关的感染控制失控。为克服这些不足,一些新型的支气管镜设计了预灭菌、一次性内镜外鞘备用。内镜的外鞘完全覆盖支气管镜,避免支气管镜与外界接触。该系统使用的支气管镜没有工作孔道。用以代替的 2.1mm 内径的活检工作孔道是固定在一次性使用的外鞘上的。固定支气管镜外鞘需要练习,大约需要 5 分钟。操作结束后外鞘就可以丢弃,该项设备已被 FDA 批准。有学者对此进行了初步研究,共纳入 24 例患者,试验结果总体令人满意[82]。这个设备也有一些小的缺点:头端很难插入注射器、手控性差、图像质量不佳。法国的一项更大的研究报道支气管镜的吸力和可操作性欠佳[83]。然而,这个系统比较适合在下列情况使用:其他科室(如 ICU)、非工作时间(如夜间或周末)、存在感染的高风险患者(如怀疑有多耐药结核的患者)。

支气管镜检查的放射防护

背景

X 线透视是非放射科专业人员放射职业暴露的主要来源。支气管镜操作者在很多诊断性和治疗性支气管镜操作中常使用 X 线透视(表 2.9)。X 线透视下行这些操作的获益要大于放射暴露的风险,这种观点绝大多数情况下是正确的,但目前尚无在操作过程中检测患者所受放射剂量的较实用的方法。放射暴露存在威胁健康的潜在风险。最为担心的是低水平的放射暴露可能会致癌。这是很现实的问题,不仅患者担心,支气管镜专家、肺科医师、护士、助手和其他在操作中配合的工作人员也需要考虑[84]。在支气管镜检查过程中尽可能地减少放射线的剂量,不仅减少患者的暴露风

表 2.9   使用 X 线透视的常用操作

经支气管肺活检
肺外周病灶的细胞刷检
肺外周病灶经支气管针吸
定位不透 X 线的异物
近距离放疗
气道支架植入
操作后排除气胸

险,同时也减少了医务人员的放射暴露。要掌握放射防护的基本原则才能达到这一目标。

尽管长期低剂量的放射暴露需要密切关注,但一次性的诊断和治疗接受的放射剂量几乎不会出现任何不良反应。没有急性的不良反应,医务人员通常会低估放射带来的危害,经常忽视放射卫生规范。更糟糕的是,有医务人员在放射科以外的场所使用诊断性的放射检查,这其中的大部分医务人员从未接受放射物理学或放射防护规范的正式培训。支气管镜检查的专家需要为患者和支气管镜室工作人员的放射安全负责。

本节将讨论放射术语和诊断性的放射检查可能带来的相关风险。介绍 X 线透视的工作原理以及如何在使用 X 线透视检查时尽可能减少患者和周围人员的放射暴露。最后讨论如何监测放射剂量以及可弯曲支气管镜检查过程中操作者和助手使用 X 线透视需要掌握的安全操作规范。

放射术语

操作医师和医务人员对一些放射医学术语并不了解。本节将简单介绍放射医学常用的术语。如需要更进一步了解相关知识,读者可参考该领域近期的综述[85,86]。X 线是电离辐射的一种类型,包含了高能量的光子。X 线照射至人体,一些光子可穿透组织,另一些光子向不同方向反射。这些光子的一部分被组织吸收,一部分光子可透过机体。透过组织的这部分光子就传递了诊断的信息。用于描述辐射源发出的 X 线的亮度或强度的一个量化指标就是曝光量,用 X 线在单位体积空气内产生的电离作用来衡量。曝光量是以空气为标准定义的,它计量了直接到达底片或影像增强器的射线的量。曝光量本身并不反应放射性健康风险的量,因为很多其他的因素会影响组织吸收的射线的量。在国际单位制系统中,放射曝光量单位为库

伦/千克(C/kg)。传统的放射曝光量单位是伦琴(R)。$1R=2.58×10^{-4}$ C/kg。一个更好的计量 X 线辐射强度的参数是比释动能,代表了每单位体积释放的动能。比释动能计量了从 X 线光子到媒介带电粒子传递的能量的多少,媒介可以是空气或其他物质比如人体组织。比释动能的单位是戈瑞(Gy)。1Gy 相当于在每千克媒介内,X 线向带电粒子传递 1 焦耳能量。曝光量和比释动能计量的是 X 线的强度。因为组织只吸收了一小部分入射 X 线,这些方法没有计量射线的吸收剂量。吸收剂量是指单位质量的组织接受电离辐射的能量。吸收剂量的国际单位是戈瑞(Gy)。1Gy=1J/kg。吸收剂量的传统单位是放射吸收剂量或拉德(rad)。1Gy=100rad。另一个与透视相关的重要参数是吸收剂量率,即每单位时间内组织吸收的射线剂量,单位为Gy/min。

组织损伤的程度不仅取决于射线的量,还取决于导致损伤的射线的生物学效应的类型和组织对射线损伤的易感性。一些射线对组织的损伤更强烈。例如,对于给定的吸收剂量,中子较 X 线对组织的损伤更严重。等效剂量是对一种射线的潜在组织损伤能力进行加权后的衡量。等效剂量的国际单位是西弗(Sv)。等效剂量的旧制单位是雷姆(rem)。1Sv=100rem。不同类型射线潜在损伤能力的定义为辐射权重因子(W_r)。等效剂量按以下公式计算:

$$等效剂量(Sv)=吸收剂量(Gy)×W_r$$

国际放射防护委员会(ICRP)最近修订了不同射线的 W_r 值[87]。X 线的辐射权重因子等于 1;所以其以 Sv 为单位的等效剂量等同于以 Gy 为单位的吸收剂量。

医务人员在放射检查过程中,身体的不同部位接受的射线剂量不同,身体的不同部位对放射损伤作用的易感性也不同。不同组织对放射损伤的易感性用组织权重因子(W_t)衡量。为衡量剂量和每个器官对放射损伤的易感性,引入有效剂量(ED)的概念以评估身体对放射的总体风险。ED 是各组织放射敏感性加权后的等效剂量之和:

$$有效剂量(Sv)= \sum {}_T D_T W_t$$

其中,D_T 是每个器官的等效剂量,W_t 是组织权重因子。

ED 是衡量患者和因职业暴露于射线中的卫生工作人员的放射风险的最好指标。其衡量了放射暴露对人体的总体风险。使用 ED 定义放射剂量的放射防护指南仅限于公众和专业人士的射线暴露。ED 的国际单位是西弗 (Sv)。ED 旧制单位是人体伦琴当量(rem)。1Sv=100rem。

放射检查的健康风险

放射线导致的生物学风险众所周知。放射线的直接损害主要是由于其可导致组织发生电离。电离作用是原子或分子增减电荷的过程中产生了带正电或负电的离子。水分子是人体细胞受到射线照射后产生电离作用最初的靶位。电离反应产生的羟自由基破坏了DNA 单链或双链的连续性。单链 DNA 被破坏后很快就会修复。双链 DNA 破坏后很难修复。DNA 修复不彻底可引起点突变和其他不同的染色体异常。这些遗传物质的变化与后期诱导肿瘤的发生相关。染色体 DNA 的严重损坏会导致细胞死亡。

放射线对人体的危害包括确定性效应和随机性效应(表 2.10)。确定性效应发生的基本机制是放射诱导的细胞死亡。随机性效应与剂量的阈值相关。组织损伤的程度与放射剂量有关。在阈值剂量之下,组织的损伤没有临床表现。在阈值剂量之上,组织损伤的严重程度与接受的放射剂量成正比。较大的放射剂量,特别是 1~2Gy,会出现确定性效应。行介入操作时间较长时的皮肤暴露,例如进行难度较大的血管成形术和血管支架置植入术,可达到这样的剂量[88]。目前,在 X 线透视下支气管镜检查中,辐射的确定性效应还未见报道。

随机性效应中,受到的放射剂量越大,不良事件出现的概率越高,但不良事件发生的强度却不一定越大。随机性效应的典型例子是放射暴露导致的恶性肿

表 2.10　放射的不良健康效应

确定性效应
红斑
脱皮
皮肤坏死
骨髓抑制
器官萎缩
低生育力
白内障
随机性效应
肿瘤
生殖细胞 DNA 缺陷

瘤发生。接受的放射剂量高有可能致癌。然而,低剂量的职业放射暴露与致癌风险之间的相关性仍存在争议[89]。预测低水平的放射暴露致癌的风险很大一部分也是通过一些接受高剂量暴露[90]的实验性研究推断出来的或源自于对核辐射存活者长期的随访观察[91]。根据估测,接受诊断性放射检查的患者中,仅有 1%发生白血病,不到 1%发生乳腺癌[92]。最近的研究有明确的证据表明,长时间暴露于超过 50~100mSv 的放射剂量会增加罹患恶性肿瘤的风险[93]。

由于疾病的性质严重,卫生保健人员需要重视职业放射暴露可能有致癌的风险。因此,大部分专家,包括电离辐射生物学效应委员会在 1990 年的报告中(BEIR V)已经提到这个问题,建议只要接触到射线,放射诱导的恶性肿瘤发生的风险可采用线性剂量-反应曲线预测[94]。这样可以限制职业的放射暴露到尽可能低的水平。

限制职业暴露

人的一生所接触的放射线中,天然放射源占 85%,其余 15%才是人为接触辐射[87],后者大部分来自于诊断性或介入性放射操作。适当接受这些检查或治疗无疑对健康无害,真正的挑战是在不损害健康的前提下尽量减少放射暴露。关于这点需要注意的是,不同的放射操作或同样的操作由不同的术者完成时接受的放射剂量差异很大。但有一点是明确的,即在不影响操作质量的情况下减少放射剂量。

近几年,医务人员过度的放射暴露已受到越来越多的关注[95]。很多研究发现,放射介入科医师[96]、介入心血管医师[97]、骨科医师[98]、泌尿科医师[99]、麻醉医师[100]和其他专科的内科医师的放射暴露都在可接受的最高上限以下。这些数据都表明,医务工作者们已在关注自身的工作环境。尽管没有从事支气管镜操作的医务人员接受放射暴露的相关数据,但也不会比其他进行 X 线透视检查的从业人员接受的剂量高。

许多国内、国际科学委员会和监管机构正在努力制订放射暴露高风险人员的放射暴露的上限。除了收集和分析相关辐射数据外,这些组织机构还制订了职业暴露的安全辐射范围。国际辐射防护委员会(ICRP)推荐,5 年以上的职业暴露中,每年平均的 ED 不能超过 20mSv,并且任何一年的 ED 都不能超过 50mSv[87,101]。器官特异性的剂量上限见表 2.11。

有关医务人员放射暴露的风险问题已经讨论得很充分,但减少患者的放射暴露的重要性还没有得到

表 2.11　职业性放射暴露的剂量限值

有效剂量	5 年以上,平均每年 20mSv 任意 1 年,50mSv
器官特异性剂量:	
晶状体	150mSv
皮肤	500mSv
手和足	500mSv

科学委员会的足够重视。这几年情况正在逐渐改善,专家开始关注这一问题:由于过度使用放射检查,患者接受过量的放射暴露[102,103]。考虑到放射诊断的净效益,目前还没有监管机构设定患者接受放射诊疗暴露剂量的范围。ICRP 和这个领域的其他专家建议医师要掌握放射诊断的适应证,优化、尽可能减少患者的放射剂量[101,104]。所有医务人员包括支气管镜专家都要遵循这样的原则。

衡量的原则就是在进行放射检查前需仔细分析风险-获益。当获益明显超过风险时,这一放射检查才是适当的。医师准备行放射性操作一定要有适当的理由。阶段性的核查是确定这些操作必要性的重要方法。另外一个问题是,判断该项操作是否需要使用放射辅助作为医疗实践的一部分。需要医学专业委员会制订指南、设定操作标准来解决这一重要问题。下面的例子能很好地说明这一问题。传统的 TBNA 技术用于诊断肺癌纵隔淋巴结肿大阳性率很高。采用经支气管镜超声引导(EBUS)阳性率进一步提高。传统 TBNA 或 EBUS-TBNA 都不需要放射检查。一些研究也对 CT 透视引导的 TBNA 检查进行了探讨[105]。一项小样本的研究发现,与传统的 TBNA 比较,CT 透视引导的 TBNA 诊断阳性率更高,但差异无统计学意义。因此,当 CT 透视引导的 TBNA 比常规 TBNA 检查无明显优势时,使患者暴露于射线中采用 CT 引导行 TBNA 操作是不适当的。在认可这些操作的医疗实践指南前,专业委员会一定要严格地评估放射风险。

优化原则是指选择检查方法、影像技术和设备,以最低的放射剂量解决问题。这一原则也被称为"合理可行尽量低原则"(ALARA)[106]。其中的一些要素包括质量控制计划、监察、超期或不理想设备的更换计划。优化原则的实例如下:在同一个部门中比较不同术者进行同一操作时的透视时间。此类信息是很容易获得的。这样,可以对那些进行特定操作时,使用透视时间明显比同事长的操作者及早进行教育和辅导。

成功运用这些原则,需要对所有使用者接受诊断过程中使用放射线的基本原则开展教育和培训。X 线透视是大部分未受监控的患者暴露中最主要的原因,故所有操作者都应该学习如透视技术和设备操作方法,这可以在保证质量和操作结果的前提下,明显降低患者和工作人员的辐射暴露量。

透视

透视设备被设计用于实时显示体内器官的图像。透视系统的主要组成为一个 X 线球管和一个图像增强装置（将获得图像传递给视频摄像单元）（图 2.5）。在真空玻璃管中,阴极电子被加速后撞击阳极,从而产生 X 线。球管表面有铅和钢制成的防护层。电子束轰击钨靶,产生 X 线。初始 X 射线束从外壳射线口中释放出来。当初始射线照射到人体时,一部分被组织完全吸收,一部分被部分吸收、改变方向和作为散射辐射释放出来,其余射线穿过身体被影像增强器接收。组织的类型和密度决定了这些不同作用的程度。从初始射线穿过患者进入影像增强器的那部分射线即携带着诊断信息。影像增强器将摄像头捕获的 X 线转换为可视的图像,显示在监视器上。在一个经典的 C 型臂透视系统中,X 线球管在床下方,影像增强器在患者上方。这被称为床下系统,其明显优于床上系统。在床上系统中,X 线源位于患者上方,影像增强器在床下,这使患者和工作人员的放射暴露量明显增高[107]。

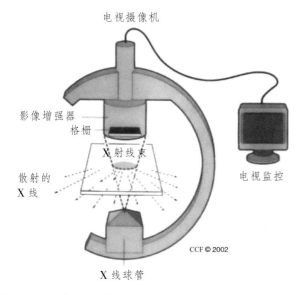

电视摄像机

影像增强器
格栅

X 射线束

散射的
X 线

电视监控

CCF © 2002

X 线球管

图 2.5　C 型臂透视设备必不可少的组件类型。(Published with permission from Wang, Mehta, and Turner; *Flexible Bronchoscopy* 2003; Blackwell publishing Ltd.)

对患者产生放射损伤的主要是那部分被组织吸收的射线。现代透视系统有多个特性可以降低这部分对成像质量无明显作用的射线。散射辐射是那部分改变了方向,从患者的各个方向释放出来的射线。散射是危害室内卫生工作者的主要原因。一些方法已经在使用透视时有效降低了卫生工作者的放射暴露[108,109]。

X 线的特性

玻璃球管内的电子流被称为球管电流,以毫安培(mA)表示。X 线的强度与球管电流成正比。增加管内电流时,X 线强度增加。增加管内电流可改善成像质量,但会增加患者及其附近人员的放射暴露。在包含支气管镜检查在内的大部分介入操作中,不需要使用高 mA 球管电流来获得高质量的图像。即在透视检查中,应该尽可能减小球管电流的 mA 数。用于常规透视系统的经典球管电流范围是 1~5mA。

初始 X 线的能量取决于球管电压,以千伏峰值(kVp)表示。电压影响 X 线的强度和穿透力。高 kVp 增加 X 线穿透力,使低球管电流情况下也能进行透视操作。高电压(kVp)和低电流(mA)的 X 线较低电压、高电流的射线对患者的放射剂量更小。对于超重和体型较大的患者来说,使用高 kVp 和低 mA 的 X 线尤其重要,因为他们在透视时会接受更多的放射暴露。透视的电压范围为 60~125 kVp。目标是尽可能保持较高的 kVp。使用高 kVp 的主要缺点是降低图像的对比度,但对大部分支气管镜操作来说,这不是主要的问题。大部分现代透视系统有自动剂量率控制(ADRC)和自动亮度控制(ABC)功能,这使预定义调节 mA 和 kVp 成为可能。许多系统的 ADRC 有低、中、高剂量率设定。高剂量率提供高质量图像,但增加放射剂量。低 ADRC 设定将患者的放射剂量降到最低,但图像会出现雪花。对于一般的检查,低剂量率设定适用于大多数病例,应该尽量使用。比较旧的透视设备需要手动调节 mA 和 kVp。支气管镜专家使用这些设备时需要学习怎样调节,以最小的 mA 和最高的 kVp 使图像达到可接受的质量。当将旧的透视设备升级至新一代系统时,也要尽可能考虑这些作用。

过滤器

透视球管产生的 X 线能量各不相同。初始产生的低能量 X 线会被组织大部分吸收,不产生图像而产生副作用。大部分透视系统装备有一个金属片或金属箔,其遮盖住 X 线球管的射线口,过滤初始射线中的低能量 X 线。从初始射线中去除低能量 X 线,降低了患者的放射剂量。还能使高电流、低电压 X 线不会产生放射剂量和干扰图像对比度。有不同类型的过滤器阻挡低能量射线。操作者应该知道自己使用的透视系统的这个特性。

准直器

在现代透视系统中,初始射线的范围和形状是可以调节的,以尽量减少放射野的面积。这是通过准直器完成的。这是位于球管外的一种 X 线阻挡装置。操作者通过控制面板调节准直器的边界,使图像的面积尽可能小。这不仅减少了患者的放射剂量,还降低了影响图像级别的散射辐射,提高了成像质量。同时,严格准直后,室内的散射辐射和工作人员的暴露也随暴露组织的减少而降低。

放射源到皮肤的距离

当放射源到目标的距离增加时,X 线强度急剧下降。通过增加 X 线源到患者的距离,可以明显降低皮肤的剂量,减少可能的皮肤放射损伤。增加距离后,图像质量会轻度受损,但不会明显影响支气管镜操作。也有增加散射的顾虑,但通过适当的准直,室内的散射射线不会明显改变。国际指南规定射线口到皮肤的最小距离为 30cm。移动式 C 型臂 X 线机在 X 线球管顶部有隔离锥以保证这个距离。

影像增强器到皮肤的距离

影像增强器要尽量接近患者。这一简单的保护措施明显降低了患者和操作者的放射剂量。大部分 C 型臂机 X 线源和影像增强器之间的距离 (SID) 是固定的。在这些系统中,当影像增强器靠近患者时,X 线源自然离开了,这样就减少了患者皮肤的放射剂量。因为影像增强器吸收了大部分患者反射的 X 线,起到了操作者放射防护的作用,减少这个距离会降低操作者的放射剂量。

格栅

格栅是一种位于影像增强器前方的平板装置,用于屏蔽影响图像的射线,但允许成像射线通过。结果,格栅改善了图像对比度,但也会增加患者和操作者的放射剂量。大多数情况下,去除格栅将使患者和操作者的放射剂量降低 1/3~1/2,且不会明显影响成像质量。当影像增强器不能靠近患者时,去除格栅特别有

效。在一些系统中,格栅是可以通过面板控制的自动系统进行伸缩的;而在另一些系统中格栅只能手动去除。在大部分透视下的支气管镜操作中,格栅是可以去除的。

射线持续时间

操作者在使用透视时,只能在观察监视器上的图像的同时进行手上的操作。所以操作者需要对透视的开启与否进行完全的控制。在大部分设备中,射线持续时间是由控制面板上的按钮或脚踏板来控制的。只有按下按钮或踏板时,才会有射线。支气管镜操作中,操作者通常在操作中使用脚踏板控制透视设备。在大部分系统中,有两个并列的踏板:一个控制正常剂量透视,另一个控制高剂量透视。在操作中,支气管镜专家应该只使用正常剂量而不是高剂量的透视踏板。支气管镜专家应该学习如何使透视时间降到最低。这会大大减少对患者和员工的总放射暴露。

最终图像的保留

在大部分透视系统中,最后的图像可以数字化冻结。这是非常有用的功能,可以让操作者回顾图像,计划下一步动作,而不需要增加放射暴露量。这一功能能显著减少支气管镜操作过程中患者的放射暴露。我们发现这一功能在向学生教授支气管镜技术时也是非常有用的。

脉冲式透视

现代系统中可以减少放射剂量的另一新功能为脉冲透视[110]。与产生持续 X 线的传统透视相对,脉冲透视的 X 线是短促爆发式产生的。在经典的脉冲透视系统中,以每秒 15 幅的速度获得图像,而传统透视是每秒 30 幅。这减少了患者 25%~30% 的放射剂量。还可以进一步减少每秒的图像数,但这会使来自移动器官的图像不稳定。

图像放大

透视系统的新功能还有图像放大。更大的图像改善操作中的可视性,但会增加放射剂量。图像放大可以是几何放大或电子放大。几何放大是通过改变患者相对 X 线或影像增强器的位置来实现的。通过增加患者与影像增强器之间的距离或减小患者与 X 线球管间的距离,都能使图像放大。如前所述,两种方法患者的放射剂量都会增加。几何放大的另一个缺点是降低

图像的立体分辨率。在许多新型透视系统中都有电子放大功能。操作者可以在控制面板的多个电子放大动作中选择一个。通常,电子放大增加的放射剂量较几何放大小。总之,在介入操作过程中要慎重使用放大功能。

降低支气管镜操作中的暴露

多种方法可以将透视引导下介入操作中的放射暴露降至最低[111]。因为散射辐射是医务人员主要的放射源,所以控制患者的放射暴露自然能降低工作人员的放射暴露。在这些措施中,关键是对优化使用透视系统和放射卫生学实践知识的教育。对正确使用透视进行全面的教育,可以明显降低患者和工作人员双方的放射暴露[112]。教育和培训可以减少透视的不规范使用,提高对安全指南的依从性。例如,一项研究发现,全面的培训项目将经支气管活检的平均透视暴露时间从 121.5 秒下降到 41.7 秒,而并未影响并发症发生率或诊断能力[113]。降低患者和工作人员放射暴露的策略总结于表 2.12。

表 2.12　降低支气管镜操作中放射暴露的措施

一般措施

教育所有健康工作者可能的放射暴露

避免不必要的步骤

尽量缩短透视时间

尽量远离患者

避免直接暴露在射线中

一直穿铅衣

穿甲状腺防护装置

正确校验和保养透视系统

具体措施

使用最低的球管电流(mA)

使用最高的电压(kVp)

使用低或中档自动剂量率控制设置

保持 X 线源尽量远离患者

保持影像增强器尽量靠近患者

使用过滤器

正确使用准直器

移除格栅

控制射线持续时间

使用影像冻结

使用脉冲透视

避免图像放大

避免不必要的步骤

所有需要透视引导的支气管镜操作都要有清晰的操作路径。为避免放射暴露要尽量选择没有射线的方法。

保持距离

放射剂量与距离的平方成反比[114]。对于健康工作者,散射辐射是放射的源头。如果与患者的距离增加一倍,健康工作者能将其放射暴露降至原来的 1/4。这对主要术者是不现实的,但其他不直接参加操作的工作人员可以在透视时保持尽量远的距离。术者应尽可能将他们的手避开主射线。

透视系统最佳使用方法

如上所述,正确使用透视系统可以成倍降低患者和工作人员的放射暴露(表 2.12)。所有支气管镜工作人员必须熟悉现有透视系统的操作界面,并接受放射防护原理的适当培训。

限制透视时间

透视的过程随病例复杂程度和支气管镜医师经验的不同而不同。在我们的经验中,肺科专科住院医师在其培训的早期阶段,会在经支气管活检时倾向于过度使用透视。带教医师需要反复强调操作中控制透视使用时间的必要性。

佩戴防护装置

铅衣是支气管镜操作中减少放射暴露最有效的方法。铅衣的防护值用相当于铅成分的厚度(mm)来表示。经典的防护围裙其中铅防护厚度约 0.5mm 厚,可以屏蔽操作者至少 90% 的散射辐射。这种铅衣一般都较重,当穿的时间较长时,会导致疲劳和背痛。一些工作人员发现较薄的 0.25mm 铅衣更舒适,但吸收射线的能力较 0.5mm 铅衣下降[115]。妊娠期间要穿特殊铅衣以进一步降低腹部和盆腔的辐射。

标准铅衣不保护甲状腺。因为甲状腺癌与既往放射暴露明确相关,避免颈部过多放射暴露是非常重要的。最好的方法就是佩戴甲状腺防护围脖,防护围脖不昂贵,佩戴也较舒适。甲状腺围脖最少将甲状腺的放射暴露降低 20 倍[116]。但在我们看来,医务人员在检查操作中常常不使用甲状腺护具,对这种行为需强力谴责。

眼部的过量放射暴露会导致白内障，一些医师在透视时常规佩戴眼防护装置。普通眼镜也有一些保护作用。但是最佳的防护装置是 0.6mm 铅眼镜，可以降低眼暴露量 6~8 倍[117]。但铅眼镜都比较重，长时间佩戴很不舒适。而且铅眼镜的视觉质量较差，易碎，破碎会损伤眼睛。无论如何，支气管镜操作时佩戴眼防护装置，更多是个人的决定。可移动铅玻璃挡板通常用于放射部门，在支气管镜操作中并不实用。

铅衣、甲状腺防护围脖等所有个人防护装置，应该在每个使用透视的支气管镜中心都有备用。支气管镜医师有责任确认，每个进入支气管镜操作间的工作人员都已佩戴了合适的防护装置。卫生组织认证联合委员会（JCAHO）要求卫生机构每年在透视下测试铅衣有无缺损，并仔细保存测试报告。

放射暴露监测

所有透视相关的医务工作人员都必须监测其职业放射暴露情况。胶片剂量计和热释光剂量计（TLD）是最常用的个人放射剂量监测装置。胶片剂量计内有一张放射胶片，每月进行更换及分析，计量放射暴露的量。装置内的过滤器提供放射线能量和方向的信息。TLD 使用锂晶体以吸收放射暴露的能量。当变热时，晶体可以用光的形式释放存储的能量，其强度与吸收的放射能量成正比。胶片剂量计和 TLD 各有优点。当暴露在高温中时，胶片剂量计会出现误读，但其价格便宜，并且胶片可以储存以便事后复核。TLD 在周围高温时仍很坚固，但相对昂贵。另外，每次阅读都会清除其中的测量信息。

近期出现的一种新的监测装置是光激励发光（OSL）剂量计[118]。这种监测器含氧化铝以探测放射线。替代使用热量，OSL 剂量计使用激光监测放射剂量。其对低剂量的射线更敏感，比 TLD 还坚固。其他还有光致发光玻璃（PLG）剂量计，其可以重复读出信息，直至重置归零。因为这种装置较小并且能透过射线，所以特别适合监测患者的放射剂量[119]。

多种电子剂量计也在应用[120]。其大部分装备有报警装置，一旦超过预设的放射暴露上限会尖叫报警。电子剂量计可以立即读出数据，方便统计每个人或每天的放射暴露量。但其估计累积辐射暴露不可靠，所以并不能替代传统的监测装置。无论如何，如果要求更准确地监测放射暴露，比如妊娠的健康工作人员，电子剂量监测器可联合胶片剂量计或 TLD 测量。

胶片剂量计用于月度分析。个人暴露量的详细记录是绝对必要的。因为一些健康工作人员不重视放射风险，依从性的问题只是被偶然发现。对这一问题的忽视是不能接受的，会使对员工和机构放射安全负责的人员面临法律风险。

目前建议在铅衣外颈部水平佩戴放射检测器。有效剂量为每月辐射读数除以 5.6[121]。但是，单人的剂量计不能用于计算整体的放射剂量[122]。佩戴于铅衣外颈部的监测器可以估测头部、晶状体和甲状腺的放射暴露，但会过度估测暴露剂量，其系数为 5~20 倍。与此相对，佩戴在铅衣下腰部水平的单个检测器，提供了更准确的暴露剂量估算值，但会低估头、颈和手部的暴露量。因为这些原因，一些作者建议使用两个监测器。但这不常用，除非用于妊娠的员工。

当发现个人的暴露量超过可接受的上限，或某个特定月份员工的放射暴露异常增加时，需进行彻底调查。良好的调查包括仔细回顾个人负荷量、设备工作状态、透视使用的时间、个人防护设备使用的依从性以及个人放射安全实践。当个人因工作压力临时离开时，不对过度暴露的原因进行仔细的调查是不恰当的。实际上，每个支气管镜室都需要遵循标准流程调查意外的放射暴露，此时需与放射部门的标准一致。高度推荐在该部门引进一名放射医师。

结论

即使对经常进行支气管镜操作的医师来说，仍需严格执行各项预防及防护措施以尽量减少暴露，从而将其工作中的职业放射暴露剂量控制在可接受的限度。从这个角度来说，在早期建设阶段引进一名合格的放射医师，定期校正、对透视设备进行质量控制是非常有用的。另外，放射医师也应参与到个人放射暴露监测、过度暴露原因调查和卫生工作人员教育中。现在，应该对那些没有经过正式放射知识培训就频繁使用 X 线透视的支气管镜操作者加强培训，且对所有支气管镜室的医务工作者都建议开展放射诊断学原理、健康风险和放射防护的规范化培训。

（孙沁莹　邓常文　译）

参考文献

1 Srinivasan A, Wolfenden LL, Song X, et al. An outbreak of Pseudomonas aeruginosa infections associated with flexible bronchoscopes. N Engl J Med 2003; **348**: 221–7.

2 Kirschke DL, Jones TF, Craig AS, et al. Outbreak of Pseudomonas aeruginosa and Seratia marcescens associated with a manufacturing defect in bronchoscopes. N Engl J Med 2003; **348**: 214–20.

3 Mehta AC, Minai OA. Infection control in the bronchoscopy suite: a review. Clin Chest Med 1999; **20**: 19–32.

4 Prakash UBS. Does the bronchoscope propagate infection? Chest 1993; **104**: 552–9.

5 Harvey J, Yates M. Do you clean or contaminate your bronchoscope? Respir Med 1996; **90**: 63–7.

6 Mughal MM, Minai OA, Culver DA, Mehta AC. Reprocessing the bronchoscope: the challenges. Semin Respir Crit Care Med 2004; **25**: 443–9.

7 Culver DA, Gordon SM, Mehta AC. Infection control in the bronchoscopy suite. Am J Respir Crit Care Med 2003; **167**: 1050–6.

8 Gubler JG, Salfinger M, von Graevenitz A. Pseudoepidemic of nontuberculous mycobacteria due to a contaminated bronchoscope cleaning machine. Chest 1992; **101**: 1245–9.

9 Brown NM, Hellyar EA, Harvey JE, et al. Mycobacterial contamination of fibreoptic bronchoscopes. Thorax 1993; **48**: 1283–5.

10 Nye K, Chadha DK, Hodgkin P, et al. Mycobacterium chelonae isolation from broncho-alveolar lavage fluid and its practical implications. J Hosp Infect 1990; **16**: 257–61.

11 Centers for Disease Control and Prevention. Nosocomial infection and pseudoinfection from contaminated endoscopes and bronchoscopes-Wisconsin and Missouri. MMWR Morb Mortal Wkly Rev 1991; **40**: 675–8.

12 Fraser VJ, Jones M, Murray PR, et al. Contamination of flexible fiberoptic bronchoscopes with Mycobacterium chelonae linked to an automated bronchoscope disinfection machine. Am Rev Respir Dis 1992; **145**: 853–5.

13 Campagnaro RL, Teichtahl H, Dwyer B. A pseudoepidemic of Mycobacterium chelonae: contamination of a bronchoscope and autocleaner. Aust N Z J Med 1994; **24**: 693–5.

14 Wang HC, Liaw YS, Yang PC, et al. A pseudoepidemic of Mycobacterium chelonae infection caused by contamination of a fiberoptic bronchoscope suction channel. Eur Respir J 1995; **8**: 1259–62.

15 Cox R, deBorja K, Bach MC. A pseudo-outbreak of Mycobacterium chelonae infections related to bronchoscopy. Infect Control Hosp Epidemiol 1997; **18**: 136–7.

16 Wallace RJ, Brown BA, Griffith DE. Nosocomial outbreaks/pseudo-outbreaks caused by nontuberculous mycobacteria. Annu Rev Microbiol 1998; **52**: 453–90.

17 Ramsey AH, Oemig TV, Davis JP, et al. An outbreak of Bronchoscopy-related Mycobacterium tuberculosis infections due to lack of bronchoscope leak testing. Chest 2002; **121**: 976–81.

18 Pappas SA, Schaff DM, DiCostanzo MB, et al. Contamination of flexible fiberoptic bronchoscopes [letter]. Am Rev Respir Dis 1983; **127**: 391–2.

19 Wheeler PW, Lancaster D, Kaiser AB. Bronchopulmonary cross-colonization and infection related to mycobacterial contamination of suction valves of bronchoscopes. J Infect Dis 1989; **159**: 954–8.

20 Southwick KL, Hoffmann K, Ferree K, et al. Cluster of tuberculosis cases in North Carolina: possible association with atomizer reuse. Am J Infect Control 2001; **29**: 1–6.

21 Agerton T, Valway S, Gore B, et al. Transmission of a highly drug-resistant strain (strain W1) of Mycobacterium tuberculosis. JAMA 1997; **278**: 1073–7.

22 Michele TM, Cronin WA, Graham NMH, et al. Transmission of Mycobacterium tuberculosis by a fiberoptic bronchoscope. JAMA 1997; **278**: 1093–5.

23 Whitlock, WL Dietrich RA, Steimke EH, et al. Rhodotorula rubra contamination in fiberoptic bronchoscopy. Chest 1992; **102**: 1516–19.

24 Hoffmann KK, Weber DJ, Rutala WA. Pseudoepidemic of Rhodotorula rubra in patients undergoing fiberoptic bronchoscopy. Infect Control Hosp Epidemiol 1989; **10**: 511–14.

25 Hagan ME, Klotz SA, Bartholomew W, et al. A pseudoepidemic of Rhodotorula rubra: a marker for microbial contamination of the bronchoscope. Infect Control Hosp Epidemiol 1995; **16**: 727–8.

26 Hanson PJ, Gor D, Clarke JR, et al. Recovery of the human immunodeficiency virus from fibreoptic bronchoscopes. Thorax 1991; **46**: 410–12.

27 Rutala WA, Weber DJ. Disinfection of endoscope: review of new chemical sterilents used for high-level disinfection. Infect Control Hosp Epidemiol 1999; **20**: 69–76.

28 Spaulding EH. Chemical disinfection in the operating room. Mil Med 1958; **123**: 437–43.

29 Talsma SS. Biofilms on medical devices. Home Health Nurse 2007; **25**: 589–94.

30 Stewart PS, Costorton JW. Antibiotic resistance of bacteria in biofilms. Lancet 2001; **358**: 135–8.

31 Pajkos A, Vickery K, Cossart Y. Is biofilm accumulation on endoscope tubing a contributor to the failure of cleaning and decontamination? J Hosp Infect 2004; **58**: 224–9.

32 Vickery K, Pajkos A, Cossart Y. Removal of biofilm from endoscopes: evaluation of detergent efficiency. Am J Infect Control 2004; **32**: 170–6.

33 Marion K, Freney J, James G, et al. Using an efficient biofilm detaching agent: an essential step for the improvement of endoscope reprocessing protocols. J Hosp Infect 2006; **64**: 136–42.

34 Alvarado CJ, Stolz SM, Maki DG. Nosocomial infections from contaminated endoscopes: a flawed automated endoscope washer. An investigation using molecular epidemiology. Am J Med 1991; **91**(3B): 272S–80S.

35 Kressel AB, Kidd F. Pseudo-outbreak of Mycobacterium chelonae and Methylobacterium mesophilicum caused by contamination of an automated endoscopy washer. Infect Control Hosp Epidemiol 2001; **22**: 414–18 .

36 Alvarado CJ, Reichelderfer M. APIC guideline for infection prevention and control in flexible endoscopy. Am J Infect Control 2000; **28**: 138–55.

37 Honeybourne D, Babb J, Bowie P, et al. British Thoracic Society guidelines on diagnostic flexible bronchoscopy. Thorax 2001; **56**: I1–I21.

38 Mehta AC, Prakash UBS, Garland R, et al. American College of Chest Physicians and American Association of Bronchology consensus statement. Chest 2005; **128**: 1742–55.

39 Alfa MJ, Sitter DL. In-hospital evaluation of orthophthalaldehyde as a high level disinfectant for flexible endoscopes. J Hosp Infect 1994; **26**: 15–26.

40 Hanson, PJV, Chadwick, MV, Gaya, H, *et al*. A study of gluter-ladehyde disinfection of fiberoptic bronchoscope experimentally contaminated with Mycobacterium tuberculosis. *J Hosp Infect* 1992; **22**: 137–42.

41 Alfa MJ, Olson N, DeGagne P, Jackson M. A survey of reprocessing methods, residual viable bioburden, and soil levels in patient-ready endoscopic retrograde choliangiopancreatography duodenoscopes used in Canadian centers. *Infect Control Hosp Epidemiol* 2002; **23**: 198–206.

42 Alfa MJ, Olson N, DeGagne P. Automated washing with the Reliance Endoscope Processing System and its equivalence to optimal manual cleaning. *Am J Infect Control* 2006; **34**: 561–70.

43 Cêtre JC, Nicolle MC, Salord H, *et al*. Outbreaks of contaminated broncho-alveolar lavage related to intrinsically defective bronchoscopes. *J Hosp Infect* 2005; **61**: 39–45.

44 *FDA-Cleared Sterilants and High Level Disinfectants with General Claims for Processing Reusable Medical and Dental Devices*. March, 2009. Available at: http://www.fda.gov/cdrh/ODE/germlab.html. Accessed April 2011.

45 Wendt C, Kampf B. Evidence-based spectrum of antimicrobial activity for disinfection of bronchoscopes. *J Hosp Infect* 2008; **70** (Suppl. 1): 60–8.

46 Rutala WA, Weber DJ. Disinfection and sterilization in health care facilities: What clinicians need to know. *Clin Infect Dis* 2004; **39**: 702–9.

47 Nelson DB, Jarvis WR, Rutala WA, *et al*. Multi-society guideline for reprocessing flexible gastrointestinal endoscopes. *Infect Control Hosp Epidemiol* 2003; **24**: 532–7.

48 Fraser VJ, Zuckerman G, Clouse RE, *et al*. A prospective randomized trial comparing manual and automated endoscope disinfection methods. *Infect Control Hosp Epidemiol* 1993; **14**: 383–93.

49 Sorin M, Segal-Maurer S, Mariano N, *et al*. Nosocomial transmission of imipenem-resistant Pseudomonas aeruginosa following bronchoscopy associated with improper connection to the Steris System 1 processor. *Infect Control Hosp Epidemiol* 2001; **22**: 409–13.

50 Chroneou A, Zimmerman SK, Cook S, *et al*. Molecular typing of Mycobacterium chelonae isolates from a pseudo-outbreak involving an automated bronchoscope washer. *Infect Control Hosp Epidemiol* 2008; **29**: 1088–90.

51 Muscarella LF. Application of environmental sampling to flexible endoscope reprocessing: the importance of monitoring the rinse water. *Infect Control Hosp Epidemiol* 2002; **23**: 285–9.

52 Muscarella LF. The importance of bronchoscope reprocessing guidelines: raising the standard of care. *Chest* 2004; **126**: 1001–2.

53 Pang J, Perry P, Ross A, Forbes GM. Bacteria-free rinse water for endoscope disinfection. *Gastrointest Endosc* 2002; **56**: 402–6.

54 Muscarella LF. Inconsistencies in endoscope-reprocessing and infection control guidelines: the importance of endoscope drying. *Am J Gastroenterol* 2006; **101**: 2147–54.

55 Vandenbroucke-Grauls CM, Baars AC, Visser MR, *et al*. An outbreak of Serratia marcescens traced to a contaminated bronchoscope. *J Hosp Infect* 1993; **23**: 263–70.

56 Kruse A, Rey J-F. Guidelines on cleaning and disinfection in GI endoscopy. *Endoscopy* 2000; **32**: 77–83.

57 Corne P, Godreuil S, Jean-Pierre H, *et al*. Unusual implication of biopsy forceps in outbreaks of Pseudomonas aeruginosa infections and pseudo-infections related to bronchoscopy. *J Hosp Infect* 2005; **61**: 20–6.

58 Spraggs PD, Hanekom WH, Mochloulis G, *et al*. The assessment of risk of cross-contamination with a multi-use nasal atomizer. *J Hosp Infect* 1994; **28**: 315–21.

59 Wilson SJ, Everts RJ, Kirkland KB, Sexton DJ. A pseudo-outbreak of Aureobasidium species lower respiratory tract infections caused by reuse of single-use stopcocks during bronchoscopy. *Infect Control Hosp Epidemiol* 2000; **21**: 470–2.

60 Reynolds CD, Rhinehart E, Dreyer P, Goldmann DA. Variability in reprocessing policies and procedures for flexible fiberoptic endoscopes in Massachusetts hospitals. *Am J Infect Control* 1992; **20**: 283–90.

61 Rutala WA, Clontz EP, Weber DJ, Hoffmann KK. Disinfection practices for endoscopes and other semicritical items. *Infect Control Hosp Epidemiol* 1991; **12**: 282–8.

62 Honeybourne D, Neumann CS. An audit of bronchoscopy practice in the United Kingdom: a survey of adherence to national guidelines. *Thorax* 1997; **52**: 709–13.

63 Srinivasan A, Wolfenden LL, Song X, *et al*. Bronchoscope reprocessing and infection prevention and control: bronchoscopy-specific guidelines are needed. *Chest* 2004; **125**: 307–14.

64 Shimono N, Takuma T, Tsuchimochi N, *et al*. An outbreak of Pseudomonas aeruginosa infections following thoracic surgeries occurring via the contamination of bronchoscopes and an automatic endoscope reprocessor. *Infect Chemother* 2008; **14**: 418–23.

65 Silva CV, Magalhães VD, Pereira CR, *et al*. Pseudo-outbreak of Pseudomonas aeruginosa and Serratia marcescens related to bronchoscopes. *Infect Control Hosp Epidemiol* 2003; **24**: 195–7.

66 Singh A, Goering RV, Simjee S, *et al*. Application of molecular techniques to the study of hospital infection. *Clin Microbiol Rev* 2006; **19**: 512–30.

67 Bou R, Aguilar A, Perpiñán J, *et al*. Nosocomial outbreak of Pseudomonas aeruginosa infections related to a flexible bronchoscope. *J Hosp Infect* 2006; **64**: 129–35.

68 Chroneou A, Zimmerman SK, Cook S. Molecular typing of Mycobacterium chelonae isolates from a pseudo-outbreak involving an automated bronchoscope washer. *Infect Control Hosp Epidemiol* 2008; **29**: 1088–90.

69 Morice A. Hazard to bronchoscopists. [Letter]. *Lancet* 1989; **1**: 448.

70 Malasky C, Jordan T, Potulski F, Reichman LB. Occupational tuberculous infections among pulmonary physicians in training. *Am Rev Respir Dis* 1990; **142**: 505–7.

71 Jereb JA, Burwen DR, Dooley SW. Nosocomial outbreak of tuberculosis in a renal transplant unit: application of a new technique for restriction fragment length polymorphism analysis of Mycobacterium tuberculosis isolates. *Infect Dis* 1993; **168**: 1219–24.

72 Fennelly KP. Personal respiratory protection against mycobacterium tuberculosis. *Clin Chest Med* 1997; **18**: 1–17.

73 Birnie GG, Quigley EM, Clements GB, *et al*. Endoscopic transmission of hepatitis B virus. *Gut* 1983; **24**: 171–4.

74 Sawchuk WS, Weber PJ, Lowy DR, Dzubow LM. Infectious papillomavirus in the vapor of warts treated with carbon dioxide laseror electrocoagulation: detection and protection. *J Am Acad Dermatol* 1989; **21**: 41–9.

75 Hanson PJV, Chadwick MV, Gaya H, Collins JV. A study of glutaraldehyde insinfection of fiberoptic bronchoscopes experimentally contaminated with mycobacterium tuberculosis. *J Hosp Infect* 1992; **22**: 137–42.

76　Seballos RL, Walsh AL, Mehta AC. Clinical evaluation of a liquid chemical sterilization system for the flexible bronchoscopes. *J Bronchol* 1995; **2**: 192–9.

77　Hanson PJ, Gor D, Jeffries DJ, Collins JV. Elimination of high titer HIV from fibreoptic endoscopes. *Gut* 1990; **31**: 657–9.

78　American Association for Gastrointestinal Endoscopy. Infection control during GI endoscopy. *Gastrointest Endosc* 2008; **67**: 781–90.

79　Bronowicki JP, Venard V, Botté C, *et al.* Patient-to-patient transmission of hepatitis C virus during colonoscopy. *N Engl J Med* 1997; **337**: 237–40.

80　Rutala WA, Weber DJ. Creutzfeldt-Jakob disease: recommendations for disinfection and sterilization. *Clin Infect Dis* 2001; **32**: 1348–56.

81　Axon AT, Beilenhoff U, Brumble MG, *et al.* Variant Creutzfeldt-Jacob disease (vCJD) and gastrointestinal endoscopy. *Endoscopy* 2001; **33**: 1070–80.

82　Colt HG, Beamis JJ, Harrell JH, Mathur PM. Novel flexible bronchoscope and single-use disposable-sheath endoscope system. A preliminary technology evaluation. *Chest* 2000; **118**: 183–7.

83　Margery J, Vaylet F, Guigay J, *et al.* Bronchoscopy with the Vision Sciences BF100 disposable-sheath device: French experience after 328 procedures. *Respiration* 2004; **71**: 174–7.

84　Jain P, Fleming P, Mehta AC. Radiation safety for the health care workers in bronchoscopy suite. *Clin Chest Med* 1999; **20**: 33–8.

85　Harrison JD, Streffer C. The ICRP protection quantities, equivalent, and effective dose: their basis and application. *Radiat Prot Dosimetry* 2007; **127**: 12–18.

86　Huda W. Radiation dosimetry in diagnostic radiology. *Am J Roentgenol* 1997; **169**: 1487–8.

87　Wrixon AD. New recommendations from the International Commission on Radiological Protection- a review. *Phys Med Biol* 2008; **53**: 41–60.

88　Mettler FA, Koenig TR, Wagner LK, Kelsey CA. Radiation injuries after fluoroscopic procedures. *Semin Ultrasound CT MR* 2002; **23**: 428–42.

89　Wall BF, Kendall GM, Edwards AA, *et al.* What are the risks from medical x-rays and other low dose radiation? *Br J Radiol* 2006; **79**: 285–94.

90　Cohen BL. The cancer risk from low-level radiation. *Health Phys* 1980; **39**: 659–78.

91　Shimizu Y, Schull WJ, Kato H. Cancer risk among atomic bomb survivors: The RERF life span study. *JAMA* 1990; **264**: 601–4.

92　Evans JS, Wennberg JE, McNeil BJ. The influence of diagnostic radiography on the incidence of breast cancer and leukemia. *N Engl J Med* 1986; **315**: 810–15.

93　Brenner DJ, Doll R, Goodhead DT, *et al.* Cancer risk attributable to low dose ionizing radiation: assessing what we really know. *Proc Natl Acad Sci* 2003; **100**: 13761–6.

94　Committee on the Biological Effects of Ionizing Radiation (BEIR V). *Health Effects of Exposure to Low Levels of Ionizing Radiation.* National Academy of Science. Washington (DC): National Research Council, 1990.

95　Valentin J. Avoidance of radiation injuries from medical interventional procedures. *Ann ICRP* 2000; **30**: 7–67.

96　Niklason LT, Marx MV, Chan HP. Interventional radiologists: occupational radiation doses and risks. *Radiology* 1993; **187**: 729–33.

97　Johnson LW, Moore RJ, Balter S. Review of radiation safety in the cardiac catheterization laboratory. *Cathet Cardiovasc Diagn* 1992; **25**: 186–94.

98　Goldstone KE, Wright IH, Cohen B. Radiation exposure to the hands of orthopedic surgeons during procedures under fluoroscopic control. *Br J Radiol* 1993; **66**: 899–901.

99　Giblin JG, Rubenstein J, Taylor A, Pahira J. Radiation risk to the urologist during endourologic procedures, and a new shield that reduces exposure. *Urology* 1996; **48**: 624–7.

100　McGowan C, Heaton B, Stephenson RN. Occupational x-ray exposure of anesthetists. *Br J Anaesth* 1996; **76**: 868–9.

101　Wrixon AD. New ICRP recommendations. *J Radiol Prot* 2008; **28**: 161–8.

102　Dendy PP. Radiation risks in interventional radiology. *Br J Radiol* 2008; **81**: 1–7.

103　Rehani MM, Ortiz-Lopez P. Radiation effects in fluoroscopically guided cardiac interventions-keeping them under control. *Int J Cardiol* 2006; **109**: 147–51.

104　Wall BF. Radiation protection dosimetry for diagnostic radiology patients. *Radiat Prot Dosimetry* 2004; **109**: 409–19.

105　Ost D, Shah R, Anasco E, *et al.* A randomized trial of CT fluoroscopic-guided bronchoscopy vs conventional bronchoscopy in patients with suspected lung cancer. *Chest* 2008; **134**: 507–13.

106　National Council on Radiation Protection and Measurement. *Implementation of the Principle of as Low as Reasonably Achievable (ALARA) for Medical and Dental Personnel.* Bethesda (MD): NCRP, 1990; NCRP report No. 107.

107　Faulknar K, Moores BM. An assessment of the radiation dose received by staff using fluoroscopic equipment. *Br J Radiol* 1982; **55**: 272–6.

108　Mahesh M. Fluoroscopy: patient radiation exposure issues. *Radiographics* 2001; **21**: 1033–45.

109　Chaffins J. Radiation protection and procedures in OR. *Radiol Technol* 2008; **79**: 415–28.

110　Herman-Schulman M. Can fluoroscopic radiation dose be substantially reduced. *Radiology* 2006; **238**: 1–2.

111　Norris TG. Radiation safety in fluoroscopy. *Radiol Technol* 2002; **73**: 911–33.

112　Lakkireddy D, Nadzam G, Verma, *et al.* Impact of a comprehensive safety program on radiation exposure during catheter ablation of atrial fibrillation: a prospective study. *J Interv Card Electrophysiol* 2009; **24**: 105–12.

113　Ernst A, Smith L, Gryniuk L, *et al.* A simple teaching intervention significantly decreases radiation exposure during transbronchial biopsy. *J Bronchol* 2004; **11**: 109–11.

114　Brateman L. Radiation safety considerations for diagnostic radiology personnel. *Radiographics* 1999; **19**: 1037–55.

115　Hubbert TE, Vucich JJ, Armstrong MR. Light weight aprons for protection against scattered radiation during fluoroscopy. *AJR Am J Roentgenol* 1993; **161**: 1079–83.

116　Tse V, Lising J, Khadra M, *et al.* radiation exposure during fluoroscopy: should we be protecting our thyroids? *Aust NZ J Surg* 1999; **69**: 847–8.

117　Richman AH, Chan B, Katz M. Effectiveness of leaded glasses in reducing radiation exposure. *Radiology* 1976; **121**: 357–9.

118　Yukihara EG, McKeever SW. Optically stimulated luminescence (OSL) dosimetry in medicine. *Phys Med Biol* 2008; **53**: R351–79.

119　Moritake T, Matsumaru Y, Takigawa T, *et al.* Dose measurement on both patients and operators during neurointerventional procedures using photoluminescence glass dosimeters. *Am J Neuroradiol* 2008; **29**: 1910–17.

120 Luszig-Bhadra M, Perle S. Electronic personal dosimeters will replace passive dosimeters in the near future. *Radiat Prot Dosim* 2006; **123**: 546–53.

121 National Council on Radiation Protection and Measurement. *Use of Personal Monitors to Estimate Effective Dose Equivalent and Effective Dose to Workers for External Exposure to LOW-LET Radiation*. Bethesda (MD): NCRP, 1995; NCRP report No. 122.

122 Al-Shakhrah A, Abu-Kaled YS. Estimation of effective radiation dose for physicians and staff members in contrast angiocardiography. *Heart Lung* 2000; **29**: 417–23.

第 3 章

可弯曲支气管镜下喉部检查

Navatha Kurugundla, Adnan Majid, Luis F. Riquelme, Arthur W. Sung

引言

喉位于咽与气管之间,是上气道的一部分。喉具有发音、呼吸以及保护支气管防止误吸等功能。喉的解剖、生理功能复杂,因此病理学在结构和功能方面与一系列症状有关。虽然通常由耳鼻咽喉科医师对喉部问题进行评估,言语病理师对吞咽和发音功能进行评估,但呼吸内科医师也常常会遇到由喉部疾患引起的呼吸道症状。因此,作为一个支气管检查者,需要详细检查,记录包括解剖上的和功能上的发现。喉部病变会引起一些非特殊性的症状和体征,进行内镜检查前,需要对包括病史、肺功能、CT检查等相关信息进行回顾评判。因此,高度的临床怀疑有助于辨识异常的发现,能够避免因过于随意的检查而导致的遗漏。本章着重于透过支气管镜检查来了解喉部的解剖与功能。喉部的CT影像表现也一并讨论。

喉内镜检查

Ernest Krakowizer 于 1858 年首先引入了喉镜检查[1],Gustav Killian 于 1912 年创立了悬吊喉镜检查[2]。目前,硬质的悬吊喉镜仍然应用于日常检查。该设备通过将咽部悬吊于外科手术盘上(梅奥设备支架),使得手术者可以进行双手操作。患者采用 Jackson 体位,延展寰枕关节使颈椎俯曲[3]。悬吊喉镜还用于利用喷射通气进行气道内支架植入术[4]。虽然这是一项被广泛认可的操作,但操作者仍然需要接受特殊的训练。

现代社会,内镜技术已经发展为多学科的科学。耳鼻咽喉科、胸肺科、胃肠科以及言语病理科医师都能够通过各自不同的内镜设备观察喉部结构。大部分的设备对喉部的插入损伤都比硬质喉镜小得多,比如可弯曲气管镜和喉镜。对喉部解剖结构的熟悉程度是提高检查水平以及避免并发症的重要因素。熟悉喉部解剖也有利于对大量症状进行正确疾病诊断。

喉解剖学

熟悉喉解剖学对于发现病变和正常变异是基本的要求。喉由黏膜皱襞、软骨、骨组织、肌肉以及神经组成。

黏膜皱襞

喉被覆黏膜以及鳞状上皮[5]。黏膜下,弹性纤维及胶原纤维组成声韧带。甲杓肌(声带肌)形成肌层以及声带的框架结构[6]。从冠状位上看(图 3.1),声带上方有两个黏膜皱襞:位于上方的成对的杓会厌皱襞和下方的成对的前庭襞(结构上被看作是假声带)。声门上的皱襞构成喉前庭。前庭皱襞下方是小的凹陷,称为喉室,其下界为声带。

喉的软骨框架

喉的框架结构由 9 块软骨通过黏膜韧带连接在一起。包括 3 块不成对软骨(甲状软骨、环状软骨、会厌软骨)和 3 对成对软骨(杓状软骨、小角软骨、楔状

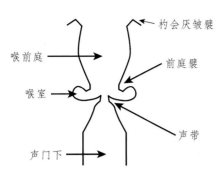

图 3.1 喉黏膜冠状位示意图。

软骨）。甲状软骨为最大的喉软骨,提供软组织的结构支撑。甲状软骨由 2 块四边形的盘状软骨构成,称为甲状软骨板,构成喉的前方和侧壁。甲状软骨板后缘向上、向下延伸,形成甲状软骨上角,通过韧带与舌骨相连,使喉悬于舌骨下方,下方的甲状软骨下角则与环状软骨相连。甲状软骨板侧面呈嵴状,为 3 块喉外肌的附着点:胸骨甲状肌、甲状舌骨肌和下方的咽缩肌。

环状软骨位于甲状软骨下方,是唯一呈完整环形的软骨。它提供喉后部的结构支撑。环状软骨的后部(后方的环状软骨板)比前部(环状软骨弓)长,有关节面与上-侧方的杓状软骨相连接形成环杓关节。环状软骨侧面有小的卵圆形的关节面与甲状软骨下角形成环甲关节。

杓状软骨是成对的,形似锥形,有一底、一顶和三个面。声带通过声带突和肌突附着于杓状软骨内侧面,环杓软骨的肌肉附着于其侧面。环杓关节可以朝向内侧以及前外侧运动,使发音时声带内收、吸气时声带外展。类风湿关节炎偶可累及环杓关节,表现为关节滑膜接头融合[7]。症状主要为声嘶,严重者可出现喘鸣。

其他 2 对成对的小的喉软骨包括小角软骨和楔状软骨[8]。小角软骨位于杓状软骨顶部,协助完成向后向内旋转。楔状软骨位于杓会厌皱襞内,形成杓会厌皱襞上的白色隆起。

肌肉

喉部肌肉分为两组:喉外肌和喉内肌(表 3.1)。喉外肌包括舌骨上肌群和舌骨下肌群。这些肌肉使喉作为一个整体在颈部活动。舌骨上肌群,众所周知为升喉肌,上提喉部,包括茎突舌骨肌、下颌舌骨肌、二腹肌、颏舌骨肌、舌骨舌肌、茎突咽肌以及咽缩肌。舌骨下肌群为降喉肌,包括肩胛舌骨肌、胸骨舌骨肌、胸骨甲状肌。例外的甲状舌骨肌,上提甲状软骨、下拉舌骨。其他对于喉外肌的功能描述为支撑和固定喉在颈部的位置。喉外肌至少提供了一处喉外部肌肉的附着处。

喉内肌根据对声门形状以及声带振动的作用进行分类。吸气时外展肌使两侧杓状软骨和声带互相分

表 3.1 喉肌及功能

喉肌			功能
喉外肌	舌骨上肌群	茎突舌骨肌	上提喉
		二腹肌	上提喉、下牵下颌骨
		颏舌骨肌	下牵下颌骨
		下颌舌骨肌	上提舌骨,下牵下颌骨
		茎突咽肌	上提喉
	舌骨下肌群	肩胛舌骨肌	下牵喉
		胸骨舌骨肌	下牵喉
		胸骨甲状肌	下牵喉
		甲状舌骨肌	下牵喉、下牵舌骨、上提甲状软骨
喉内肌		环甲肌	拉长声带、增加声带紧张度
		环杓后肌	声带外展
		环杓侧肌	声带内收
		杓横肌(杓状软骨间的)	声带内收
		杓斜肌(杓状软骨间的)	缩窄喉入口
		甲杓外肌(甲杓肌)	缩短及内收声带
		甲杓内肌(甲状声带肌或声带肌)	缩短及内收声带、调整声带张力

离;内收肌则是在发音或气道保护时使两侧杓状软骨及声带相互靠拢。声带紧张肌使声带拉长、声带紧张度增加,声带松弛肌则是缩短声带、降低声带紧张度。喉内肌总是成对运动,脱离了对侧的肌肉,一侧的肌肉无法单独收缩。喉内肌主要作用为声带运动以及发音时声带紧张度的精细调节。喉内肌包括环甲肌、环杓后肌、环杓侧肌、杓横肌、杓斜肌以及甲杓肌。甲杓肌由甲杓外肌(甲杓外肌)和甲状声带肌(甲杓内肌、声带肌)组成。环甲肌位于喉的侧面,作用为发音时使声带紧张度增加。环杓后肌使声带内收。杓肌的作用类似括约肌,使杓状软骨保持在中线,协助后方的环杓关节内收。甲杓外肌和甲杓内肌缩短声带,使声带松弛,在讲话时使声带内收。声带肌的主要作用是调整声带的紧张度[5](图 3.2B)。

神经支配

迷走神经(第 X 脑神经)分支支配喉的感觉和运动。喉上神经自迷走神经发出后分为喉外支和喉内支。喉内支支配喉腔黏膜感觉,而喉外支则支配环甲肌运动。喉返神经也是迷走神经的分支,入喉后成为喉下神经,支配除环甲肌以外的喉内肌的运动。喉上神经与喉下神经均有交感与副交感神经纤维。喉上神经喉外支损伤会导致声带松弛,造成发音无力和气息声。喉返神经损伤则会引起声音嘶哑,双侧喉返神经损伤则会导致声门阻塞引起喘鸣及呼吸困难。

支气管镜检查时需要特别注意的是患者要充分麻醉及镇静。患者过度运动及咳嗽会影响观察。此外,支气管镜经过声门进入气管时有可能会对声带造成损伤。比如,实时 EUBS 检查应用普遍,其与支气管镜观察视野存在向前30°的倾斜角度,初学者在操作时

容易对声门造成损伤(图 3.3)。因此,即使对支气管镜检查设备很熟悉,局部充分麻醉、适度镇静也是非常重要的。

对于支气管镜操作者来说,熟悉喉上神经阻滞对检查操作很有帮助[9]。该操作能够消除咽反射、减少镇静药的使用。喉上神经穿过甲状舌骨膜穿行于梨状窝(位于两侧环咽肌,进入颈段食管)内。进行喉上神经阻滞时,注射器抽取利多卡因,自舌骨下方刺入,穿过甲状舌骨膜。经常回吸以避免刺入血管。感受到阻力后,在该区域注射 2~4mL 1%利多卡因进行浸润。该操作需双侧进行。

喉的支气管镜检查

支气管镜检查可以经鼻或经口进行,直接指向咽后部。如果患者前期接受了气管切开术,切开口处可

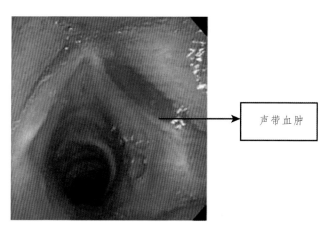

声带血肿

图 3.3　支气管镜检查导致声带血肿。

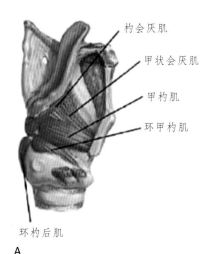

A

杓会厌肌
甲状会厌肌
甲杓肌
环甲杓肌
环杓后肌

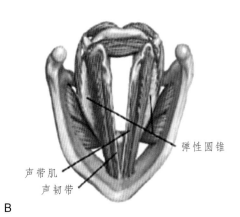

B

弹性圆锥
声带肌
声韧带

图 3.2　喉肌。

直接与主气道进行通气而不需要经过喉。然而,当支气管镜进入下咽时,会厌是第一个需要检查的喉部结构。辨认会厌的解剖学变异非常重要。许多个体中,Ω形会厌是非常常见的一种正常变异[10]。如果会厌谷扩大,会厌的位置会变得靠后。加之一些医疗状况会引起黏膜肿胀及炎症。例如,肾衰竭的患者其声带和会厌常常是水肿的,与咽喉反流患者的情况类似[11]。会厌形状的明显改变与前期手术以及因头颈部肿瘤放射治疗等有着直接关系[12]。

患者仰卧时,自头侧观察喉部,前界为会厌游离缘,两侧为杓会厌皱襞,后界为杓状软骨结节(图3.4)。舌体和会厌前表面黏膜相连,形成中部和两侧的舌会厌皱襞。中间和两侧舌会厌皱襞之间的间隙成为会厌谷。杓会厌皱襞的两侧是下咽的梨状窝。自会厌向两侧延展的黏膜形成杓会厌皱襞。皱襞的侧面,任一侧的环咽肌(咽食管段)处的黏膜为下咽的梨状窝。杓会厌皱襞下方,是假声带,也称为室带。真声带位于假声带(室带)下方,自杓状软骨向前一直延伸至甲状软骨。真声带之间形成的区域称为声门裂或声门。声门下区域自声带下缘向下至环状软骨。

喉部结构的影像学检查

CT和MRI对评估黏膜下的病变以及喉的间隙很有帮助[13]。CT扫描自颅底至气管上方。患者检查时取仰卧位,避免吞咽及咳嗽[14]。

不同的视图用于描绘喉的不同结构。在喉的轴位CT图像中,会厌位于舌骨水平,将喉前庭和会厌谷分开(图3.5A)。会厌谷被舌会厌韧带分为一个或多个间隙。杓会厌皱襞位于喉的前外侧,呈三角形,形成前部喉的气道和喉部梨状窝的边界[15](图3.5B)。声门上区包括会厌、室带、杓会厌皱襞以及杓状软骨。该层面以下为声门区,包括声带和前联合(图3.5C)。前联合为两侧声带黏膜前方的覆盖声门区前方的甲状软骨的黏膜[16]。声带边缘的声带上皮向上形成喉前庭的侧壁。真假声带之间最本质的区别是假声带含有脂肪[17](图3.5D)。真声带显得很薄,椭圆形,前界为甲状软骨,两侧为甲杓肌。

声门下方为声门下区域,是气道最狭窄的部分,位于声带和上端气管之间。声门下区呈环形,后界为环状软骨(图3.5E)。

喉的功能

对喉直接的可视化的观察能够鉴别喉的多种功能以及与之相关的病理改变。能够识别喉功能障碍的能力取决于对喉正常生理学以及各部分结构运动知识的掌握。当然,对于引起发音的精细运动的分析需要其他设备以及进一步的研究,比如动态电视喉镜等[18]。还有一点很重要,就是应了解喉邻近器官的病变也会引起喉功能障碍,比如,食管胃酸反流会引起喉部功能障碍。本章主要关注重要的喉的功能以及内镜检查如何帮助鉴别病理改变。

吞咽

耳鼻咽喉科医师和言语病理师采用纤维光学内镜来评估吞咽功能 [纤维内镜吞咽功能检查(FEES)],其目的是对于一些有吞咽功能障碍的患者进行功能评价[19]。对于那些无法接受透视检查、改良钡餐透视检查、怀孕的患者以及无法转运至放射科的患者来说,FEES有着特别的重要意义。FEES还可以用来检查口腔分泌情况,而这是透视检查无法实现的。FEES检查常见的吞咽功能异常包括:食团吞咽前、吞咽时、吞咽后误吸;吞咽前过早漏入下咽部;吞咽后咽部食物残留;喉部闭合过慢。吞咽过程中吞咽延迟,食管内容物吞咽后反流(食管咽反流)等也可在检查中发现[20]。当然,如果没有接受正式的FEES培训,对于该检查的实施以及结果评价需要耳鼻咽喉科医师和言语病理师进行。吞咽机制非常复杂,本章内容无法彻底讨论。建议读者阅读专门论述口咽部吞咽障碍的书籍[21]。然而,

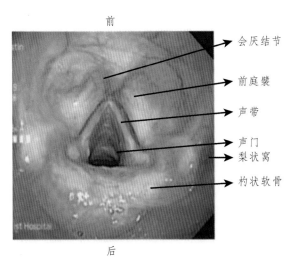

前

会厌结节
前庭襞
声带
声门
梨状窝
杓状软骨

后

图 3.4　喉支气管镜下观。

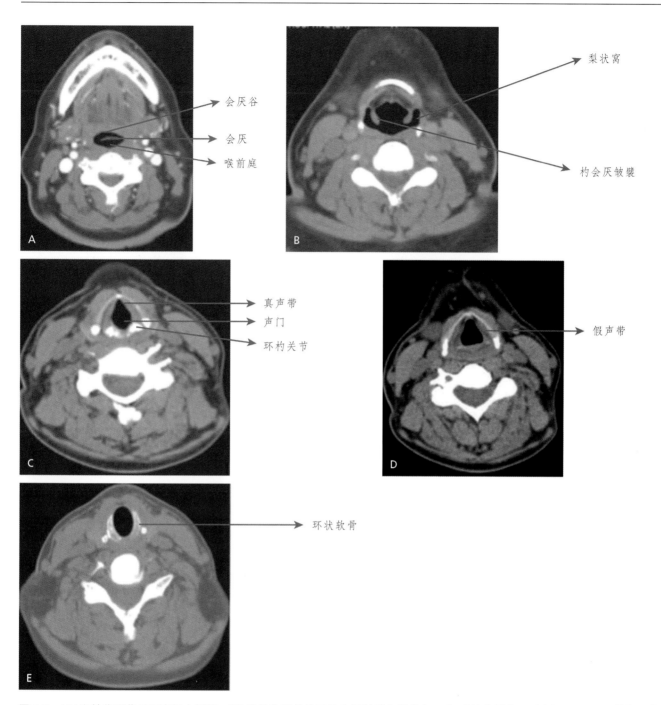

图 3.5　(A)喉轴位图像显示声门上间隙。(B)喉轴位图像显示杓会厌皱襞和梨状窝。(C)喉轴位图像显示声门区。(D)喉轴位图像显示假声带(室带)。(E)喉轴位图像显示环状软骨。

如果下咽和喉部存在这些病变,支气管镜检查者在进行检查时能够鉴别这些基本的发现。如果检查发现高度怀疑误吸或口咽部吞咽困难,建议转诊到耳鼻咽喉科或言语病理师处就诊。

对支气管镜检查者来说最重要的是吞咽过程的口咽阶段,包括腭咽的关闭,防止鼻咽反流;咽部肌肉收缩推挤食物向下进入食管;以舌的位移(帮助推挤食物向下)、气道保护、上部食管括约肌(UES)松弛等

为基础。

吞咽相关气道保护包括:声带内收,舌骨喉复合体向上、向前移动,会厌向下移动。舌骨和喉的向上运动是在透视检查中首先能观察到的影像表现,被看作是吞咽动作的开始。在内镜检查中,声带向内移动被看作是吞咽的开始:甲杓肌收缩时声带向内移动,声门裂变窄[22]。杓状软骨向前移位同时关闭声门向会厌结节移位。在支气管镜进一步检查前,鼓励患者进行

模拟吞咽动作,以通过声门观察可能的病变情况。

会厌的轮廓指引食物通过吞咽进入食管的方向而远离声门。内镜检查过程中,某些解剖变异可能提示有增加误吸的风险,包括:咽前后径狭窄、杓会厌皱襞低位、喉腔关闭不全[21]。杓会厌皱襞周围、会厌谷、梨状窝分泌物积聚也常提示误吸高风险(图 3.6)[20,23]。

咳嗽反射是声门的保护机制,当刺激喉部时能够观察到[24]。对于支气管镜检查者,在可弯曲支气管镜直视下采用利多卡因喷雾对喉部进行局部麻醉时能够看到。轻度镇静的患者在检查准备时声门咳嗽反射消失,应怀疑喉部感觉障碍。

发音功能

发音是一个能量转换的过程,当气流经过声门时,声带膜部振动,通过震荡的声波将空气动力能量转换为可听到的声音。这个过程是非常精确的,通过声带上下缘进行精确的半环式或周期性振动完成[25]。通过复杂的肌肉调整完成音高、音调的强度变化。声带的紧张、松弛控制声音的音高,声门下的气流调整控制音量。环甲肌——喉内肌的一部分,使甲状软骨与环状软骨之间的距离缩短,使甲状软骨前突向下倾斜,增加声带的紧张度。实际上,声带的诊断还包含因空气压力变化造成的声带不断内收和外展。能听到的发音或噪音,是声带重复开合的结果。气流和软组织的移动扰动空气分子,产生的现象称为声音。

在支气管镜检查时,声带病变(稍后讨论)引起的

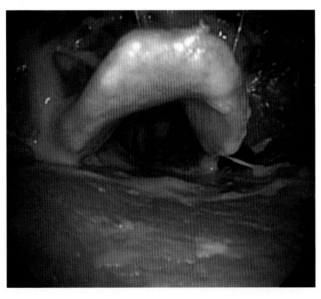

图 3.6　声门上脓性分泌物。

噪音障碍可以通过患者噪音的变化以及呼吸道症状鉴别。一般来说,病变越靠近前联合,对声带影响越大,无论是音高还是发音的力量;而越靠近声带后方,如后联合喉蹼,对声音的影响越小甚至没有影响[26]。

对于老年喉,由于年龄因素造成软组织萎缩,噪音变得软弱无力。在进行支气管镜检查时,注意患者全身状况的同时也应密切注意喉部病变。例如,重症肌无力患者,喉部结构正常,但弥漫性的神经肌肉无力同时影响肌肉体积,造成噪音和呼吸道症状[28,19]。让患者发多音节词或单一元音来观察声带的整体结构、对称性、运动情况,是检查的一项重要内容。由耳鼻咽喉科医师和言语病理师等专家进一步进行噪音障碍的评估或许更有保证。这包括比如发音功能研究(听觉和知觉分析)或电视动态喉镜检查等。

呼吸功能

平静呼吸时,声带在旁正中位进行轻微内收运动[5]。胸廓的伸展以及附着在环状软骨上舌骨下肌群的抵抗导致喉复合体下移,从而引起平静吸气时声带轻度外展。用力深吸气时,包括甲杓外肌和甲状声带肌在内的呼吸肌协同运动,开大声门。平静呼气时,喉体向上运动以及气体流经相互靠近的两侧声带的伯努利效应使得两侧声带轻度内收[5]。在更加积极的吸气和呼气时,喉内肌分别进行内收和外展运动。

双侧声带同时内收是后方环杓关节及杓横肌起作用的结果。深吸气时环杓侧肌收缩使声带外展是呼吸时最基本的成分。双侧环杓后肌损伤会导致声带无法外展分开而造成呼吸困难[30]。

声带功能障碍

痉挛性发音障碍

痉挛性发音障碍(喉痉挛)被认为是神经运动失调,但有多种分类方法(早发、迟发型;特发性、继发性;局灶性、全身性及多灶性)[31]。表现为讲话时声门不对称的开放和闭合。其病理机制产生于喉内收肌、外展肌不对称的收缩导致讲话或呼吸时突然中断。在本质上不需要特殊治疗,除了分别对喉肌群周期性地进行肉毒杆菌毒素注射[32]。发音训练也可以采用,但通常结果不确定[31,33]。

各种不同类型的神经噪音障碍均会影响噪音质

量、音调和音量。包括松弛和痉挛类型，分别由下运动神经元和上运动神经元神经病变引起。帕金森病中，由于弥漫性的声带张力增高，引起嗓音降低、气息声以及声音嘶哑。仅依靠内镜检查不能够确诊声带的神经障碍，常需要喉科医师通过动态喉镜来诊断，动态喉镜检查通过慢动作来分析评估声带运动、对称性以及结构完整性[18]。

声带矛盾运动功能障碍

声带功能障碍，无论是功能性异常（矛盾运动、痉挛）还是固定的（水肿），均能导致明显的气道损害。正常情况下，吸气时声带外展，而呼气、发音、吞咽时声带内收。反之，声带矛盾运动（PVCM）是指在一个呼吸周期中声带不对称的内收导致声门后部出现菱形的缝隙而没有使声门完全闭合[34]。患有声带矛盾运动的患者表现为讲话无力、呼吸困难、喘鸣，严重者会发展为急性呼吸衰竭而需要高级气道支持[35]。言语病理师能够通过训练改善那些轻度声带矛盾运动急性发作的患者[36]。

声带麻痹

绝大部分声带麻痹是由于外周喉返神经损伤引起或者迷走神经破坏引起[30]。常见原因为外科手术：甲状腺手术，头颈部（颈动脉内膜剥脱术）或胸部手术，恶性肿瘤如原发性肺癌，创伤，特发性声带麻痹等[30]。慢性声带麻痹患者声带萎缩、变短（图3.7）。左侧声带麻痹较右侧更常见，因为左侧喉返神经更长更旋绕，环状绕过主动脉弓，沿气管食管间沟上行[37]。右侧喉返神经经右侧锁骨下动脉处上行且易在甲状腺手术时损伤。声带麻痹既可以为单侧，也可以是双侧。双侧声带麻痹表现为呼吸困难、喘鸣、发绀以及呼吸暂停发作。单侧声带麻痹主要表现为发音困难[38]。

诊断可以通过内镜直视下观察声带、动态喉镜确认声带不动。声带可能固定在中间位或者旁正中位。有永久性声嘶的患者需要进行嗓音治疗，但有时需要治疗以预防误吸的发生[39]。单侧声带麻痹的手术治疗方法为通过注射硅酮、特氟龙、明胶海绵等将麻痹的声带向内侧移位[40]。该手术能够改善音质和吞咽功能。其他注射材料还包括羟基磷灰石钙、脂肪以及Bioplastique等[41,42]。

双侧声带麻痹患者主要表现为喘鸣，气管造瘘是最安全有效的选择。在一些经过选择的病例中采用了单侧神经移植术治疗[43]。

气管插管对声带的影响

气管插管术是一项侵入性的但却是救命性的治疗方式，需要对口咽及喉的解剖具有丰富经验。插管会对喉部结构造成潜在的损伤，但损伤往往在插管时发生而症状需要在拔管后才能出现，比如吞咽困难、声嘶、喘鸣，甚至是呼吸困难[44]。迅速识别并内镜检查能够快速鉴别上气道的病变并进行分层治疗。

插管过程中，即使是经验丰富的专家，也有发生杓状软骨脱位的可能[45]。拔管后症状常常局限为声嘶或吞咽痛。双侧杓状软骨脱位的患者，吸气时双侧声带几乎贴近，造成喘鸣甚至需要重新插管。尽管完全恢复才是标准，但如果症状严重，需要考虑临时行气管切开术。其他的副作用包括暂时性的口咽吞咽困难，主要是由于气道保护功能减弱引起。可能与喉水肿以及吞咽时喉移动有关。吞咽困难的治疗非常重要，当气道保护机制恢复时，需注意减少误吸的风险。

解剖结构异常

良性病变

声带小结、息肉：常被称为歌唱者小结。常常发生在职业用嗓或者不当用嗓的人群，比如大喊大叫等[46]。声带小结为声带前1/3对称性的病变（图3.8）[47]。症状包括声嘶、喉痛、音域降低甚至失声。治疗措施包括嗓音训练、发声休息以及外科手术摘除。

另一方面，声带息肉通常见于男性，多为单侧带蒂的病变（图3.9）[48]。内镜检查可见血管。常发生在声

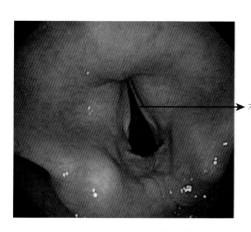

→ 右侧声带萎缩

图3.7 右侧声带萎缩。

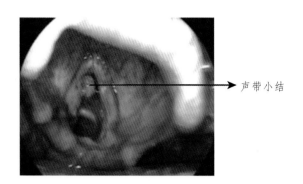

图 3.8　左侧声带小结。

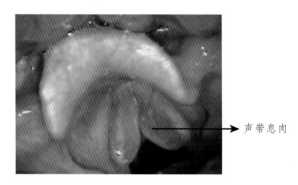

图 3.9　双侧声带息肉。

带膜部的中 1/3,常见原因为嗓音的滥用和误用、胃酸反流、长期刺激性吸入以及变态反应等。

任克间隙水肿:与吸烟相关,是黏膜固有层的弥漫性水肿[49]。由于声带体积增加,患者表现为低调的嗓音。内镜检查见声带全长纵形水肿(香肠样形状)。治疗措施包括戒烟,但很多情况下并不能恢复,需进行外科手术,或者进行必要的显微喉镜检查[50]。

声带囊肿:通常见于声带的中 1/3,主要表现有声嘶以及喉部不适,尤其是位于声门上时(图 3.10)[48]。

喉狭窄:1%~10%的声门下喉狭窄是由气管内插管引起[51]。狭窄可能位于声门上或声门下水平。在一些患者中,声门下区域狭窄如针眼大小,造成患者喘鸣甚至呼吸衰竭。

声门下喉狭窄可能是特发性的或者继发性的。后天获得性病因包括过长时间的气管插管以及气管切开处肉芽组织增生等(图 3.11)。另外,过粗的气管插管或者套囊充气过度造成压力性坏死、溃疡以及瘢痕形成也明显增加了狭窄的风险[52]。咽喉反流由于胃内酸性物质的反流会加重狭窄,因此在外科干预前应对其进行处理[51,53]。

咽喉反流(LPR):LPR 是喉炎的最主要原因,与胃食管反流(GERD)患者的典型表现不同的是,咽喉反流常有不同的症状表现[54]。Koufman 是第一个将咽喉反流从胃食管反流中区分开来的学者, 共记录了 899 例患者,与胃食管反流不同的是,87%的咽喉反流患者主诉是不断地清喉,而在 GERD 中只有 3%;而胃灼热感在 GERD 中占 83%,在 LPR 中仅有 20%[55]。喉部黏膜上皮对于反流的胃内容物特别敏感。如果没有正确鉴别有症状的 LPR 患者, 则会延误正确的治疗时机,会对整体生活质量产生影响,而且会增加患者其他并发症的风险,比如溃疡、接触性肉芽肿、声门下狭窄以及下气道疾病[56,57]。

LPR 患者典型的症状包括:清嗓(98%)、持续性咳嗽(97%)、咽异感(95%)、声嘶(95%)。仅有一小部分患者有胃灼热感和反胃[58]。

尽管内镜检查对喉黏膜的评估能够提示存在 LPR,但确认存在反流需要多通道腔内阻抗以及 24 小时双探针 pH 值监测设备。当总体的酸暴露时间(24 小时持续监测中传感器监测 pH 值<4 的时间百分比)

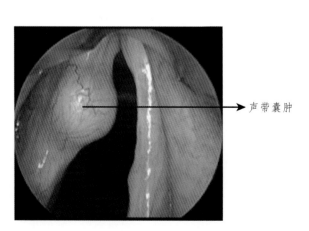

图 3.10　左侧声带囊肿。

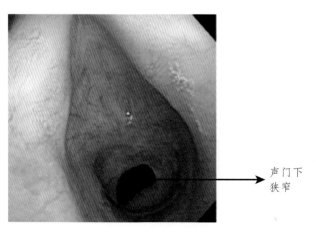

图 3.11　声门下狭窄。

超过 1% 即可确诊 LPR[59]。

　　内镜检查通常显示为无特殊征象的咽部刺激症状以及集中在咽部和喉部的炎症。由于对 LPR 没有特征性的病理表现，Belafsky 等制订了一个 8 项喉镜下临床体征评分来评估 LPR 的喉镜检查发现。反流指数（RFS）对 LPR 患者最初的评估以及随访非常有用。共有 8 项 LPR 相关的内镜发现，评分为 0~4 分，包括：①假声带沟（表现为沿着声带的纵向凹陷）（图 3.12）；②喉室消失（由于声带或室带水肿造成两者之间的间隙消失）（图 3.12）；③弥漫性红斑；④声带水肿（图 3.12）；⑤弥漫性喉水肿（图 3.13）；⑥后联合增生（图 3.14）；⑦肉芽肿；⑧喉黏膜分泌物积聚、黏稠（见图 3.6）。评分结果为 0（正常）~26 分（可能的最重评分）。基于这些分析，当 RFS 评分超过 7 分时 95% 的患

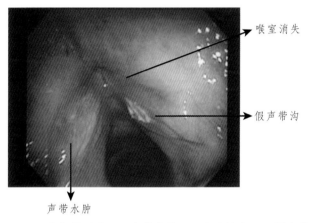

图 3.12　喉气管反流：(1)声带水肿，(2)喉室消失，(3)假声带沟。

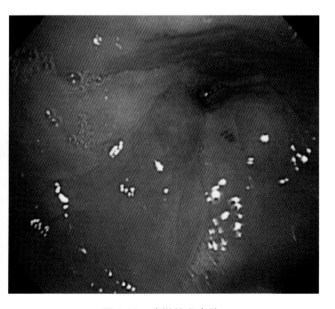

图 3.13　弥漫性喉水肿。

者可能存在 LPR[60]。

　　喉乳头状瘤：分为儿童型和成人型两种，由人类乳头状瘤病毒（HPV）6 型和 11 型引起。目前患有生殖器疣垂直传播造成儿童喉乳头状瘤病的发病率越来越高[61]。表现为多发的疣状病变，分布于两侧声带和室带[61,62]，是喉部最常见的良性肿瘤。乳头状瘤可发生于从口腔到肺实质的任何部位，但最常见的部位是喉。最初的症状为声嘶，但会进展为呼吸困难和喘鸣。乳头状瘤的特点是反复复发，常需要每 2~3 个月喉镜下切除一次[63]。内镜下乳头状瘤表现为广基的、外生性、疣状新生物或者簇状葡萄样新生物（图 3.15）。治疗方式包括显微吸切术或直接注射西多福韦[64]；然而，病变常常复发且症状加重。

　　确定的医学因素：可引起喉的结构、功能异常。包括炎症、浸润、自身免疫性疾病等（见表 3.2）。例如，韦格纳肉芽肿能够引起上气道、下气道广泛的病变。内镜检查可见到坏死性肉芽肿（图 3.16）。而且，炎症反复发作最后会导致永久性的气道病变，例如黏膜溃疡。在轻症的病例中，声带及声门下的病变表现为声嘶和呼吸变短，在严重的病例中往往表现为喘鸣和呼吸困难[65]。

　　喉炎：分为急性和慢性，是喉腔的炎症和肿胀。常由普通感冒或用嗓过度引起。慢性喉炎主要是由于暴露于烟、粉尘、污染空气以及用嗓过度等引起。

　　声带肉芽肿：由直接刺激或慢性损伤引起，如咽喉反流疾病，气管内插管后损伤以及硬质气管镜检查，声带过度接触（因此称为接触性肉芽肿）[66-68]。声带肉芽肿可为单侧或双侧，表现为发音困难、咳嗽和（或）吞咽痛。通常发生于靠近后联合的位置，导致此处声门闭合，造成明显的嗓音症状（图 3.17）。

恶性病变

　　喉鳞状细胞癌：是最常见的喉恶性肿瘤[69]，与吸烟

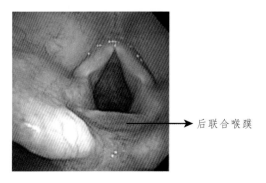

图 3.14　后联合喉蹼。

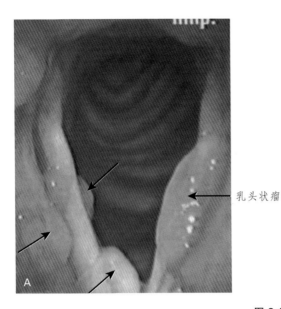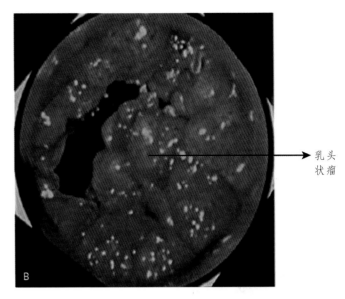

乳头状瘤

图 3.15　喉乳头状瘤。

表 3.2　影响喉部结构、功能的医学情况

疾病	特征	内镜发现
结节病	累及会厌、声门上、声门下区域,很少累及声带	苍白水肿,黏膜下层,大块病变组织[79]
风湿性关节炎	累及环杓关节	水肿,红斑,弓状声带;慢性类风湿关节炎中正常[80]
韦格纳肉芽肿	累及声门下及上部气管的肉芽肿	肉芽肿,结痂,溃疡,声门下狭窄[65]
淀粉样变性	呼吸道中累及喉	声带黏膜下肿物[81]
复发性多软骨炎	喉软骨炎症	声带水肿,声门下狭窄,气道动态塌陷[82]
痛风	累及环杓关节	声带固定,声带表面黏膜颗粒样表现,痛风石
喉气管反流	累及整个喉部包括声门上及声门下区域	肉芽肿,结节,声门下和声门上狭窄,声带红斑和水肿,杓状软骨间鹅卵石样改变[60]
重症肌无力	累及喉肌	声带正常

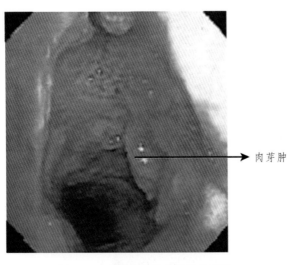

肉芽肿

图 3.16　喉部继发性韦格纳肉芽肿。

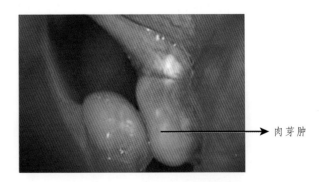

肉芽肿

图 3.17　气管插管后继发性喉肉芽肿。

酗酒有关。其他危险因素包括高龄、男性、射线暴露、胃食管反流以及 HPV 感染等[70,71]。可表现为外生性肿块、溃疡,增生的红斑(称为红斑病)或白色病变黏膜白斑(图 3.18)。喉癌常侵袭性生长并转移至局部淋巴结,并可远处转移至肺[72]。可进行手术和放射治疗[73]。

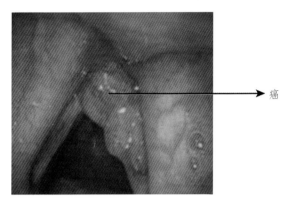

图 3.18　喉鳞状细胞癌。

　　疣状癌:是一种变异的鳞状细胞癌,具有极轻微的细胞异型性[74],与 HPV16 有关[75]。是一种生长缓慢的肿瘤,常见于老年人。表现为疣状外生性肿物。然而,该肿瘤具有较好的预后以及较低的转移发生率。

　　其他喉恶性肿瘤如腺癌、软骨肉瘤、纤维肉瘤、横纹肌肉瘤、淋巴瘤、浆细胞瘤等较少见[77,78]。

结论

　　虽然呼吸内科医师并非专业治疗喉部疾病,但喉部疾病患者常表现出一些呼吸道症状。作为支气管镜检查者应熟练掌握喉部解剖生理知识,结合病史、影像学结果,在内镜检查过程中能够更好地正确识别喉部病理改变。与其他专业医师尤其是耳鼻咽喉科医师及言语病理师保持密切交流,将有助于对喉部疾病建立多学科处理的方式。

致谢

　　感谢 Lauren Stein MS, CCC-SLP 在手稿的临床评审方面给予的帮助。

（郑贵亮　译）

参考文献

1　Garrison FG. *An Introduction to the History of Medicine*, 3rd edn. Philadelphia and London: W.B. Saunders; 1917: 649.

2　Zeitels SM, Burns JA, Dailey SH. Suspension laryngoscopy revisited. *Ann Otol Rhinol Laryngol* 2004; **113**: 16–22.

3　Klussman JP, Knoedgen R, Wittekindt C, *et al.* Complications of suspension laryngoscopy. *Ann Otol Rhinol Laryngol* 2002; **111**: 972–6.

4　Nouraei SAR, Kapoor KV. Results of endoscopic tracheoplasty for treating tracheostomy-related airway stenosis. *Clin Otolaryngol* 2007; **32**: 471–5.

5　Noordzij JP, Ossoff RH. Anatomy and physiology of the larynx. *Otolaryngol Clin N Am* 2006; **39**: 1–10.

6　Pretterklieber ML. Functional anatomy of the human intrinsic laryngeal muscles. *Eur Surg* 2003; **35**: 250–8.

7　Lofgren RH, Montgomery WW. Incidence of laryngeal involvement in rheumatoid arthritis. *N Engl J Med* 1962; **267**: 193–5.

8　Fried MP, Meller SM, Rinaldo A. Adult laryngeal anatomy. In: Fried MP, *et al.*, eds. *The Larynx*, 3rd edn. Plural Publishing; 2009.

9　Gotta AW, Sullivan CA. Anaesthesia of the upper airway using topical anaesthetic and superior laryngeal nerve block. *Br J Anaesth* 1981; **53**: 1055–8.

10　Petkar N, Georgalas C, Bhattacharyya A. High-rising epiglottis in children: should it cause concern? *J Am Board Fam Med* 2007; **20**: 495–6.

11　Ori Y, Sabo R, Binder Y. Effect of hemodialysis on the thickness of vocal folds: a possible explanation for postdialysis hoarseness. *Nephron Clin Pract* 2006; **103**: 144–8.

12　Yousefzadeh DK. Epiglottic enlargement following radiation treatment of head and neck tumors. *Pediatric Radiology* 1981; **10**: 165–8.

13　Yousem DM, Tufano RP. Laryngeal imaging. *Neuroimaging Clin N Am* 2004; **14**: 611–24.

14　Becker M, Burkhardt K, Dulguerov P, Alla A. Imaging of the larynx and hypopharynx. *Eur J Radiol* 2008; **66**: 460–79.

15　Lee JKT, Sagel SS, Stanley RJ, Heiken JP. *Computed Body Tomography with MRI Correlation*, 4th edn. Lippincott Williams and Watkins; 2005.

16　Kaflmes DF, Phillips CD. The normal anterior commissure of the glottis. *Am J Reontol* 1997; **168**: 1317–19.

17　Blitz AM, Aygun N. Radiologic evaluation of larynx cancer. *Otolaryngol Clin N Am* 2008; **41**: 697–713.

18　Bless DM, Hirano M, Feder RJ. Videostroboscopic evaluation of the larynx. *Ear Nose Throat J* 1987; **66**: 289–96.

19　Langmore SE, Schatz K, Olson N. Endoscopic and videofluoroscopic evaluations of swallowing and aspiration. *Ann Otol Rhinol Laryngol* 1991; **100**: 678–81.

20　Murray J, Langmore SE, Ginsburg S. The significance of oropharngeal secretions and swallowing frequency in predicting aspiration. *Dysphagia* 1996; **11**: 99–103.

21　Langmore S. *Endoscopic Evaluation and Treatment of Swallowing Disorders*, 1st edn. Georg Thieme Verlag; 2001: 37–60.

22　McCulloch TM, Perlman AL, Palmer PM, Van Daele DJ. Laryngeal activity during swallow, phonation, and the Valsalva maneuver: an electromyographic analysis. *Laryngoscope* 1996; **106**: 1351–8.

23　Hiss SG, Postma GN. Fiberoptic endoscopic evaluation of swallowing. *Laryngoscope* 2003; **113**: 1386–93.

24　Kidder TM. Esophago/ pharyngo/ laryngeal interrelationships:

airway protection mechanisms. *Dysphagia* 1995; **10**: 228–31.

25 Kaszuba S, Garrett C. Strobovideolaryngoscopy and laboratory voice evaluation. *Otolaryngol Clin N Am* 2007; **40**: 991–1001.

26 Lalwani AK, ed. *Current Diagnosis and Treatment of Otolaryngology—Head and Neck Surgery*, 2nd edn. New York: McGraw-Hill; 2008.

27 Pontes P, Brasolotto A, Behlau M. Glottic characteristics and voice complaint in the elderly. *J Voice* 2005; **19**: 84–94.

28 Hara K, Mashima T, Matsuda A, *et al.* Vocal fold paralysis in myasthenia gravis with anti-MuSK antibodies. *Neurology* 2007; **68**: 621–2.

29 Mao VH, Abaza M, Spiegel JR, *et al.* Laryngeal myasthenia gravis: report of 40 cases. *J Voice* 2001; **15**: 122–30.

30 Woodson G. Evolving concepts of laryngeal paralysis. *J Laryngol Otol* 2008; **122**: 437–41.

31 Ludlow CL, Adler CH, Berke GS, *et al.* Research priorities in spasmodic dysphonia. *J Laryngol Otol* 2008; **122**: 437–41.

32 Grillone GA, Chan T. Laryngeal dystonia. *Otolaryngol Clin N Am* 2006; **39**: 87–100.

33 Ruotsalainen JH, Sellman J, Lehto L, *et al.* Interventions for treating functional dysphonia in adults. *Cochrane Database Syst Rev* 2007; **3**: CD006373.

34 Hicks M, Brugman SM, Katial R. Vocal fold dysfunction/paradoxical vocal fold motion. *Prim Care* 2008; **35**: 81–103.

35 Altman KW, Mirza N, Ruiz C. Paradoxical vocal fold motion: presentation and treatment options. *J Voice* 2000; **14**: 99–103.

36 Goldman J, Muers M. Vocal fold dysfunction and wheezing. *Thorax* 1991; **46**: 401.

37 Aydin K, Ulug T. Bilateral vocal fold paralysis caused by cervical spinal osteophytes. *Br J Radiol* 2002; **75**: 990–3.

38 Ollivere B, Duce K, Rowlands G. Swallowing dysfunction in patients with unilateral vocal fold paralysis: aetiology and outcomes. *J Laryngol Otol* 2006; **120**: 38–41.

39 Sipp JA, Kerschner JE, Braune N, Hartnick CJ. Vocal fold medialization in children: injection laryngoplasty, thyroplasty, or nerve reinnervation? *Arch Otolaryngol Head Neck Surg* 2007; **133**: 767–71.

40 Gardnera GM, Altman JS, Balakrishnan G. Pediatric vocal fold medialization with silastic implant: intraoperative airway management. *Int J Ped Otorhinolaryngol* 2000; **52**: 37–44.

41 Bergamini G, Alicandri-Ciufelli M, Molteni G, *et al.* Therapy of unilateral vocal fold paralysis with polydimethylsiloxane injection laryngoplasty: our experience. *J Voice* 2010; **24**: 119–25.

42 Morgan JE, Zraick RI, Griffin AW, *et al.* Injection versus medialization laryngoplasty for the treatment of unilateral vocal fold paralysis. *Laryngoscope* 2007; **117**: 2068–74.

43 Lichtenberger G. Reversible lateralization of the paralyzed vocal fold without tracheostomy. *Ann Otol Rhinol Laryngol* 2002; **111**: 21–6.

44 Stauffer J, Olson D, Petty T. Complications and consequences of endotracheal intubation and tracheostomy: a prospective study of 150 critically ill adult patients. *Am J Med* 1981; **70**: 65–76.

45 Rubin AD, Hawkshaw MJ, Moyer CA, *et al.* Arytenoid cartilage dislocation: a 20-year experience. *J Voice* 2005; **19**: 687–701.

46 Pedersen M, McGlashan J. Surgical versus non-surgical interventions for vocal fold nodules. *Cochrane Database Syst Rev* 2001, Issue 2.

47 Lalwani AK, ed. *Current Diagnosis and Treatment of Otolaryngology—Head and Neck Surgery*, 2nd edn. New York: McGraw-Hill; 2008.

48 Altman KW. Vocal fold masses. *Otolaryngol Clin North Am* 2007; **40**: 1091–108.

49 Dikkers FG, Nikkels PG. Benign lesions of the vocal folds: his-

topathology and phonotrauma. *Ann Otol Rhinol Laryngol* 1995; **104**: 698–703.

50 Dursun G, Ozgursoy OB, Kemal O, Coruh I. One year follow-up results of combined use of CO2 laser and cold instrumentation for Reinke's edema surgery in professional voice users. *Eur Arch Otorhinolaryngol* 2007; **264**: 1027–32.

51 Lorenz RR. Adult laryngotracheal stenosis: etiology and surgical management. *Curr Opin Otolaryngol Head Neck Surg* 2003; **11**: 467–72.

52 Sue RD, Susanto I. Long-term complications of artificial airways. *Clin Chest Med* 2003; **24**: 457–71.

53 Terra RM, de Medeiros IL, Minamoto H, *et al.* Idiopathic tracheal stenosis: successful outcome with antigastroesophageal reflux disease therapy. *Ann Thorac Surg* 2008; **85**: 1438–9.

54 Koufman J, Sataloff RT, Toohill R. Laryngopharyngeal reflux: consensus conference report. *J Voice* 1996; **10**: 215–16.

55 Koufman JA. The otolaryngologic manifestations of gastroesophageal reflux disease (GERD): a clinical investigation of 225 patients using ambulatory 24-hour pH monitoring and an experimental investigation of the role of acid and pepsin in the development of laryngeal injury. *Laryngoscope* 1991; **101** (Suppl. 53): 1–78.

56 Murry T, Medrado R, Hogikyan ND, *et al.* The relationship between ratings of voice quality and quality of life measures. *J Voice* 2004; **18**: 183–92.

57 Ylitalo R, Lindestad PA, Ramel S. Symptoms, laryngeal findings, and 24-hour pH monitoring in patients with suspected gastroesophago-pharyngeal reflux. *Laryngoscope* 2001; **111**: 1735–41.

58 Book DT, Rhee JS, Toohill RJ, Smith TL. Perspectives in laryngopharyngeal reflux: an international survey. *Laryngoscope* 2002; **112**: 1399–406.

59 Kawamura O, Aslam M, Rittmann T, *et al.* Physical and pH properties of gastroesophagopharyngeal refluxate: a 24-hour simultaneous ambulatory impedance and pH monitoring study. *Am J Gastroenterol* 2004; **99**: 1000–10.

60 Belafsky PC, Postma GN, Koufman JA. The validity and reliability of the Reflux Finding Score (RFS). *Laryngoscope* 2001; **111**: 1313–17.

61 Derkay CS, Wiatrak B. Recurrent respiratory papillomatosis: a review. *Arch Otolaryngol Head Neck Surg* 2009; **135**: 198–201.

62 Quiney RE, Hall D, Croft CB. Laryngeal papillomatosis : analysis of 113 patients. *Clin Otolaryngol* 1989; **14**: 217.

63 Andrus JG, Shapshay SM. Contemporary management of laryngeal papilloma in adults and children. *Otolaryngol Clin North Am* 2006; **39**: 135–58.

64 Derkay C. Use of cidofovir for treatment of recurrent respiratory papillomatosis. *Arch Otolaryngol Head Neck Surg* 2009; **135**: 198–201.

65 Blaivas AJ, Strauss W, Yudd M. Subglottic stenosis as a complication of Wegener's granulomatosis. *Prim Care Respir J* 2008; **17**: 114–6.

66 Devaney KO, Rinaldo A, Ferlito A. Vocal process granuloma of the larynx-recognition, differential diagnosis and treatment. *Oral Oncol* 2005; **41**: 666–9.

67 Heller AJ, Wohl DL. Vocal fold granuloma induced by rigid bronchoscopy. *Ear Nose Throat J* 1999; **78**: 176–8, 180.

68 Shin T, Watanabe H, Oda M, *et al.* Contact granulomas of the larynx. *Eur Arch Otorhinolaryngol* 1994; **251**: 67–71.

69 Glanz HK. Carcinoma of the larynx. Growth, p-classification and grading of squamous cell carcinoma of the vocal folds. *Adv*

Otorhinolaryngol 1984; **32**: 1–123.

70 Galli J, Cammarota G, Volante M, *et al.* Laryngeal carcinoma and laryngo-pharyngeal reflux disease. *Acta Otorhinolaryngol Ital* 2006; **26**: 260–3.

71 Qadeer MA, Colabianchi N, Strome M, Vaezi MF. Gastroesophageal reflux and laryngeal cancer: causation or association? A critical review. *Am J Otolaryngol* 2006; **27**: 119–28.

72 Ferlito A, Shaha AR, Silver CE, *et al.* Incidence and sites of distant metastases from head and neck cancer. *J Otorhinolaryngol Relat Spec* 2001; **63**: 202–7.

73 Agrawal N, Ha PK. Management of early-stage laryngeal cancer. *Otolaryngol Clin North Am* 2008; **41**: 757–69, vi–vii.

74 Thompson LD. Diagnostically challenging lesions in head and neck pathology. *Eur Arch Otorhinolaryngol* 1997; **254**: 357–66.

75 Hagen P, Lyons GD, Haindel C. Verrucous carcinoma of the larynx: role of human papillomavirus, radiation, and surgery. *Laryngoscope* 1993; **103**: 253.

76 Ferlito A. Diagnosis and treatment of verrucous squamous cell carcinoma of the larynx: a critical review. *Ann Otol Rhinol Laryngol* 1985; **94**: 575–9.

77 Bathala S, Berry S, Evans RA, *et al.* Chondrosarcoma of larynx: review of literature and clinical experience. *J Laryngol Otol* 2008; **122**: 1127–9.

78 Lin HW, Bhattacharyya N. Staging and survival analysis for nonsquamous cell carcinomas of the larynx. *Laryngoscope* 2008; **118**: 1003–13.

79 Benjamin B, Dalton C, Croxson G. Laryngoscopic diagnosis of laryngeal sarcoid. *Ann Otol Rhinol Laryngol* 1995; **104**: 529–31.

80 Chen JJ, Branstetter BF, Myers EN. Cricoarytenoid rheumatoid arthritis: an important consideration in aggressive lesions of the larynx. *Am J Neuroradiol* 2005; **26**: 970–2.

81 Lalwani AK, ed. *Current Diagnosis and Treatment in Otolaryngology— Head and Neck Surgery*, 2nd edn. New York: McGraw-Hill; 2008.

82 Trentham DE, Le CH, Relapsing polychondritis—clinical review. *Ann Intern Med* 1998; **129**: 114–22.

第 4 章

气道实用解剖学

Mani S. Kavuru, Atul C. Mehta, J. Francis Turner Jr

咽和喉

可弯曲支气管镜检查通常是经口或经鼻进入气管。熟悉口和鼻的正常解剖和病理对于支气管镜顺利进入气管是非常重要的。当然,对于咯血和喘息的患者行支气管镜检查时需要对其上呼吸道进行仔细评估。鼻自外向内依次分为鼻孔、鼻腔和鼻咽。鼻腔被鼻中隔平均分成两部分,每侧鼻腔又被 3 个鼻甲(贝壳状的骨性结构)分开,鼻腔下方以硬腭为界将鼻腔与口分开。鼻旁窦开口于鼻甲的下部。鼻黏膜的血液供应通过上颌动脉、面动脉的分支在鼻腔的前内侧壁汇合形成 Kisselbach 丛,这是鼻出血的常见部位。

咽部长 12~15cm,连接鼻腔(鼻咽)和口腔(口咽),延伸到环状软骨,包括下咽部和喉[1]。咽部的肌肉包括环咽肌在内,主要起到近端食管括约肌的作用以防食管反流。扁桃体或鼻咽扁桃体位于鼻咽后壁。口咽以扁桃体为界,其前壁由软腭、舌头构成,其后壁由 C2、C3 脊椎构成。口咽腔不是骨性结构,很容易受到损伤。喉咽位于会厌和环状软骨之间。喉部长 5~7cm,位于 C4、C5、C6 水平,是一个由软骨、韧带和肌肉组成的复杂器官[1]。通过内镜视野可以观察到会厌前端、杓状会厌皱襞两侧和旁边的鼻窦梨状隐窝。声门是由上方的前庭襞(假声带)、下方的声襞(真声带)和后方的杓状软骨[2]构成。在吸气过程中,声带远离中线,声门裂隙呈三角形。在呼气过程中,声带内收,声门裂缝之间仅有一个非常小的开口。声带内收的最大距离:男性 19mm,女性 12mm。成人与儿童不同,其声门裂缝是

喉部最窄的部分[2]。

支气管树

正常成人气管起始于环状软骨下缘,延伸 10~14cm,直到 T5 水平分成左主支气管和右主支气管。1/3 的气管在胸腔外,位于胸骨上切迹以上,2/3 的气管在胸腔内,位于胸骨上切迹以下。气管直径平均为 2.5cm,其前壁由 18~24 个不完全 C 状软骨构成,其后壁由膜性气管肌肉组织构成。在正常成年人中,由于气道壁结构的支持使气管的直径在呼吸周期中能够正常维持。而在阻塞性呼吸道疾病患者或老年人中,由于气管膜部向前塌陷,其咳嗽或呼气过程中,气管的动态顺应性有所降低[3]。通常,主动脉弓压迫左边的气管使其推向右侧。成人气管宽深比范围为 0.6~3.0。气管隆嵴通常很锐利,可以在呼吸周期中移动[4]。右主支气管与气管纵轴的延长线夹角为 25°~30°,直径约 16mm,分叉前的平均长度为 2cm。右上叶开口直径平均为 10mm,远端分支分为尖、后和前段支气管[5]。继分出右上叶后,右主支气管延伸到右中间段支气管。右中间段前壁继续延伸,成为右中叶支气管,其亚段分为内段和外段。由于位置靠前,异物通常会从气管落入右中间段支气管进而进入右中叶支气管。右下叶支气管为右中间段支气管后壁的延续,进而演变成 5 段,且位置多变,右下叶背段通常在右中叶的反方向位置从右中间段分出,接下来,右下叶内侧基底段从内壁分出形成亚段后进一步细分。右下叶随后分为前、外侧和后基底段。这三个亚段从上到下依次分为

前、外、后三个亚段的结构(A-L-P)。

左主支气管与气管纵轴呈 45°角，比右主支气管更窄、更长，平均长度约 5cm。左主支气管远端分为左上、下叶支气管。左上叶支气管分为舌段(由上舌段和下舌段组成)和固有上叶(由尖段和前后段组成)。左下叶支气管首先分出后位的左上叶背段分支，随后分成前内段、后段、外基底段。左下叶基底部的变异也多见[6,7]。

气道、淋巴和血管之间的关系

全面了解支气管正常解剖、常见的先天性变异以及紧邻气道外部的正常结构是同样重要的，掌握这些知识有助于提高支气管镜相关诊断和治疗有关操作，包括经支气管镜针吸活检、激光治疗术、支气管腔内放射治疗[8]。掌握这些解剖知识有助于识别淋巴结，在诊断或者分期时非常重要[9,10]。另外有助于避免因疏忽误入某些与气道相邻血管结构丰富的区域。

气管和食管是密切相关的。主动脉弓位于气管远端 1/3 的左前方，这个区域显然应该避免。上腔静脉和奇静脉位于气管远端 1/3 的右前方。主动脉弓和无名

动脉直接位于气管前方平隆突水平。右肺动脉位于右主支气管前面，右主支气管为右上叶支气管的起源。对于右中叶和下叶支气管来说，血管结构之间的变异关系变化较大。主动脉弓和左肺动脉与左主支气管、左肺上叶支气管紧密联系。

淋巴结与气道关系密切。气管旁淋巴结位于气管右侧的后外侧，右气管旁淋巴结位于气管下段倒数第 1~2 个软骨环后外侧(图 4.1)。隆突下淋巴结通常位于气管隆嵴下方内侧。可以通过在隆突两侧任意一方从外向内进针 3~5mm 取样 (图 4.2)，而非直接穿刺隆突，有时会穿刺到软骨。肺门淋巴结可以通过穿刺两侧小隆突获取，在右侧，通常平右中间及右上叶开口层面；在左侧，左主支气管远端近左上叶开口，平左侧小隆突(图 4.3)。右肺动脉与右上叶支气管壁紧密联系，因此经支气管针吸活检及其他类似操作在此慎行(图 4.4 和图 4.5)。

左气管旁淋巴结位于左主支气管开口近气管下段(图 4.6)，这组淋巴结较难穿刺取样，但可以通过将穿刺针挂在气管下段平隆突左侧壁，然后将气管镜整体下送抽吸取样的方法完成穿刺治疗。图 4.7 显示了左肺上叶支气管和左肺动脉之间的联系。图 4.8 显示了左肺门淋巴结的位置。

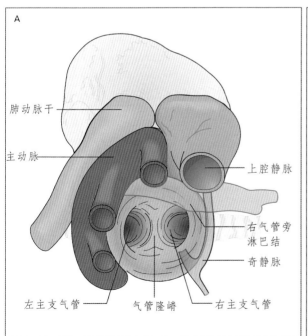

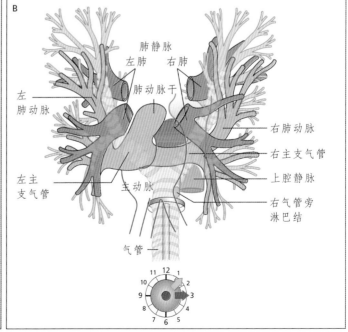

图 4.1　气管远端的正常解剖关系。(A)与邻近的血管和淋巴结叠加后气管远端的镜下所见，右气管旁淋巴结位于 1 点钟和 2 点钟方向之间，而奇静脉位于 3 点钟方向。(B)下图为内镜钟面视图，1 点钟和 2 点钟之间是右气管旁淋巴结 TBNA 的穿刺位置，箭头所指 3 点钟方向为 TBNA 穿刺的不安全位点(奇静脉)。

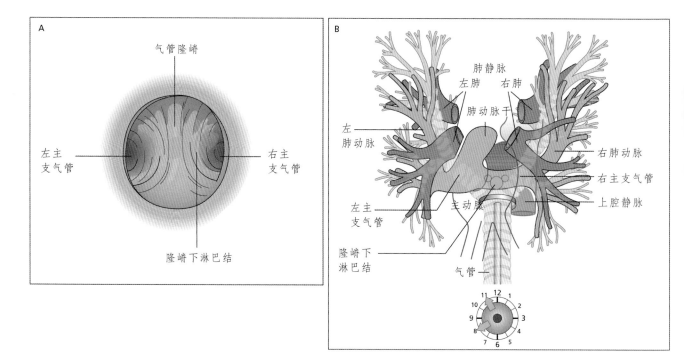

图 4.2 气管隆嵴的正常解剖关系视图。(A)与周围的淋巴结叠加的气管隆嵴镜下所见。(B)下图为右主支气管开口处内镜钟面视图,8~11 点钟箭头之间位置是隆嵴下淋巴结 TBNA 穿刺位置。

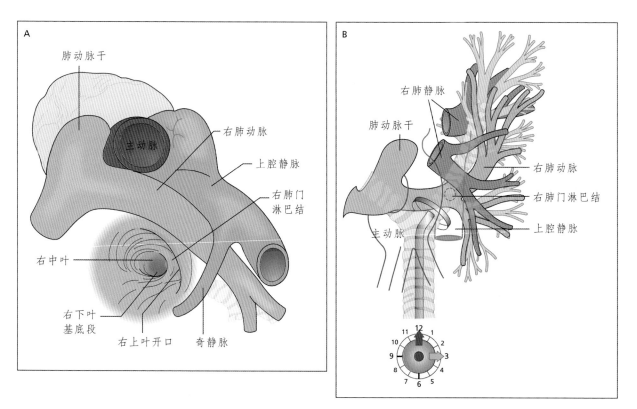

图 4.3 右中间段支气管层面的正常解剖关系图。(A)与血管和淋巴结叠加的右中间段支气管腔内所见。(B)下图为内镜钟面视图,3 点钟箭头指示的是 TBNA 右肺门淋巴结穿刺位点。12 点钟箭头指示的是 TBNA 穿刺的不安全位点(右肺动脉)。

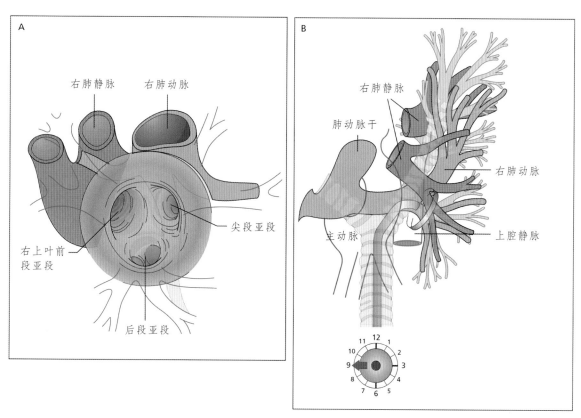

图 4.4　右肺上叶的正常解剖关系视图。**(A)**与周围血管和淋巴结叠加后右上叶支气管开口的镜下所见。**(B)**下图为内镜钟面视图，箭头指示的是右肺动脉所在位置。

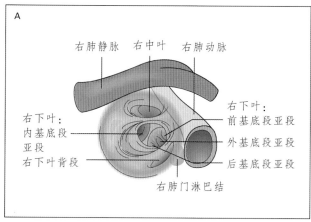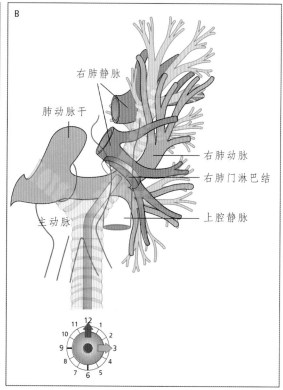

图 4.5　右中间段支气管远端正常解剖关系视图，需注意右中叶支气管和周围血管结构之间的关系。**(A)**右中间段支气管镜下所见，右肺门淋巴结位于 3 点钟位置。**(B)**下图为内镜钟面视图，3 点钟箭头指示的是 TBNA 右肺门淋巴结穿刺位点。12 点钟箭头指示的是不安全的 TBNA 穿刺位点(右肺静脉)。

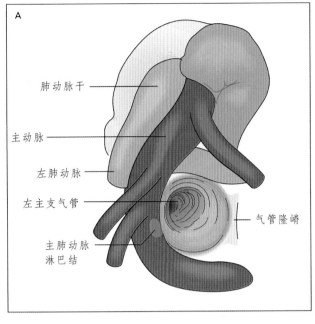

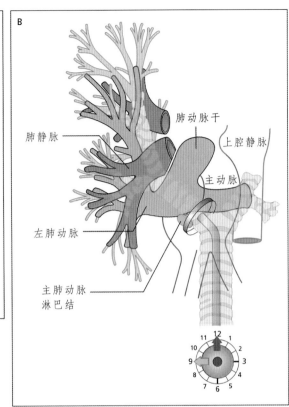

图 4.6　左主支气管开口平面的正常解剖关系视图。(A)左主支气管的镜下所见,血管、主肺动脉窗淋巴结位于 9 点钟方向。(B)下图为内镜钟面视图,9 点钟箭头指示的是主肺动脉窗淋巴结 TBNA 的穿刺位点低于主动脉结,12 点钟箭头指示的是 TBNA 不安全穿刺位点(左肺动脉)。

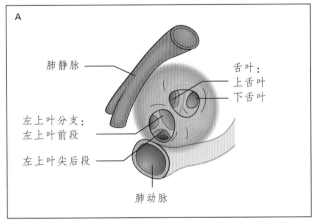

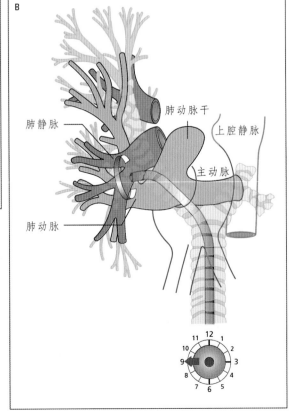

图 4.7　左肺上叶开口的正常解剖关系视图。(A)与支气管周围血管重叠的左肺上叶内镜镜下视图。(B)下图为内镜钟面视图,9 点钟箭头指示的是左肺门淋巴结 TBNA 穿刺位点。

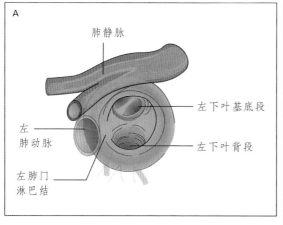

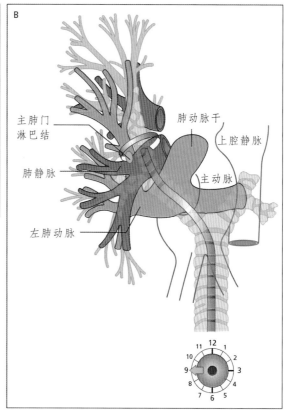

图 4.8　左下叶的正常解剖关系视图。(A)左主支气管远端内镜镜下视图,左肺门淋巴结位于 9 点钟位置和血管重叠。(B)下图为内镜钟面视图,箭头指示的是左肺门淋巴结 TBNA 穿刺位点。

（王新安　黄志昂　译）

参考文献

1　Ovassapian A. Anatomy of the airway. In: Ovassapian A, ed. *Fiberoptic Airway Endoscopy in Anesthesia and Critical Care*. New York: Raven Press; 1990: 15–25.

2　Peter LG, Sasaki CT. Laryngeal anatomy and physiology. In: Heffuer JE, ed. *Clinics in Chest Medicine: Airway Management in the Critically Ill Patient*. Philadelphia: W. B. Saunders; 1991: 415–23.

3　Stradling P. *Diagnostic Bronchoscopy*, 4th edn. Edinburgh: Churchill Livingstone; 1981: 34–59.

4　Ikeda S. *Atlas of Flexible Bronchofiberscopy*. Baltimore and London: University Park Press; 1974.

5　Zavala DC. *Flexible Fiberoptic Bronchoscopy: A Training Handbook*. Iowa City: Iowa University Press; 1978.

6　Boyden EA. Developmental anomalies of the lung. *Am J Surg* 1955; **89**: 78–89.

7　Mehta AC, Ahmad M, Golish JA, Buonocore E. Congenital anomalies of the lung in the adult. *Cleve Clin Q* 1983; **50**: 401–16.

8　Durnon JF, Merlc B. *Handbook of Endobronchial Laser Surgery*. Marseilles, France: Salvator Hospital Publication; 1983: 7–22.

9　Mehta AC, Kavuru MS, Meeker DP, *et al*. Transbronchial needle aspiration for histology specimens. *Chest* 1989; **96**: 1228–32.

10　Mountain CF. Revisions in international system for staging lung cancer. *Chest* 1997; **111**: 1710–17.

第 **5** 章

可弯曲支气管镜检查的麻醉

Mario Gomez, Gerard A. Silvestri

引言

可弯曲支气管镜检查是一种可直视下对全肺叶进行检查和治疗的技术。在美国,每年完成超过 500 000 例的可弯曲支气管镜检查[1]。尽管一些操作者建议气管镜检查不需要镇静[2-6],但在美国[7]和欧洲[8]大多数的指南支持可弯曲支气管镜检查期间实施镇静和全身麻醉。镇静药物使用可减少患者焦虑、疼痛、口腔部的刺激、咳嗽和胸部不适感[9],因此可以增加患者的耐受。一些研究证实镇静可增加患者的舒适感和再次接受支气管镜诊疗的接受度[10-13]。当然,随着支气管镜诊疗技术(支架、高频电治疗、球囊扩张、支气管腔内超声)复杂性增大和操作时间延长,镇静下能保证不间断地操作,从而提高诊断率和治疗效果。镇静剂及其剂量根据患者的情况而定,包括年龄、合并症、药物的副作用、药物过敏反应;或者是根据气管镜操作者的使用习惯来选择。本章内容将介绍已成熟或者即将用于临床的镇静药物的药理机制,并从循证医学的角度论述这些药物在可弯曲支气管镜检查中的应用。

患者的术前评估和准备

可弯曲支气管镜检查前,检查者应该评估患者和深入了解病史记录,包括近期药物服用史和过敏史。病史情况如慢性阻塞性肺疾病、阻塞性睡眠呼吸暂停综合征、充血性心力衰竭、肾衰竭、肝硬化、脑卒中及

神经系统性疾病,这些都可能影响镇静药物的选择及镇静深度的把握。体格检查的评估侧重于对气道的检查,包括 Mallampati 评分的评估(图 5.1)、心脏、肺部和中枢神经系统的检查。并且应该问明患者以前是否接受过无痛镇静、局部和全身麻醉及有无不良反应。当然,也必须确认患者接受镇静前已禁食。美国麻醉医师协会(ASA)指南推荐 2 小时禁饮(水、不含果肉的果汁、茶或咖啡),4 小时禁母乳,6 小时禁配方奶粉和易消化的食物(面包和清饮混合),8 小时禁食(油炸或油腻的食物或肉类)[14]。对饱胃患者进行检查有呕吐和误吸的风险。如果患者禁食不充分则操作应该推迟;对于急诊支气管镜检查,患者应该气管插管保护气道。

可弯曲支气管镜检查的镇静

镇静和麻醉包括轻度镇静(抗焦虑),中度镇静

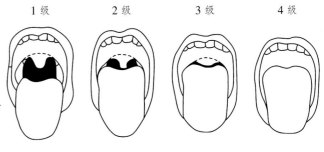

图 5.1 Mallampati 评分。1 级,咽柱、软腭及悬雍垂可视化。2 级,咽柱、软腭悬雍垂可视化,但被舌头的底部所掩盖。3 级,只有柔和的腭可视化。4 级,不见软腭。

(清醒镇静),深度镇静至全身麻醉。ASA 对麻醉/镇静深度的分级有明确的界定,见表 5.1[15]。由于大多数可弯曲支气管镜操作是在操作室而不是在手术室进行,中度镇静(通常称为"清醒镇静"),往往是我们常用的目标镇静深度,但也要意识到患者有时也可能会进入深度镇静水平。

中度镇静是指在药物诱导下降低患者意识水平,期间对语言口令或轻微的触觉刺激患者有自主反应。最重要的是患者需要在没有干预的情况下维持气道开放,并保留足够的自主通气。同时,心血管循环系统维持稳定。

理想的镇静剂应该是方便使用和快速起效,作用时间短,快速苏醒和恢复认知力。这种药物应该有可预计的药物代谢和效应模型,有镇痛和遗忘作用,并且没有呼吸抑制作用。最常使用的药物有苯二氮䓬类[16,17]、阿片类和低剂量的异丙酚。这些镇静药物都有各自优点,每种药物也都有各自的局限,本章会提及。这些常用的镇静药物的药物代谢情况可参考表 5.2。

苯二氮䓬类药物

苯二氮䓬类药物经常使用,它具有顺行性遗忘,减轻患者焦虑和诱导镇静的作用。它通过介导调节GABA 受体产生效应。咪达唑仑和劳拉西泮是最常使用的两种苯二氮䓬类药物。咪达唑仑具有水溶性、高亲脂性,在中枢神经系统(CNS)和脂肪组织快速分布,导致其起效快(1~2.5 分钟),清除半衰期为 1 小时[18]。有报道咪达唑仑的效能是地西泮的 2~6 倍,并能更可靠地提供遗忘作用。并且,咪达唑仑可快速从大脑分布到外周组织,可使患者快速恢复[19]。然而,如果患者肾脏清除率下降或药物在脂肪组织内蓄积可导致镇静延长。对成人来说,一般 1~3mg 咪达唑仑都可充分使患者感觉舒适、遗忘和安静。大剂量(0.15mg/kg)可引起肺泡换气不足,继发中枢呼吸抑制和缺氧呼吸驱动减少。

另一种药物劳拉西泮具有较低的亲脂性,起效较慢(15~20 分钟),清除半衰期更长(10~20 小时)[18]。另外,地西泮起效快,但是清除半衰期延长 (21~37 小

表 5.1 镇静的深度:全身麻醉的定义和镇静/镇痛的水平

	轻度镇静 (抗焦虑)	中度镇静/镇痛 (意识镇静)	深度镇静/镇痛	全身麻醉
意识反应	对言语刺激无反应	对言语及触觉反应有针对性反应	对反复的疼痛刺激有针对性反应	对疼痛刺激不能苏醒
气道	无影响	不需要气道干预	可能需要气道干预	需要气道干预
自发通气	无影响	充分	可能不充分	总是不充分
心血管功能	无影响	可以维持	可以维持	受损

Extracted from: *Continuum of Depth of Sedation Definition of General Anesthesia and Levels of Sedation and Analgesia*, American Society of Anesthesiologists, 1999. Reprinted with permission of the American Society of Anesthesiologists, 520 N Northwest Highway, Park Ridge, IL60068-2573.

表 5.2 咪达唑仑、劳拉西泮、芬太尼、哌替啶、异丙酚的药代动力学

参数	咪达唑仑	劳拉西泮	芬太尼	哌替啶	异丙酚
起效时间(静脉给药)	1~2.5 分钟	15~20 分钟	1~2 分钟	5 分钟	<2 分钟
维持时间	30~80 分钟	20~30 分钟	1~2 小时	2~4 小时	10~15 分钟
蛋白结合率(%)	95~97	85~91	80~86	60~80	97~99
代谢	肝(氧化、共轭)	肝(共轭)	肝(氧化、脱烷基化)	肝(脱烷基化、羟基化)	肝(脱烷基化、共轭)
体积分布(L/kg)	1~3.1	0.8~2.0	2.9~8	3.7~4.6	4.5(±2.1)
身体总清除[L/(h·kg)]	0.25~0.54	0.0046~0.0055	0.72~0.78	0.41~0.66	1.1~2.11
肾排泄(%)	45~57	88	<5	<5	>1

时）。由于地西泮水中不溶解（需要丙烯脂类溶解），可引起相关部位注射痛和炎性反应，基于这些原因，这种药物在支气管镜检查镇静中不经常使用。

阿片类药物

阿片类药物具有镇静和镇痛作用。最常使用的阿片类药物是芬太尼和哌替啶。硫酸吗啡极少使用。由于药物的协同作用，这些阿片类药物经常联合苯二氮䓬类药物用来镇静。

芬太尼是人工合成的 μ-阿片类受体拮抗剂，效能是吗啡的 80~100 倍，并具有高脂溶性。芬太尼起效快（1~2 分钟），维持时间短（1~2 小时）。它具有剂量依赖性的镇痛、呼吸抑制和镇静作用[18]。在气管镜检查期间，芬太尼能降低气管敏感性和抑制呛咳。并且，与哌替啶、吗啡比较，芬太尼似乎没有组胺释放产生的瘙痒、低血压和气管痉挛作用[20]。与芬太尼比较，哌替啶的效能较低，起效更慢（5 分钟），维持时间更长（2~4 小时）。硫酸吗啡与芬太尼的起效时间相似（2~3 分钟），但半衰期更长（2~4 小时）。肝肾功能不全的患者可出现药物和药物代谢物蓄积。

异丙酚

异丙酚是一种酚的衍生物，与其他镇静药物有所不同。它是高亲脂化合物，由大豆、卵磷脂及三酰甘油合成，具有镇静、遗忘和麻醉作用。它是通过影响 GABA 受体的介导过程产生麻醉效应。因为其高亲脂性，可快速地渗透进 CNS，快速起效（小于 2 分钟），随后快速再分布，在血浆内快速代谢清除，患者快速恢复（10~15 分钟）[21]。

临床研究

一些研究显示，患者行可弯曲支气管镜检查时接受苯二氮䓬类药物镇静可改善患者满意度而且副作用较小[11]。在一个支气管镜检查术前口服安慰剂和劳拉西泮的双盲对照试验中证实，苯二氮䓬类药物具有顺行性遗忘作用[12]。口服劳拉西泮和安慰剂两组患者的术后及时认知力没有差异。但劳拉西泮组患者在术后 24 小时，对再次行支气管镜检查的接受度更低。

在一项比较患者接受短效和长效苯二氮䓬类药物后苏醒时间的试验中得到一个矛盾的结果。Driessen 等[22]在接受可弯曲支气管镜检查前随机给患者口服地西泮 10 mg 和咪达唑仑 15 mg。口服咪达唑仑的患者术后 4 小时接受意识活动测验，结果明显优于口服地西泮的患者。然而，Korttila 及其同事[23]发现患者平稳站立和直线行走的恢复时间延长与接受大剂量咪达唑仑有关。有趣的是，他们在心理运动评估上没有发现差异，提示接受咪达唑仑的患者心理运动功能的恢复速度并没有优于地西泮患者。

苯二氮䓬类药物有镇静和遗忘的作用，阿片类药物有镇痛和镇咳的作用，两者经常联合用于支气管镜检查的镇静。很少有研究去比较联合用药及单药用药的不同。Greig 等[24]对 103 例接受可弯曲支气管镜检查的患者进行了一项随机双盲试验，比较咪达唑仑、阿芬太尼、咪达唑仑联合阿芬太尼三种给药方式的镇静情况。研究发现阿芬太尼组咳嗽较少，追加利多卡因量在阿芬太尼和联合组更少。记录的不适感评分在各组间没有差异。咪达唑仑联合阿芬太尼组去饱和氧合血红蛋白更多。另一项随机双盲对照试验[25]比较了咪达唑仑、静脉给予咪达唑仑联合氢可酮和咪达唑仑联合安慰剂的镇静情况。支气管镜检查者和护理人员发现咪达唑仑联合氢可酮组咳嗽更少，联合组患者的不适感也更低。测出的去饱和氧合血红蛋白没有差异。在联合组对于需要追加利多卡因的量似乎有减少，但没有统计学意义。一项对 69 例接受支气管镜检查的患者进行的随机双盲试验发现，术后患者的耐受度和不适感、操作的舒适度、血氧饱和度在咪达唑仑组和阿芬太尼组之间没有差异[26]。阿芬太尼组咳嗽更少，但 24 小时后询问患者时咪达唑仑组的不适感更少[26]。

患者在接受可弯曲支气管镜检查时可使用异丙酚产生有效的镇静[27-30]。一项研究对接受可弯曲支气管镜检查的 41 例患哮喘症的门诊患者随机给予异丙酚和咪达唑仑，发现异丙酚组诱导镇静时间明显更短（125 秒比 179 秒；$P<0.001$），患者恢复（能想起自己的名字、生日和 DSST 评分）的时间也更短（2.3 分钟比 6.3 分钟；$P<0.0045$）。然而，两组在局部麻醉的需求情况和患者耐受度上相似[27]。在另一项研究中，纳入 42 例接受支气管镜检查的患者，对使用电脑控制输注异丙酚和静脉给予咪达唑仑进行了对照比较[28]。镇静时间和操作持续时间没有明显差异，患者和研究人员的满意度也相似[28]。然而，异丙酚组和咪达唑仑组相比，前者恢复时间更短（5 分钟比 10 分钟，$P<0.01$），心理运动试验评估也一样。

患者接受可弯曲支气管镜检查镇静的随机对照研究试验摘要见表 5.3。

表 5.3　支气管镜检查患者镇静治疗方案的随机试验评价总结

研究	患者例数	研究设计	药品	患者评估	研究者评估	舒醒	心肺安全
单因素研究							
苯二氮䓬							
Maltais 等. 1996[12]	100	随机,双盲安慰剂对照	LOR 1~2mg 口服 vs. PLA	LOR>PLA	无差异	未报道	无差异
Driessen 等. 1982[22]	40	随机,双盲	MID 10mg 口服 vs. DZ 15mg 口服	MID>DIAZ	无差异	MID>DZ	未报道
Korttila 等. 1985[23]	76	随机,双盲	MID 0.05mg/kg 静脉注射 vs. MID 0.1mg/kg 静脉注射 vs. DZ 0.3mg/kg 静脉注射	无差异	未报道	DZ>MID 0.1mg/kg	未报道
阿片类							
Houghton 等. 2005[26]	69	随机,双盲	ALF 0.5~1.0mg 静脉滴注 vs. MID 2.5~5mg 静脉滴注	MID>ALF (在 24h 时)	无差异	未报道	无差异
Watts 等. 2005[33]	50 (老年)	随机,双盲,安慰剂对照	ALF 250~500 μg 静脉注射 vs. TEM 10mg 口服+喷雾 LIDO	TEM/LIDO>ALF	未报道	未报道	无差异
异丙酚							
Randell 等. 1992[30]	30	随机,单盲	PRO 1mg/(kg·h)静脉注射 vs. FEN 1μg/kg 静脉注射+ DZ 0.05mg/kg 静脉注射	未报道	未报道	无差异	FEN/DZ: 呼吸频率↓ vs. PRO
Clarkson 等. 1993[27]	41	随机,单盲	PRO 静脉滴注 vs. MID 静脉滴注	未报道	无差异	PRO>MID	无差异
Crawford 等. 1993[28]	42	随机,双盲	PRO TCI vs. MID 静脉滴注	无差异	无差异	PRO>MID	无差异
Fospropofol Silvestri 等. 2009[39]	252	随机,双盲	FOS 6.5mg/kg 静脉注射 vs. FOS 2.5mg/kg 静脉注射	FOS 6.5mg/kg> 2.5mg/kg	FOS 6.5mg/kg >2.5mg/kg	FOS 6.5mg/kg >2.5mg/kg	FOS 6.5mg/kg: 更稀释 vs. 2.5mg/kg
联合研究							
联合苯二氮䓬							
Greig 等. 1995[24]	103	随机,双盲,安慰剂对照	MID 静脉滴注 vs. ALF 静脉滴注 vs. MID + ALF 静脉滴注	无差异	无差异	无差异	MID + ALF: 更稀释 vs. ALF
Stolz 等. 2004[25]	120	随机,双盲,安慰剂对照	MID 静脉滴注+HC 5mg 静脉注射 vs. MID 静脉滴注	MID/HC >MID*	MID/HC>MIC*	未报道	无差异
联合异丙酚							
Kestin 等. 1989[34]	46	随机,双盲	PRO 6~10mg/(kg·h) 静脉注射+ALF 10μg/kg vs. PRO 6~10mg/(kg·h) 静脉注射+PLA	未报道	未报道	无差异	PRO/ALF: ABP↓ vs. PRO/PLA

(待续)

表 5.3(续)

研究	患者例数	研究设计	药品	患者评估	研究者评估	舒醒	心肺安全
Voyagis 等. 2000[68]	40	随机	PRO 2mg/kg 静脉注射 +REMI 1μg/kg vs. PRO 2mg/kg+FEN 3μg/kg	未报道	未报道	未报道	PRO/REMI: ABP↓ vs. PRO/FEN
Hwang 等. 2005[69]	276	随机,双盲	PRO/ALF PCI vs. PRO/KET PCI	PRO/KET > PRO/ALF	无差异	无差异	PRO/ALF: SBP↓ vs. PRO/KET

>统计学分析显示有显著效果;ABP,动脉血压;ALF,阿芬太尼;DZ,地西泮;FEN,芬太尼;FOS,丙泊酚;HC,氢可酮;iv,静脉注射;KET,氯胺酮;LIDO,利多卡因;LOR,劳拉西泮;MID,咪达唑仑;PCI,患者自控灌注;PLA,安慰剂;PRO,异丙酚;REMI,瑞芬太尼;SBP,动脉收缩压;;TCI,靶控灌注;TEM,替马西泮。

* 作为评估疗效的咳嗽。

Adapted and updated from Vincent BD, et al. An update on sedation and analgesia during flexible bronchoscopy. J Bronchol 2007; 14: 173–80, with permission [70].

安全和局限性

　　苯二氮䓬类药物可抑制心肺功能。然而在可弯曲支气管镜检查中使用适度的低到中度剂量咪达唑仑(小于 5mg)没有增加低氧血症的风险,镇静或没有镇静下都会发生低氧血症[31]。苯二氮䓬类药物另一个潜在的危害是反复给药在脂肪组织中蓄积后造成药物维持时间延长[18]。

　　阿片类药物可引起呼吸抑制,然而,在大多数单一给予阿片类药物和复合苯二氮䓬类药物的对照试验中,低氧血症发生率并没有显著的不同[24,26,32,33]。当阿片类药物联合其他镇静药物时发生低氧血症的风险增高。在支气管镜检查中,阿片类药物可以对喉部和气管组织机械刺激而引起的心血管反应(血压升高和心动过速)有抑制作用[34]。

　　异丙酚可抑制心肺功能,导致低氧血症和低血压,可产生注射部位痛,并且乳剂成分有细菌污染的风险[21,35]。异丙酚对心肺功能的影响呈剂量依赖性,与阿片类药物联合使用提高了对心肺功能的影响[21,34,36]。临床研究发现,在支气管镜检查中使用异丙酚和咪达唑仑对去饱和氧合血红蛋白和血流动力学的影响没有差异[27,28]。而且一项研究显示,与芬太尼联合地西泮比较,异丙酚对呼吸抑制更小,但是两组之间对去饱和氧合血红蛋白的影响没有显著差异[30]。

新型镇静药物

　　磷丙泊酚钠是一种具有治疗基序并可用于支气管镜检查的新型药剂,也是一种水溶性药剂,与异丙酚具有不同的药物代谢及药物动力特性。静脉注射磷丙泊酚钠后,因组织碱性磷酸化酶作用,异丙酚由磷丙泊酚钠分解出来,由此产生可预见的血浆异丙酚浓度的上升及下降,与直接静脉注射异丙酚相比,导致较低的血浆异丙酚浓度及其浓度逐渐下降的过程[37,38]。

　　Silvestri 及其同事[39]进行了一项包括 252 例患者的随机对照试验以评估磷丙泊酚钠在可弯曲支气管镜检查中的应用。患者随机予以磷丙泊酚钠 2mg/kg 或 6.5mg/kg,并联合 50μg 芬太尼及局部利多卡因处理。主要终点是镇静成功,而镇静成功定义为连续三个观察员评估的警觉/镇静评分≤4 分,以及整个检查过程中不需要追加其他镇静药剂及借助于机械的或人工的辅助通气。6.5mg/kg 组镇静成功的分级要高于 2mg/kg 镇静组(88.7%比 27.5%,P<0.0001)。磷丙泊酚钠 6.5mg/kg 镇静组比 2mg/kg 镇静组发生低氧血症的频率更高(15.4%比 12.6%),6.5mg/kg 镇静组中有 8 例发生低血压。其他的副作用多是暂时的和自限性的感觉异常以及轻到中度的皮肤瘙痒。这个研究提示磷丙泊酚钠用于支气管镜检查的镇静是安全和有效的。然而,尚无比较磷丙泊酚钠及其与咪达唑仑和芬太尼联合用药的相关报道。

另外一种新的药物右美托咪定，亲脂性 α2 受体激动剂，其作用于蓝斑可引起镇静作用。它具有特殊的基团，可以使患者镇静时保持苏醒状态并且有很少的呼吸抑制作用。药物的这些特点使其便于用于肺损伤患者的支气管镜检查。2007 年，Abouzgheib 等[40]进行了一个前瞻性队列研究，将右美托咪定用于 10 例伴有严重 COPD 的患者。发现在操作及恢复过程中，没有 1 例患者表现出明显的血流动力学改变、睡眠呼吸暂停及去氧饱和度的变化。需要更多的大样本研究进一步明确这些结论，而且尚未见到右美托咪定以及经典镇静药物对照的随机试验相关结果。

其他短效的镇静剂包括氯胺酮[41]和氯醛水合物[42]，这些镇静剂正用于支气管镜检查的相关研究，但尚未能广泛用于临床实践。

局部麻醉

可弯曲支气管镜检查可刺激咳嗽反射，这种反射通常会使气道试图将气管镜咳出，使患者不能很好地耐受。单独使用镇静剂不能抑制咳嗽和其他气道反射。故检查时还必须行充分有效的气道表面麻醉。

表面麻醉药分两类：酰胺类（利多卡因、丙胺卡因、甲哌卡因和丁哌卡因）和酯类（丁卡因、苯佐卡因和普鲁卡因）。这些药物通过抑制神经细胞膜上的钠通道来抑制感觉信号从外周到中枢神经系统的传递。

利多卡因是可弯曲支气管镜检查中最常使用的表面麻醉药。不同剂型药物可通过不同的方式用于上呼吸道麻醉。鼻部麻醉可以使用 2% 利多卡因凝胶涂搽鼻黏膜。口咽和喉部的麻醉可以喷洒 4% 利多卡因，或者直接在声带上方通过纤维支气管镜的工作孔道注射 1% 利多卡因。下呼吸道的表面麻醉可跟随纤维支气管镜前进方向在气管黏膜上注射 1% 利多卡因。

利多卡因在局部应用后被吸收到气道内和经肝代谢为活性代谢物。利多卡因的吸收率各不相同，取决于呼吸道面积及其应用方法。与下呼吸道比较，上呼吸道使用利多卡因的血药浓度更低，这是因为上呼吸道的表面积更小，血管分布也更少。在黏膜使用利多卡因起效时间通常为 2~5 分钟。鼻咽部使用利多卡因在 40~90 分钟后血浆浓度达到高峰，而喉头和气管只需要 5~30 分钟。预期的持续时间是 1 小时。药物消除半衰期为 90 分钟。利多卡因的药效和毒性作用与血药浓度直接相关。利多卡因大部分经肝代谢，慢性肝病患者药物半衰期增加到 300 分钟。另外，心力衰竭患者因为心输出量减少使药物清除率减少，这些患者的剂量也必须要减少。

利多卡因相关的不良反应包括中枢神经和心血管系统两方面[43]。$1\sim5\mu g/mL$ 的低血药浓度常见的症状有嗜睡、欣快感、嘴唇发麻、耳鸣、口腔发苦和周身发冷。血药浓度达到 $8\sim12\mu g/mL$ 时可引起少语、抽搐、幻觉，可能伴随癫痫发作。非常高的血药浓度 $20\sim25\mu g/mL$，毒性作用可导致呼吸心搏骤停。

雾化吸入利多卡因完成气道麻醉已受关注。Stolz 及其同事[46]将 150 例患者随机分为雾化吸入利多卡因和安慰剂两组。两组之间咳嗽评分、血流动力学变化、不适感、接受镇静时咪达唑仑的用量和追加使用利多卡因量都没有显著差异。而且，在利多卡因组利多卡因需求总量的均值显著高于安慰剂组。作者得出结论：当支气管镜检查患者接受咪达唑仑联合氢可酮镇静时，在开始可弯曲支气管镜检查前雾化利多卡因行气道麻醉并没有益处。

目前尚未确定既能使支气管镜检查者满意又对患者见效的利多卡因的最佳浓度。Mainland 等[47]在支气管镜检查期间使用不同浓度（1%，1.5%，2%）和剂量的利多卡因行气道麻醉，来测定有效气道麻醉的最低剂量；然而，却发现对照研究的所有剂量产生的气道麻醉效果相当。麻醉效果通过患者在支气管镜检查时连续咳嗽的持续时间是否超过 5 秒钟来评判。Hasmoni 及其同事[48]进行了一项前瞻性的双盲随机试验，使用 1% 或 2% 的利多卡因行局部麻醉，结果发现，两组间咳嗽情况以及患者和支气管镜检查者的满意度没有差异，且 1% 组利多卡因所用总剂量的中数值约为 2% 组的一半。

可弯曲支气管镜检查中气道麻醉局部使用利多卡因的最大剂量仍然是个未知的问题[49]。1985 年，美国国立卫生研究院（NIH）颁布的指南中推荐哮喘患者在接受可弯曲支气管镜检查时累计使用利多卡因的最大剂量为 400mg[50]。接下来在 1991 年颁布的指南中只是指出使用利多卡因时避免可能的毒性作用的最小剂量[51]。尽管颁布了指南，但是在 1996 年 1 名 19 岁的健康志愿者在接受一项可弯曲支气管镜检查研究时死于利多卡因毒性，这无可非议地引起了忧虑[52]。2000 年，Langmack 等[45]报道了在轻中度哮喘患者接受可弯曲支气管镜检查时使用利多卡因的总剂量平均为 600mg（8.2mg/kg）似乎是安全的。2001 年，英国胸科协会的指南中推荐最大剂量为 8.2mg/kg（1 例 70kg 的患者，2% 利多卡因大约 29mL，1% 利多卡因大约 58mL）[53]。然而，其他的一些研究证实利多卡因的安全剂量更高。2008 年，Frey 及其同事[49]报道，154 例患者分别接受 4% 利多卡因雾化气道内麻醉，2% 利多卡因鼻腔部麻醉和 1% 利多卡因行气管镜检查，评估患者血清中的利多卡因和高铁血红蛋白水平。结果发现，利多卡因总剂量均值为 15.4mg/kg，血清中利多卡因水平均值为（1.55±0.67）mg/kg，没有发现提高高铁血红蛋白水平和临床毒性的证据。这些结果证实以前一些小样本量研究的结果，即外用高剂量利多卡因通常不导致血清利多卡因水平的升高或临床毒性的增加[54-58]。尽管利多卡因的推荐剂量在逐渐增高，也应该严密监测患者，及时发现神经和心肺中毒的体征。在 Frey 的研究中没有有明显心力衰竭和慢性肝病的患者。因此血清利多卡因水平的均值比中毒剂量水平更低。肝功能和心功能正常的患者出现中毒情况十分罕见，尽管他们使用利多卡因的剂量比 600mg 更高。然而，有心力衰竭和慢性肝病的患者推荐使用更低剂量的利多卡因。直到指南明确地确定患者接受可弯曲支气管镜检查所需的利多卡因的剂量前，对于评定和预防利多卡因中毒，精确的监护是必不可少的。

监护和设备

尽管支气管镜检查相关的死亡率（0.01%~0.5%）和并发症发生率（0.08%~5%）很低[59]，但一些死亡和一半以上主要危及生命的并发症都是因为镇静剂的使用。支气管镜检查镇静的安全性，不仅依靠使用镇静剂，而且需要全程监护及配备相关设备与医护人员。

ASA 发布的无麻醉科医师在场的镇静和麻醉指南[60]中推荐需要呼吸、血流动力学和神经学监测。由特定人员管理患者用药和对患者实施监护。

指令反应可反映患者的意识水平。语言回应可表明患者正在呼吸。深度镇静患者对疼痛刺激反应渐渐消失，接近全身麻醉状态，需要对应处理（表 5.1）。

镇静-麻醉相关的主要并发症是药物诱导的呼吸抑制和气道阻塞。通过观察和听诊，可监测通气功能，减少副作用的风险。对急诊科患者开展镇静中使用呼吸末二氧化碳监测，比脉搏血氧饱和度和急诊科医师的观察评估能更快、更敏感地检测到通气不足[61]。另外，在小儿接受可弯曲支气管镜检查时使用呼吸末二氧化碳监测的研究显示，在操作期间呼吸末二氧化碳和血氧饱和度下降可能与支气管镜阻塞气道有关[62,63]。推荐常规使用呼吸末二氧化碳监测，在成人需进一步研究。

脉搏血氧测定法监测氧合情况，它能有效地检测出去饱和氧合血红蛋白和低氧血症。在支气管镜检查期间早期发现低氧血症可减少可能的有害事件，比如心搏骤停和死亡。在中度镇静期间补充吸氧可减少低氧血症发生的频率。充分的镇静或镇痛有利于低氧血症的自身补偿及缓解患者检查的心理压力。相反，如果镇静和镇痛不充分，患者的自主压力反射可引起潜在的危害，比如高血压和心律失常，故应该每 5 分钟测量和记录一次心率和血压。另外，心脏病和心律失常患者推荐行连续心电监护。

一旦相关并发症如过度镇静及气道控制失败时，应该由训练有素的医务人员实施抢救。复苏药物和设备必须立即可取，包括备用氧气罐、气道设备（通气面罩和气管插管）、吸引装置，当使用麻醉药品和苯二氮䓬类药过量时复苏药物包括纳洛酮和氟马西尼。心血管疾病患者中度镇静的管理中需配备除颤仪。相关医师应当注意阿片类药物镇静的严重副作用可能包括疼痛、血压升高、心动过速和肺水肿。

特殊人群的镇静

对孕妇进行可弯曲支气管镜检查时，孕妇和胎儿有气体交换受损、剧烈咳嗽和气压损伤（比如气胸、纵隔气肿）的风险。而且，镇静剂本身就有致畸作用，还会引起对母体有害的血流动力学变化。没有正式的有关孕妇行支气管镜检查镇静的指南，但 FDA 中规定孕妇药物使用中应该避免 D 类和 X 类（如咪达唑仑、地西泮）。在行支气管镜检查期间应连续行心电、脉搏血氧饱和度和血压监测，必要时需提供胎儿监测。

哮喘患者行支气管镜检查时可诱发支气管痉挛，严重的气喘可出现一过性的肺功能和血氧饱和度下降。然而，一些研究证实咪达唑仑镇静下可安全地实施支气管镜检查[65,66]。虽然如此，在严重哮喘患者接受支气管镜检查期间还是主张连续地和严密地监护。

老年患者一般有年龄相关性肺功能下降，会提高镇静药物敏感性，与镇静相关的不良事件增多。由于对药物代谢延迟和减弱，他们通常需要更小的麻醉剂量。虽然随着年龄的增长气道相关的反射也会减弱[67,67]，但风险增加并不是老年患者开展镇静下支气管镜操作的禁忌证。

结论

可弯曲支气管镜检查期间镇静能增加患者的舒适度，增加耐受度，得到足够多的标本和提升再次支气管镜检查的接受度。术前对患者充分的评估是必需的，尤其要特别关注心肺储备和气道解剖结构。苯二氮䓬类和阿片类药物是最常使用的镇静药物。利多卡因表面麻醉能抑制咳嗽和气道反应，进一步提高患者对操作的耐受度。但所有的镇静剂（单独或联合使用）都会抑制患者心肺功能，故要求在支气管镜操作中予以心电监护以确保安全。

（杨宇光 邓常文 黄海东 译）

参考文献

1 Mehta AC, Prakash UB, Garland R, *et al.* American College of Chest Physicians and American Association for Bronchology [corrected] consensus statement: prevention of flexible bronchoscopy-associated infection. *Chest* 2005; **128**: 1742–55.

2 Banerjee A, Banerjee SN, Nachiappan M. Premedication for fibreoptic bronchoscopy (is sedation a must?) *Indian J Chest Dis Allied Sci* 1986; **28**: 76–80.

3 Colt HG, Morris JF. Fiberoptic bronchoscopy without premedication. A retrospective study. *Chest* 1990; **98**: 1327–30.

4 Hatton MQ, Allen MB, Vathenen AS, *et al.* Does sedation help in fibreoptic bronchoscopy? *Br Med J* 1994; **309**: 1206–7.

5 Pearce SJ. Fibreoptic bronchoscopy: is sedation necessary? *Br Med J* 1980; **281**: 779–80.

6 Sutherland FW. Sedation in fibreoptic bronchoscopy. Intravenous sedation is inappropriate in most minor procedures. *Br Med J* 1995; **310**: 872.

7 Green CG, Eisenberg J, Leong A, *et al.* Flexible endoscopy of the pediatric airway. *Am Rev Respir Dis* 1992; **145**: 233–5.

8 Honeybourne D, Babb J, Bowie P, *et al.* British Thoracic Society guidelines on diagnostic flexible bronchoscopy. *Thorax* 2001; **56**: i1–i21.

9 Poi PJ, Chuah SY, Srinivas P, *et al.* Common fears of patients undergoing bronchoscopy. *Eur Respir J* 1998; **11**: 1147–9.

10 Gonzalez R, De-La-Rosa-Ramirez I, Maldonado-Hernandez A, *et al.* Should patients undergoing a bronchoscopy be sedated? *Acta Anaesthesiol Scand* 2003; **47**: 411–15.

11 Maguire GP, Rubinfeld AR, Trembath PW, *et al.* Patients prefer sedation for fibreoptic bronchoscopy. *Respirology* 1998; **3**: 81–5.

12 Maltais F, Laberge F, Laviolette M. A randomized, double-blind, placebo-controlled study of lorazepam as premedication for bronchoscopy. *Chest* 1996; **109**: 1195–8.

13 Putinati S, Ballerin L, Corbetta L, *et al.* Patient satisfaction with conscious sedation for bronchoscopy. *Chest* 1999; **115**: 1437–40.

14 American Society of Anesthesiologists. Practice guidelines for preoperative fasting and the use of pharmacologic agents to reduce the risk of pulmonary aspiration: application to healthy patients undergoing elective procedures: a report by the American Society of Anesthesiologist Task Force on Preoperative Fasting. *Anesthesiology* 1999; **90**: 896–905.

15 American Society of Anesthesiologists. *Continuum of Depth of Sedation: Definition of General Anesthesia and Levels of Sedation/Analgesia*, 1999.

16 Pickles J, Jeffrey M, Datta A, *et al.* Is preparation for bronchoscopy optimal? *Eur Respir J* 2003; **22**: 203–6.

17 Prakash UB, Offord KP, Stubbs SE. Bronchoscopy in North America: the ACCP survey. *Chest* 1991; **100**: 1668–75.

18 Horn E, Nesbit SA. Pharmacology and pharmacokinetics of sedatives and analgesics. *Gastrointest Endosc Clin N Am* 2004; **14**: 247–68.

19 Fragen RJ. Pharmacokinetics and pharmacodynamics of midazolam given via continuous intravenous infusion in intensive care units. *Clin Ther* 1997; **19**: 405–19; discussion 367–408.

20 Soifer BE. Procedural anesthesia at the bedside. *Crit Care Clin* 2000; **16**: 7–28.

21 Gan TJ. Pharmacokinetic and pharmacodynamic characteristics of medications used for moderate sedation. *Clin Pharmacokinet* 2006; **45**: 855–69.

22 Driessen JJ, Smets MJ, Goey LS, *et al.* Comparison of diazepam and midazolam as oral premedicants for bronchoscopy under local anesthesia. *Acta Anaesthesiol Belg* 1982; **33**: 99–105.

23 Korttila K, Tarkkanen J. Comparison of diazepam and midazolam for sedation during local anaesthesia for bronchoscopy. *Br J Anaesth* 1985; **57**: 581–6.

24 Greig JH, Cooper SM, Kasimbazi HJ, *et al.* Sedation for fibre optic bronchoscopy. *Respir Med* 1995; **89**: 53–6.

25 Stolz D, Chhajed PN, Leuppi JD, *et al.* Cough suppression during flexible bronchoscopy using combined sedation with midazolam and hydrocodone: a randomised, double blind, placebo controlled trial. *Thorax* 2004; **59**: 773–6.

26 Houghton CM, Raghuram A, Sullivan PJ, *et al.* Pre-medication for bronchoscopy: a randomised double blind trial comparing alfentanil with midazolam. *Respir Med* 2004; **98**: 1102–7.

27 Clarkson K, Power CK, O'Connell F, *et al.* A comparative evaluation of propofol and midazolam as sedative agents in fiberoptic bronchoscopy. *Chest* 1993; **104**: 1029–31.

28 Crawford M, Pollock J, Anderson K, *et al.* Comparison of midazolam with propofol for sedation in outpatient bronchoscopy. *Br J Anaesth* 1993; **70**: 419–22.

29 Erb T, Hammer J, Rutishauser M, *et al.* Fibreoptic bronchoscopy in sedated infants facilitated by an airway endoscopy mask. *Paediatr Anaesth* 1999; **9**: 47–52.

30 Randell T. Sedation for bronchofiberoscopy: comparison between propofol infusion and intravenous boluses of fentanyl and diazepam. *Acta Anaesthesiol Scand* 1992; **36**: 221–5.

31 Jones AM, O'Driscoll R. Do all patients require supplemental oxygen during flexible bronchoscopy? *Chest* 2001; **119**: 1906–9.

32 Papagiannis A, Smith AP. Fentanyl versus midazolam as premedication for fibre optic bronchoscopy. *Respir Med* 1994; **88**: 797–8.

33 Watts MR, Geraghty R, Moore A, *et al.* Premedication for bronchoscopy in older patients: a double-blind comparison of two regimens. *Respir Med* 2005; **99**: 220–6.

34 Kestin IG, Chapman JM, Coates MB. Alfentanil used to supple-

ment propofol infusions for oesophagoscopy and bronchoscopy. *Anaesthesia* 1989; **44**: 994–6.

35 Kanto J, Gepts E. Pharmacokinetic implications for the clinical use of propofol. *Clin Pharmacokinet* 1989; **17**: 308–26.

36 Moerman AT, Struys MM, Vereecke HE, *et al.* Remifentanil used to supplement propofol does not improve quality of sedation during spontaneous respiration. *J Clin Anesth* 2004; **16**: 237–43.

37 Gibiansky E, Struys MM, Gibiansky L, *et al.* AQUAVAN injection, a water-soluble prodrug of propofol, as a bolus injection: a phase I dose-escalation comparison with DIPRIVAN (part 1): pharmacokinetics. *Anesthesiology* 2005; **103**: 718–29.

38 Struys MM, Vanluchene AL, Gibiansky E, *et al.* AQUAVAN injection, a water-soluble prodrug of propofol, as a bolus injection: a phase I dose-escalation comparison with DIPRIVAN (part 2): pharmacodynamics and safety. *Anesthesiology* 2005; **103**: 730–43.

39 Silvestri GA, Vincent BD, Wahidi MM, *et al.* A phase 3, randomized, double-blind study to assess the efficacy and safety of fospropofol disodium injection for moderate sedation in patients undergoing flexible bronchoscopy. *Chest* 2009; **135**: 41–7.

40 Abouzgheib WB, Littman J, Pratter M, Bartter T. Efficacy and safety of dexmedetomidine during bronchoscopy in patients with moderate to severe COPD or emphysema. *J Bronchol* 2007; **14**: 233–6.

41 Berkenbosch JW, Graff GR, Stark JM. Safety and efficacy of ketamine sedation for infant flexible fiberoptic bronchoscopy. *Chest* 2004; **125**: 1132–7.

42 Callahan CW. Chloral hydrate and sleep deprivation for sedation during flexible fiberoptic bronchoscopy. *Pediatr Pulmonol* 1997; **24**: 302.

43 Rademaker AW, Kellen J, Tam YK, *et al.* Character of adverse effects of prophylactic lidocaine in the coronary care unit. *Clin Pharmacol Ther* 1986; **40**: 71–80.

44 DiFazio CA. Local anesthetics: action, metabolism, and toxicity. *Otolaryngol Clin North Am* 1981; **14**: 515–19.

45 Langmack EL, Martin RJ, Pak J, *et al.* Serum lidocaine concentrations in asthmatics undergoing research bronchoscopy. *Chest* 2000; **117**: 1055–60.

46 Stolz D, Chhajed PN, Leuppi J, *et al.* Nebulized lidocaine for flexible bronchoscopy: a randomized, double-blind, placebo-controlled trial. *Chest* 2005; **128**: 1756–60.

47 Mainland PA, Kong AS, Chung DC, *et al.* Absorption of lidocaine during aspiration anesthesia of the airway. *J Clin Anesth* 2001; **13**: 440–6.

48 Hasmoni MH, Abdul M, Harun R, *et al.* Randomized-controlled trial to study the equivalence of 1% versus 2% lignocaine in cough supression and satisfaction during bronchoscopy. *J Bronchol* 2008; **15**: 78–82.

49 Frey WC, Emmons EE, Morris MJ. Safety of high dose lidocaine in flexible bronchoscopy. *J Bronchol* 2008; **15**: 33–7.

50 Anon. National Institutes of Health workshop summary. Summary and recommendations of a workshop on the investigative use of fiberoptic bronchoscopy and bronchoalveolar lavage in individuals with asthma. *J Allergy Clin Immunol* 1985; **76**: 145–7.

51 Anon. Workshop summary and guidelines: investigative use of bronchoscopy, lavage, and bronchial biopsies in asthma and other airway diseases. *J Allergy Clin Immunol* 1991; **88**: 808–14.

52 Day RO, Chalmers DR, Williams KM, *et al.* The death of a healthy volunteer in a human research project: implications for Australian clinical research. *Med J Aust* 1998; **168**: 449–51.

53 British Thoracic Society guidelines on diagnostic flexible bronchoscopy. *Thorax* 2001; **56** (Suppl. 1): i1–21.

54 Ameer B, Burlingame MB, Harman EM. Systemic absorption of topical lidocaine in elderly and young adults undergoing bronchoscopy. *Pharmacotherapy* 1989; **9**: 74–81.

55 Berger R, McConnell JW, Phillips B, *et al.* Safety and efficacy of using high-dose topical and nebulized anesthesia to obtain endobronchial cultures. *Chest* 1989; **95**: 299–303.

56 Efthimiou J, Higenbottam T, Holt D, *et al.* Plasma concentrations of lignocaine during fibreoptic bronchoscopy. *Thorax* 1982; **37**: 68–71.

57 Loukides S, Katsoulis K, Tsarpalis K, *et al.* Serum concentrations of lignocaine before, during and after fiberoptic bronchoscopy. *Respiration* 2000; **67**: 13–17.

58 Sucena M, Cachapuz I, Lombardia E, *et al.* [Plasma concentration of lidocaine during bronchoscopy]. *Rev Port Pneumol* 2004; **10**: 287–96.

59 Shelley MP, Wilson P, Norman J. Sedation for fibreoptic bronchoscopy. *Thorax* 1989; **44**: 769–75.

60 American Society of Anesthesiologists Task Force on Sedation and Analgesia by Non-Anesthesiologists. Practice guidelines for sedation and analgesia by non-anesthesiologists. *Anesthesiology* 2002; **96**: 1004–17.

61 Miner JR, Heegaard W, Plummer D. End-tidal carbon dioxide monitoring during procedural sedation. *Acad Emerg Med* 2002; **9**: 275–80.

62 Franchi LM, Maggi JC, Nussbaum E. Continuous end-tidal CO2 in pediatric bronchoscopy. *Pediatr Pulmonol* 1993; **16**: 153–7.

63 Taher MA, Kamash FA, Al-Momani JA. End-tidal carbon dioxide monitoring during flexible fiberoptic bronchoscopy. *Pak J Med Sci* 2006; **22**: 149–53.

64 Bahhady IJ, Ernst A. Risks of and recommendations for flexible bronchoscopy in pregnancy: a review. *Chest* 2004; **126**: 1974–81.

65 Djukanovic R, Wilson JW, Lai CK, *et al.* The safety aspects of fiberoptic bronchoscopy, bronchoalveolar lavage, and endobronchial biopsy in asthma. *Am Rev Respir Dis* 1991; **143**: 772–7.

66 Humbert M, Robinson DS, Assoufi B, *et al.* Safety of fibreoptic bronchoscopy in asthmatic and control subjects and effect on asthma control over two weeks. *Thorax* 1996; **51**: 664–9.

67 Hehn BT, Haponik E, Rubin HR, *et al.* The relationship between age and process of care and patient tolerance of bronchoscopy. *J Am Geriatr Soc* 2003; **51**: 917–22.

68 Voyagis GS, Dimitriou V. Remifentanil vs. fentanyl during rigid bronchoscopy under general anaesthesia with controlled ventilation. *Eur J Anaesthesiol* 2000; **17**: 404–5.

69 Hwang J, Jeon Y, Park HP, *et al.* Comparison of alfentanil and ketamine in combination with propofol for patient-controlled sedation during fiberoptic bronchoscopy. *Acta Anaesthesiol Scand* 2005; **49**: 1334–8.

70 Vincent BD, Silvestri GA. An update on sedation and analgesia during flexible bronchoscopy. *J Bronchol* 2007; **14**: 173–80.

第 6 章

可弯曲支气管镜培训

Momen M. Wahidi, Navreet Sandhu Sindhwani, Scott L. Shofer, Ali I. Musani

引言

学习医学操作是一个相对复杂的过程,与医学生的学习能力、导师教学能力、导师和医学生之间的交互关系以及医疗操作本身复杂的程度有关。需要学习的内容不仅仅包括导师教授的经验性内容,医学生还需掌握操作适应证、禁忌证,知晓操作风险和获益等相关知识。在熟练掌握医学操作后,继续理论和实际操作的学习,及时更新知识必不可少,从而有助于保证操作的融会贯通。

支气管镜是常用检查, 在美国每年大约完成500 000 例次支气管镜检查[1]。其中大部分支气管镜检查都是由肺科医师完成的,也有的由外科医师、麻醉医师和介入医师操作完成。

在美国,专科住院医师在完成内科实习医师规范化培训后,需再接受 2~3 年的肺科专科医师培训,才有资格接受支气管镜操作的培训。目前采用的支气管镜培训方法仍以传统的"师父带徒弟"的方法,即所谓"看一个操作,做一个操作,教一个操作"。

在 19 世纪末,Flexner 的报告给医学生的毕业后继续教育带来了重大变革[2],Flexner 倡导医学生毕业后继续教育应把患者关爱和科学研究结合在一起,但当美国一些大型医学中心在科学研究和科研基金上初见成效时,给临床医师的压力则倾向于增加临床收入方面了,所以从事医学教育的受训者(专科住院医师)在花费大量时间诊治患者的同时还会陷入"发表还是毁灭"的状态中。故近期,限定工作时间的限制的

方案已在实施。

本章中,我们将讨论支气管镜操作的培训和考核的方法,探索并分析采用仿真模型开展支气管镜培训的方法。

支气管镜操作培训模式

目前尚无已发表的支气管镜培训指南,培训方式采用师父带徒弟的方法,即学生通过观察导师的操作来学习,即所谓"看一个,做一个,教一个"的教学理念。在这种模式中,学生可以通过观察操作了解其基本概念,然后在导师的指导下直接通过给患者实施操作来磨炼自己的技能。学生在给患者实施操作之前没有额外的操作培训和评估。这样的培训方式优点在于学生可以在经验丰富的导师指导下一对一地学习技能操作,但是缺点也很多,包括培训中心之间的培训方法不统一,获取技能知识主观评价不同,对个别患者增加了不必要和过度的操作。

在过去的十年中,一些研究提供了一些关于支气管镜操作的培训线索。Haponik 等于 1998 年在美国胸科医师协会举办的支气管镜技术临床应用手把手培训班上对专科医师开展了一项问卷调查,旨在了解一些有关支气管镜培训的情况。调查发现大多数专科医师都是通过导师的个人指导获取支气管镜培训的相关知识[3]。

最近的一项对 87 名肺科专科医师培训中心负责人的调查问卷显示,所有中心都配备了专科医师支气管镜操作培训纲要,包括开展了某些动物实验形式的

支气管镜培训和机械通气训练，但是仅有 31 个中心采用了模型开展支气管镜培训教学[4]。这项研究证实，虽然所有中心都有相关的培训纲要，但在大多数培训中心，对于支气管镜操作技能的训练都是在"工作中"开展的。

在一项类似研究中，Pastis 及其团队调查了多个肺科培训中心对肺科专科医师开展有关诊断和治疗性支气管镜培训的种类和数量情况，发现每个中心之间的差别很大[5]。在接受调查的 17 种支气管镜操作中，只有 3 种操作在大多数接受调查的培训中心符合美国专业技能协会设定的专科医师操作培训数量的标准[1]。

目前，评价受训者的支气管镜操作水平基于两点：受训者本人总共实施支气管镜操作数量和导师对他们的全面评价。肺科专科医师培训计划中要求受训者最少实施的支气管镜操作数不低于 50 例次[6]。虽然对于某些学员而言 50 例次的操作数量已经足够，但并非所有学员都有这样的能力。但基于数量的支气管镜培训并不能准确地反映学员掌握操作相关理论知识的能力。

支气管镜培训的扩展工具

适用于支气管镜培训的工具，包括无生命的气道模型，分离和保存完整的动物肺脏，活体动物和气道仿真电脑软件[7-14]。但是上述培训工具都没有被广泛采用。

应用模型开展训练是一种有效的教学方法，模型可以模拟各种真实互动的场景，从而避免使用动物。在其他行业，如航空业，操作失误会导致严重的后果，往往很大程度上依赖模型开展训练（http://www.faa.gov/education_research/training/）。

在支气管镜培训中用到的模型可以分为两类：低保真度、无生命的机械性气道模型和高保真度、计算机辅助电子模拟模型[10]。

低保真模型由开模具生成的中空气道形状的气管支气管树构成，模具精确到第一亚段支气管结构（图 6.1）。对于初学者而言，这是一个用于建立肌肉记忆、提高手眼协调性的最佳工具。

高保真模型是一种电脑程序控制的模型，采用了与电子游戏相类似的技术。高保真模型由专用支气管镜、机器人接口装置和带有显示屏的电脑（图 6.2）构成。专用支气管镜从塑料材质的面部插入后，电脑显

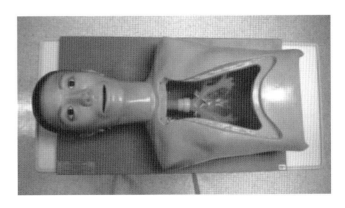

图 6.1 支气管镜教学用的低保真度的机械性气道模型。（见彩插）

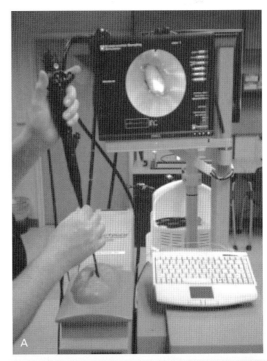

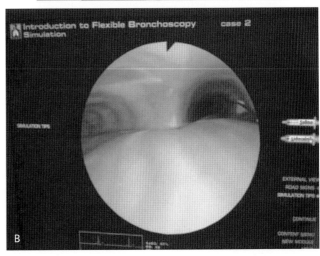

图 6.2 基于电子计算机的高度仿真支气管镜教学培训模型。（见彩插）

示三维立体的气道内重建图像。机器人接口装置定位感知支气管镜插入并产生相应的阻力来模拟实际支气管镜操作,电脑显示屏上会同步显示"患者"的呼吸和咳嗽。系统会模拟各种不同的场景,操作者可以选取不同模块开展操作训练,诸如常规支气管镜气道检查、困难气管插管、腔内肿瘤的活检和刷检或采用经支气管针吸活检采样肿大淋巴结。计算机软件还配备了针对不同操作的监测和评价模块,如操作耗时统计、利多卡因应用总量统计、碰壁次数、进入叶段数和对目标淋巴结采样的阳性率统计。

基于模型开展医学技能和手术操作培训的相关文献众多,很多文献报道了采用模型对受训学员开展操作培训的高效性和高性价比,也提高了患者的舒适性和安全性[15-18]。

1999 年,高保真仿真支气管镜模型的文献被首次报道,Nielsen 兄弟推出了具有三维图像仿真和力反馈技术的具有真实支气管镜操作手感的模型[19]。2001年,基于该仿真模型高效开展教学培训的文章被报道,Colt 及其团队报道了 5 名支气管镜初学者,接受了 4 小时高保真仿真支气管模型训练,然后由他们继续在模型上独立练习操作 4 小时并收集相关技能评价的数据,结果显示练习了 8 小时后的初学者组在灵巧度、速度和准确性方面与对照组(操作例数在 200 例以上的有经验的支气管镜操作者)相当[9]。Ost 等将高保真仿真支气管模型用作评价工具来区分不同操作水平的支气管镜操作者,研究发现,大于 500 例次支气管镜操作数的专家级支气管镜操作者操作水平要好于操作数量为 25~500 例次的中等级别支气管镜操作者,后者的操作水平要好于初学者[13]。

近期本章作者(MMW)发表了第 1 篇有关支气管镜培训的前瞻性、多中心的基于教学指标和干预的队列研究,研究对象是刚入院的肺科专科住院医师[20],分成两组展开培训,培训时间从 2006 年 7 月 5 日至 2008 年 6 月 30 日,采用以下方法评价支气管镜操作技术和知识:①支气管镜技术和经验评估表(BSTAT),一种客观的支气管镜技术评价量表,得分为 0~24 分;②多选题考试。

第 1 组学员接受现行的多中心统一的支气管镜培训方案,第 2 组学员则接受模型培训以及在线支气管镜培训课程。参与学习的学员在操作了 50 例支气管镜检查后技能水平有了显著性提高,这个数字以前也被认为是获得支气管镜操作技能的操作数量。采用了支气管镜模型培训教学干预的学员,支气管镜检查技能明显提高,平均 BSTAT 具有显著的统计学差异($P<$ 0.05)。而在线培训课程对提高理论笔试成绩没有帮助,当然参与在线培训课程的学员依从性较低。

综上所述,基于模型的支气管镜培训可以极大地提高操作技能,对于个体化学习,重复训练,反馈并修正操作技能非常有益,且具有环保、无需老师亲临指导等优点。模型培训有助于支气管镜培训的标准化,也是一个有效的评估操作技能的工具。

人体操作培训前准备

支气管镜核心培训课程包括培训教材、经典综述或论著、内镜图册和病例讨论。请教资深支气管镜专家和访问下述的非营利的支气管镜培训网站(www.bronchoscopy.org)是获得最有价值的支气管镜临床应用知识的最佳途径,培训网站包括 6 个模块,每个模块都设有支气管镜知识的互动式问答版块。

学员应充分掌握支气管镜操作的适应证、禁忌证、并发症的预防和处理、操作者的防护和器械的正确使用方法。还需掌握支气管镜操作中相关局麻药物和镇静药物的副反应,掌握心肺复苏的抢救方法和仪器使用。

在开始支气管镜操作前,学员应熟悉气管镜的各个构成部件,如软镜操作手柄、控制杆、吸引阀、工作孔道、光源和光学器件。了解支气管镜的消毒清洁方法和避免支气管镜的损害也同样重要,虽然医师们不必自己去清洗支气管镜,但掌握相关知识同样也可以预防医源性感染的并发症,具体可参见美国胸科医师协会(ATS)以及美国支气管病和介入肺脏病学会(AABIP)关于防治可弯曲支气管镜相关感染的共识[21]。

以下三个操作支气管镜的基本动作,对于支气管镜初学者而言非常重要,必须反复练习:

1.单手操作支气管镜,使之向前推进和向后撤回;

2.操作支气管镜手柄控制杆,使支气管镜插入部活动;

3. 通过旋转手腕来使支气管镜插入部同步向左或向右转动。

第 1 个动作比较简单,不需要太多练习。第 2 个动作需要在握住支气管镜手柄的同时,学会调整控制杆:支气管镜插入部会向预想方向反方向活动,即下压控制杆,支气管镜插入部向上弯曲(跖曲),上推控制杆,支气管镜插入部向下弯曲(背屈),见图 6.3。第 3 个动作容易犯错,特别是对于支气管镜初学者,操作者应该握住手柄,通过旋转手腕来实现支气管镜向左或向右旋转,同时需保持镜身垂直,不要让支气管镜弯曲接近患者的鼻子和嘴,这样非常容易造成支气管镜扭曲而损坏。

循序渐进式地开展支气管镜练习,是支气管镜医师基础网站(http://www.essential-bronchoscopy.org)上力推的培训模式,这种培训方式可以增强支气管镜初学者手眼的协调性(图 6.4),在增强肌肉的记忆性的同时,有利于阶梯式的学习过程。另外,各级别的支气管镜培训模型有利于培训,学员可以先从练习支气管镜如何通过口腔或鼻腔到达喉部开始,然后练习探测中央及叶段气道直至 8 级支气管或更复杂的支气管镜插入。

近期文献和上述内容都证实,在对患者开展支气管镜操作之前先开展支气管镜模型训练,有利于加快学员获取支气管镜操作技能的速度,值得推荐。

人体支气管镜操作培训

在准备充分之后(见上节),学员可以开始在人体上开展支气管镜检查,但在此之前,学员必须全面掌握支气管镜相关操作的适应证,仔细分析有无相对和绝对禁忌证,掌握术中不良事件的处理和后续治疗方案(如随访,介入放射操作或手术)。学员应该在操作前和患者一起深入讨论上述所有的问题,部分知情同意必须用最简单的医学术语和患者交流,以便患者容易理解。

在支气管镜操作之前,学员必须仔细阅读患者的影像学资料,制订一条支气管镜到达目标病灶的理想路线,并决定最佳的采样方法。一个操作的小窍门是将 CT 图像水平翻转过来阅读,使其符合支气管镜检

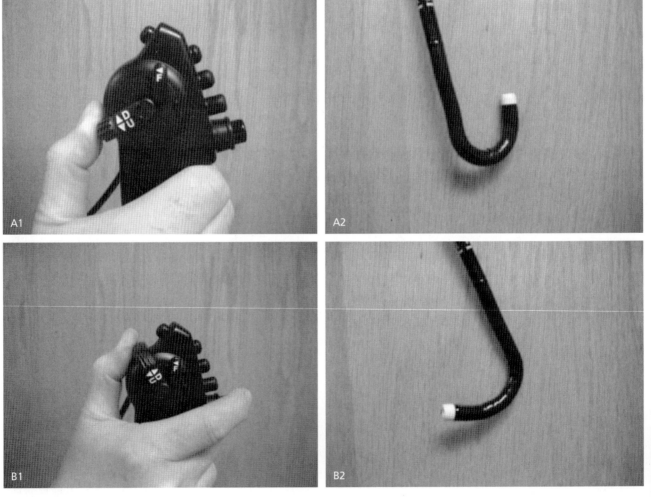

图 6.3　支气管镜的控制杆移动方向与实际支气管镜插入部尖端活动方向正好相反。(A)上抬操纵杆使得插入端向下活动。(B)下压操纵杆使得插入端向上活动。

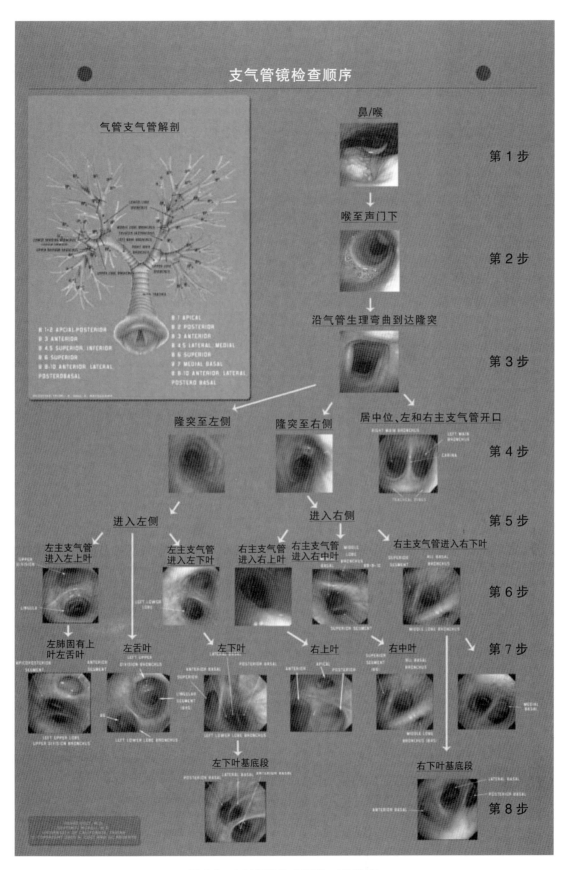

图 6.4　支气管镜检查顺序。（见彩插）

查的方向,即 CT 图像的左、右方向和支气管镜检查时左、右方向一致,即所谓"支气管镜操作者视角",尤其对于支气管镜初学者,沿着支气管腔内进入,通过各级分支容易到达目标病灶,有利于定位。

操作可弯曲支气管镜既可以选择用左手持镜也可用右手持镜,但对大多数支气管镜操作者而言,左手持镜操作比右手好,一部分原因可能是可弯曲支气管镜的发明人,日本的 Shigeto Ikeda 医师他本人是左利手者,但对大多数(90%)右利手而言,选择左手持镜可以腾出右手握持操作活检钳或其他的配件设备,从而通过支气管镜工作孔道更好地完成内镜手术操作[22]。当然,支气管镜操作者左右手都能操纵支气管镜最为理想,这样可以根据具体的内镜诊治计划选择用左手或右手握持操作支气管镜。

同样,支气管镜操作者相对患者的最佳站位也有争论,有些选择站在仰卧位患者后方开展支气管镜操作,另外一些则选择与半卧位患者面对面操作。采用前者,比较容易检查支气管树的前壁和叶段支气管的前段,而选择后者则容易检查支气管树的后壁和叶段支气管的后段。当然,支气管镜操作者能够掌握两种站位开展操作更好,可以根据具体患者选择站位的方式。

在学习各种支气管镜相关操作的过程中,应该首先掌握如何操作支气管镜和识别支气管解剖结构。应该重点学习如何将支气管镜居中进行操作,避免碰伤支气管壁以及如何探查能到达的所有段及亚段支气管分支。支气管镜操作医师应该比普通医师更加精通各级支气管段及亚段的解剖结构,而对气道分支解剖结构的理解仅仅停留在支气管镜"吸痰"水平是完全不够的。一位有经验的支气管镜操作医师能从患者支气管树影像学资料中精确地定位出病灶所在的亚段支气管。在我们的内镜中心,我们要求呼吸科专科住院医师(包括高年资医师)在给患者行支气管镜检查过程中能够按顺序背诵出每一级段支气管分支,这样辅导老师可以及时纠正错误。

在学习了支气管镜操控技术和支气管树解剖结构后,可以进一步学习略复杂的采样技术,如学习支气管腔内活检术、经支气管肺活检术和经支气管针吸活检术等。

在完成操作后,需学习如何正确标注标本标签和书写操作记录,一份包括支气管镜操作检查和取样的全过程描述的支气管镜诊疗报告,可以作为与患者的主管医师交流的依据,并为患者后续诊疗提供重要参考。

执业医师操作技能的维持和获取

大多数内容已经在前面相关支气管镜培训章节讨论过了,但美国执业医师们常常会遇到一些有关培训认证的问题,包括如何在医院内获得保持现有的操作技能和学习新操作的资格认证。

全美国的各级医疗机构都有资格认证的责任,各个医疗专业技术协会常常在专业内共识的基础上制订标准来帮助医院完成认证过程。如美国胃肠病和外科协会拥有制订胃镜和肠镜资格认证标准的特权[23]。2003 年,美国胸科医师协会(ACCP)制订了各种介入呼吸病操作的最小数量值用以操作技能资格认证,如:累计操作 TBNA 至少 25 例次才能被认定具备独立行使该操作的能力,而保持这项操作能力则需要每年 10 例次的 TBNA 操作[1]。这些准则的制订依据的是行业专家的建议,而不是依据统计学数据或患者的阳性结果。

对于新医疗技术操作,实施培训和资格认证过程更具挑战性[24]。近期的支气管腔内超声就是一个典型的实例,支气管腔内超声技术借助超声的实时引导可以对纵隔结节穿刺取样,敏感性和特异性分别为 93% 和 100%[25]。相对而言,医师们可以通过专业的操作技能授课和手把手训练模块掌握新技术的基础理论知识和基本操作方法。然后,可以选择在开展超声支气管镜检查数量较多的中心接受短期高强度的培训以增进操作技能,也可请教经验丰富的操作医师或相关学科的相关人员(如有资质的能行食管超声胃镜的介入胃肠病医师),以及邀请有经验的操作医师来现场指导操作。但鉴于众多美国的法律和行政管理制度限制了美国医师在其他医院开展医疗操作培训的资质,上述这些方式都不易实施。资格认证的最终目标是优化医师的操作技能和为患者提供优质服务。我们需要开展更多的研究来验证模型训练在操作技能培训及评价考核中的有效性。模型训练纳入资格认证的评价体系,尤其对于复杂操作而言,有利于医师学习医疗新技术。

结论

支气管镜是呼吸病专科医师主要的诊断和治疗

呼吸系统疾病的工具。虽然师父带徒弟的模式仍然是
目前开展支气管镜培训的主要方法。但个体化、交互
式、系统化的开展可弯曲支气管镜培训非常有价值，
我们仍需要在培训中不断创新教学方法，以确保受训
学员提高临床技能，提供高质量的医疗服务。

有证据表明，基于培训模型的支气管镜操作训练
可以提高学习支气管镜操作技能的速度，确保操作的
安全性，从而避免了以往必须用患者练习和弥补了床
边教学的不足。

（黄海东 译）

参考文献

1 Ernst A, Silvestri GA, Johnstone D. Interventional pulmonary procedures: Guidelines from the American College of Chest Physicians. *Chest* 2003; **123**: 1693–717.

2 Cooke M, Irby DM, Sullivan W, Ludmerer KM. American medical education 100 years after the Flexner report. *N Engl J Med* 2006; **355**: 1339–44.

3 Haponik EF, Russell GB, Beamis JF, *et al.* Bronchoscopy training: current fellows' experiences and some concerns for the future. *Chest* 2000; **118**: 625–30.

4 Lucarelli MR, Lucey CR, Mastronarde JG. Survey of current practices in fellowship orientation. *Respiration* 2007; **74**: 382–6.

5 Pastis NJ, Nietert PJ, Silvestri GA, Variation in training for interventional pulmonary procedures among US pulmonary/critical care fellowships: a survey of fellowship directors. *Chest* 2005; **127**: 1614–21.

6 Torrington KG. Bronchoscopy training and competency: how many are enough? *Chest* 2000; **118**: 572–3.

7 Blum MG, Powers TW, Sundaresan S. Bronchoscopy simulator effectively prepares junior residents to competently perform basic clinical bronchoscopy. *Ann Thorac Surg* 2004; **78**: 287–91.

8 Chen JS, Hsu HH, Lai IR, *et al.* Validation of a computer-based bronchoscopy simulator developed in Taiwan. *J Formos Med Assoc* 2006; **105**: 569–76.

9 Colt HG, Crawford SW, Galbraith O, 3rd. Virtual reality bronchoscopy simulation: a revolution in procedural training. *Chest* 2001; **120**: 1333–9.

10 Davoudi M, Colt HG. Bronchoscopy simulation: a brief review. *Adv Health Sci Educ Theory Pract* 2009; **14**: 287–96.

11 Di Domenico S, Simonassi C, Chessa L. Inexpensive anatomical trainer for bronchoscopy. *Interact Cardiovasc Thorac Surg* 2007; **6**: 567–9.

12 Moorthy K, Smith S, Brown T, *et al.* Evaluation of virtual reality bronchoscopy as a learning and assessment tool. *Respiration* 2003; **70**: 195–9.

13 Ost D, DeRosiers A, Britt EJ, *et al.* Assessment of a bronchoscopy simulator. *Am J Respir Crit Care Med* 2001; **164**: 2248–55.

14 Rowe R, Cohen RA. An evaluation of a virtual reality airway simulator. *Anesth Analg* 2002; **95**: 62–6.

15 Martin M, Vashisht B, Frezza E, *et al.* Competency-based instruction in critical invasive skills improves both resident performance and patient safety. *Surgery* 1998; **124**: 313–7.

16 Scott DJ, Bergen PC, Rege RV, *et al.* Laparoscopic training on bench models: better and more cost effective than operating room experience? *J Am Coll Surg* 2000; **191**: 272–83.

17 Sedlack RE, Kolars JC, Alexander JA. Computer simulation training enhances patient comfort during endoscopy. *Clin Gastroenterol Hepatol* 2004; **2**: 348–52.

18 Seymour NE, Gallagher AG, Roman SA, *et al.* Virtual reality training improves operating room performance: results of a randomized, double-blinded study. *Ann Surg* 2002; **236**: 458–63; discussion 463–4.

19 Bro-Nielsen M, Tasto JL, Cunningham R, Merril GL. PreOp endoscopic simulator: a PC-based immersive training system for bronchoscopy. *Stud Health Technol Inform* 1999; **62**: 76–82.

20 Wahidi MM, Silvestri GA, Coakley RD, *et al.* A prospective multi-center study of competency metrics and educational interventions in the learning of bronchoscopy among starting pulmonary fellows. *Chest* 2010; **137**: 1040–9.

21 Mehta AC, Prakash UB, Garland R, *et al.* American College of Chest Physicians and American Association for Bronchology [corrected] consensus statement: prevention of flexible bronchoscopy-associated infection. *Chest* 2005; **128**: 1742–55.

22 Gildea TR, Mehta AC, The flexible bronchoscope: which hand should hold it? Pro: right hand. *J Bronchol* 2003; **10**: 315–19.

23 Wexner SD, Eisen GM, Simmang C. Principles of privileging and credentialing for endoscopy and colonoscopy. *Surg Endosc* 2002; **16**: 367–9.

24 Ost D, Eapen GA, Jimenez CA, Morice RC. Improving procedural training and certification in pulmonary medicine. *Chest* 2010; **137**: 6–8.

25 Gomez M, Silvestri GA. Endobronchial ultrasound for the diagnosis and staging of lung cancer. *Proc Am Thorac Soc* 2009; **6**: 180–6.

第 7 章

可弯曲支气管镜的适应证和禁忌证

Robert F. Browning Jr，J. Francis Turner Jr，Ko-Pen Wang

引言

自 1897 年 Killian 引进支气管镜以来，其作用与地位与日俱增，随着不断与其他新技术发展融合，逐渐形成了一门独立的医学应用技术[1]。硬质支气管镜最早在可视状态下，应用于气管及支气管近端检查以及去除气道异物[2]。1964 年，Shigeto Ikeda 教授发明了享誉全球的可弯曲支气管镜的原型机。随着町田和奥林巴斯公司制造原型机的不断成功，第 7 代支气管镜样机在 1966 年完成并首次应用于临床[3,4]。在 Ikeda 教授不断指导和技术改良下，支气管镜技术较 Killian 时代已不可同日而语。这些新手段能让支气管镜医师更加清晰地观察肺上叶及下叶远端支气管。新型纤维支气管镜清晰度高，也更易于被患者接受，不需要全身麻醉，同时还可作为门诊患者的常规诊疗措施。

随着可弯曲支气管镜下操作技术的发展，气道内病变组织可在内镜下进行活检取材[5,6]。王氏穿刺针甚至能够在气管支气管树可视状态下进行管壁外病变的细胞学和组织学穿刺活检[7,8]。

随着诊断性可弯曲支气管镜技术的广泛应用，我们必须牢记医学教父之一的希波克拉底（公元前 460~370 年），他曾建议使用芦苇杆缓解患者的窒息状况。而内镜技术的根本是对患者呼吸系统疾病进行积极治疗，因此可弯曲支气管镜在治疗中的应用得以飞速发展。本章旨在阐述目前在可弯曲支气管镜实际应用中的适应证和禁忌证，适应证和禁忌证来源于患者的症状、体征和影像学资料，也是支气管镜医师在患者就诊时得到的第一手资料（表 7.1）。

咳嗽

咳嗽是评价患者存在肺部基础疾病的重要症状。尽管由于咳嗽而应用支气管镜的高频率和低收益率曾被认为这是一项过度检查，然而，我们仍建议对存在以下表现的患者进行直接的肺部评估检查[9,10]。无免疫缺陷且胸部 X 线检查正常的患者，其急性咳嗽通常变化快，可不考虑支气管镜检查。然而，对于 CD4 计数低（<200/mm³）的免疫缺陷患者而言，即使其胸片正常，若无法进行诱导痰检查，仍需考虑施行支气管镜检查[11]。对于症状持续 3~8 周和 8 周以上的亚急性和慢性咳嗽[12]，应根据患者的年龄、家族史、危险因素以及伴随症状进行评估，判断咳嗽是否为严重疾病的先兆。对于亚急性和慢性咳嗽的免疫缺陷患者，在针对常见病因如上气道咳嗽综合征、哮喘、非哮喘性嗜酸性粒细胞性肺炎、胃食管反流（GERD）给予经验性治疗后，可进行支气管镜检查，用于评估一些罕见病因[12]。即使是免疫功能正常的患者，其慢性咳嗽仍可能作为某些严重疾病的早期表现。21%~87% 的支气管恶性肿瘤患者初始症状为慢性咳嗽，而 70%~90% 的患者在整个病程中均有该症状[13]。使用支气管镜检查对鼻后滴漏、哮喘和 GERD 治疗后进行评估，能成功明确大部分原因未明的慢性咳嗽的病因[14]。

因此，我们建议胸片提示肺内局灶性病变、咯血、局限性哮鸣音的急性咳嗽患者，或需明确诊断的免疫缺陷的急性咳嗽患者，应早期进行支气管镜检查。对

表 7.1　支气管镜的诊断适应证

恶性病变
　支气管恶性肿瘤诊断
　支气管恶性肿瘤分期
　恶性肿瘤治疗后和(或)纵隔镜术前再分期
　痰细胞学异常
　恶性肿瘤治疗后随访复查
　头颈部恶性肿瘤患者的评估
　食管癌患者的评估
　纵隔肿瘤
　纵隔肿块
感染
　复发或难治性肺炎
　免疫功能不全患者的肺内渗出性病变
　空洞样病变
不明原因的肺不张
间质性肺病
咯血
不明原因的慢性咳嗽
局限性哮鸣音
喘鸣
异物吸入
胸部外伤
　挫裂伤或穿透伤
　化学性损伤
　烧伤(烫伤)
不明原因的胸腔积液
肺移植患者术后评估
气管插管
　确认气管插管位置
　评估气管插管相关损伤
　确认经气管氧气导管的位置
气管、支气管狭窄
声音嘶哑或声带麻痹
上腔静脉综合征
瘘管
　支气管-胸膜瘘
　气管、支气管-食管瘘
　气管、支气管-主动脉瘘
难治性气胸
气管、支气管、细支气管吻合术后评估
支气管造影

于慢性咳嗽或咳嗽加重且特征改变、戒烟后无改善以及需要明确病因的患者，我们建议行痰细胞学检查、普通光支气管镜检查,若条件允许亦可行荧光支气管镜检查[15-17]。

哮鸣音

虽然哮鸣音在哮喘患者中多见,但其鉴别诊断仍复杂多变且十分广泛。非哮喘患者出现哮鸣音或对支气管扩张剂疗效不佳时,需要进行全面的检查以评估哮鸣音的真正病因,包括能够直视上下气道的支气管镜检查。有时"并非所有哮鸣音都是哮喘"仍然是个难题。此类情况下的鉴别诊断包括异物、气管畸形、由肿块引起的外源性或内源性阻塞、血管畸形或气管支气管狭窄性病变[18-22]。

胸片检查和流量-容积肺功能检查可以为鉴别诊断提供线索[23]。然而,如果诊断仍不明确,可借助于光学纤维支气管镜(FOB),能直接检查气道,寻找气道阻塞性病变。出现局限性哮鸣音的阻塞性病变可在胸片上提示局部肺透亮度增加,需要使用支气管镜进行相关评估检查。此外,支气管镜也是去除气道阻塞的主要治疗工具。

喘鸣

喘鸣是一个提示上气道阻塞乃至危及生命的重要征象,需要尽快明确病因。导致喘鸣的病因繁多,可根据发病年龄将其归类[23]。在婴幼儿和儿童中,鉴别诊断包括会厌炎、喉炎、喉畸形、喉乳头状瘤、喉气管裂、会厌下血管瘤、肺动脉悬带、无名动脉异常和气管异物[25,26]。而在成人患者中,需考虑以下诊断,急性双侧声带麻痹、快速进展的气管病变、纵隔或食管病变引起的外源性气道压迫、风湿性疾病引起的环杓关节异常、韦格纳肉芽肿、感染或急性喉头水肿[25,27]。放射影像学检查应同时包括颈部和胸部。颈部软组织 X 线检查或 CT 可协助诊断会厌炎或咽后脓肿。正确的可视化上气道检查能明确诊断,部分情况下尚能给予治疗,如解除阻塞性病变或去除气道异物。在实施内镜术之前,内镜医师应确保有足够的设备器械和能力在紧急情况下行气管插管或气管切开术。

声音嘶哑和声带麻痹

许多声音嘶哑或声带麻痹的患者往往首诊五官科医师而不是胸科医师。导致声带麻痹的病因有很多,由于有些侵袭病变通常定位于胸部,因此很有必要就诊胸科医师[28]。在一项为期20年的声带麻痹病因的回顾性综述研究中,Terris等发现36%的病因是新生物[29],其中55%是肺癌。当患者病史、体格检查和影像学检查均无法明确诊断时,应使用内镜,能使20%的患者明确诊断[29]。由于左侧喉返神经在胸腔内行走,因此可被左侧肺门病变所累及,该部位病变可经支气管针吸活检确诊。而右侧喉返神经仅在病变扩展至右侧颈部时才会被累及。

吸入性损伤

吸入性损伤可由吸入蒸汽或高温空气、浓烟、毒性气体造成,可以导致毁灭性的损伤,当患者同时存在皮肤烧伤和吸入性损伤时,死亡率可高达30%~90%[30]。仅仅依据临床标准,如面部或口咽部烧伤,碳质痰液产生、哮鸣音、声音嘶哑或鼻毛烧焦,很容易造成大部分患者的误诊[31,32]。热灼伤可表现为喘鸣,同时伴有声音嘶哑和吞咽困难。面部烧伤、口咽部水肿或碳质痰液都是热灼伤或浓烟吸入的警示症状,提示患者必须行气道评估措施。早期的放射检查对于气道黏膜损伤的诊断十分困难且敏感性差。有报道提示10例烧伤患者使用CT仿真气管镜可明确诊断吸入性损伤,但其作用是否等同或优于支气管镜尚未可知[33]。支气管镜可作为明确气道黏膜炎症和水肿的早期评估手段之一。急性浓烟吸入损伤的患者,应使用纤维支气管镜快速明确早期炎症病变、溃疡或喉部肿胀[34],也可同时行气管插管,为便于插管操作可借助于纤维支气管镜[35]。后者还能协同组织学诊断,帮助判断疾病预后[36,37]。急性损伤能引起严重的气道水肿、红斑和黏膜塌陷。亚急性损伤能造成黏膜坏死和出血性气管支气管炎,而慢性损伤可导致瘢痕形成和气道狭窄、肺不张以及肉芽组织形成。损伤慢性期行支气管镜活检可提示闭塞性毛细支气管炎性改变[25]。因此,使用支气管镜能评估气道损伤情况,及时做出早期诊断并根据结果快速给予对症治疗,包括应用糖皮质激素、湿化空气、抗生素治疗和解除气道阻塞。

碳氧血红蛋白暴露于毒性物质、燃烧后产生的氨气、氮气、二氧化硫和氯气的接触均可引起气道损伤[38]。由工业事故和战争造成的化学泄漏亦是引起肺损伤的潜在危险因素。Freitag等报道了他们对21例在20世纪80年代伊朗-伊拉克战争时期吸入芥子毒气(二氯二乙硫醚)及其他吸入毒气引发肺损伤的伊朗士兵的诊疗经验[39]。在气道损伤急性期,使用支气管镜评估其受损程度并去除气道内的烧焦和坏死物。这些患者分泌了大量的浓稠痰液,在虚弱状态下无法自行咳出。后期的气道狭窄和肉芽组织形成使经支气管镜有创治疗显得尤为重要[39]。

咯血

咯血是肺部疾病的常见症状,可表现为少许痰中带血,也可表现为每日100~600 mL的大咯血[40]。其常见病因为支气管炎、肺不张和肺癌,咯血也是支气管镜检查的第二大常见适应证[9,41-43]。消化道出血、咽部出血、鼻腔出血和肺内出血的鉴别是非常重要的[44]。对于持续性出血、出血速度快或量大、存在恶性病变可能的情况下均应使用可弯曲支气管镜检查,并仔细查找出血原因。若支气管镜应用得当,能定位到75%~93%病例的出血部位[45]。细支气管镜能对远端支气管树进行彻底排查[46]。如果初始检查无法明确诊断,很有必要在咯血期复查支气管镜。虽然早期(48小时内)支气管镜检查较晚期诊断性更强,但具体的检查时机对患者总体处理是否有影响尚无定论[47-49]。通常CT检查是诊断出血的第一步。如果扫描图像上存在局部异常,CT能快速确定病变部位。但如果CT扫描提示弥漫性出血,那就不能区分该出血是病灶出血后蔓延导致还是弥漫性肺泡出血(DAH)。尽管缺乏正式研究予以佐证,我们的经验认为咯血的原因和部位对于患者处理至关重要。因此,我们赞成早期使用支气管镜进行评估检查。

在大咯血中,硬质气管镜和可弯曲气管镜的作用存在争议,但并没有两者头对头的比较研究。大多数情况下,大咯血最大的威胁是血液凝结致严重阻塞气道。硬质支气管镜吸引能力强,镜下能使用较大的器械工具,能有效地控制气道通气,并可直接对出血部位进行填塞。而对于已使用带气囊的气管插管患者,可弯曲支气管镜也可通过插管处理小气道[50]。

同时可应用肾上腺素、凝血酶或 Fogarty 气囊进行止血[51,52]。此外,一些新设备,如氩等离子凝固技术,也被用以控制咯血,还可同时治疗恶性气道阻塞[53]。最后,对咯血的处理还依赖于支气管镜医师所接受的培训、器械工具的适用程度和出血量。

除了上述所提到的诸多症状之外,当患者出现阳性体征或影像学检查结果提示适合行支气管镜检查时,均可进行内镜检查。

上腔静脉综合征

纵隔病变能影响静脉回流,造成上腔静脉综合征。此时可使用支气管镜行经气管或支气管针吸(TBNA)活检该部位肿块或肿大的淋巴结。取样时,应明确该部位大血管的解剖学定位。另外,在进行任何有创操作评估上腔静脉综合征前,需首先排除血管异常。抗生素治疗期间出现上腔静脉综合征主要与恶性病变相关[54],但也不能排除良性疾病。因此,在给予此类患者治疗之前,必须有明确的病理诊断。支气管镜活检术能确诊 60%~70% 的病例[55,56],这对于有巨大纵隔肿块的患者至关重要,因其可避免不必要的全麻开胸手术及相关脱机拔管困难[57]。

纵隔肿块

对于纵隔肿块的评估,支气管镜的使用能让患者避免有创的纵隔镜手术。由于该操作能安全地在门诊开展,诊疗费用亦随之下降,传统和超声引导经支气管针吸活检都能取得并诊断纵隔肿块[8,58]。可弯曲支气管镜对麻醉医师同样重要,其能协助对上纵隔肿块患者行局麻下气管插管[59]。先前的指南提示对于纵隔肿块患者需术前行直立和卧位流量容积肺功能检查,现已证实其对危险分层和手术规划并无帮助[60]。

间质性肺病

表现为间质性肺病的疾病种类繁多[61]。同样的,支气管镜在这些疾病中的评估作用也多种多样。支气管肺泡灌洗(BAL)用于研究特发性肺间质纤维化(IPF)中引发炎症反应的细胞类型和数目[62,63],并能明确表

面活性蛋白异常在家族性间质性肺疾病继而发展为慢性肺损伤中的作用[64]。

支气管镜下行 BAL 和活检能诊断的疾病包括结节病、癌性淋巴管炎、嗜酸性粒细胞性肺炎和肺泡蛋白沉着症。当 BAL 中发现存在非常规肺内物质或细胞时,其临床诊断倾向于组织细胞增多症 X、肺泡蛋白沉着症、石棉肺和铍肺[65-68]。此外,不同炎症细胞计数亦有助于非 IPF 间质性肺病间的鉴别诊断。结节病、铍肺、过敏性肺炎、结核以及真菌感染中辅助 T 细胞/抑制 T 细胞比例发生变化[69,70]。值得注意的是,辅助 T 细胞/抑制 T 细胞之比并不常用于临床检查。在特发性肺纤维化、胶原性血管病、肺沉着病和闭塞性毛细支气管肺炎中可发现中性粒细胞水平增高[71,72]。在慢性嗜酸性粒细胞肺炎和 Churg-Strauss 综合征中嗜酸性粒细胞水平增高[73,74]。富含脂质的巨噬细胞提示患者有胺碘酮接触史,而含铁血黄素巨噬细胞提示出血综合征[61]。值得一提的是,虽然文献中有大量文字描述 BAL 在间质性肺病中的作用,但它对疾病预后或治疗的作用并不十分清楚[75,76]。支气管镜下经支气管肺活检能诊断间质性肺病,尤其针对外科手术肺活检有禁忌证的患者。然而,由于经支气管肺活检取得的组织块相对较小,往往不能明确诊断,只能协助鉴别诊断,因此外科手术肺活检仍然是诊断的金标准[77-79]。

感染

肺炎对于胸科医师而言是一种常见疾病,通常是经验性或根据痰培养结果给予抗感染药物。社区获得性肺炎的影像学转归取决于患者的年龄及其是否合并基础性肺病。总体而言,73% 的患者可在 6 周内完全缓解[80]。而当肺炎复发或未吸收缓解时,则有必要行支气管镜检查[81]。Feinsilver 等分析了 35 例未吸收肺炎患者,阐述了可弯曲支气管镜在其中的作用[82]。如果要诊断一个特殊性肺炎患者而不是社区获得性肺炎,那么可弯曲支气管镜的确诊率为 85.7%(12/14)。在 23 例行非诊断性支气管镜检查的患者中,有 21 例诊断为社区获得性肺炎,提示非诊断性支气管镜具有高阴性预测值。当患者存在炎性渗出 30 天以上、多叶而非单叶或局灶渗出,年龄低于 55 岁时,支气管镜能协助给出一些特殊的诊断[82]。高于 55 岁或存在免疫系统缺陷(慢性阻塞性肺病、酗酒和糖尿病)的患者肺炎转

归较慢[82]。因此,在此类患者中支气管镜检查应晚些实施。

免疫抑制患者易罹患多种病原体相关的机会性肺炎。Huang 等回顾分析了支气管镜在诱导痰无法确诊的患者中的作用。研究提示在 50.5% 的气管镜检查中,64% 的病例得以早期诊断或唯一诊断为肺结核[83]。支气管镜下 BAL 能安全快速地提供下呼吸道标本。在获得性免疫缺陷患者中,主要感染病原体是卡氏肺孢子菌,同时行 BAL 和经支气管肺活检,其敏感性达到近 100%[84]。在一项 100 例免疫缺陷患者的研究中,Martin 等确诊 33% 的机会性感染,避免了开胸肺活检[85]。通过涂片、染色和单克隆抗体检测方法,能快速筛查肺泡灌洗液中的病原体。如果初步结果为阴性,则有必要在数小时内行开胸肺活检。因此,即便 BAL 阴性也不会耽误开胸肺活检术来明确病因。

可弯曲支气管镜在评估危重患者的发热和肺内浸润渗出过程中非常重要[35,86,87]。在 ICU 住院患者中肺炎最为常见,机械通气患者 1 个月内发生肺炎的风险高达 60%[88,89]。呼吸机相关性肺炎(VAP)严重危及机械通气 ICU 患者的生命,因此精准及时的诊断对于降低死亡率至关重要。一些国家指南推荐一旦怀疑下呼吸道感染,应立即获取标本,并在革兰染色和细菌培养结果出来之前行经验性抗生素治疗[87]。通过纤维支气管镜 BAL 是获取下呼吸道标本的常用方法,能直接观察气道状况并及时清除残留分泌物。对于危重癌症患者,尤其对于那些中性粒细胞减少的患者,有必要行经支气管镜 BAL 和经支气管肺活检以明确诊断[87,90,91]。对凝血功能障碍或血小板减少的正压通气患者,支气管肺泡灌洗操作更为安全[92]。

空洞样肺内病变的诊断对胸科医师来说是一项巨大挑战。虽然多数情况下由感染所致,但恶性肿瘤的发生率也可达 7.6%~17%[93]。因此,支气管镜检查对于表现为肺内空洞样病变的患者是否存在肿瘤非常必要。Sosenka 和 Glassroth 对疑似存在恶性肿瘤的患者进行评估,结果提示良性空洞性病变多见于高热、白细胞增高和全身症状明显且有吸入性高危因素的患者[93]。58% 的支气管恶性肿瘤患者能通过支气管镜确诊,另外 16% 的患者可通过其他相关检查得以确诊。除了评估空洞病变的良恶性,支气管镜还能收集到标本进行病原体检查。另有报道提示通过经支气管置入引流导管能成功地开展肺部脓肿内引流[94-96]。

肺不张

在放射检查异常的患者中,最常使用支气管镜确诊肺不张[97]。顽固性肺不张可提示存在支气管内病变导致阻塞后肺实变,这种情况下应做内镜检查进行评估和治疗。Su 等报道的 54 例行支气管镜检查的肺不张患者中,35 例(65%)发现支气管内肿物,8 例(15%)存在气管黏膜异常,另外 4 例(7%)发现其气道管腔缩小、受压或狭窄[97]。

可弯曲支气管镜亦能治疗肺叶萎陷或肺不张的重症患者。Hasegawa 等研究发现 27% 的肺不张和痰液阻塞患者需行紧急支气管镜检查[98]。存在神经肌肉基础疾病的患者,例如脊髓损伤或格林巴利综合征,通过支气管镜去除气道内残留的分泌物后能得到显著改善[99]。总之,开展可弯曲支气管镜检查能有利于机械通气患者脱机、改善氧合(44%)、X 线片改善(58%)以及临床症状显著缓解(41%)[100-102]。因此,推荐对于那些胸科治疗后无改善或危及生命的全肺不张的大面积肺叶萎陷或不张的患者实施支气管镜术[35]。

胸腔积液

胸腔积液通常使用胸腔引流、闭式胸膜活检、胸膜腔镜或视频辅助胸腔镜术(VATS)进行诊断[103]。目前对于胸腔镜下胸膜活检的广泛应用成为继支气管镜检查之后的另一最佳选择。半硬质胸腔镜(Olympus™ LTF)和 Abram 活检针联合应用能显著提高检出敏感性(81% 比 62%),观察胸膜情况更加清晰,有助于查找出引起复杂胸腔积液的病因[104]。大部分原因未明的胸腔积液,其恶性来源可能性高[105],尤其对于那些咳嗽、咯血或胸片提示合并肺内病变的患者,这种情况下应使用纤维光学支气管镜。Change 和 Perng 对 140 例胸腔积液患者行胸腔引流、闭式胸膜活检和支气管镜检查[106]。三项检查联合应用可确诊 100 例患者(77%)。胸腔引流和(或)胸膜活检可确诊 68 例。余下的 32 例患者通过支气管镜确诊。胸腔积液患者如合并咯血或胸片提示肺实变,则支气管镜诊断阳性率更高。事实上,支气管镜检查较胸水检查应用更频繁[106]。

胸部创伤

胸部常受到各种各样的创伤。物理性创伤分为肺挫裂伤或穿透伤。对于胸部重大创伤(肺挫裂伤和穿透伤)行支气管镜检查,能进一步评估气道的损伤情况[107,108]。Hara 和 Prakash 在一项回顾性研究中提示,使用支气管镜检查的 53 例胸部外伤患者中,有 28 例(53%)可明确诊断[109]。由于忽视了高位气道损伤而导致了部分患者死亡,因此有学者建议所有的胸部创伤患者均应行支气管镜检查[110-112]。在胸部创伤患者中行可弯曲支气管镜检查可同时发挥诊断和治疗的双重作用。可弯曲支气管镜检查能直接观察气道和声带情况,尤其针对颈部严重外伤者。评估多发伤患者时,如出现颈部或胸骨骨折、纵隔气肿和持续性胸腔闭式引流管漏气等情况提示存在潜在的气道损伤可能,必须考虑行可弯曲支气管镜检查。

支气管镜除了对创伤患者进行早期评估,还能诊断和处理创伤后并发症,包括误吸和黏液阻塞。

肺移植

随着肺移植患者术后生存率的提高,患者的术后管理对胸科医师也是一项严峻的考验。移植患者更易发生支气管吻合瘘、排异反应、感染和闭塞性毛细支气管炎等相关并发症。支气管镜对于评估气道并发症和鉴别排异反应或感染非常重要[113-115]。虽然外科技术的发展降低了吻合口瘘发生的风险,但在持续胸导管漏气患者中仍需使用支气管镜检查吻合口情况。肺移植患者还可并发缝合部位肉芽组织增生而阻塞气道。支气管镜检查能避免此类现象的发生并提供治疗(如气道支架植入或缝合部位肉芽组织激光切除)[113-116]。肺移植患者的排异反应和感染的临床表现和影像学表现非常相似。由于两者的治疗方法截然不同,因此必须行支气管镜下肺活检将二者区分开[113-115,117]。闭塞性细支气管炎,表现为新发或进展的气道阻塞或限制性通气功能障碍,显著影响肺移植患者的长期生存。然而,明确这些并发症,仍需通过支气管镜下肺活检取得组织标本而明确病理诊断[118]。

支气管造影

支气管镜和 CT 检查问世之前,广泛使用支气管造影来明确气道解剖结构。现在,三维重建 CT 和仿真气管镜替代了支气管造影。然而,实时气道内支气管造影仍然有助于定位局灶性空洞和病变。Ono 等应用此项技术,通过可弯曲支气管镜在选择性支气管造影术下对肺外周病变进行造影标记[119]。通过联合使用双铰链刮匙的映射技术,Ono 在 46 例首次行支气管镜的患者中,确诊了 41 例肺外周病变患者(89%),在行二次气管镜术后 45 例患者得以确诊(98%)[119]。

肺部结节

肺外周病变不能直接通过支气管镜发现。结节部位、大小和支气管镜技术应用在此类疾病中的诊断至关重要。直径<2cm 的结节诊断阳性率为 30%,而直径>4cm 的结节可达 80%[120-124]。随着影像学先进技术的广泛应用,如超声内镜,通过超声探头探及直径<2cm 的肺内小结节高达 69%[125]。远离肺门的肺外周 1/3 的小结节诊断阳性率低于中央型病变[126]。直观地看,这也似乎说得过去,尽管一些经验丰富的支气管镜医师认为这取决于结节与气道的毗邻位置以及探头的拐弯角度和转向。活检和诊断工具常常难以触及位于上叶尖段和下叶背段的病灶。肺外周结节合并气胸的风险高,尤其在使用超声探头检测时。常规超声定向探头,电磁导航支气管镜(ENB)探头,引导鞘管和经支气管穿刺针往往难以在气道内进行大幅转向。双平面或 C 型臂 X 线透视机引导下经支气管肺活检曾作为肺外周病变的标准活检方式,但是经过近十年的发展,越来越多的实践和研究证实,使用新兴技术如支气管超声径向探头、CT 透视、CT 引导、仿真气管镜(VB)、电磁导航支气管镜(ENB)或以上技术联合应用较单纯使用 X 线透视有更高的诊断阳性率[125,127-129]。

活检工具类型在诊断方面也发挥重要作用。许多工具均可用于活检,例如活检钳、毛刷、穿刺针、带针刷和刮匙。其他较少使用的如导管吸引活检[130]。如果使用细胞刷对外周病灶取材,应在经支气管活检前使用,可防止毛刷上附带血液而污染气道[121]。有些学者建议使用 100~200mL 生理盐水行 BAL,相较于刷检而言,外周病灶诊断阳性率更高[131,132]。带针刷同时具有穿刺针和细胞刷的优点,相较其他技术而言,其诊断阳性率最高[133]。使用超细 FOB 可提高外周病灶经支气管活检的阳性率,包括内径 1.8~2.2mm 的标准支气管镜可探及远至 10~12 级的小支气管[134]。虽然无法通过超细支气管镜获得标本,但在可视状态下能提高活检的成功率。肺外周结节应用 TBNA 较标准经支气管活检更佳[135,136]。在活检钳、灌洗和刷检基础上联合应用 TBNA 能将诊断阳性率从 48% 提高到 69%[135]。

肺内肿块和纵隔腺瘤

肺癌是美国死亡率最高的恶性疾病。最近一项北美气管镜医师调查显示,因其发病率高,胸部影像提示的肺部肿块成为支气管镜检查中最常见的手术适应证[9]。支气管镜医师认为,病灶可分为中央型和周围型[137]。中央型肿块及其对中央气道的影响,如外压性阻塞,可直接在支气管镜下观察发现。通过活检钳容易取到气道内 3~4 块组织标本进行病理学检查[138,139]。根据不同的细胞学类型,中央型病变使用活检钳可达到 55%~85% 的确诊率[137]。支气管壁上的平坦病灶可使用带针椭圆形活检钳取得标本[137]。中央型病灶的灌洗和细胞刷检标本可用于行细胞学检查。支气管灌洗的细胞阳性率可达 62%~79%[140-142]。如要收集支气管灌洗标本,为提高灌洗液细胞数,通常建议其在病变活检后实施[140],阳性检出率为 62%~79%[140-144]。同样的,也可以在活检后使用细胞刷,其刷检阳性率为 62%~78%[140,141,145-148]。TBNA 更常用于黏膜下病变或气管外压性病变,也推荐应用于坏死或出血性病变[153,154]。适当快速的标本准备可提高 TBNA 的诊断阳性率。TBNA 最重要的作用是肺癌分期,如下文所述,它可对肺门或纵隔淋巴结行针吸活检[151,155,156]。

Shure 和 Fedullo 使用 TBNA 联合灌洗、活检和刷检能将中央型气道病变的阳性率提高至 97%[157]。Dasgupta 等对 55 例黏膜下或管腔外病变患者进行前瞻性研究,比较 TBNA 单独或联合传统灌洗、刷检和活检的阳性检出率,后者的阳性诊断率达 96%,而单独使用 TBNA 达 95.6%[158]。而无论病灶大小,经皮肺活检的阳性率是经支气管肺活检的 2 倍[124,137]。可弯曲支气管镜能直接检查气道,但仅能发现 3.5% 的肺癌[48]。

然而,可弯曲支气管镜与经皮肺活检相比,其并发症明显降低(0.01% 比 32%~36%)[129,132,159]。

王教授等前瞻性研究了 329 例中央型和周围型病变患者使用 TBNA 或经胸壁针吸穿刺(TTNA)的诊断情况[160]。TBNA 确诊良恶性疾病达 68.1%。有纵隔病变患者的阳性诊断率达 89.3%,外周病变且无纵隔异常的阳性诊断率为 45.6%。TTNA 在纵隔病变患者中确诊率为 83.3%,在肺内病变患者中为 66.7%。该研究证实对胸部中央型病变患者,TBNA 优于 TTNA。对于无纵隔或肺门累及的患者,还是应首选 TBNA,因其与 TTNA 相比,TBNA 确诊率更高、并发症更低且能在可视中央气道中排除其他病变。

在痰液中找到可疑或恶性细胞的患者需行诊断性支气管镜检查,目前已不推荐使用痰细胞学检查作为肺癌筛查方法。但由于其无创价廉的优点,仍不失为肺部疾病的一种检查手段[161]。痰检阳性但胸片正常的患者行支气管镜检查意义不大[162],可先从口腔、咽部、喉部进行逐步排查,若结果为阴性,再行支气管镜检查。若未发现大气道内病变,则应检查各个段及亚段支气管,同时在各个部位收集细胞学标本。Lam 等对 82 例有石棉或石油接触史的患者行自发性荧光支气管镜检查(AFB),结果提示:对于中重度不典型增生和原位癌,普通白光支气管镜(WLB)和自发性荧光支气管镜的诊断敏感性分别为 86% 和 52%;特异性分别为 79% 和 81%[163]。Nakhosteen 和 Khanavkar 研究显示自发性荧光支气管镜诊断不典型增生和原位癌的敏感性是 WLB 的 2.6 倍[164]。

可弯曲支气管镜和 TBNA 的联合应用除了可诊断支气管肺癌之外,还能对疾病进行诊断分期。如果对疑似支气管肺癌病灶拟手术治疗,确诊之前应明确病灶分期。这在临床可疑肺实质肿块为恶性病灶以及存在肺门或纵隔淋巴结肿大时非常重要。此类情况下,应对肿大的淋巴结行经气管或支气管针吸和针刺活检,操作中注意勿触碰到肺实质病灶,以免恶性细胞污染气管镜。若不慎取到肺实质病灶,则病灶中的恶性细胞可能混入淋巴结的活检标本中。患者可能因此被认为无法手术而剥夺了其潜在的治愈可能性。Shure 和 Fedullo 研究了使用 TBNA 活检隆突下淋巴结在临床分期为 I 期肺癌患者中的应用[152]。TBNA 可明确 69% 的患者,由于其病灶无法切除而避免了后续行开胸分期手术的可能[152]。总而言之,对于病灶侵犯纵隔而无法手术的患者,有 50% 可采用 TBNA 进行术前分期[165]。TBNA 敏感性为 50%,

特异性为 96%，准确率为 78%[165]。通过额外的影像引导技术，如在支气管腔内超声（EBUS）、CT、X 线透视、仿真气管镜和电磁导航支气管镜的方法下行 TBNA，可提高阳性诊断率。凸面探头（CP）或线性 EBUS-TBNA 可将其敏感性、特异性和准确率分别提高至 95%、100% 和 97%[166,167]。尽管有这些先进技术，如果 TBNA 为阴性，仍考虑行纵隔镜或纵隔手术。

使用支气管镜对肺癌治疗后患者疗效的评估和再分期尤为重要。影像学检查如 CT、PET 常规用于支气管肺癌的随访复查。然而，气道内有病变的患者，初始治疗前应用支气管镜检查与 CT 一样能帮助进行疗效评估。Parrat 等研究显示，相比 99% 的患者使用 CT 行肿瘤疗效评估，86% 的患者使用支气管镜评估[168]。然而，同一研究提示，与气管镜直视及活检评估疗效相比，88 例患者中有 33 例（37.5%），其 CT 检查要么高估要么低估了疗效。因此，可弯曲支气管镜和 CT 在评估化疗疗效中的作用可互补。早期曾接受纵隔镜或纵隔手术的患者，常常需要对治疗期间治疗后纵隔异常病变或进展进行诊断。由于复查纵隔镜在技术层面上难以实现，特别是在纵隔放疗之后，因此常使用 TBNA 作为最佳的纵隔病变分期方法。

由于存在共同的危险因素，头颈部肿瘤患者常存在呼吸消化系统的多个肿瘤[169,170]。因此推荐所有头颈部肿瘤患者在首发病变确诊时以及确诊后两年使用内镜筛查[171]。全内镜筛查包括头颈部检查、食管镜和支气管镜，检查结果可使多脏器肿瘤的发生确诊率提高 2.5 倍[171]。

由于食管与气道毗邻，食管癌常累及气道，其侵犯程度直接影响手术指征。Choi 等对 525 例行支气管镜的食管癌患者进行研究，发现 91 例（17.3%）累及气道，另 87 例（16.6%）直接侵犯至呼吸道黏膜[172,173]。尽管有明确的手术指征，但支气管镜对于气道正常或单纯性外压无明显侵犯的患者评估仍存在一定缺陷。7% 的"正常"患者和 20% 的"外压"患者在术中被发现病灶侵犯呼吸道（62%）。

转移性肿瘤常累及肺脏，因此行支气管镜检查非常重要。Argyros 和 Torrington 在一项 111 例转移性肿瘤研究中发现，44 例（39.6%）患者在支气管镜下存在异常[174]。而出现咳嗽、咯血、胸痛以及局限性哮鸣音或干啰音的患者更可能在支气管镜下发现异常[174,175]。此外，如果胸片提示肺不张，则支气管镜下也很容易发现病变[174]。恶性肿瘤转移至气道内多见于肾细胞癌、腺癌、黑色素瘤、肉瘤、Kaposi 肉瘤和淋巴瘤[174]。

支气管镜治疗

如前所述，希波克拉底最早使用内镜是为了缓解病痛。该作用在 1897 年得以扩展，Gustov Killian 报道在检查气管支气管树时取出了一枚气道骨性异物[1]。在新纪元，我们使用支气管镜亦是为了解除病痛。可弯曲支气管镜的引进大大扩展了支气管镜在临床操作中的作用。表 7.2 列举了支气管镜在治疗方面的应用。通常情况下，支气管镜可同时发挥诊断和治疗作用。可弯曲支气管镜的治疗作用将在以后的章节中详细阐述，下文中仅做简要说明。

误吸异物的去除

首次支气管镜的使用即为了去除异物[1]。支气管镜在这方面继续发挥着重要作用，使患者避免接受创

表 7.2　支气管镜治疗适应证

肺部清洗
去除异物
去除气道内组织阻塞
恶性病变
近距离放疗
激光治疗
冷冻治疗
高频电刀/氩等离子凝固
光动力治疗
非恶性病变
支架植入
支气管肺泡灌洗
囊肿吸引
纵隔囊肿
支气管囊肿
脓肿引流
肺不张
瘤内注射治疗
胸部创伤
支气管镜下支气管胸膜瘘封堵术
保持气道通畅（填塞止血）
科研指征
支气管肺减容术
基因治疗
支气管热成形术

伤较大的外科手术。青少年和成年患者能提供可靠的异物吸入史,然而也有部分成人或儿童无法清楚地提供吸入病史。Pasaoglu 等报道,822 例儿童中仅有 48% 能说出明确的吸入史[176]。不透射线的物体在胸片上显示为肺内阴影,但可穿透射线的物体常表现为正常胸片或局部透亮度增高、浸润或肺不张[176]。我们传统上首选硬质支气管镜,因其在 85% 的情况下能成功取出异物。然而,可弯曲支气管镜也能达到类似效果,且并发症和死亡率更低[178,179]。培训新手肺科医师使用硬质支气管镜往往经验不足,导致异物的取出更多地依赖于可弯曲支气管镜,其探查外周病变更有优势,也适用于颈部不适或使用机械通气的患者。多种夹取异物工具适用于可弯曲支气管镜,如异物网篮、三指异物钳、支气管球囊和冷冻探针,均可成功取出异物。如果异物吸入时间较长,则会被增生的肉芽组织包绕,此时,为找到异物需谨慎清除肉芽组织。

肺部清洗

肺部清洗可能是最常用的支气管镜治疗方式,适用于由各种原因引起的咳嗽机制受损或气道灼伤导致的支气管内膜塌陷[180]。通常需要有大口径工作孔道的支气管镜去除分泌物。术中应时刻警惕防止因清除分泌物和黏液而发生医源性感染。

高频电刀和氩等离子凝固

支气管镜除了作为激光和放疗导管的传送工具,它还能传送电力进行电灼。由电流产生的热能发挥作用,其应用模式可呈接触式或非接触式。传统的接触式电刀已在外科手术中应用数十年,通过多种辅助器械在可弯曲支气管镜介导下实施。近期新兴的另一项可弯曲支气管镜下治疗方法是氩等离子凝固(APC),通过电离氩产生电流作用于病灶,多用于支气管腔内凝血和支气管腔内病变或肿瘤组织碾压处理的非接触式治疗方法[181]。与激光比较,电刀对支气管黏膜表面作用更强,价格更低且手术时间更短[182]。尽管电刀、激光、电灼和 APC 手术降低了穿透气管壁的风险,但它们仍可能引起气道内燃烧。因此在使用热治疗时,吸氧浓度必须低于 0.4 FiO$_2$。高频电刀或 APC 治疗前应将气道内可燃物质取出(如气管内套管、硅酮支架、覆膜支架),以免发生气道内燃烧。由于 APC 是通过喷射氩离子携带的电流作用于腔内病变,因此有报道称在 APC 治疗过程中会发生气体栓塞和气管壁穿孔[183]。动物实验提示气体流速水平与气体栓塞发生密切相

关,但仍需进一步研究明确最佳的气体流速,将风险降至最低[184]。

冷冻治疗

尽管支气管镜冷冻治疗在 19 世纪 70 年代已经问世[185],但它的应用仍十分受限。与激光治疗和近距离放射治疗相比,存在较大争议。支持者认为其比较安全,因为不存在气管壁穿透和支气管内燃烧的风险,对术中吸氧流量没有限制,不伤害操作者视力,费用也相对较低[186,187]。此外,软骨、结缔组织和纤维组织可耐受冷冻治疗,而黏膜、肉芽组织和肿瘤组织则较为敏感,因此它能选择性破坏异常组织[188]。反对者则认为冷冻治疗常需要多次行支气管镜才能去除组织坏死物,大大延长了治疗后所预期的气道充分开放的时间[189]。Mathura 等研究了 22 例经可弯曲支气管镜介导下行冷冻治疗的患者[190],其中,20 例存在支气管恶性病变导致腔内阻塞,2 例肺移植患者术后出现气道狭窄。所有治疗在患者镇静状态下于气管镜室内实施。18 例患者的腔内恶性病变被完全去除,其中 2 例出现支气管痉挛,但后续处理相对容易。研究亦提示冷冻治疗对于无法手术的气管腔内肿瘤十分有效,包括早期使用冷冻探针即可帮助气道再通[191]。就像我们在上节中提到的异物去除部分,可弯曲冷冻探针也可用于去除腔内大血块或黏液栓。

激光光凝术

内镜下行激光治疗的适应证和禁忌证取决于阻塞病灶的解剖学特点和临床症状[192](表 7.3)。

激光治疗能快速解除阻塞性病变,保持管腔再通,从而保证远端肺组织的通气和阻塞性肺炎的引流。激光的止血作用能缓解气管内出血性肿瘤患者的

表 7.3　激光治疗的禁忌证

解剖禁忌	临床禁忌
无腔内病变的外压性阻塞	待手术切除
病变侵犯大血管(如肺动脉)有窦道形成可能	预后差,缓解症状无望
病变侵犯食管有窦道形成可能	无法行清醒镇静或全身麻醉
病变侵犯纵隔有窦道形成可能	凝血功能障碍
	完全阻塞超过 4~6 周

Table courtesy of: Turner JF, Wang KP. Endobronchial laser therapy. *Clin Chest Med* 1999; 20: 107‑22.

症状。有报道提示激光治疗可改善 79%~92% 患者的气道通畅情况[19-195]。激光治疗仅适用于管腔内的可见病变,而不适用于管腔外的巨大肿块。这些管腔外肿瘤可行辅助放射治疗,通过外照射放疗或在支气管镜介导下行近距离放疗。气管再通后可植入气管支架以防再次阻塞。由于腔内病灶易复发,因此需多次行激光治疗。激光治疗的并发症包括低氧血症、出血、邻近结构穿孔和管腔内器械着火[190,196]。激光疗法可用于一些少见的良性气道阻塞性病变,效果较为显著。气管内的良性肿瘤如支气管肺错构瘤,使用激光治疗可以避免创伤更大的外科手术[193,194,197]。其他可使用激光光凝术治疗的良性气道阻塞性病变包括主气管肉芽肿(瘢痕性肉芽肿)、气管狭窄(气管插管后损伤)、气管淀粉样变、梅毒树胶肿、骨化性气管支气管病[193,194,198]和支气管胸膜瘘封堵[199,200]。

光动力治疗

光动力治疗需要注射血卟啉衍生物作为光敏剂,在支气管镜介导下,激光可活化血卟啉衍生物继而导致组织坏死。光动力治疗适用于无法手术但急需处理的早期肺癌或无法手术需行姑息治疗的支气管肿瘤[201,202]。另外,光动力治疗在控制气管乳头状瘤方面也有显著疗效[203]。Abramson 关于光动力治疗喉气管支气管乳头状瘤的前瞻性研究提示年轻患者的气道内息肉增生率降低[204],50% 的患者疾病缓解期达1 年[205]。治疗相关并发症包括暴露于光线导致的皮肤晒伤、咯血和坏死组织脱落阻塞气道。近十多年来,光动力治疗用于姑息治疗无法手术的气道内肿瘤,但近来研究提示单独使用光动力治疗或联合胸壁外放射治疗能够成功治愈一部分患者[206-210]。

近距离放射治疗

良恶性肿瘤或其他良性病变导致的气道阻塞常需要紧急处理,而支气管镜则充当了这样一种能够介导局部治疗的特殊媒介。巨大的气道内恶性肿瘤可根据肿瘤特点和以往治疗方案有多种处理方式。腔内可见的肿瘤仅是冰山一角,黏膜下和肺实质肿瘤负荷更大,因此胸壁外照射是首选的治疗方式。然而,当危及到邻近组织而无法行胸壁外放疗时,可选用近距离放疗。高剂量组(>10Gy/h)和低剂量组(<2Gy/h)都有 60%的临床症状缓解率,并可持续数月[201]。Paradelo 等在支气管镜介导下对阻塞气道的恶性肿瘤内植入放射性粒子,结果提示 34 例患者中有 30 例症状明显改善

(88%)[211]。其中,24 例患者中有 22 例影像学改变得以改善或稳定(92%)[211]。近距离放射治疗的并发症包括坏死性空洞、瘘管形成和出血[212]。近期有不少无法手术的恶性肿瘤植入放射性粒子治疗成功的病例,它作为近距离放射治疗的另一种形式,可更精确地传送照射剂量,也可减少并发症的发生率[213]。

支气管肺泡灌洗术

众所周知,支气管肺泡灌洗术(BAL)具备诊断作用, 特别在肺部感染性病变或弥漫性病变中广泛使用,同时也能在支气管镜介导下发挥治疗作用。对于肺泡蛋白沉着症患者,BAL 能同时进行诊断和治疗。通过分析灌洗液能明确诊断, 并避免了开胸肺活检。治疗上,灌洗能直接去除肺泡内沉积的磷脂[214,215]。约2/3 的患者需要行肺灌洗, 将近 50% 的患者仅需要单次治疗,剩余患者则需要多次灌洗[215,216]。BAL 禁忌证较少,包括 $FEV_1<1L$、哮喘中度气道阻塞、难以纠正的高碳酸血症和低氧血症、严重心律失常、血流动力学不稳定或存在出血倾向[217]。

囊肿引流

支气管囊肿的诊断和治疗都十分困难,常见于健康无症状的患者。通常在病理确诊后或囊肿压迫邻近结构时需行外科手术。然而,也有报道提示通过经支气管针吸即可成功确诊,同时行囊肿减压[218,219]。

肺脓肿引流

肺脓肿常用抗生素和适当引流治疗,后者包括胸部物理方法和体位引流。上述引流方法无效可考虑外科介入[220,221]。而使用支气管镜不仅能够取得病原学培养标本,还能有效引流空洞[94,222]。在少部分患者中通过支气管镜放置引流管获得了良好的效果[95,223]。不仅能避免外科手术,还能解决支气管镜术操作结束拔除导管时可能发生的引流不当[95]。留置导管不仅能常规用于患者的脓液引流, 还能在自发引流结束后冲洗空腔。引流时需警惕脓液遗漏于气道内。

支架

上述所提及的解除气道阻塞的方法中,大多数仅适用于腔内病变。在气道外源性受压或气道软骨环缺失时,植入气管支架能保证气道通畅。另外,支架还应用于肺袖状切除术后或肺移植术后气道狭窄的患者[116,224,225]。可弯曲支气管镜或硬质支气管镜介导下均

可实施支架植入术[226,227],相关讨论在本书的后续章节中会详细阐述。

球囊扩张

长久以来良恶性病变导致气道狭窄和中心阻塞的扩张术在硬质支气管镜下进行[201,228,229]。可弯曲支气管镜介导下也可使用高效的球囊扩张。Hautmann 等报道了 78 例总共接受了 126 次扩张术的气管支气管恶性疾病患者。球囊扩张的适应证包括有症状的气管支气管狭窄(呼吸困难或喘鸣)、复发性肺炎、肺不张、分泌物潴留或肺脓肿。2 例肺脓肿患者的肺不张、肺炎和呼吸困难的改善率分别为 62%、92% 和 37%。其并发症包括可危及生命的咯血和无需特殊处理的少量出血。可弯曲支气管镜介导下行球囊扩张和激光治疗可成功应用于良性喉-气管狭窄(LTS)患者,避免了气管手术,而且对于大多数患者而言仅需单次治疗[231]。球囊扩张术在评估气道可膨胀金属支架植入中也不可或缺[232]。扩张常用器械包括标准型可弯曲支气管镜、8~16F 的球囊导管和 2.5~4.0cm 长的球囊[233]。

瘘

瘘是气道及其周围结构之间形成的通道。支气管胸膜瘘是最常见的瘘,通常发生于手术后。支气管胸膜瘘也常见于肺结核、肺炎、肺气肿和肺脓肿患者[234,235]。位于气道近端的瘘管可以直接观察到,而在可弯曲支气管镜介导下检查位于远端的瘘管是非常困难的。此时应系统地对各个段及亚段支气管进行球囊充气检查。如果球囊充气后气体泄漏减少,则能确认瘘管所在亚段[234,236]。一旦确认瘘管位置,可通过支气管镜用多种组织封堵器或气管活瓣封堵瘘口[234,237-240]。

气管食管瘘可以是先天性的,而更多的是与成人气道消化道肿瘤及其治疗不当有关。其常见的症状是咳嗽,尤其在进行吞咽动作或卧位时可诱发[241]。通过支气管镜能发现 83% 的气管食管瘘[241]。支气管镜除了能诊断气管食管瘘,还能联合食管镜行术前评估检查、制订手术方案。

主动脉支气管瘘少见但常危及生命。常用的处理方法是主动脉修复手术[242]。梅毒、动脉粥样硬化动脉瘤以及结核浸润至主动脉壁患者均可能发生主动脉支气管瘘。主动脉造影往往不能显示瘘管。Graeber 等报道只有 1/5 的主动脉造影有阳性发现[242]。支气管镜能诊断 50% 的病例(14 例中有 7 例确诊)[243]。支气管镜医师必须知晓主动脉支气管瘘患者行支气管镜的

必然风险。触碰瘘管或其上附着的血块可能引起大出血[242]。因此,必须立即隔离出血的一侧肺,同时行修复手术。

气管插管

我们常规使用喉镜在直视会厌下进行正确的气管插管。然而,在插管困难的情况下,可择优选择可弯曲支气管镜。固定或不稳定的颈椎状况、颞下颌关节僵直和巨大口咽部肿瘤患者可在可弯曲支气管镜引导下行气管插管[244]。此外,在难以直视声门的情况下,也需立即使用可弯曲支气管镜,以确认气管内插管的正确位置。虽然床边胸片也能确认导管位置,但在 X 线纵隔穿透较弱的肥胖患者和 X 线胸片无法立即实施的不稳定患者中,使用支气管镜确认更佳。有些医师亦使用支气管镜确认儿童患者气管插管位置以减少胸部 X 线的放射性损伤[245]。

气管插管和气管切开是医源性气道损伤的潜在原因[246]。气管插管过程中对声带的直接损伤可导致声门前隙瘢痕形成。气管插管对所接触的气管壁的压力不同可导致缺血性溃疡形成[247]。通常情况下这些损伤能快速愈合。然而,损伤迁延时,则导致环杓关节僵直和声门后隙瘢痕形成[248,249]。导管固定气囊的过度充气会导致气管周围缺血坏死,造成气管软骨环支撑结构丧失和气管软化或在修复过程中形成纤维化狭窄[250]。导管固定气囊对气管壁的压力可能会损伤喉返神经,造成声带麻痹[247]。虽然气管切开能避免声门及声门下损伤,但切开孔的肉芽增生、瘢痕形成和收缩会造成患者气道狭窄[247]。支气管镜和喉镜能对此类损伤情况行全面的解剖学评估检查并制订正确的治疗方法。可弯曲支气管镜和硬质支气管镜都能用于检查气管近端至狭窄部位。然而,在明显狭窄情况下,气管远端的检查往往无法用可弯曲支气管镜实施。这种情况下,需借助于硬质支气管镜,在机械通气作用下进行全面的气道检查。支气管镜医师应当知晓任何针对严重气道狭窄的处理措施都可引起分泌物增加、出血或水肿,继而导致气道完全阻塞。因此,应立即准备行扩张术。

支气管镜可用于评估放置气管内氧气导管的适宜长度和位置。使用气管内氧气导管的患者常因绕过声带或导管过长而刺激损伤隆突和支气管。虽然能通过胸部 X 线发现,但仍需要支气管镜下直视观察。气管内氧气导管的长期刺激可引起气管壁黏膜面肉芽组织增生,需行支气管镜进行观察和治疗。气管内导管还能促使黏液栓的形成,此时同样需要支气管镜检

查和去除[251]。

基因治疗

1996 年,美国国立卫生研究院对基因治疗做出了评价,建议深入研究以期待未来对人类治疗有效[252]。基因治疗是一项在靶组织外部或内部,通过非病毒或病毒载体修饰细胞的技术[253]。虽然在肺病中仍作为一项研究,但使用支气管镜将相关物质植入靶肿瘤内部是最佳措施[254,255]。

支气管热成形术

近期有许多针对难治性哮喘的研究,对支气管壁进行射频消融以及破坏哮喘发作中引起气道收缩的平滑肌[256,257]。最早的哮喘干预试验(AIR)和危重哮喘试验研究(RISA)结果提示 6~12 个月内哮喘患者的控制情况有所改善,危重哮喘患者组的术后并发症和住院率较对照组明显增加[256,257]。进一步的研究将纳入哮喘模拟组,以减小安慰剂对实验结果的影响。

支气管肺减容术(BLVR)

最近对 2003 例全国肺气肿治疗研究(NETT)中曾行外科肺减容术而无手术并发症的指定患者开展如下各种支气管镜下操作以期患者获益[258]。这些操作分为以下三类:气管内活瓣、气道旁路系统和生物重塑。在过度充气和肺气肿的支气管内植入气管内活瓣能使肺远端的气体和分泌物流出,但气体无法进入,由此可减小该部位的肺组织容积或使其完全萎陷[259,260]。气道旁路系统通过应用射频球囊导管从中央气道至过度充气部位的肺组织之间建立旁路气道,使气体进入大的气道从而减小肺容积[261]。第三项主要技术是生物重塑,支气管镜进入肺内目标区域,在镜下注入生物胶促使过度充气的肺组织萎陷[262]。生物胶可引起永久性的肺实质和肺泡萎陷[262]。所有的技术都还在进一步评估研究中,早期研究的初步结果提示在不久的将来,它们将在支气管镜治疗肺气肿中占有一席之地[263]。

禁忌证

支气管镜是一项安全的操作[264,265]。美国胸科协会指南仅注明了 4 项支气管镜禁忌证[266]。其中 3 项(未签署知情同意书、操作者缺乏经验、设备不全)见于所

有介入手术。第 4 项为术中无法充分氧合。此外,考虑行硬质支气管镜时,需注意患者是否存在颈部不稳定、严重颈椎强直或颞下颌关节活动受限[20]。对于机械通气的患者,可弯曲支气管镜优于硬质支气管镜[266]。

虽然总体上来说它是一项安全的操作,但出现以下情况,支气管镜相关并发症的风险会相对升高(表 7.4),尤其对于恶性心律失常、严重难治性低氧血症或有严重出血倾向(如果需要活检)的患者而言[266,267]。有学者总结了合并冠脉疾病患者的气管镜检查安全性。Matot 等研究了患者在镇静状态下行纤维光学支气管镜术发生心肌缺血的发病率。在这 29 例年龄大于 50 岁的患者中[268],心肌缺血发生率明显增高,达 17%。心电图上提示 ST 段改变的 5 例患者中,只有 1 例曾有心肌梗死和心绞痛病史。随后,Dunagan 等对心肌梗死 10 天后行 FOB 的患者进行随访,结果并没有发现胸痛或缺血事件的发生,主要并发症也没有显著增加[269]。这些相关研究的结果提示对冠脉疾病患者而言,FOB 仍是一项非常安全的操作,但在实施支气管镜术前应仔细

表 7.4　支气管镜禁忌证

绝对禁忌证
术中氧合不充分
硬质支气管镜:
颈部不稳定
严重颈椎强直
颞下颌关节活动受限
相对禁忌证
恶性心律失常
心功能不稳定
难治性低氧血症
有出血性倾向或严重血小板减少症(如果需要活检)
发生并发症的高危因素
患者无法配合
近期或不稳定型心绞痛
中度或重度低氧血症
高碳酸血症
尿毒症
血小板减少症
肺动脉高压
肺脓肿
免疫抑制
上腔静脉阻塞
虚弱、高龄或营养不良
近期使用氯吡格雷

检查所有存在心源性危险因素的患者。

　　是否存在出血倾向取决于实施支气管镜时的具体操作。气道检查和 BAL 通常均可安全实施。为了减少鼻腔出血，首选经口而非经鼻置入气管镜。如果需行活检或镜下切除，应及时纠正凝血障碍。未纠正的血小板减少症（低于 50 000/dL）或尿毒症期的血小板功能障碍认为是支气管镜的相对禁忌证[265,275]。非直视下使用剪切或撕裂法进行大块组织活检，如经支气管肺活检，存在较高的风险。由于靠近大血管，气道近端活检也存在大量出血的风险。在这种存在出血高危因素情况下，如果用 TBNA 替代经支气管镜肺活检，可减少出血风险[247]。然而，必要时仍可在低血小板计数条件下行经支气管肺活检，也曾有过成功案例的报道。我们就曾对一些血小板计数低于 20 000/dL 而无法开胸肺活检的免疫抑制骨髓移植患者行经支气管肺活检。所有患者在术中输注血小板，且在活检之前可弯曲支气管镜已到达亚段支气管壁。活检后关闭吸引，气管镜契合填塞止血 5 分钟以上。每位患者活检 3~4 次，无并发症发生。对服用抗血小板聚集药物——氯吡格雷的患者，经支气管肺活检后出血明显增加，因此建议术前停药[276]。需要强调的是，这并非绝对禁忌证，但如果时间充裕，仍建议在术前 5~7 天停用氯吡格雷，能明显降低出血风险。

　　基础肺功能差的患者，需注意活检或器械引起气胸的风险。对于部分患者而言，可能为相对禁忌证，因此建议使用 X 线透视直接观察器械在体内的情况，以免过于接近胸膜。气胸的发生率因医院、支气管镜医师、器械类型、活检操作以及引导活检的影像方法的不同而变化。总之，支气管镜引起医源性气胸的发生率较低，即便在重症慢阻肺患者并发气胸时致死率也相对较低[277,278]。

（陈巍 朱莹 译）

参考文献

1　Nakhosten J. History of bronchoscopy: removal of tracheobronchial foreign body, Gustav Killian. *J Bronchology* 1994; **1**: 76.

2　Jackson C. Bronchoscopy; past, present and future. *N Engl J Med* 1928; **199**: 759–63.

3　Ikeda S, Yawai N, Ishikawa S. Flexible bronchofiberscope. *Keio J Med* 1968; **17**: 1–133.

4　Miyazawa T. History of the flexible bronchoscopy. In: Bollger CT, Mathur PN, eds. *Interventional Bronchoscopy. Progress in Respiratory Research*, vol. 30. Basel: Karger; 2000: 16–21.

5　Popavich J, Kvale PA, Ikanhornit L. Diagnostic accuracy of multiple biopsies from flexible fiberoptic bronchoscopy. A comparison of central vs. peripheral carcinoma. *Am Rev Respir Dis* 1982; **125**: 521–3.

6　Chur D, Asterita RW. Carcinoma presenting as endobronchial mass. Optimum number of biopsies specimens for diagnosis. *Chest* 1983; **83**: 865–7.

7　Wang KP, Terry PB, Marsh B. Bronchoscopic needle aspiration biopsy of paratracheal tumors. *Am Rev Respir Dis* 1978, **118**: 17–21.

8　Wang KP, Marsh B, Summer DR, *et al.* Transbronchial needle aspiration for diagnosis for lung cancer. *Chest* 1981; **80**: 48–50.

9　Prakash UBS, Stubbs SE. Bronchoscopy in North America: The ACCP survey. *Chest* 1991; **100**: 1660–75.

10　Poe RH, Israel RH, Utell MJ, Hall WJ. Chronic cough: bronchoscopy or pulmonary function testing? *Am Rev Respir Dis* 1982; **126**: 160–2.

11　Rosen MJ. Overview of pulmonary complications. *Clin Chest Med* 1996; **17**: 621–31.

12　Pratter MR, Brightling CE, Boulet, LP, Irwin RS. An empiric integrative approach to the management of cough. *Chest* 2006; **129**: 222–31S.

13　Hyde L, Hyde CI. Clinical manifestations of lung cancer. *Chest* 1974; **65**: 299–306.

14　Decalmer S, Woodcock A, Greaves M, *et al.* Airway abnormalities at flexible bronchoscopy in patients with chronic cough. *Eur Respir J* 2007; **30**: 1138–42.

15　Lam S, MacAulary C, Hung J, *et al.* Detection of dysplasia and carcinoma in situ using a lung imaging fluorescence endoscopy (LIFE) device. *J Thorac Cardiovasc Surg* 1993; **105**: 1035–40.

16　Kennedy TC, McWilliams A, Edell E, *et al.* Bronchial intraepithelial neoplasia/early central airways lung cancer: ACCP evidence-based clinical practice guidelines (2nd edition). *Chest* 2007; **132**: 221S–33S.

17　Lam B, Lam SY, Wong MP, *et al.* Sputum cytology examination followed by autofluorescence bronchoscopy: a practical way of identifying early stage lung cancer in central airway. *Lung Cancer* 2009; **64**: 289–94.

18　Aslan AT, Kiper N, Dogru D, *et al.* Diagnostic value of flexible bronchoscopy in children with persistent and recurrent wheezing. *Allergy Asthma Proc* 2005; **26**: 483–6.

19　Schellhase DE, Fawcett DD, Schutze GE, *et al.* Clinical utility of flexible bronchoscopy and bronchoalveolar lavage in young children with recurrent wheezing. *J Pediatr* 1998; **132**: 312–18.

20　Wood RE. The emerging role of flexible bronchoscopy in pediatrics. *Clin Chest Med* 2001; **22**: 311–17.

21　Irwin RS. ACCP-SEEK board review question of the month. *Chest* 2000; **117**: 892–3.

22　Mehra PK, Woessner KM. Dyspnea, wheezing, and airways obstruction: is it asthma? *Allergy Asthma Proc* 2005; **26**: 319–22.

23　Kryger M, Bode F, Antic R, Anthonisen N. Diagnosis of obstruction of the upper and central airways. *Am J Med* 1976; **61**: 85–93.

24　O'Hollaren MT, Everts EC. Evaluating the patient with stridor. *Ann Allergy* 1991; **67**: 301–5.

25　Prakash UBS. Bronchoscopy. In: Bone RC, ed. *Pulmonary and Critical Care Medicine*. St. Louis: Mosby-Yearbook; 1993, F(5): 1–18.

26　Mancuso RF. Pediatric otolaryngology. Stridor in neonates. *Pediatr Clin North Am* 1996; **43**: 1339–55.

27　Langford CA, Van Waes C. Life-threatening complications of autoimmune disease. *Rheum Dis Clin North Am* 1997; **23**:

345–63.

28 Parnell FW, Brandenburg JH. Vocal cord paralysis: a review of 100 cases. *Laryngoscope* 1970; **80**: 1036–45.

29 Terris DJ, Arnstein DP, Nguyen HH. Contemporary evaluation of unilateral vocal cord paralysis. *Otolaryngol Head Neck Surg* 1992; **107**: 84–90.

30 Mlcak RP, Suman OE, Herndon DN. Respiratory management of inhalation injury. *Burns* 2007; **33**: 2–13.

31 Hunt JL, Agee RN, Pruitt BA. Fiberoptic bronchoscopy in acute inhalation injury. *J Trauma* 1975; **15**: 641.

32 Moylan JA. Smoke inhalation and burn injury. *Surg Clin North Am* 1980; **60**: 1533–40.

33 Gore MA, Joshi AR, Nagarajan G, *et al.* Virtual bronchoscopy for diagnosis of inhalation injury in burnt patients. *Burns* 2004; **30**: 165–8.

34 Marek K, Piotr W, Stanislaw S, *et al.* Fibreoptic bronchoscopy in routine clinical practice in confirming the diagnosis and treatment of inhalation burns. *Burns* 2007; **33**: 554–60.

35 Raoof S, Mehrishi S, Prakash UBS. Role of bronchoscopy in modern medical intensive care unit. *Clin Chest Med* 2001; **22**: 241–61.

36 Masanes MJ, Legendre C, Lioret N, *et al.* Fiberoptic bronchoscopy for the early diagnosis of subglottal inhalation injury. *J Trauma* 1994; **36**: 59–67.

37 Endorf FW, Gamelli RL. Inhalation injury, pulmonary perturbations, and fluid resuscitation. *J Burn Care Res* 2007; **28**: 80–3.

38 Moylan JA, Adib K, Birnbaum M. Fiberoptic bronchoscopy following thermal injury. *Surg Gynecol Obstet* 1975; **140**: 541–3.

39 Freitag L, Firusian N, Stamatis G, Greschuchuna D. Bronchoscopy: the role of bronchoscopy in pulmonary complications due to mustard gas inhalation. *Chest* 1991; **100**: 1436–41.

40 Thompson AB, Teschler H, Rennard SI. Pathogenesis, evaluation, and therapy for massive hemoptysis. *Clin Chest Med* 1992; **13**: 69.

41 Johnston H, Reisz G. Changing spectrum of hemoptysis. Underlying causes in 148 patients undergoing diagnostic flexible fiberoptic bronchoscopy. *Arch Intern Med* 1989; **149**: 1666.

42 Santiago S, Tobias J, Williams AJ. A reappraisal of the causes of hemoptysis. *Arch Intern Med* 1991; **151**: 2449.

43 Hirshberg B, Biran I, Glazer M, Kramer MR. Hemoptysis: Etiology, evaluation, and outcome in a tertiary referral hospital. *Chest* 1997; **112**: 440.

44 Lyons HA. Differential diagnosis of hemoptysis and its treatment. *Basics RD* 1976; **5**: 26–30.

45 Smiddy JF, Elliot RC. The evaluation of hemoptysis with fiberoptic bronchoscopy. *Chest* 1973; **92**: 77–82.

46 Prakash UBS. The use of the pediatric fiberoptic bronchoscope in adults. *Am Rev Respir Dis* 1985; **132**: 715–17.

47 Pursel SE, Lindskog GE. Hemoptysis: a clinical evaluation of 105 patients examined consecutively on a thoracic surgical service. *Am Rev Respir Dis* 1961; **84**: 329–36.

48 Gong H Jr, Salvatierra C. Clinical efficacy of early and delayed fiberoptic bronchoscopy in patients with hemoptysis. *Am Rev Respir Dis* 1981; **124**: 221–5.

49 Stoller JK. Diagnosis and management of massive hemoptysis: a review. *Respir Care* 1992; **37**: 564–81.

50 Jean-Baptiste E. Clinical assessment and management of massive hemoptysis. *Crit Care Med* 2000; **28**: 1642–6.

51 Freitag L. Development of a new balloon catheter for management of hemoptysis with bronchofiberscopes. *Chest* 1993; **103**: 593.

52 Saw E, Gottlieb L, Yokoyama T, *et al.* Flexible fiberoptic bronchoscopy and endobronchial tamponade in the management of massive hemoptysis. *Chest* 1976; **70**: 589–91.

53 Morice RC, Ece T, Ece F, *et al.* Endobronchial argon plasma coagulation for the treatment of hemoptysis and neoplastic airway obstruction. *Chest* 2001; **119**: 781–7.

54 Abner A. Approach to the patient who presents with superior vena cava obstruction. *Chest* 1993; **103**: 394S–7S.

55 Armstrong BA, Perez CA, Simpson JR, *et al.* Role of irradiation in the management of superior vena cava syndrome. *Int J Radiat Oncol Biol Phys* 1987; **13**: 531–9.

56 Chen JC, Bongard F, Klein SR. A contemporary perspective on superior vena cava syndrome. *Am J Surg* 1990; **160**: 207–11.

57 Ferrari LR, Bedford RF. General anesthesia prior to treatment of anterior mediastinal masses in pediatric cancer patients. *Anesthesiology* 1990; **72**: 991–5.

58 Yasufuku K, Chiyo M, Sekine Y, *et al.* Real-time endobronchial ultrasound-guided transbronchial needle aspiration of mediastinal and hilar lymph nodes. *Chest* 2004; **126**: 122–8.

59 Ovassapian A. The flexible bronchoscope: a tool of anesthesiologists. *Clin Chest Med* 2001; **22**: 281–99.

60 Hnatiuk OW, Corcoran PC, Sierra A. Spirometry in surgery for anterior mediastinal masses. *Chest* 2001; **120**: 1152–6.

61 Depaso WJ, Winterbauer RH. Interstitial lung disease. *Dis Mon* 1991; **37**: 61–133.

62 European Society of Pneumology Task Group on BAL. Clinical guidelines and indications for bronchoalveolar lavage (BAL): Report of the European Society of Pneumonology Task Group on BAL. *Eur Respir J* 1990; **3**: 937–76.

63 Goldstein RA, Rohatgi PK, Bergofsky EH, *et al.* Clinical role of bronchoalveolar lavage in adults with pulmonary disease. *Am Rev Respir Dis* 1990; **142**: 481–6.

64 Amin RS, Wert SE, Baughman RP, *et al.* Surfactant protein deficiency in familial interstitial lung disease. *J Pediatr* 2001; **139**: 85–92.

65 Chollet S, Soler P, Dournovo P, *et al.* The diagnosis of pulmonary histiocytosis X by immunodetection of Langerhan's cell in BALF. *Am J Pathol* 1984; **115**: 225–32.

66 Martin RJ, Coalsen JJ, Rogers RM, *et al.* Pulmonary alveolar proteinosis: the diagnosis by segmental lavage. *Am Rev Respir Dis* 1980; **121**: 819–25.

67 Helmers RA, Hunninghake GW. Broncho-alveolar lavage in the non-immunocompromised patient. *Chest* 1989; **96**: 1184–90.

68 Rossman MD, Kern JA, Elias JA, *et al.* Proliferative response of bronchoalveolar lymphocytes to beryllium, a test for chronic beryllium disease. *Ann Intern Med* 1988; **108**: 687–93.

69 Hunninghake GW, Crystal RG. Pulmonary sarcoidosis: a disorder mediated by excess helper T-lymphocyte activity at sites of disease activity. *N Engl J Med* 1981; **305**: 429–34.

70 Semenzato G. Current concepts on bronchoalveolar lavage cells in extrinsic allergic alveolitis. *Respiration* 1988; **54**: 59–65.

71 Studdy PR, Rudd RM, Gellert AR, *et al.* Bronchoalveolar lavage in the diagnosis of diffuse pulmonary shadowing. *Br J Dis Chest* 1984; **78**: 46–54.

72 Hunninghake GW, Kawanami O, Ferrans VJ, *et al.* Characterization of inflammatory and immune effector cells in the lung parenchyma of patients with interstitial lung disease.

Am Rev Respir Dis 1981; **123**: 407.

73　Aguayo SM, Niccole SA, Martin RJ, *et al.* Is BAL eosinophilia clinically useful in the differential diagnosis of unexplained pulmonary infiltrates? *Am Rev Respir Dis* 1989; **139**: 385.

74　Pesci A, Bertorelli G, Manganelli P, *et al.* Bronchoalveolar lavage in chronic eosinophilic pneumonia: analysis of six cases in comparison with other interstitial lung diseases. *Respiration* 1988; **54**: 16–22.

75　Meyer KC. The role of bronchoalveolar lavage in interstitial lung disease. *Clin Chest Med* 2004; **25**: 637–49.

76　Nagai S, Izumi T. Bronchoalveolar lavage. Still useful in diagnosing sarcoidosis? *Clin Chest Med* 1997; **18**: 787–97.

77　Raghu G, Mageto YN, Lockhart D, *et al.* The accuracy of the clinical diagnosis of new-onset idiopathic pulmonary fibrosis and other interstitial lung disease: A prospective study. *Chest* 1999; **116**: 1168–74.

78　Romagnoli M, Bigliazzi C, Casoni G, *et al.* The role of transbronchial lung biopsy for the diagnosis of diffuse drug-induced lung disease: a case series of 44 patients. *Sarcoidosis Vasc Diffuse Lung Dis* 2008; **25**: 36–45.

79　Ryu JH, Daniels CE, Hartman TE, *et al.* Diagnosis of interstitial lung diseases. *Mayo Clin Proc* 2007; **82**: 976–86.

80　Mittle RL Jr, Schwab RJ, Duchin JS, *et al.* Radiographic resolution of community acquired pneumonia. *Am J Respir Crit Care Med* 1994; **149**: 630–5.

81　Kuru T, Lynch JP, 3rd. Nonresolving or slowly resolving pneumonia. *Clin Chest Med* 1999; **20**: 623–51.

82　Feinsilver SH, Fein AM, Niederman MS, *et al.* Utility of fiberoptic bronchoscopy in nonresolving pneumonia. *Chest* 1990; **98**: 1322–6.

83　Huang L, Hecht FM, Stansell JD, *et al.* Suspected *Pneumocystis carinii* pneumonia with a negative induced sputum examination. Is bronchoscopy useful? *AmJ Respir Crit Care Med* 1995; **151**: 1866–71.

84　Gal AA, Klatt EC, Koss MN, *et al.* The effectiveness of bronchoscopy in the diagnosis of *Pneumocystis carinii* and cytomegalovirus pulmonary infections in acquired immunodeficiency syndrome. *Arch Pathol Lab Med* 1987; **111**: 238–41.

85　Martin WJ II, Smith TF, Sanderson DR, *et al.* Role of bronchoalveolar lavage in the assessment of opportunistic pulmonary infections: utility and complications. *Mayo Clin Proc* 1987; **62**: 549–57.

86　Liebler JM, Markin CJ. Fiberoptic bronchoscopy for diagnosis and treatment. *Crit Care Med* 2000; **16**: 83–100.

87　O'Grady NP, Barie PS, Bartlett JG, *et al.* Guidelines for evaluation of new fever in critically ill adult patients: 2008 update from the American College of Critical Care Medicine and the Infectious Diseases Society of America. *Crit Care Med* 2008; **36**: 1330–49.

88　Allen R, Dunn W, Limper A. Diagnosing ventilator associated pneumonia: The role of bronchoscopy. *Mayo Clinic Proc* 1994; **69**: 962–8.

89　Langer M, Moscini P, Cigada M, *et al.* Long-term respiratory support and risk of pneumonia in critically ill patients. *Am Rev Respir Dis* 1989; **140**: 302–5.

90　White P. Evaluation of pulmonary infiltrates in critically ill patients with cancer and marrow transplant. *Crit Care Clin* 2001; **17**: 647–70.

91　Jain P, Sandur S, Meli Y, *et al.* Role of flexible bronchoscopy in immunocompromised patients with lung infiltrates. *Chest* 2004; **125**: 712–22.

92　Peikert T, Rana S, Edell ES. Safety, diagnostic yield, and therapeutic implications of flexible bronchoscopy in patients with febrile neutropenia and pulmonary infiltrates. *Mayo Clin Proc* 2005; **80**: 1414–20.

93　Sosenko A, Glassroth J. Fiberoptic bronchoscopy in the evaluation of lung abscesses. *Chest* 1985; **87**: 489–94.

94　Jeong MP, Kim WS, Han SK, *et al.* Transbronchial catheter drainage via fiberoptic bronchoscope in intractable lung abscess. *Korean J Int Med* 1989; **4**: 54–8.

95　Schmitt GS, Ohar JM, Kanter KR, Naunheim KS. Indwelling transbronchial catheter drainage of pulmonary abscess. *Ann Thorac Surg* 1988; **45**: 43–7.

96　Herth F, Ernst A, Becker HD. Endoscopic drainage of lung abscesses: technique and outcome. *Chest* 2005; **127**: 1378–81.

97　Su WJ, Lee PY, Perng RP. Chest roentgenographic guidelines in the selection of patients for fiberoptic bronchoscopy. *Chest* 1993; **103**: 1198–201.

98　Hasegawa S, Terada Y, Murakawa M, *et al.* Emergency bronchoscopy. *J Bronchol* 1998; **44**: 284–7.

99　Jolliet P, Chevrolet JC. Bronchoscopy in the intensive care unit. *Intensive Care Med* 1992; **18**: 160–9.

100　Djukanovic R, Wilson JW, Lai CKW, *et al.* The safety aspects of fiberoptic bronchoscopy, bronchoalveolar lavage, and endobronchial biopsy in asthma. *Am Rev Respir Dis* 1991; **143**: 772–7.

101　Greally P. Human recombinant Dnase for mucus plugging in status asthmaticus. *Lancet* 1995; **346**: 1423–4.

102　Snow N, Lucas AE. Bronchoscopy in the critically ill surgical patient. *Am Surg* 1984; **50**: 441–5.

103　Frank W. [Current diagnostic approach to pleural effusion]. *Pneumologie* 2004; **58**: 777–90.

104　Lee P, Hsu A, Lo C, *et al.* Prospective evaluation of flex-rigid pleuroscopy for indeterminate pleural effusion: accuracy, safety and outcome. *Respirology* 2007; **12**: 881–6.

105　Gunnels JJ. Perplexing pleural effusion. *Chest* 1978; **74**: 390–3.

106　Chang SC, Perng RP. The role of fiberoptic bronchoscopy in evaluating the causes of pleural effusions. *Arch Intern Med* 1989; **149**: 855–7.

107　Balci AE, Eren N, Eren S, *et al.* Surgical treatment of posttraumatic tracheobronchial injuries: 14-year experience. *Eur J Cardiothorac Surg* 2002; **22**: 984–9.

108　Eckert MJ, Clagett C, Martin M, *et al.* Bronchoscopy in the blast injury patient. *Arch Surg* 2006; **141**: 806–9; discussion 810–11.

109　Hara KS, Prakash UBS. Fiberoptic bronchoscopy in the evaluation of acute chest and upper airway trauma. *Chest* 1989; **96**: 627–30.

110　Baumgartner F, Seppard B, de Virgilio C, *et al.* Tracheal and main bronchial disruptions after blunt chest trauma. *Ann Thorac Surg* 1990; **50**: 569–74.

111　Payne WS, DeRemee RA. Injuries of the trachea and major bronchi. *Postgrad Med* 1971; **49**: 152–8.

112　Travis SPL, Layer GT. Traumatic transection of the thoracic trachea. *Ann R Coll Surg Engl* 1983; **65**: 240–1.

113　Lehto JT, Koskinen PK, Anttila VJ, *et al.* Bronchoscopy in the diagnosis and surveillance of respiratory infections in lung and heart-lung transplant recipients. *Transpl Int* 2005; **18**: 562–71.

114　Glanville AR. The role of bronchoscopic surveillance monitoring in the care of lung transplant recipients. *Semin Respir Crit Care Med* 2006; **27**: 480–91.

115　Greene CL, Reemtsen B, Polimenakos A, *et al.* Role of clinically indicated transbronchial lung biopsies in the management of pediatric post-lung transplant patients. *Ann Thorac Surg* 2008; **86**: 198–203.

116 Seballos RJ, Mehta AC, McCarthy PM, Kirby TJ. The management of airway complications following lung transplantation [abstract]. *Am Rev Resp Dis* 1993; **147**: A602.

117 Sibley RK, Berry GJ, Tazelaar HD, *et al.* The role of transbronchial biopsies in the management of lung transplant recipients. *J Heart Lung Transplant* 1993; **12**: 308–24.

118 Paradis I, Yousem S, Griffith B. Airway obstruction and bronchiolitis obliterans after lung transplantation. *Clin Chest Med* 1993; **14**: 751–63.

119 Ono R, Loke J, Ikeda S. Bronchofiberscopy with curette biopsy bronchography in the evaluation of peripheral lung lesions. *Chest* 1981; **79**: 162–6.

120 Cortese DA, McDougall JC. Biopsy and brushing of peripheral lung cancer with fluoroscopic guidance. *Chest* 1979; **75**: 141–5.

121 Radke JR, Conway WA, Eyler WR, *et al.* Diagnostic accuracy in peripheral lung lesions. *Chest* 1979; **76**: 176–9.

122 Zavala DC. Diagnostic fiberoptic bronchoscopy: techniques and results of biopsy in 600 patients. *Chest* 1975; **68**: 12–19.

123 Stringfield JT, Markowitz DJ, Bentz RR, *et al.* The effect of tumor size and location on diagnosis by fiberoptic bronchoscopy. *Chest* 1977; **72**: 474–6.

124 Wallace JM, Deutsch AL. Flexible fiberoptic bronchoscopy and percutaneous needle lung aspiration for evaluating the solitary pulmonary nodule. *Chest* 1982; **81**: 665–71.

125 Eberhardt R, Ernst A, Herth FJ. Ultrasound-guided transbronchial biopsies of solitary pulmonary nodules less than 20 mm. *Eur Respir J* 2009; **34**: 1288–7.

126 Baaklini WA, Reinoso MA, Gorin AB, *et al.* Diagnostic yield of fiberoptic bronchoscopy in evaluating solitary pulmonary nodules. *Chest* 2000; **114**: 1049–54.

127 Okimasa S, Yoshioka S, Shibata S, *et al.* Endobronchial ultrasonography with a guide-sheath and virtual bronchoscopy navigation aids management of peripheral pulmonary nodules. *Hiroshima J Med Sci* 2007; **56**: 19–22.

128 Gibbs JD, Graham MW, Higgins WE. 3D MDCT-based system for planning peripheral bronchoscopic procedures. *Comput Biol Med* 2009; **39**: 266–79.

129 Steinfort DP, Finlay M, Irving LB. Diagnosis of peripheral pulmonary carcinoid tumor using endobronchial ultrasound. *Ann Thorac Med* 2008; **3**: 146–8.

130 Eberhardt R, Morgan RK, Ernst A, *et al.* Comparison of suction catheter versus forceps biopsy for sampling of solitary pulmonary nodules guided by electromagnetic navigational bronchoscopy. *Respiration* 2010; **79**: 54–60.

131 Pirozynski M. Bronchoalveolar lavage in the diagnosis of peripheral, primary lung cancer. *Chest* 1992; **102**: 372–4.

132 Shiner RJ, Rosenman J, Katz I, *et al.* Bronchoscopic evaluation of peripheral lung tumors. *Thorax* 1988; **43**: 887–9.

133 Arroliga AC, Matthay RA. The role of bronchoscopy in lung cancer. *Clin Chest Med* 1993; **14**: 87–98.

134 Ovchinikov A, Narizhny A. Value of ultra-thin bronchofibroscope in the diagnostics of peripheral cancer [abstract]. *Chest* 1991; 100: 89S.

135 Shure D, Fedullo PF. Transbronchial needle aspiration of peripheral masses. *Am Rev Respir Dis* 1983; **128**: 1090–2.

136 Wang KP, Haponik EF, Britt EJB, *et al.* Transbronchial needle aspiration of peripheral pulmonary nodules. *Chest* 1984; **86**: 819–23.

137 Mori K, Yanase N, Kaneko M, *et al.* Diagnosis of peripheral lung cancer in cases of tumors 2 cm or less in size. *Chest* 1989; **95**: 304–8.

138 Popovich J Jr, Kvale PA, Eichenhorn, *et al.* Diagnostic accuracy of multiple biopsies from flexible fiberoptic bronchoscopy: a comparison of central versus peripheral carcinoma. *Am Rev Respir Dis* 1982; **125**: 521–3.

139 Shure D, Astarita RW. Bronchoscopic carcinoma presenting as an endobronchial mass: optimal number of biopsy specimens for diagnosis. *Chest* 1983; **83**: 865–7.

140 Chaudhary BA, Yoneda K, Burki NK. Fiberoptic bronchoscopy: comparison of procedures used in the diagnosis of lung cancer. *J Thorac Cardiovasc Surg* 1978; **76**: 33–7.

141 Jay SJ, Wehr K, Nicholason DP, *et al.* Diagnostic sensitivity and specificity of pulmonary cytology: comparison of techniques used in conjunction with flexible fiberoptic bronchoscopy. *Acta Cytol* 1980; **24**: 304–12.

142 Payne CR, Hadfield JW, Stovin PG, *et al.* Diagnostic accuracy of cytology and biopsy in primary bronchial carcinoma. *J Clin Pathol* 1981; **34**: 773–8.

143 Bedrossian CWM, Rybka DL. Bronchial brushing during fiberoptic bronchoscopy for the cytodiagnosis of lung cancer: comparison with sputum and bronchial washings. *Acta Cytol* 1976; **20**: 446–53.

144 Castella J, del la Heras P, Puzo C, *et al.* Cytology of post bronchoscopically collected sputum samples and its diagnostic value. *Respiration* 1981; **42**: 116–21.

145 Kvale PA, Bode FR, Kini S. Diagnostic accuracy in lung cancer: comparison of techniques used in association with flexible fiberoptic bronchoscopy. *Chest* 1976; **69**: 752–7.

146 Buccheri G, Barberis P, Delfino MS. Diagnostic, morphologic and histopathologic correlates in bronchogenic carcinoma: a review of 1,045 bronchoscopic examinations. *Chest* 1991; **99**: 809–14.

147 Cummings CLM, Brooks IO, Stinson JM. Increases in diagnostic yield of fiberoptic bronchoscopy by fluoroscopy. *J Natl Med Assoc* 1982; **74**: 239–41.

148 Matsuda N, Horai T, Nakamura S, *et al.* Bronchial brushing and bronchial biopsy: comparison of diagnostic accuracy and cell typing reliability in lung cancer. *Thorax* 1986; **41**: 475–8.

149 Gay PC, Bruntinel WM. Transbronchial needle aspiration in the practice of bronchoscopy. *Mayo Clin Proc* 1989; **64**: 158–62.

150 Horsley JR, Miller RE, Amy RWM, *et al.* Bronchial submucosal needle aspiration performed through the fiberoptic bronchoscope. *Acta Cytol* 1984; **28**: 211–17.

151 Shure D. Transbronchial needle aspiration—current status [editorial]. *Mayo Clin Proc* 1989; **64**: 251–4.

152 Shure D, Fedullo PF. The role of transcarinal needle aspiration in the staging of bronchogenic carcinoma. *Chest* 1984; **86**: 693–6.

153 Schenk DA, Bryan CL, Bower JH, *et al.* Transbronchial needle aspiration in the diagnosis of bronchogenic carcinoma. *Chest* 1987; **92**: 83–5.

154 Shure D. Is transbronchial needle aspiration worthwhile? *Pulmonary Perspectives* 1991; **8**: 1–13.

155 Harrow E, Halbert M, Hardy S, *et al.* Bronchoscopic and roentgenographic correlates of a positive transbronchial needle aspiration in the staging of lung cancer. *Chest* 1991; **100**: 1592–6.

156 Wang KP, Gupta PK, Haponik EF, *et al.* Flexible transbronchial needle aspiration: technical considered. *Ann Otol Rhinol Laryngol* 1984; **93**: 233–6.

157 Shure D, Fedullo PF. Transbronchial needle aspiration in the diagnosis of submucosal and peribronchial bronchogenic carcinoma. *Chest* 1985; **88**: 49–51.

158 Dasgupta A, Jain P, Minai OA, *et al*. Utility of transbronchial needle aspiration in the diagnosis of endobronchial lesions. *Chest* 1999; **115**: 1237–41.

159 Swinburn CR, Veale D, Peel ET, *et al*. A prospective randomized comparison of fine needle aspiration biopsy and fiberoptic bronchoscopy in the investigation of peripheral pulmonary opacities. *Respir Med* 1989; **83**: 493–5.

160 Wang KP, Gonullu U, Baker R. Transbronchial needle aspiraiton versus transthorcic needle aspiration in the diagnosis of pulmonary lesions. *J Bronchol* 1994; **1**: 199–204.

161 Raab SS, Hornberger J, Raffin T. The importance of sputum cytology in the diagnosis of lung cancer a cost-effective analysis. *Chest* 1997; **112**: 937–45.

162 Martini N, Melamed MR. Occult carcinomas of the lung. *Ann Thorac Surg* 1980; **30**: 215–23.

163 Lam S, Hung J, Kennedy SM, *et al*. Detection of dysplasia and carcinoma in situ by ration fluorometry. *Am Rev Respir Dis* 1992; **146**: 1458–61.

164 Nakhosteen JA, Khanavkar B. Autofluorescence bronchoscopy: the laser imaging fluorescence endoscope. In: Bolliger CT, Mathur PN, eds. *Interventional Bronchosocopy. Progress in Respiratory Research*, vol. 30. Basel: Karger, 2000: 236–42.

165 Schenk DA, Bower JH, Bryan CL, *et al*. Transbronchial needle aspiration staging of bronchogenic carcinoma. *Am Rev Respir Dis* 1986; **134**: 146–8.

166 Yasufuku K, Chiyo M, Sekine Y, *et al*. Real-time endobronchial ultrasound-guided transbronchial needle aspiration of mediastinal and hilar lymph nodes. *Chest* 2004; **126**: 122–8.

167 Anantham D, Koh M, Ernst A. Endobronchial ultrasound. *Respir Med* 2009; **103**: 1406–14.

168 Parrat E, Pujol JL, Gautier V, *et al*. Chest tumor response during lung cancer chemotherapy: computed tomography vs fiberoptic bronchoscopy. *Chest* 1993; **103**: 1495–501.

169 Abemayor E, Moore DM, Hanson DG. Identification of synchronous esophageal tumors in patients with head and neck cancer. *J Surg Oncol* 1988; **38**: 94–6.

170 Leipzig B, Zellmer JE, Klug D. The role of endoscopy in evaluating patients with head and neck cancer: a multi-institutional prospective study. *Arch Otolaryngol* 1985; **111**: 589–94.

171 Haughey BH, Gates GA, Arfken CL, Harvey J. Meta-analysis of second malignant tumors in head and neck cancer: the case for an endoscopic screening protocol. *Ann Otol Rhinol Laryngol* 1992; **101**: 105–12.

172 Choi TK, Siu KF, Lam KH, Wong J. Bronchoscopy and carcinoma of the esophagus I: findings of bronchoscopy in carcinoma of the esophagus. *Am J Surg* 1984; **147**: 757–9.

173 Choi TK, Siu KF, Lam KH, Wong J. Bronchoscopy and carcinoma of the esophagus II: carcinoma of the esophagus with tracheobronchial involvement. *Am J Surg* 1984; **147**: 760–2.

174 Argyros GJ, Torrington KG. Fiberoptic bronchoscopy in the evaluation of carcinoma metastatic to the lung. *Chest* 1994; **105**: 454–7.

175 Poe RH, Ortiz C, Isreal RH, *et al*. Sensitivity, specificity, and predictive values of bronchoscopy in neoplasm metastatic to lung. *Chest* 1985; **88**: 84–8.

176 Pasaoglu I, Dogan R, Demircin M, *et al*. Bronchoscopic removal of foreign bodies in children: retrospective analysis of 822 cases. *Thorac Cardiovasc Surg* 1991; **39**: 95–8.

177 Weissberg D, Schwartz I. Foreign bodies in the tracheobronchial tree. *Chest* 1987; **91**: 730–73.

178 Cunanan OS. The flexible fiberoptic bronchoscope in foreign body removal: experience in 300 cases. *Chest* 1978; **73**: 725–6.

179 Lan RS, Lee CH, Chaing YC, Wang WJ. Use of fiberoptic bronchoscopy to retrieve bronchial foreign bodies in adults. *Am Rev Respir Dis* 1989; **140**: 1734–7.

180 Cha SI, Kim CH, Lee JH, *et al*. Isolated smoke inhalation injuries: acute respiratory dysfunction, clinical outcomes, and short-term evolution of pulmonary functions with the effects of steroids. *Burns* 2007; **33**: 200–8.

181 Reichle G. Argon plasma coagulation in bronchology: a new method—alternative or complimentary? *Pneumologie* 2000; **54**: 508–16.

182 Gerasin VA, Shafrovsky BB. Endobronchial electrosurgery. *Chest* 1988; **93**: 270–4.

183 Reddy C, Majid A, Michaud G, *et al*. Gas embolism following bronchoscopic argon plasma coagulation: a case series. *Chest* 2008; **134**: 1066–9.

184 Feller-Kopman D, Lukanich JM, Shapira G, *et al*. Gas flow during bronchoscopic ablation therapy causes gas emboli to the heart: a comparative animal study. *Chest* 2008; **133**: 892–6.

185 Carpenter RJ, Neel HB, Sanderson DR. Cryosurgery of bronchopulmonary structures. *Chest* 1977; **72**: 279–84.

186 Marasso A, Gallo E, Massaglia GM, *et al*. Cryosurgery in bronchoscopic treatment of tracheobronchial stenosis: indications, limits, personal experience. *Chest* 1993; **103**: 472–4.

187 Walsh DA, Maiwand MO, Nath AR, *et al*. Bronchoscopic cryotherapy for advanced bronchial carcinoma. *Thorax* 1990; **45**: 509–13.

188 Gage AA, Baust JG. Cryosurgery for tumors. *J Am Coll Surg* 2007; **205**: 342–56.

189 George PJ, Rudd RM. Bronchoscopic cryotherapy for advanced bronchial carcinoma. *Thorax* 1991; **46**: 150.

190 Mathur PN, Wolf KM, Busk MF, *et al*. Fiberoptic bronchoscopic cryotherapy in the management of tracheobronchial obstruction. *Chest* 1996; **110**: 718–23.

191 Hetzel M, Hetzel J, Schumann C, *et al*. Cryorecanalization: a new approach for the immediate management of acute airway obstruction. *J Thorac Cardiovasc Surg* 2004; **127**: 1427–31.

192 Turner JF, Wang KP. Endobronchial laser therapy. *Clin Chest Med* 1999; **20**: 107–22.

193 Brutinel WM, Cortese DA, McDougall JC, *et al*. A two-year experience with the neodymium-YAG laser in endobronchial obstruction. *Chest* 1987; **91**: 159–65.

194 Cavaliere S, Foccoli P, Farina PL. Nd: YAG laser bronchoscopy: a five-year experience with 1,396 applications in 1,000 patients. *Chest* 1988; **94**: 15–21.

195 Unger M. Bronchoscopic utilization of the Nd: YAG laser for obstructing lesions of the trachea and bronchi. *Surg Clin North Am* 1984; **64**: 931–8.

196 Unger M. Lasers and their role in pulmonary medicine: present and future. In: Fishman AP, ed. *Update: Pulmonary Diseases and Disorders*. New York: McGraw Hill; 1992: 419–32.

197 Wang KP, Turner JF. Nd: YAG resection of hamartoma. *J Bronchol* 1196; **3**: 112–15.

198 Mehta AC. Laser applications in respiratory care. In: Kacmarek RM, Stoller JK, eds. *Current Respiratory Care*. Toronto: Mosby-Year Book; 1988: 100–6.

199 Wang KP, Turner JF. Closure of bronchopleural fistula with

Nd-YAG Laser. *Am J Respir Care Crit Med* 1995; **151**: A847.

200 Wang KP, Schaeffer L, Heitmiller R, *et al.* Nd: YAG Laser closure of a bronchopleural fistula. *Monaldi Arch Chest Dis* 1993; **48**: 301–3.

201 Prakash UBS. Global theme issue: emerging technology in clinical medicine. Advances in bronchoscopic procedures. *Chest* 1999; **116**: 1403–8.

202 Ahmad M, Dweik RA. Future of flexible bronchoscopy. *Clin Chest Med* 1999; **20**: 1–17.

203 Dweik RA, Patel SR, Mehta AC. Tracheal papillomatosis. *J Bronchol* 1994; **1**: 226.

204 Abramson AL, Shikowitz MJ, Mullooly VM, *et al.* Clinical effects of photodynamic therapy on recurrent laryngeal papillomas. *Ann Otol Head Neck Surg* 1992; **118**: 25–9.

205 Patel SR, DeBoer G, Mehta AC. Role of photodynamic therapy in juvenile laryngotracheobronchial papillomatosis [abstract]. *Chest* 1993; **104**: 161S.

206 Imamura S, Kusunoki Y, Takifuji N, *et al.* Photodynamic therapy and/or external beam radiation therapy for roentgenological occult lung cancer. *Cancer* 1994; **73**: 1608–14.

207 Balchum O, Doiron DR. Photoradiation therapy of endobronchial lung cancer. *Clin Chest Med* 1985; **6**: 255–75.

208 McCaughan JS. Overview of experience with photodynamic therapy for malignancies in 192 patients. *Photochem Photobiol* 1987; **46**: 903–9.

209 Freitag L, Ernst A, Thomas M, *et al.* Sequential photodynamic therapy (PDT) and high dose brachytherapy for endobronchial tumour control in patients with limited bronchogenic carcinoma. *Thorax* 2004; **59**: 790–3.

210 Moghissi K, Dixon K, Thorpe JA, *et al.* Photodynamic therapy (PDT) in early central lung cancer: a treatment option for patients ineligible for surgical resection. *Thorax* 2007; **62**: 391–5.

211 Paradelo JC, Waxman MJ, Throne BJ, *et al.* Endobronchial irradiation with 192Ir in the treatment of malignant endobronchial obstruction. *Chest* 1992; **102**: 1072–4.

212 Khanavkar B, Stern P, Alberti W, Nakhosteen JA. Complications associated with brachytherapy alone or with laser in lung cancer. *Chest* 1991; **99**: 1062–5.

213 Lee W, Daly BD, DiPetrillo TA, *et al.* Limited resection for non-small cell lung cancer: observed local control with implantation of I-125 brachytherapy seeds. *Ann Thorac Surg* 2003; **75**: 237–42; discussion 242–3.

214 Goldstein RA, Rohatgi PK, Bergofsky EH, Block ER. Clinical role of bronchoalveolar lavage in adults with pulmonary disease. *Am Rev Respir Dis* 1990; **142**: 481–6.

215 Prakash UBS, Barham S, Carpenter HA, *et al.* Pulmonary alveolar phospholipoproteinosis: experience with 34 cases and a review. *Mayo Clin Proc* 1987; **62**: 499–518.

216 Murray MJ, DeRuyter ML, Harrison BA. "How I do it" Bilateral lung washings for pulmonary alveolar proteinosis. *J Bronchol* 1998; **5**: 324–6.

217 Colt HG. "How I do it" Bronchoalveolar lavage. *J Bronchol* 1995; **2**: 154–6.

218 Schwartz DB, Beals TF, Wimbish KJ, Hammersley JR. Transbronchial fine needle aspiration of bronchogenic cysts. *Chest* 1985; **88**: 573–5.

219 Schwartz AR, Fishman EK, Wang KP. Diagnosis and treatment of a bronchogenic cyst using transbronchial needle aspiration. *Thorax* 1986; **41**: 326–7.

220 Delarue NC, Pearson FG, Nelems JM, Cooper JD. Lung abscess: surgical implications. *Can J Surg* 1980; **23**: 297–302.

221 Estrera AS, Platt MR, Mills LJ, Shaw RR. Primary lung abscess. *J Thorac Cardiovasc Surg* 1980; **79**: 275–82.

222 Connors JP, Roper CL, Ferguson TB. Transbronchial catheterization of pulmonary abscesses. *Ann Thorac Surg* 1975; **19**: 254.

223 Herth F, Ernst A, Becker HD. Endoscopic drainage of lung abscesses: technique and outcome. *Chest* 2005; **127**: 1378–81.

224 Colt HG, Janssen JP, Dumon JF, Noirclerc MJ. Endoscopic management of bronchial stenosis after double lung ransplantation. *Chest* 1992; **102**: 10–16.

225 Tsang V, Goldstraw P. Endobronchial stenting for anastomotic stenosis after sleeve resection. *Ann Thorac Surg* 1989; **48**: 568–71.

226 Dumon JF. A dedicated tracheobronchial stent. *Chest* 1990; **97**: 328–32.

227 deCastro FR, Lopez L, Varela A, *et al.* Tracheobronchial stents and fiberoptic bronchoscopy [letter]. *Chest* 1991; **99**: 792.

228 Turner JF, Ernst A, Becker HD. "How I do it" Rigid bronchoscopy. *J Bronchol* 2000; **7**: 171–6.

229 Ayers ML, Beamis JF. Rigid bronchoscopy in the twenty-first century. *Clin Chest Med* 2001; **22**: 355–64.

230 Hautmann H, Gamarra F, Pfeifer KJ. Fiberoptic bronchoscopic balloon dilatation in malignant tracheobronchial disease. *Chest* 2001; **120**: 43–9.

231 Andrews BT, Graham SM, Ross AF, *et al.* Technique, utility, and safety of awake tracheoplasty using combined laser and balloon dilation. *Laryngoscope* 2007; **117**: 2159–62.

232 Susanto I, Peters JI, Levine SM, *et al.* Lung transplantation. Use of balloon-expandable metallic stents in the management of bronchial stenosis and bronchomalacia after lung transplantation. *Chest* 1998; **114**: 1330–5.

233 Sheski FD, Mathur PN. "How I do it" Balloon bronchoplast using the flexible bronchoscope. *J Bronchol* 1998; **5**: 242–6.

234 Baumann MH, Sahn SA. Medical management and therapy of bronchopleural fistulas in the mechanically ventilated patient. *Chest* 1990; **97**: 721–8.

235 Steiger Z, Wilson RF. Management of bronchopleural fistulas. *Surgery* 1984; **158**: 267–71.

236 Regal G, Sturm A, Neumann C, *et al.* Occlusion of bronchopleural fistula after lung injury: a new treatment by bronchoscopy. *J Trauma* 1989; **29**: 223–6.

237 Shah AM, Singhal P, Chhajed PN, *et al.* Bronchoscopic closure of bronchopleural fistula using gelfoam. *J Assoc Physicians India* 2004; **52**: 508–9.

238 Snell GI, Holsworth L, Fowler S, *et al.* Occlusion of a bronchocutaneous fistula with endobronchial one-way valves. *Ann Thorac Surg* 2005; **80**: 1930–2.

239 Ferguson JS, Sprenger K, Van Natta T. Closure of a bronchopleural fistula using bronchoscopic placement of an endobronchial valve designed for the treatment of emphysema. *Chest* 2006; **129**: 479–81.

240 Travaline JM, McKenna RJ Jr, De Giacomo T, *et al.* Treatment of persistent pulmonary air leaks using endobronchial valves. *Chest* 2009; **136**: 355–60.

241 Campion JP, Bourdelat D, Launois B. Surgical treatment of malignant esophagotracheal fistulas. *Am J Surg* 1983; **148**: 641–6.

242 Graeber GM, Farrell BG, Neville JF Jr, Parker FB Jr. Successful diagnosis and management of fistulas between the aorta and the tracheobronchial tree. *Ann Thorac Surg* 1980; **29**: 555–61.

243 Ishizaki Y, Tada Y, Takagi A, *et al.* Aortobronchial fistula after an aortic operation. *Ann Thorac Surg* 1990; **50**: 975–7.

244 Edens ET, Sia RL. Flexible fiberoptic endoscopy in difficult

intubations. *Ann Otol* 1981; **90**: 307–9.

245 Dietrich KA, Strauss RH, Cabalka AK, *et al.* Use of flexible fiberoptic endoscopy for determination of endotracheal tube position in the pediatric patient. *Crit Care Med* 1988; **16**: 884–7.

246 Streitz JM, Shapshay SM. Airway injury after tracheotomy and endotracheal intubation. *Surg Clin North Am* 1991; **71**: 1211–31.

247 Bishop MJ. Mechanisms of laryngotracheal injury following prolonged tracheal intubation. *Chest* 1989; **96**: 185–6.

248 Colice GL, Stukel TA, Dain B. Laryngeal complications of prolonged intubation. *Chest* 1989; **96**: 877–84.

249 Whited RE. A prospective study of laryngotracheal sequelae on long term intubation. *Laryngoscope* 1984; **94**: 376–7.

250 Kastanos N, Estopa Miro R, Marin Perez A, *et al.* Laryngotracheal injury due to endotracheal intubation: incidence, evolution, and predisposing factors. A prospective long-term study. *Crit Care Med* 1983; **11**: 362–7.

251 Rai NS, Mehta AC, Meeker DP, Stoller JK. Transtracheal oxygen therapy—does practice make perfect? *J Bronchol* 1994; **1**: 205–12.

252 Orkin SH, Motulsky AG. *Report and Recommendations of the Panel to Assess the NIH Investment in Research on Gene Therapy.* NIH Panel Report, 1996.

253 Mastrangeli A, Harvey BG, Crystal RG. Gene therapy for lung disease. In: Crystal RG, West JB, Wibel ER, *et al.*, eds. *The Lung: Scientific Foundation*, 2nd edn. Philadelphia, Lippincott-Raven; 1997: 2795.

254 Rochlitz CF. Gene therapy for lung cancer. In: Bolliger CT, Mathur PN, eds. *Interventional Bronchoscopy. Progress in Respiratory Research*, vol. 30. Basel: Karger; 2000: 280–9.

255 Kruklitis RJ, Sterman DH. Endobronchial gene therapy. *Semin Respir Crit Care Med* 2004; **25**: 433–42.

256 Cox G, Thomson NC, Rubin AS, *et al.* Asthma control during the year after bronchial thermoplasty. *N Engl J Med* 2007; **356**: 1327–37.

257 Pavord ID, Cox G, Thomson NC, *et al.* Safety and efficacy of bronchial thermoplasty in symptomatic, severe asthma. *Am J Respir Crit Care Med* 2007; **176**: 1185–91.

258 Fishman A, Martinez F, Naunheim K, *et al.* A randomized trial comparing lung-volume-reduction surgery with medical therapy for severe emphysema. *N Engl J Med* 2003; **348**: 2059–73.

259 Strange C, Herth FJ, Kovitz KL, *et al.* Design of the endobronchial valve for emphysema palliation trial (VENT): a non-surgical method of lung volume reduction. *BMC Pulm Med* 2007; **7**: 10.

260 Wood DE, McKenna RJ Jr, Yusen RD, *et al.* A multicenter trial of an intrabronchial valve for treatment of severe emphysema. *J Thorac Cardiovasc Surg* 2007; **133**: 65–73

261 Choong CK, Cardoso PF, Sybrecht GW, *et al.* Airway bypass treatment of severe homogeneous emphysema: taking advantage of collateral ventilation. *Thorac Surg Clin* 2009; **19**: 239–45.

262 Reilly J, Washko G, Pinto-Plata V, *et al.* Biological lung volume reduction: a new bronchoscopic therapy for advanced emphysema. *Chest* 2007; **131**: 1108–13.

263 Ingenito EP, Wood DE, Utz JP. Bronchoscopic lung volume reduction in severe emphysema. *Proc Am Thorac Soc* 2008; **5**: 454–60.

264 Pereira W Jr, Kovnat DM, Snider GL. A prospective cooperative study of complications following flexible fiberoptic bronchoscopy. *Chest* 1978; **73**: 813–16.

265 Suratt PM, Smiddy JF, Gruber B. Deaths and complications associated with fiberoptic bronchoscopy. *Chest* 1976; **69**: 747–51.

266 Burgher LW, Jones FL, Patterson JR, Selecky PA. Guidelines for fiberoptic bronchoscopy in adults. *Am Rev Respir Dis* 1987; **136**: 1066.

267 Katz AS, Michelson EL, Stawicki J, Holford FD. Cardiac arrhythmias: frequency duringfiberoptic bronchoscopy and correlation withhypoxemia. *Arch Intern Med* 1981; **141**: 603–6.

268 Matot I, Kramer MR, Glantz L, *et al.* Myocardial Ischemia in Sedated Patients Undergoing Fiberoptic Bronchoscopy. *Chest* 1997; **112**: 1454–8.

269 Dunagan DP, Burke HL, Aquino SL. Fiberoptic bronchoscopy in coronary care unit patients. *Chest* 1998; **114**: 1660–7.

270 Kvale PA. Is it really safe to perform bronchsocpy after a recent myocardial infarction? *Chest* 1996; **110**: 592.

271 Liebler JM. Fiberotpic bronchoscopy for diagnosis and treatment. *Crit Care Clin* 2000; **16**: 83–100.

272 Dweik RA, Mehta AC, Meeker DP, Arroliga AC. Analysis of the safety of bronchosocpy after recent acute myocaridal infarction. *Chest* 1996; **110**: 825–8.

273 Matot I, Drenger B, Glantz L, *et al.* Coroanry spasm during outpatient fiberoptic laser bronchoscopy. *Chest* 1999; **115**: 1744–6.

274 Bein T, Pfeifer M. Fiberoptic bronchoscopy after recent acute myocarcial infarciton: stress for the heart? *Chest* 1997; **112**: 295–6.

275 Prakash UBS, Stubbs SE. The bronchoscopy survey: some reflections. *Chest* 1991; **100**: 1660–7.

276 Ernst A, Eberhardt R, Wahidi M, *et al.* Effect of routine clopidogrel use on bleeding complications after transbronchial biopsy in humans. *Chest* 2006; **129**: 734–7.

277 Sun SW, Zabaneh RN, Carrey Z, Incidence of pneumothorax after fiberoptic bronchoscopy (FOB) in community-based hospital; are routine post-procedure chest roentgenograms necessary? *Chest* 2003; **124**: 145.

278 Hattotuwa K, Gamble EA, O'Shaughnessy T, *et al.* Safety of bronchoscopy, biopsy, and BAL in research patients with COPD. *Chest* 2002; **122**: 1909–12.

第 2 部分

诊断性支气管镜操作

第 8 章

气道内病变的支气管镜检查术

Heinrich D. Becker

经验丰富的内镜医师在全面检查之后可以综合各方面的信息,对镜下病变有恰当的估计,最后做出正确的诊断。在内镜成像技术发展成熟之前,内镜医师的工作举步维艰。

G. Killian, 1906[1]

事物背后都隐藏着另一件事,我们总是希望看到隐藏的世界,这也是我们的乐趣所在。

Rene Magritte, Painter (1898~1967)[2]

引言

1898 年 5 月 29 日,来自弗莱堡大学的 Gustav Killian 在第 5 届南德喉科学会年会上报告了第 1 例支气管镜检查术。他在会上提到:"支气管镜检查的实用价值目前暂不可知,但我希望这项技术能在异物和支气管疾病等多种肺部疾病的诊断和治疗上得以运用"[3]。时至今日, 在 1897 年 Killian 引进支气管镜的 100 多年后, 支气管镜检查已成为肺脏病学诊断和治疗的重要工具。

腔内光学镜头(Hopkins 和 Lumina 光源镜)用于硬质支气管镜为术者提供了更好的中央气道的镜下视野。1967 年 Ikeda 发明的可弯曲支气管镜让术者可以轻松地探查周围支气管, 甚至是每个节段的肺实质。由于操作简便、患者耐受性好,可弯曲支气管镜已广泛用于临床。随着局麻、全麻技术和麻醉药物的改进,并发症的发生率也明显降低[4]。因此操作虽然具有一定的侵入性,支气管镜已成为肺脏病学的常规检查手段。

中央气道的病灶位置较深,周围包绕复杂的纵隔结构,虽然很多影像学技术,如 CT 和 MRI 不断发展,但对大气道病灶的敏感性仍较差。因此支气管镜检查对该类疾病意义重大。同时,累及大气道的疾病往往缺乏特征性的临床表现,无法确定其病因。故早期行支气管镜检查有积极意义。

本章重点阐述支气管镜检查的技术要点,并以我的经验分类讲解各种重要的镜下改变。

操作技术

关于操作设备、手术方法以及麻醉管理在该书其他章节将具体讲解。在此,我仅针对特殊的几点加以说明。

全面探查

因为许多气道疾病表现为多发病灶,而非单个局限病灶。故行支气管镜时包括对喉以上结构的全面探查十分必要。

术者往往将注意力放在病灶明显的部位,而容易忽视在影像学以及内镜下不明显的病变。因此,应该首先对健侧进行检查,尤其是在黏液、脓性分泌物及血液污染镜头致视野不清和实验室检查样本采集存在技术问题的情况下,从而减少漏诊[5]。

记录

所有的镜下所见以及相关的诊断和治疗过程均需要详细地记录在案。手术录像对于日后的随访以及同行间的交流有一定的帮助。但有一点需要强调：手术录像只能提供镜下所见影像，而无法提供术者在实际操作过程中的经验体会等一些重要信息。因此，同行间面对面的交流仍十分必要。

设备

其次，我们谈谈支气管镜检查的设备及方法。局麻下可弯曲支气管镜检查术需要较少的人员和设备，且患者耐受性更好。此外，局部麻醉使术者可以观察到喉、声带以及气管支气管系统的生理状态。但局麻下可能由于大量分泌物或出血导致视野不清或患者不耐受，给局部探查以及镜下操作带来一定难度。若需要多次退出支气管镜清洁镜头，可在探查完喉及上气道后置入气管套管，以减少因反复刺激引起的严重咳嗽。

这种情况下，硬镜可以提供良好的视野，保证正常的通气，是一个更佳选择。此外，当需要获取足够可靠的活检组织和一些治疗操作，如钳取较大的异物、激光治疗、狭窄球囊扩张、支架植入和高质量的拍照及录像时，可以考虑使用硬质支气管镜。

依据文献报道和我们的经验，局麻下可弯曲支气管镜与全麻下机械通气的并发症发生率大致相仿。硬质支气管镜所致的物理损伤以及活检后出血较常见，可弯曲支气管镜操作中局麻的副作用以及通气问题较常发生[6]。

总体而言，支气管镜术的风险比消化内镜高，受麻醉限制，操作时间较短，故术前周密的手术计划和准备必不可少。

术前准备

病史及体格检查

因为内镜检查可获得的信息有限且往往模棱两可，因此术前的病史采集和体格检查非常必要。大气道疾病通常表现多样，但也各具特点，仔细的检查能提供重要的线索。既往长期吸烟史、进行性加重的气促、咳嗽、咯血或脓痰、急性持续性声嘶、气道外伤史（如气管插管和气管切开）均可提示气道受累。

查体方面：胸廓活动度不对称、单侧喘鸣音或呼吸音减弱均是大气道梗阻的典型表现，尤其对于既往无哮喘病史的成人更有提示意义。肺通气不均提示局部气道梗阻，湿啰音和胸膜炎提示阻塞性肺炎。

实验室检查和影像学检查

肺功能检查可以进一步评估患者的情况，对气道的稳定性和阻塞情况进行量化。术前的动脉血气分析结果有助于提前做好保证术中通气功能的准备措施。实验室检查虽然不能提供病理学依据，但可以进行术前风险评估。

通常在镜下仅能发现大气道疾病的间接征象，因此术前影像学检查，如胸部正侧位片必不可少。若诊断尚不明确，通气不足的区域、结构扭曲的部位、支气管和肺部肿块及邻近组织都是高度可疑区。

结合影像学证据和镜下所见有时仍无法准确定位，此时需要借助其他方法加以辅助。X线透视可对大血管、心肺及食管运动进行动态观察。但对中央气道和肺门区域的精细观察仍缺乏有效手段，当这些区域有可疑病灶时常进行肺部 CT 扫描。

安全措施

为了早期识别及预防并发症，应该进行如下预防措施：开放静脉通道、吸氧、心电和血氧饱和度监测、必要时可行经皮 CO_2 监测。APC、高频电刀等用于并发症处理的设备均需备齐并定期测试以确保运转良好。

解剖结构

所有肺脏病学教科书以及支气管镜图谱都有大量正常支气管树及其命名的镜下图片。尽管支气管和肺结构复杂，但其解剖结构相对恒定。

气管支气管通常由 22 个气管环及两侧不对称的 19 个肺段组成。肺血管的走行相对固定，保证了在行经支气管针吸活检术（TBNA）时的安全性。气管周围分布的淋巴结按位置依次编号用于气道肿瘤的分期。肺叶间裂是对肺内病灶行肺段定位非常安全的标识。

从这些例子我们不难看出熟悉掌握气管支气管树以及周围纵隔解剖的重要性。表 8.1 列出了 5 个方面，我们下面将分别讨论[7]。

解剖定位

初学者常对支气管树的解剖及命名感到困惑。但由于其解剖变异少且不具有活动性，因而一旦掌握，解剖定位将变得十分容易。

当镜头沾染黏液、血液或肿瘤浸润时,将会导致镜下视野差,给定位带来困难。由于操作的不熟练以及咳嗽易损伤黏膜,故上述情况在局麻下行可弯曲支气管镜检查时较全麻硬质支气管镜检查更多见。反复地退出支气管镜清洁镜头可能使患者无法耐受该检查。

操作过程中一旦无法定位,可将镜子退至气管隆嵴或主气道等解剖标志明确的位置再重新开始。许多最初怀疑是解剖变异的结构实则是误判。

正常解剖结构

气管支气管系统在妊娠 16 周发育形成。在新生儿和 4~6 岁的儿童气管呈类圆形,膜部 C 形气管软骨环两端几乎融合,在咳嗽和用力呼吸时尤为明显,应注意鉴别其并非是完整的圆形。至 8~10 岁气管软骨环才发育成典型的马蹄形。儿童气管隆嵴较钝且角度宽于成人[8],而这在成人常常是局部气管外肿物的标识。

因儿童的气管软骨柔软,咳嗽和用力呼吸动作时主气道和支气管可出现塌陷,但只要静息状态下气道是开放的即为正常。儿童气管的直径因人而异,其小拇指的直径常与气管相似,故可作为选取合适大小支气管镜的参照(小拇指法则)。

年轻人的气管长度和直径均发育较完全,气管软骨呈典型的马蹄形,生理状态下气管形态稳定,只有咳嗽时膜部可能会凸向气管前壁。正常情况下气管隆嵴锐利,夹角较小。

肺叶、段支气管解剖结构固定,但时有非病理性的变异。病理性的变异类型较固定,需一定的经验加以区分。

无临床意义的解剖变异

很多气管支气管变异发生在段支气管,继而亚段支气管随之改变。而正常的段支气管常起源于同一主干,应与发育不全的肺段加以区分。支气管分支的变异可能对外周病灶肺活检的定位造成一定困难。有时段支气管甚至叶支气管在原有解剖位置上仅是一个"支气管芽",局部形成一个憩室,这种变异多见于右下叶。

最常见的变异是双下叶多出一支尖段支气管,即所谓的副尖段。左肺出现副叶的概率较小,但右上叶尖段及后段支气管可能直接开口于右主支气管,从而出现两个右侧第 2 隆突。变异的亚段及整个上叶支气管从主气管末端分出,这恰巧是用于支气管镜学习的猪的支气管的正常解剖结构,这种多见于右肺的变异又名"猪支气管"(图 8.1)。而在左肺,舌叶开口常常位于左主支气管,使正常左上叶支气管缺如。若这种变异在尖段水平发生则形成一个三分支结构或一个短的过度支气管。

这些变异仅仅在支气管发育不良或管腔不畅导致通气受限或分泌物清除障碍时出现临床症状。

软骨环常见的变异为支气管分支的融合和出现完整的软骨环。凸出管腔的正常软骨组织有时可能被误认为管腔外肿瘤压迫,但其花环状的形态而不累及软管环间区可作为与管腔外肿瘤压迫的鉴别点。活检时这种组织会非常硬,黏膜被抓取后将暴露白色的软骨。

这需要与骨化性气管支气管病相鉴别,后者是一种病因不明的疾病,表现为骨化组织肿瘤样生长浸润黏膜及黏膜下组织。若其阻塞大气道可使用手术或激光加以治疗。

气管支气管系统的病理性畸形

许多病理性的畸形是胚胎时期发育异常所致,可为气管支气管孤立性畸形,也可以为肺部乃至全身多系统的畸形。因为对胚胎发育的认识尚不完全,故发育畸形的分类仍不明确。但下面将对影响气管支气管树发育的重要畸形进行阐述以帮助理解[9]。

喉

目前引起喉鸣音最常见的病因是新生儿喉软骨软化症(85%)所致的会厌过度折叠及构会厌皱襞内向性屈曲不足,可以通过置入气管套管或无创持续性气道正压通气(CPAP)加以缓解。注意应使用小号的气管套管防止压迫损伤黏膜及软骨。

气管插管损伤声门区域所致的喉狭窄远比先天性畸形常见,可采用镜下物理切除或激光治疗。

气管食管隔发育不全导致的喉气管食管裂或气管食管瘘较少见,但因反复的误吸需要外科手术治

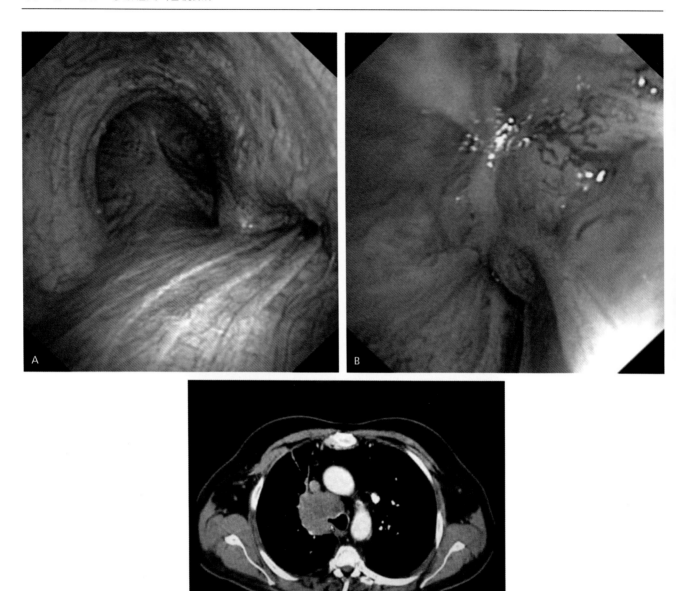

图 8.1　解剖变异。(A)尖段支气管直接开口于主气管右侧壁,这种变异多见于猪的解剖结构。(B)靠近观察发现开口被鳞癌阻塞。(C)相应的胸部 CT 可见气管支气管结构及右上叶开口被肿瘤堵塞。

疗。内镜下纤维蛋白胶封堵成功率较低,只有瘘管较小时才考虑使用。

　　血管瘤以及一些错构瘤,如家族性多发性神经纤维瘤可以表现为黏膜下肿物凸入喉和上段气管腔致气管狭窄。血管瘤如未自发消失可使用掺钕钇铝石榴石(Nd:YAG)激光凝固治疗,近期有报道使用 β 受体阻滞剂成功进行全身治疗。

气管

　　儿童时期气管结构不稳定十分常见,只要静息状态下可恢复到正常的管径就不需要治疗。气管软骨需要数年时间发育成熟。完整的气管环及气管环缺失均可引起慢性气道阻塞和炎症而危及生命,外科手术疗效不佳。

　　这些畸形常与血管、支气管和食管发育异常以及气管软骨软化所致的气道狭窄伴发,慢性压迫、瘘管及气管壁不全可致气管塌陷。

　　先天性巨气管支气管症 (Mounier-Kuhn 综合征)患者因慢性进展性炎症,往往成年以后才出现症状。

　　气管憩室常由支气管残端或气管食管瘘所致,有时则是炎症或穿刺后淋巴结瘢痕愈合牵拉所致。

　　婴儿气管食管瘘常与食管闭锁伴发,内镜下封堵如使用激光闭塞或纤维蛋白胶往往效果不佳,需要外科手术治疗[10]。

支气管

当支气管变异影响通气功能或排痰时可出现相应的症状。支气管开口狭窄多数由于其相应气管软骨发生畸形,如异常的软骨棘或完整的软骨环,进而影响排痰功能。最常见的变异是右上叶开口异位至右主支气管或主气管,导致局部引流不畅,继发阻塞性肺炎。

在中间支气管内侧壁有时可见瘘管样结构,为心叶(肺副叶)开口。若副叶未发育成完整的肺段,便成为发生支气管囊肿的常见部位。

支气管狭窄常继发于幼儿时期的感染,这也是孤立性支气管扩张常见的原因。相比之下,软骨发育不全的支气管狭窄或完整软骨环所致段支气管扩张则较为少见。笔者曾在 2 例肺隔离症患者中发现支气管完全闭锁,但这种畸形很少见。胸片上可见该区域透亮度高,主要是因为该区域可通过相邻肺组织的 Kohn 孔进行充气。Kartagener 综合征或 Young 综合征所致的纤毛功能障碍可引起慢性炎症或支气管扩张。

单侧肺透亮度增加(Swyer-James 及 MacLeod 综合征)是由于肺动脉发育不全抑或是病毒感染所致的闭塞性细支气管炎仍有争议。所有肺实质的变异,尤其是可引起局部过度充气或充气不足的畸形,均可能导致大气道的移位或阻塞。

支气管镜检查时,只有当肺脉管系统的异常影响支气管循环(如瓣膜缺损时血流重新分布出现胸腔内血流向支气管循环分流,瓣膜修补术后可出现支气管静脉曲张)或为多种畸形的一部分(如 Osler 病或肝硬化蜘蛛痣时出现动静脉瘘)时在镜下可见[11]。经支气管镜超声有助于这类畸形的诊断。

肺叶切除的解剖结构

评估肺叶切除的范围是支气管镜医师常需解决的问题。在术前评估大气道病灶的切除范围需要精确到毫米,尤其需要关注标准术式中从病灶到重要解剖标志的距离。因为病灶近端气管支气管受累往往需要大范围切除。在这种情况下,行支气管肺成形术时尽可能保留正常的肺组织[12]。

在行袖状切除术时,左右主支气管和气管隆嵴水平是重要的解剖结构,要做好充分的评估和预案。一项评估支气管肺癌分期和治疗方法的大型前瞻性研

究发现,对从病灶近端到气管隆嵴进行支气管镜下肉眼所示正常的支气管黏膜进行病理组织活检,其诊断阳性率极低。

因为支气管解剖的特殊性,病灶的切除范围有限,故支气管镜医师不仅需要准确地测量病灶的大小,还需要关注从病灶到重要解剖标志(气管隆嵴、环状软骨、声门)的距离,并对受累软骨环进行计数。

当大气道出现移位或直接浸润则需怀疑其周围包绕的纵隔结构病变,如纵隔淋巴结肿大、食管和大血管疾病。这可以通过食管镜、超声等影像学技术或纵隔镜进一步确认。

症状学

为了建立气道的镜下诊断,我们需要明确所见的结构以及异常的病理性改变。良好的形态学诊断需要准确描述镜下发现,并将形态学改变与临床症状相结合。这一表述疾病特点的过程即所谓的症状学(来源于希腊文 semeion)[13]。

与从床边可获得的多样化信息不同,镜下检查只能得到可视信息,偶尔可获得间接的触诊信息。支气管镜检查的诊断是通过描述镜下可见气管支气管结构的改变而得出,表 8.2 列出了需要关注的信息。

下面将着重讨论各种镜下病变与疾病的关系。虽然我们独立地描述各类病变,但通常一种疾病可累及多个结构,需要综合全局做出诊断。显然,一些结构会在不同的分类中多次提及。

支气管

生理条件下支气管内充满气体,黏膜表面覆有一层半透明的黏液,纤毛组织逆时针协调运动,旋涡状

表 8.2　具有诊断价值的镜下表现

1	支气管
2	黏膜颜色和表面
3	血管
4	淋巴管
5	黏膜完整性
6	气管壁完整性
7	气管周围结构受累
8	临床表现

地转运黏液层。但近期的研究发现,这种黏液层的转运并非通过纤毛摆动,而是通过气管内特异性的气流运动[14]。多个研究发现,无论在动物还是人,激光治疗的气化烟雾以涡流而非层流的形式向喉部运动[15]。有趣的是,与水槽和下水道排水一样,涡流是效率最高的一种清除模式。这种涡流式的气流可自外向内到达肺泡区域[16]。这可能与含有高浓度嗜酸性粒细胞的黏性分泌物是以涡流或涡流样形式运动相关 (Curschmann 首次描述哮喘患者痰液存在盘旋运动)。

　　支气管黏膜黏液腺或肺泡表面液体的病变会改变分泌物的量、成分、黏度和颜色。

　　大量清亮液体和泡沫样分泌物是支气管肺癌的特征性表现。发生肺泡蛋白沉积症和卡氏肺孢子菌病时,其分泌物因蛋白含量高从而呈现不透明状。肺水肿时,可出现粉红色泡沫样痰。

　　哮喘患者的白痰非常黏稠,可形成小气道黏液栓,即所谓的 Curschmann 螺旋体。小痰栓聚集可形成黏液嵌塞,阻塞段支气管甚至更大的支气管,其胸片表现类似肺癌所致的阻塞性肺炎。

　　吸烟患者慢性支气管炎的特征性表现为镜下可见大量巨噬细胞吞噬香烟颗粒的灰褐色样痰,一旦出现细菌感染,灰褐色痰可转为黄痰。

　　严重的脓性分泌物见于细菌性肺炎和肺脓肿患者。大量的脓痰见于支气管扩张患者,尤其以慢性假单胞菌感染所致的囊性纤维化多见。静止后痰可分为 3 层:上层为泡沫、中层为黏液、下层为脓性物和坏死组织。脓痰还能形成痰栓,嵌塞局部支气管加重支气管扩张。影像学"腊肠样"阴影对诊断有提示作用。

　　烟曲霉感染痰液往往更加黏稠,表现为橡胶样,出现变态反应性肺曲霉菌病(ABPA)[17](图 8.2)。

　　对镜下吸取的痰液进行细胞学和病原微生物学检查对于查找潜在病因有进一步的提示作用。操作常使用特殊的套管或毛刷采样。有经验的医师通过可弯曲支气管镜下吸痰即可获得大部分常规检查的结果[18]。肺泡感染多见于免疫缺陷尤其是 AIDS 患者,支气管肺泡灌洗术是诊断该类疾病的重要方法[19]。

　　分泌物中常会混有不同程度的血量,若伴随慢性支气管炎,镜下可见扩张的黏膜血管,多为良性病灶。但同样的情况若出现在长期吸烟的患者中,则高度怀疑支气管肺癌。因此,寻找真正的出血病灶十分重要,咯血可能是支气管肺癌的早期表现。

　　笔者看来,除非有明显肺栓塞表现,所有咯血的患者在发生咯血的当下需立刻行支气管镜检查判断

出血病灶并酌情行进一步出血探查(支气管造影和血管造影)。有时需逐一行叶支气管冲洗以明确出血来源。一些间歇性咯血的患者需多次重复上述操作。对于无法解释的咯血均要密切观察,小心潜在的恶性肿瘤可能[20]。

　　在笔者接诊的患者中,有 25% 的咯血患者最后诊断为恶性肿瘤,50% 的患者诊断为慢性炎症。在这 50% 的患者中,最常见的三大病因是慢性支气管炎(15%)、支气管扩张(8%)和空洞性结核(8%)。大约 70% 的患者可通过支气管镜检查明确出血原因。综合运用传统的影像学、支气管镜检查和血管造影术,10% 的患者最终仍无法明确诊断。这其中主要包括经期咯血的患者,但镜下和胸片均无明确提示子宫内膜异位的表现[21]。

黏膜颜色和表面

　　正常黏膜表面呈粉色,黏膜光滑,完整覆盖支气管壁,软骨环呈黄白色。黏膜表面可见滋养毛细血管网,但淋巴管和腺体开口不可见。黏膜下有时可见搓衣板样纵向走行的纤维结缔组织束,用力呼吸或咳嗽时更加明显,但这种改变只在非正常黏膜中出现。

　　许多影响分泌功能的因素也影响支气管黏膜,会改变其颜色和结构。急性炎症或化学物质破坏可引起

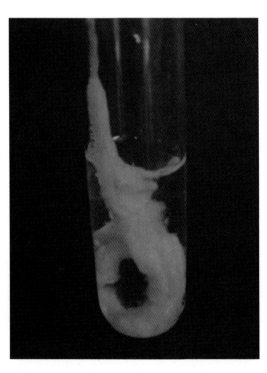

图 8.2　痰栓。在支气管扩张时常见,多为曲霉菌感染所致。常引起变态反应性肺曲霉菌病(ABPA)的临床症状。

不同程度的充血，导致黏膜弥漫性变白或呈暗红色，毛细血管网结构变得模糊不清。

当同时伴有水肿时，黏膜增厚高出支气管壁。哮喘患者黏膜的典型改变为黏膜苍白，出现垫样水肿，在原本支气管痉挛的基础上加重气道阻塞。

大多慢性支气管炎患者的黏膜变薄、色苍白，支气管壁结构清晰可见，以大气道背侧的结缔组织弹力层尤为明显，其色白、纵向走行，有时在变薄的黏膜下直接可见。

慢性炎症以及咳嗽引发的机械牵拉可拉伸黏膜及黏膜下的弹性组织使其变蓬松，其原理同怀孕时的妊娠纹。同时，慢性中性粒细胞浸润也会破坏弹性纤维。黏膜腺体可出现典型的改变：由于黏液滞留在黏膜壁导致管腔肿胀，原本不可见的腺体开口以虫噬样出现在黏膜表面。这些病理改变均为慢性破坏性支气管炎的镜下表现。

在细菌、病毒感染的急性期黏膜发红，黏膜下血管因充血清晰可见。

在罕见的慢性肥厚性支气管炎时，可见黏膜显著肿胀发白，黏膜下大量淋巴细胞浸润，其黏膜肥厚的程度类似于支气管壁淀粉样变性或黏膜下肿瘤浸润。这种改变在气管管腔机械性梗阻时也可发生。

结节病时镜下可见透明的结节，这类病灶类似于肿瘤淋巴管转移，可见毛细血管延伸至病灶内。有时可见局部黏膜皱襞聚集，但这种改变在轻柔地负压吸引下即消失。

血管

正常的支气管黏膜可见密集的滋养毛细血管网，这些毛细血管在主气管软骨环间穿行，向上下两个方向呈树状延伸，最后吻合成网状。这些脉管网受压之后局部出现缺血溃疡，最后可能导致缺血性软骨软化。仅背侧的黏膜下血管是纵向走行的，供养几个肺段。

脉管系统在较大的支气管中纵向走行，可保证较大区域的血供。但这些部位脉管网缺如，可视为终末动脉。毛细血管前静脉收集黏膜内和黏膜下的血流后直接回流至肺静脉系统[22]。与血管不同，正常支气管黏膜不可见淋巴管。

下呼吸道急性感染，尤其是病毒感染时，黏膜常呈暗红色，黏膜下血管网变得模糊不清。虽然黏膜颜色改变是弥漫性的，但局部出现炎症反应时，如结节病，所致病变呈地图状分布于肉芽肿周围，与正常脉管系统相间。

结节病患者由于肿大淋巴结压迫邻近支气管壁

导致静脉回流受阻，加上炎症反应所致的局部血流增加，镜下可见明显充血。充血最常见于恶性肿瘤的淋巴结转移压迫，多见于淋巴结穿透支气管壁或黏膜下淋巴管转移时，血管出现不规则迂曲。肿瘤侵犯黏膜也会出现不规则的聚拢(图 8.3)。

慢性支气管炎所致黏膜颜色改变没有急性炎症明显，慢性炎症和瘢痕形成使黏膜发白。慢性支气管炎导致肺循环压力升高，因支气管动脉与肺循环有密集的交通支，支气管动脉可出现曲张。同理，严重冠心病患者可出现支气管黏膜出血，需要激光止血治疗。

慢性支气管炎患者出现急性细菌感染时可因局部血流增加而出现血管曲张，加上炎性损伤导致咯血。咯血是支气管扩张症最常见也是可致命的并发症，因出血的血管多为压力较高的支气管动脉，慢性炎症所致针眼样的破口即刻出现严重咯血。

慢性炎症可致血管走行极不规则，甚至出现小血管瘤。肝硬化患者偶尔可在支气管黏膜见到蜘蛛痣，而 Osler 病出现的血管瘤分布更加均匀和规则。真正的支气管黏膜下血管瘤常表现为垫样隆起，尤其在儿童常可发现其他体表病损。

淋巴管

与血管不同，黏膜淋巴管在正常组织不可见，与大支气管和相邻血管伴行。当恶性组织侵犯、瘢痕组

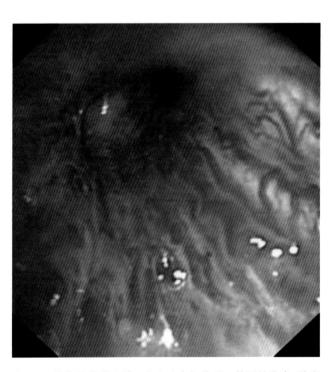

图 8.3　扩张的黏膜血管。左上叶支气管开口外压性狭窄，肿瘤与支气管壁毗邻，压迫深层静脉，故血流瘀滞于黏膜浅表静脉。

织压迫淋巴结或术后淋巴水肿阻塞淋巴回流时,镜下可见黏膜下淋巴管。淋巴性水肿引起黏膜明显肿胀表现为铺路石征,可见肿胀的白色淋巴管。若毗邻支气管的淋巴结肿大阻塞淋巴回流,淋巴管呈现乳白色"粉丝"状与血管相伴行。

恶性肿瘤阻塞淋巴管所致的黏膜淋巴囊肿不会出现在良性炎性疾病中。

一些异物类物质,类似炭末沉着等吸入后沉积在肺泡区域,可以经由叶间或叶淋巴管到达淋巴结和支气管黏膜,进而沉着呈现黑色条纹,尤其多见于癌性淋巴管浸润所致的淋巴管扩张患者。

黏膜完整性

普通急性感染引起的大体病理改变如前述,其对黏膜完整性的影响则主要表现在微观水平,但在一些非特异性病毒、支原体和某些链球菌感染后可出现息肉和溃疡。若炎症反应对支气管的破坏不断进展,瘢痕修复时可能出现致命性管腔狭窄,这也是支气管中心肉芽肿病的原因之一。炎性破坏以及淋巴结穿透支气管壁引起的瘢痕形成常引起继发性孤立性支气管扩张。

异物可能引起明显而广泛的肿胀和肉芽肿,尤其多见于花生等富含油脂的异物。这类肉芽肿性疾病对激素反应良好。因此在取异物前一晚给予激素,次日异物因为肿胀消退而咳出或咽下。若异物没有及时取出,结缔组织可逐步包裹堵塞支气管,导致慢性肺不张或远端支气管扩张。结核和尘肺侵犯淋巴结也可出现类似的病理改变。

肉芽肿性炎是结节病和结核的典型表现。结节病的肉芽肿通常孤立分开,针头大小,而分枝杆菌病肉芽肿有融合趋势,黏膜表面可见坏死,表现为特异性支气管炎的特征,可能由肺组织或淋巴结传播。

除了结核,溃疡性支气管炎也会出现在韦格纳肉芽肿以及其他肺血管炎中,活检病理可见肉芽肿破坏血管。慢性复发性多软骨炎也可表现为溃疡性支气管炎,多数累及近端气道,多见环状软骨、勺状软骨以及鼻软骨受累[23]。

溃疡性支气管炎最常见的病因也是肿瘤浸润,需要充分活检加以排除。慢性支气管炎逐步破坏黏膜及支气管壁结构,反复的炎细胞浸润和活性物质(如弹性酶)的释放,引起黏膜萎缩、弹性纤维层的损伤,最后引起上述结构的破坏。由于分泌物黏度改变,黏液滞留在腺体中,导致腺体开口肿胀,黏膜下可见虫噬

样表现,从而形成慢性破坏性支气管炎的特征性改变。随着疾病的发展,病变逐渐累及深层结构,进而影响支气管壁全层。

支气管壁的完整性

在慢性非特异性支气管炎,气管壁弹性结缔组织破坏导致其稳定性下降,大气道在咳嗽压力显著变化时容易出现损伤(图 8.4),最终使大气道壁黏膜松弛和软骨软化,加重气道梗阻,进入恶性循环。但慢性非特异性炎症最严重的破坏是引起支气管扩张,气管壁破坏出现囊状扩张,局部黏痰瘀滞加重气道肿胀。黏稠物阻塞症患者可出现上述严重的病理改变。

慢性复发性多软骨炎的支气管壁破坏如前所述,免疫抑制剂治疗后可能出现大面积的瘢痕以及软骨破坏所致的气道狭窄。吸入有毒物质后也会引起大面积的瘢痕形成。

软骨对压力(插管)、热量(Nd:YAG 激光治疗)和放射线十分敏感,在高剂量放射治疗,尤其是气道内照射后可出现软骨软化和坏死性软骨炎。放射治疗后 6 个月可出现弥漫性瘢痕导致气道狭窄,治疗困难。炎性淋巴结也可以造成类似的病理性损害。肿瘤浸润是

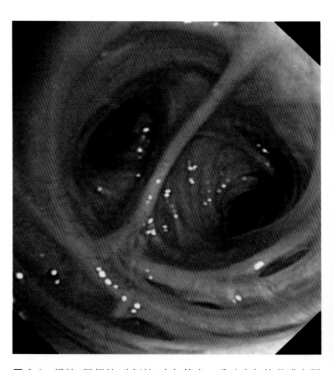

图 8.4　慢性(毁损性/破坏性)支气管炎。舌叶支气管黏膜变硬并出现数个空洞。慢性炎症引起淋巴细胞释放弹性酶,破坏大量黏膜下结缔组织,下垂的黏膜间仅剩支撑的纤维组织。空洞是排出黏性分泌物后物理性扩张的黏膜腺体开口。

气管壁受累最常见的原因,但很少累及软骨,即便是大面积深部坏死,软骨结构也可维持正常,目前暂不清楚其原因。

随着重症监护技术不断发展,气管支气管壁出现很多医源性损伤,常引起气管软化及肉芽肿性炎症。这种复杂的气道狭窄治疗困难,常常需要气道支架来支撑,但70%~80%的患者在移除支架之后将发生再狭窄,这种患者可以考虑长期植入支架。

周围组织受累

纵隔内有复杂的解剖结构包绕大气道,多种病理改变会累及气管和支气管。在新生儿和儿童,先天性食管和大血管畸形是大气道压迫最常见的病因。随后,肿大的胸腺、甲状腺以及纵隔淋巴结因与主气管毗邻均可能引起气管受累。

普通的结节病和炭末沉着症不会发生淋巴结浸润(图8.5),仅当硅沉着病或结核菌穿透解剖结构后可能发生。若淋巴结表面覆有完整的黏膜,此时可能形成典型的假瘤,在肉眼很难将其与恶性疾病区分开。淋巴结钙化穿透支气管壁形成支气管结石并引起远端支气管扩张[24]。

恶性肿瘤浸润是穿透淋巴结最常见的原因,但镜下很难判断气管壁外病灶的深度。支气管腔内超声此

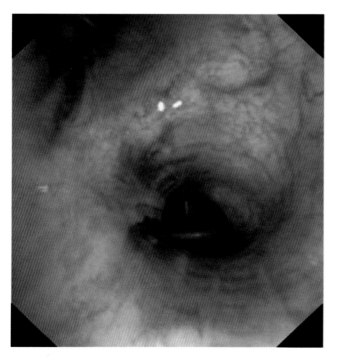

图8.5 炭末沉着症。右下叶开口黏膜可见深色色斑。这是由于炭末颗粒沉积在毗邻的淋巴结内,但未见淋巴结穿透的征象。

时可以发挥重要作用来辅助引导针吸活检术。在将来支气管腔内超声可能会成为支气管肺癌分期的常规检查方法(图8.6)。

脊柱后凸、Bechterew病和漏斗胸出现脊柱偏移可造成气管压迫或移位,这与主动脉瘤引起的压迫较易区分,后者可见明显的搏动。但当较小的儿童因气管软骨发育尚不完全时,难以将外在压迫与原发因素相鉴别,故支气管腔内超声有助于鉴别诊断。

综上所述,所有引起纵隔组织肿大或移位的病变,如淋巴瘤、胸腺瘤、贲门失弛缓、心包积液、食管憩室、肿瘤以及胸腔积液等均可引起大气道压迫。

临床信息

因为能从内镜下获得的信息有限,故单凭内镜明确诊断较为困难。为了做出最后诊断,还需要综合病史、体格检查及实验室检查的结果。

气道内病变

上气道

虽然上气道、鼻和鼻咽部并不是支气管镜检查术的重点,但不要忘记这也是呼吸系统的一部分。因气道疾病往往是系统性的,因而不要忽视上气道病变,尤其是韦格纳肉芽肿、慢性复发性多软骨炎以及Kartagener综合征引起的支气管扩张。恶性肿瘤同时累及上下气道的情况也不少见,因上下气道同时存在烟草暴露。上气道原发性疾病,如鼻甲增生畸形、呼吸睡眠暂停、气道塌陷等,均可能引起支气管系统慢性炎症或吸入性肺炎。气管支气管以及肺检查阴性的咯血患者还要注意排除出血来源是否是上气道(图8.7)。

喉

喉是整个呼吸系统中结构最复杂和敏感的器官,因此有必要对其解剖和功能进行阐述[25]。

最常见的异常是声带麻痹,主要是由于喉返神经受到恶性肿瘤或甲状腺的压迫所致,在支气管肺癌侵犯主动脉弓下方的主动脉-肺动脉窗时也可发生,但较少继发于甲状腺腺瘤或支气管肺癌大面积淋巴结清扫术。因此需要在局部麻醉下观察声带功能,对较小的儿童可使用丙泊酚联合局部麻醉观察其自主呼吸。

发育畸形或成熟滞后是引起婴儿呼吸问题最常

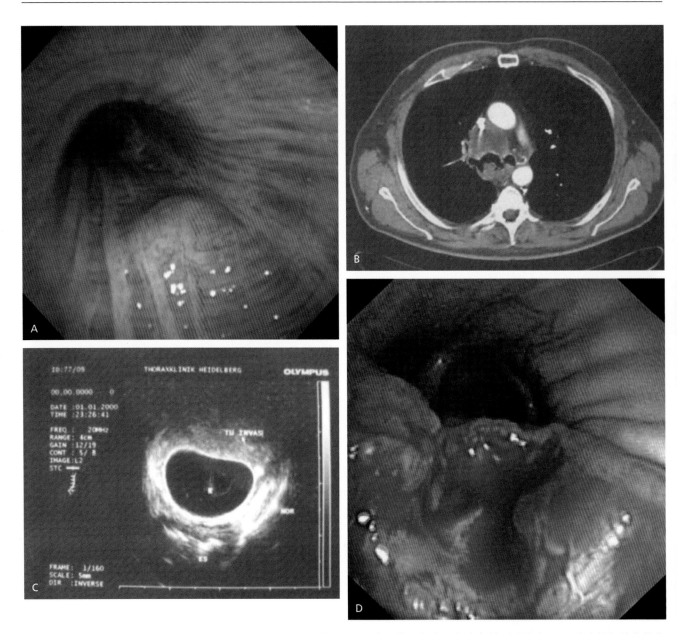

图 8.6 贴壁肿瘤浸润。(A)非小细胞肺癌(NSCLC)出现淋巴结转移,肿大的淋巴结向左主支气管后壁膨出。(B)肿瘤浸润并非均能通过胸部 CT 诊断。在本例中,不同于气道后壁,CT 显示淋巴结在气道分叉之前可能尚未侵犯气管壁。(C)但支气管腔内超声可见明确肿瘤浸润(tu invas),表现为气管壁外层结构较正常组织(nor)缺失。在背侧可见毗邻的食管(ES)多层结构。(D)肿瘤浸润但未出现穿孔时,可去除表面黏膜,将活检钳深入肿瘤组织内部行活检,即所谓的"纽扣眼"活检。

见的原因:早产儿多见会厌及环状软骨发育不全,喉裂及瘘管相对少见。喉血管瘤阻塞气道可见于伴有皮肤血管瘤的儿童,大多可自愈,但在重症患者可使用激光治疗,以便快速缓解症状。

在较大儿童及成人,外伤、炎性病灶以及新生物是最常见的喉部疾病。白喉是由白喉杆菌引起的坏死性炎症,可引起喉部炎症粘连,但近年来少见。另外,喉结核伴有典型的结节样表现也已非常少见。复发性软骨炎或韦格纳肉芽肿累及黏膜和软骨时需要尽早

治疗,否则最终可导致严重的气道狭窄。慢性炎症可能引起杓状软骨关节僵硬,可用活检钳轻轻接触软骨以确诊。

喉部常见的良性肿瘤是会厌及声门的囊肿(图 8.8),可以通过活检确诊。牵拉或插管引起的息肉不同于乳头状瘤,往往表面光滑,没有绒毛。

喉部原发恶性肿瘤多来源于声门,若新生物累及声门,支气管镜通过可导致严重水肿,引起窒息,故应做好抢救预案。因喉癌的治疗归属于喉科医师,故支

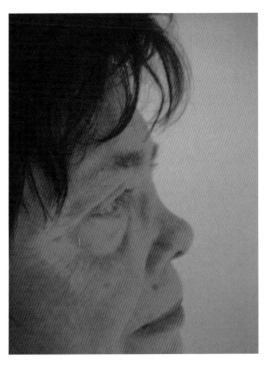

图 8.7 韦格纳肉芽肿患者可出现鼻软骨畸形。本例患者鼻软骨严重破坏，出现鞍鼻。这种改变在韦格纳肉芽肿患者多见。临床体征对于大气道严重狭窄患者的诊断常有提示意义，可能是外科手术后的并发症。同时，该患者术后反复发生声门下狭窄，最终只能在内镜下植入 Montgomery T 管。

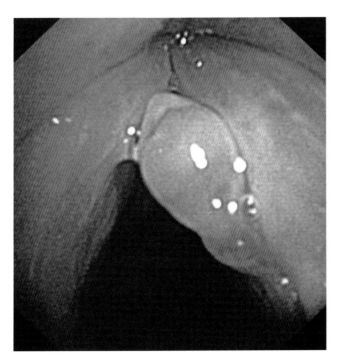

图 8.8 声带囊肿。右侧声带在声门前联合附近可见息肉状光滑的病灶。病灶表面光滑，近距离观察呈半透明状提示为囊肿。一般情况下，支气管腔内超声有助于鉴别是否为实性结构。

气管镜医师无需独立对病情严重程度有准确的评估，但喉癌并发下气道肿瘤并不少见，仍需仔细排查。

喉部继发性肿瘤多见于下颌癌、甲状腺癌以及转移性淋巴结侵犯。

现今喉部外伤多见于医源性因素，如复苏、插管等，但随着插管器械以及方法的不断改进，损伤的发生率也有所下降。但紧急情况下的插管导致喉损伤依然很常见，多见于最狭窄的声门下区环状软骨水平。长时间插管所致的损伤治疗困难较大，因常合并有肉芽肿形成和炎性软骨软化。

气管

虽然主气管以及分支是中央气道的一部分，但因其结构和位置以及生理和病理状况下发挥的重要作用，其在气道疾病中有特殊的地位：气管一旦出现损伤将严重影响通气功能，可能直接危及生命。但因气管与食管、大血管、心脏、胸腺、淋巴结和脊柱等多个器官毗邻，故可被多种疾病累及。基于气管在胸腔内及胸腔外段的位置，通过直径的改变，气管可耐受高至 300mmHg（1mmHg=0.133kPa）的压力，而剧烈咳嗽运动还能使其长度发生数厘米的变化。这些功能的实现都归功于其"软硬结合"的复杂结构。

气管功能异常多见于稳定性的破坏。新生儿气管软骨发育尚未完全，咳嗽时气管完全塌陷仍可视为生理情况。但当平静呼吸时气管仍持续塌陷，则需要植入防损伤的气管插管避免窒息。成人气道稳定性下降多源于慢性炎症，如炎细胞浸润所致弹性蛋白酶分解胶原纤维、慢性咳嗽导致气管软骨功能下降，最终引起气管结构完全塌陷。

儿童先天性异常往往会引起症状，最常见的是引起反复误吸的气管食管瘘，完整软骨环引起的气道狭窄较少见，因为幼年期气管软骨是类圆形的，软骨环的两端在气管膜部中线位置相交，这种情况在用力呼吸及咳嗽时更加明显，因此极易误诊。外科手术对该疾病的修复风险高，采取下一步治疗前需要进一步的影像学检查确认，仅当气管软骨畸形伴气管狭窄引发通气及排痰障碍时才会出现明显的临床症状。

病毒或细菌的感染是最常见的气道疾病，不需要常规行支气管镜检查。但有时葡萄球菌或其他细菌感染引起的溃疡可能引起瘢痕形成，若不及时处理最后将会导致严重气管狭窄。慢性炎性疾病如韦格纳肉芽肿、慢性复发性多软骨炎和风湿性关节炎常累及软骨等深部结构，最后导致气道狭窄、气道稳定性下降。这类疾病的诊断不能单纯依赖病理检查,需要综合多方面信息做出最后诊断。炎性肉芽肿和淋巴结侵犯的表现常与肿瘤类似,需要取得病理活检加以排除。

气管的良性肿瘤并不常见,气管囊性纤维骨炎是炎性疾病还是肿瘤疾病至今尚无定论,但其镜下表现典型,诊断并不困难。喉部息肉病变如纤维脂肪瘤因病毒感染平滑肌表面光滑,故易与乳头状瘤鉴别。最常见的气道恶性肿瘤是鳞癌和腺癌,腺癌往往生长缓慢,晚期才出现转移。其生长方式可大体分为两种:一种是局灶性息肉,一种是黏膜下界限不清的浸润性改变。

因气管与多种纵隔结构毗邻,故相邻器官肿瘤转移累及气管的情况十分常见。支气管肺癌浸润、淋巴结侵犯以及广泛淋巴管转移使患者无法接受手术治疗。来源于远端气道的肿瘤近端黏膜转移很少见,关于这是否是支气管镜检查所致的种植转移的观点至今仍有争议。但支气管镜明确诊断指导下一步治疗方案的价值远远超过其理论上的风险。

通常出现肿瘤气管阻塞可视为急症。有时胸片或 CT 上严重的气管狭窄因周围组织的影响,气管显示不清,没有及时发现,或被误诊为哮喘发作。气管狭窄至 3~5mm 时仍可代偿,一旦狭窄缝隙被黏痰堵塞将会出现严重的呼吸困难。因此,一旦出现上述症状,支气管镜检查术是该区域气道疾病诊疗的首选[26]。

因气管周围包绕许多胸腔内外器官且没有保护组织,故极易受到周围器官的影响。在颈部最容易累及气管的当属甲状腺肿大,若治疗不及时,可能导致气管完全闭塞,窒息死亡。对于长期压迫所致的气管软化,单纯的手术切除无法彻底解决,需行段支气管切除术。肿大的甲状腺病灶可能深入纵隔直到气管隆嵴。

在上中纵隔,主气管因夹在脊柱和胸骨之间而更易受压。脊柱移位和漏斗胸很少影响大气道,而血管和心脏疾病却能引起大气道移位甚至阻塞,但最常见的原因是食管癌、甲状腺和纵隔淋巴结肿大。治疗上最棘手的当属肿瘤引起的气管食管瘘。

主气管外伤也很常见,气管软骨对机械损伤(气管插管)、热(激光治疗)以及放射损伤均非常敏感。即使原发性损伤仅局限于黏膜,继发性炎症反应也会快速累及黏膜下层和软骨,最终导致气管狭窄。这类病灶实际病变程度远比镜下所见更为严重。

为了评估手术方式,对肿瘤以及外伤准确的测量是非常必要的。距离气管隆嵴、环状软骨、声门的距离以及病灶本身的大小都需要仔细测量来评价肺段切除术的可能性。可弯曲支气管镜或硬质支气管镜在进入气道和退出时以牙齿(可弯曲支气管镜)或支气管镜末端(硬镜)为标志可用于测量病变长度。病变直径的测量可以通过用已知直径的支气管镜是否能通过为标准评估,或将打开的活检钳置于病灶处来测量。如果需要特别精确地测量来指导肺段切除术,笔者的经验是镜下用穿刺针标记病灶的两端后测量。

支气管

支气管局部功能障碍引起的症状比喉和主气道病变轻。支气管塌陷可以引起段叶通气功能障碍,表现为肺不张或过度充气。

病毒或细菌引起的急性非特异性炎症是气道最常见的疾病,没有支气管镜检查术的指征。黏膜常弥漫性充血,有时可见黏膜出血,可见脓性分泌物。常见的社区获得性感染病原体为非溶血性链球菌、肺炎双球菌、流感嗜血杆菌,某些人群为军团菌属。

目前有一些新的可避免污染的采样器械推出,但其可靠性尚不得知。一项纳入 60 例患者的对比性研究发现:无论采用防污染毛刷还是支气管镜负压吸痰,其病原微生物学采样质量无显著性差异,但需要考虑局部麻醉药物对细菌生长的影响。而在免疫抑制患者,使用防污染采样器械一旦有阳性提示则有确诊价值。其他一些实验室检查,如 PCR 法检测结核分枝杆菌或巨细胞病毒也已开展。

更加常见的是持续性或复发性化脓性感染,其病因往往是耐药菌感染、支气管扩张或肺脓肿。这些情况下,除了确立病原学诊断,对病灶解剖因素和病情严重程度的描述也很重要。故这是除狭窄、囊肿和瘘管之外,在传统影像学基础上支气管镜检查的又一适应证。局限性支气管扩张或空洞型病灶需要注意排除真菌,尤其是烟曲菌。曲菌常可引起哮喘样症状,称为变态反应性肺曲菌病(ABPA)。最常见的慢性炎症是慢性支气管炎,多由长期吸烟引起。其大体表现和转归前文已详述。

最常见的支气管特异性炎症是结节病。若见到典型的肉芽肿,加上肿大的气管旁淋巴结和影像学证据,其诊断并不困难。支气管镜活检即使镜下未见明显肉芽肿改变,病理学阳性率也可达 20%~30%。经支气管活检病理是可靠的确认方法:依笔者的经验,即使影像学未见肺内病灶,TBNA 的阳性率也可达 95% 以上。

使用经支气管活检术对弥漫性间质性疾病进行诊断,若在不同区域肺组织行 8 次以上(10~15 次)活检,活检后避免将活检钳从工作孔道拉出而是连同支气管镜一同带出以减少样本损伤,可以显著提高阳性率。诊断间质性肺病时我们常使用大号活检钳以增加样本量,通常不使用 X 线透视引导,并发症的发生率低(2.5%气胸,未发生严重出血)。

原发性结核性支气管炎出现沿支气管播散的情况现已少见,而结核溃疡性病灶主要由于淋巴结结核穿透支气管壁所致。疾病的自然病程从单纯侵犯支气管壁外层到穿透黏膜层,再到溃疡形成,最后形成瘢痕。

若淋巴结钙化突入支气管壁且肿块未消失则可能形成支气管结石,常继发支气管狭窄性肺不张或支气管扩张。由支气管肺癌引起特定淋巴结肿大所致支气管闭塞是中叶综合征最常见的原因。

韦格纳肉芽肿和慢性复发性软骨炎等免疫炎性疾病相对少见,病理诊断十分重要。对于支气管淀粉样变性是慢性炎性疾病还是免疫球蛋白黏膜沉积所致至今尚无定论。

与原发性支气管肺癌相比,气道良性肿瘤较少见。其中,化生性息肉和软骨纤维瘤最为常见,良性腺瘤相对少见。支气管树乳头状瘤可由乳头状瘤病毒 11 型和 16 型所致,我们的病例中也见到其有向恶性转化的生物学特性。所谓的微乳头状瘤病可视为一种癌前病变。

与常规观点不同,笔者认为类癌需要按照真正的恶性肿瘤对待。因为类癌也一样具有恶性肿瘤的习性:浸润、复发和转移。我们见过非常年轻的患者出现淋巴结跳跃式转移、黏膜远隔转移以及局部治疗后的复发。

表 8.3　原发性非小细胞肺癌 TNM 镜下分期

T1	内镜下不可见肿瘤或肿瘤浸润未超过各叶支气管
T2	主气管受累,但距气管隆嵴≥2cm
T3	病灶距气管隆嵴<2cm,但气管隆嵴不受累;或出现肺不张或阻塞性肺炎
T4	气管隆嵴或主气管受累

表 8.4　非小细胞肺癌淋巴结及其他转移灶的 TNM 镜下分期

N1	单侧支气管周围及肺门淋巴结受累
N2	单侧纵隔及隆嵴下淋巴结受累
N3	双侧肺门及纵隔淋巴结受累
M1	气管内或肺内转移及肺内淋巴管转移

最常见的支气管肿瘤是支气管肺癌,预后与其病理类型和分期有关,这些都是影响其下一步治疗的重要因素。我们可以通过支气管镜检查对超过80%的患者给出明确的诊断。对于镜下可见肿瘤的分期准确性可达95%,由此可见支气管镜在其中的地位。支气管镜医师需要熟悉掌握支气管肺癌的 TNM 分期(表 8.3 和表 8.4)[21],以及相应的保守及手术治疗选择,保证制订的肺切除术方案切缘无肿瘤。我们的一项临床研究显示,常规在支气管镜下肉眼非可疑区域做黏膜组织活检没有临床意义。

支气管镜医师需要熟悉支气管肺癌临床各期的表现以及肿瘤和转移灶可能引起的并发症,尤其需要了解肿瘤转移的间接征象和血行及淋巴转移的路径。还要掌握经典术式及其对应的镜下表现来评估术后结果,并能早期识别、预防可能的并发症。保守治疗的结果和并发症需要与肿瘤复发相区别。大量终末期肿瘤出现严重并发症,但恰当的支气管镜下治疗可以使这类患者获益。

肺和支气管的继发性肿瘤是肺脏病学近年来的热点,其治疗方法在过去的 10 年中发生了巨大的变化。孤立性肺转移瘤如果采取多学科综合治疗的模式,即术前化疗、手术、按需术后化疗,手术治疗的预后甚至比许多原发性肺癌更好,尤其是转移性睾丸癌和骨肉瘤,5 年生存率可达 50%。如果肿瘤累及中央气道,这意味着手术切除范围将显著增大,因此术前的支气管镜检查必不可少。

对于未知来源和病理不明确的肿瘤,支气管镜下活检对寻找原发灶意义重大。肿瘤累及中央气道或全身性肿瘤(如淋巴瘤)累及肺都对肿瘤分期和治疗有重要意义。故所有怀疑气道或肺受累的患者均需接受支气管镜检查术。

因 X 线、CT 扫描和 MRI 对肺门和纵隔淋巴结恶性转移的敏感性不足 60%,故我们发明了支气管腔内超声(EBUS)。现在也证明 EBUS 比传统影像学的敏感性高,这部分内容将在其他章节单独讨论。

因支气管在胸腔内,故医源性或意外损伤的概率较喉和主气管低。未发现的中央气道损伤,如气管疝,可能引起严重的并发症。因此,对严重胸外伤的患者需要进行仔细的支气管镜检查以排除这类损伤。但支气管疝和穿孔往往比较隐蔽,尤其当疝发生在黏膜下,且黏膜严重水肿发生狭窄时需要仔细辨别。

异物吸入也常常被忽视,支气管镜下取异物的难度在几周或几个月后将比早期手术大的多。尤其是较小的儿童,无法追溯病史。早期黏膜肿胀发红,局部细菌感染,晚期可出现肉芽肿及严重瘢痕,形成狭窄后肺不张、支气管扩张症和肺脓肿。

新技术

自从可弯曲支气管镜发明以后,成像技术随之出现大发展,尤其是图像质量、分辨率和穿透力,很多进展现已广泛运用或即将投入临床应用。基于这些新技术,支气管镜医师现在可以观察到气管壁内部、气管旁纵隔结构,甚至是细胞水平的改变。因为这些技术对介入肺脏病学的发展影响深远,以致可能快速改变未来的发展方向,下面将对其进行具体介绍[27]。

新型成像技术

新型成像技术的分辨率、视野以及穿透力正在持续改进。纤维光学技术已逐渐被广泛使用,但在笔者的单位已经淘汰光纤而使用视频芯片技术。芯片的快速发展推动了图像质量的改进,加快了设备的小型化。彩色芯片的运用弥补了黑白芯片的不足(快速操作支气管镜时图像模糊,使用高频电刀或激光时图像

中断)。芯片技术使硬质支气管镜也可获得相同的优质图像(图 8.9)。基于技术上的革新,现在可以使用复杂的技术, 如荧光支气管镜来寻找很小的病灶 (图 8.10)。第一代荧光成像系统十分笨重,但现今已变得十分灵巧。集成芯片大小不到 1mm²,却有 50 000 像素的分辨率,直径不到 1cm 的设备也很快将要问世。这使得支气管镜医师可以到达原本未知的区域,并获得更加清晰的图像。

支气管镜设备小型化使头部可安装 2 个不同角度的镜头,从而获取 3D 图像。电子化成像技术使内镜下物体的测量深度和广度更加准确。

使用新型激光探头可以准确测量狭窄区域的直径和长度,并以此来定制气道内支架。

目前在分辨率、观察区域和观察深度上的不足很快会被新技术所填补。

集成有微处理器的芯片内镜外径只有 2mm,它可以将镜下视野放大 100 倍。由此,支气管镜医师可以快速得知病理学的初步结果, 从而更准确地明确诊断,制订下一步治疗方案。

新的成像技术进一步填补光学成像的不足,其中一种就是光学相干断层成像技术(EOCT)。该技术在镜头上装载一个低相干的激光光源,采集相关信号并

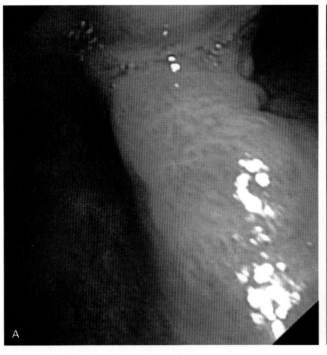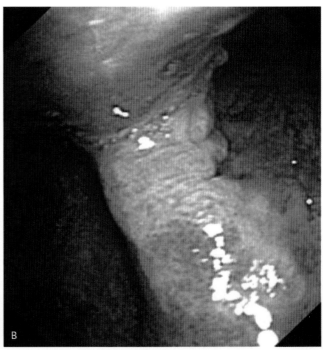

图 8.9　发育异常。(A)右上叶隆突黏膜变钝,走行不规则。(B)窄谱成像(NBI,Olympus Co.)可见毛细血管结构异常,黏膜下出现不典型的环形血供,为肺癌早期的典型表现。该患者在肿瘤喉头切除术后出现多灶性发育不良。

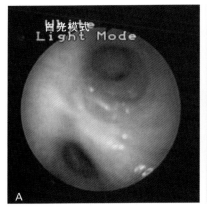
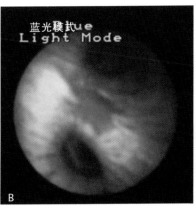
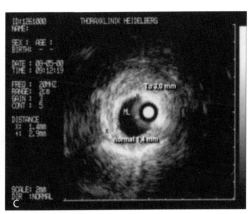

图 8.10　早期肺癌。(A)光镜下可见右中叶隆突部轻度颜色改变。(B)荧光支气管镜下(D-light, Stortz Co.)清晰可见病灶及其边界,但病灶深度未知。(C)支气管腔内超声可准确判断气道壁肿瘤的深度,并可为进一步镜下治疗策略的选择提供可靠依据。

镜面反射,再使用电脑解调反射的图像做进一步处理。这种成像技术的立体分辨率可达 10~20mm,图像深度达 2~3mm,成像质量优于传统的纤维镜和芯片内镜,甚至优于高分辨的超声[28]。

此外,具有更高分辨率的是微型共聚焦扫描显微镜(μ COSM),该型号的镜子装载有微型激光扫描探头。由静电激励器驱动的 2 个微型扫描镜面装配在内镜的头端,激光通过小孔到旋转扫描的镜子上再聚焦到组织上。反射的光由光纤收集,再由软件进行重建。最终图像可放大 800 倍,能直接看到单细胞结构[29]。故在不远的将来,支气管镜医师可能还可以担任活体病理医师。

支气管腔内超声(EBUS)是新成像技术的杰出代表。在克服了图像处理和设备迷你化等障碍后,EBUS为内镜医师打开了一个原本不可见的空间,填补了光学技术在穿透力上的不足[30]。目前有 20MHz、30MHz 以及更高频率的超声探头,对小结节有良好的分辨率。电子扫描系统和 B 模式多普勒可以发现肿瘤和炎性病灶内的小血管。3D 图像重建可以更准确地计算肿瘤尺寸,制订放射治疗照射剂量。采用图像融合技术对内镜下图像进行处理也可以显著改善多学科治疗策略的选择。EBUS 还可以用于引导穿刺活检和镜下治疗,不仅用于深部气管活检定位,还可以通过改变阻抗来观测高频电刀和微波治疗等操作。此外,高强度聚焦超声(HIFU)本身就可以用于破坏病理组织,只需将 HIFU 换能器的焦点聚集在肿瘤组织上即可在一定距离内非侵入性地破坏病灶。

另一可行的新型成像技术是内镜下磁共振成像(MR)。MR 内镜的接收天线将接收超高分辨率、高信噪比的信号来识别纵隔结构。相较传统成像技术,这是一种飞跃。

活体功能监测成像技术可以观察纤毛摆动、局部支气管和肺间质炎症、支气管平滑肌收缩、支气管和纵隔血流以及气管支气管气流,这将发现更多新的病理生理机制,也可孕育新的非侵入性的局部治疗方法。

随着新技术的不断涌现,支气管镜将成为呼吸系统疾病和呼吸系统肿瘤最重要的诊疗工具。

新型交互技术

操控装置:新一代仪器设备的操控性越来越强,新型的感受器可以辅助操作者通过复杂蜿蜒的人体结构,减少患者的不适感。

光学传感器:计算机通过分析内镜下图像,评估内镜是否可以到达目标方向,并可重新计算正确的解剖路径[31]。

触觉传感器:触觉感受器就像蜗牛的触角一样可以感受内镜置入及操作过程中力的变化。如果操作过程中它检测到一定水平的阻力,连续多通道自动分析仪(SMA)或遥控设备将被激活使内镜转向[32,33]。

张力反馈系统:该系统装载在活检钳、穿刺针、圈套器、网篮和其他探头上,通过反馈模拟张力,操作者可以遥控装置,而无需亲手操作这些设备。

集成芯片和神经结构:二者可以直接相连,数据传输至计算机。机器不仅可用手操作,还能通过眼睛和脑电波控制。大脑和神经芯片相连,接入控制系统[34]。这种人机合并的趋势在不久的将来会向机器人方向发展。

真正的机器人:将不再需要人脑控制,在计算机反馈数据的支持下可以独立完成诊断和治疗,操作医师仅需要在出现问题时介入[35]。

能量转换

成像设备不断小型化,交互系统也需要进一步改良,尤其是操作系统。器械的直径不断减小,传统型号的操作镜身粗大,在复杂气道内阻力高,支撑性差,已不再使用[36]。

小型化可弯曲导丝:随着内镜镜身的改良,又进一步促进形状记忆合金可弯曲导丝的发展。常用的材料如镍钛合金在复杂折叠状态下可因外力或温度而改变其内部结构。故遥控加热或通电时,这些材料制作的导丝可变为预设的几何结构而发生形状改变。因为经常需要弯曲且不需要承受强大的牵引力,这些导丝可以做得很细,甚至外径可细至 1.5mm,其内有一个 0.6mm 的孔道,可置入超细内镜。但将导丝置入超细内镜需要母婴技术(mother-baby technique)来保证稳定性[37]。

导航设备:遥控设备需要先进的导航技术作保证,一项正在研发的技术让患者躺在装有电子内镜定位系统(BPS)的检查床上,线圈运动产生磁场将检查床和内镜包绕,其磁场又被感受线圈接收,通过计算机处理,可以定位内镜的准确位置,从而代替传统的 X 线透视[38]。

自动化导航技术基于三维 CT 图像和超声技术的发展,病灶可以通过虚拟支气管镜技术在电脑上完成定位, 然后在电磁导航下可将支气管镜快速到达病灶,完成活检和高能量聚焦超声,随后在超声引导下行微波、局部注射细胞毒或病毒载体等介入操作。

操作训练可在模拟系统上进行。所有的诊疗技术都可以由虚拟图像和器械进行模拟,通过张力反馈系统虚拟真实的触感,并通过电信号将操作者的动作转换为图像运动。可以设置虚拟的情景来完成激光、支架植入或光动力治疗等介入手术操作,还可模拟并发症以训练相应的应对措施。

总结

本章简要地介绍了对于气道内病灶支气管镜技术巨大的潜力和目前所处的核心地位。随着新技术和新设备的不断涌现, 支气管镜的作用将远不仅如此。全球范围内每年进行的支气管镜检查的数量无疑说明了其地位的不断提高。笔者单位每年行 5000 例次支气管镜操作,这个数字还在不断攀升。尤其在过去

的 5 年中, 新的诊断性和治疗性操作不断地涌现,让内科医师、麻醉医师、外科医师和儿科医师对内镜的兴趣越发浓厚。大家踊跃参加各种培训班,并出现了各种教科书,让这项已发明 100 多年的技术再次焕发青春。本章所提及的正在研发的成像及操控技术希望能在不远的将来投入临床运用中。

(夏旸　朱莹　译)

参考文献

1　Killian G. Die Grundlagen der modernen Rhino-Laryngologie. *Berliner Klin Wochenschr* 1906: 47, 6.

2　Magritte SD. *The Silence of the World*. New York: The Menil Foundation. Harry N. Abrams, Inc., 1992: 24.

3　Killian G. Ober directe Bronchoskopie. *MMW* 1898; **27**: 844–7.

4　Becker HD, Kayser K, Schulz V, *et al. Atlas of Bronchoscopy*. Philadelphia, Hamilton: BC Decker, 1991.

5　Prakash UBS, Cortese DA, Stubbs SE. Technical solutions to common problems in bronchoscopy. In: Prakash UBS, ed. *Bronchoscopy*. New York: Raven Press; 1994: 111–33.

6　Lukomsky Gr, Ovchinnikov AA, Bilal A. Complications of bronchoscopy: comparison of rigid bronchoscopy under general anesthesia and flexible fiberoptic bronchoscopy under topical anesthesia. *Chest* 1981; **79**: 316–21.

7　Becker HD, di Rienzo G. Anatomical considerations in bronchoscopy. *Atti 1. Corso Internationale di Bronchoscopia*. Editrice Roma; 1990: 13–18.

8　Thai W. *Kindetbrondwlogie*. Leipzig: J A Barth; 1972: 93–105.

9　Clements BS, Warner JO. Pulmonary sequestration and related congenital bronchopulmonary-vascular malformations: nomenclature and classification based on anatomical and embryonical considerations. *Thorax* 1987; **42**: 401–8.

10　Holder TM, Ashcraft KW, Sharp RJ, Armoury RA. Care of infants with esophageal atresia, tracheoesophageal fistula and associated anomalies. *J Thorac Cardiovasc Surg* 1987; **94**: 828–35.

11　Scwers HJ, Luhrner I, Oehlert H. Pulmonary venous obstruction following repair of total anomalous pulmonary venous drainage. *Ann Thorac Surg* 1987; **43**: 432–4.

12　Biilzebtuck H, Bopp R, Drings P, *et al.* New aspects in the staging of lung cancer. *Cancer* 1992; **70**: 1102–10.

13　Becker HD, di Rienzo G. On semiotics in bronchology: the interpretation of bronchoscopic findings by the example of inflammatory diseases. *Atti 1. Corso Internationale di Bronchoscopia*. Editrice Roma; 1990: 58–64.

14　Nilsson L. *Eine Reise in das Innere unseres Körpers*. Hamburg: Rasch und Rohrig Verlag; 1987: 138.

15　Barrois M. *Le Paris sous Paris*. Geneve: Hachette; 1964: 60–1.

16　Tsuda A, Rogers RA, Hydon PE, Butler JP. Chaotic mixing deep in the lung. *PNAS* 2002; **99**: 10173–8.

17　Katzenstein AA, Liebow A, Freidmann P. Bronchocentric granulomatosis, mucoid impaction and hypersensitivity reactions to fungi. *Am Rev Respir Dis* 1975; **11**: 497–537.

18　Torres A. Accuracy of diagnostic tools for the management of nosocomial respiratory infections in mechanically ventilated patients. *Eur Respir J* 1991; **4**: 1010–19.

19　Klech H, Hutter C, Costabel U, eds. Clinical guidelines and indications for bronchoalveolar lavage (BAL). *Eur Respir Rev*

1992; **2**: 8.

20 Cahill BC, Inghar DH. Massive hemoptysis. Assessment and management. *Clin Chest Med* 1994; **15**: 147–68.

21 Herth F, Ernst A, Becker HD. Long-term outcome and lung cancer incidence in patients with hemoptysis of unknown origin. *Chest* 2001; **120**: 1592–4.

22 Murata K, Ito H, Todo G, *et al.* Bronchial venous plexus and its communication with pulmonary circulation. *Invest Radiol* 1986; **21**: 24–30.

23 Dolan D, Lemmon GB Jr, Teitelhaum SL. Relapsing polychondritis: analytical literature review and studies of pathogenesis. *Am J Med* 1966; **41**: 285–98.

24 Igoe D, Lynch V, McNicholas WT. Broncholithiasis: bronchoscopic vs surgical management. *Respir Med* 1990; **84**: 163–5.

25 Hanafee WH, Ward PH. *The Larynx: Radiology, Surgery, Pathology.* New York: Thieme Medical Publishers; 1990.

26 Becker HD, Blersch E, Vogt-Moykopf I. Urgent treatment of tracheal obstruction. In: Grillo H, Eschapasse H, eds. *Major Challenges: International Trends in General Thoracic Surgery*, vol. 2. Philadelphia, London, Toronto: WB Saunders; 1987; **2**: 13–18.

27 Becker HD. Bronchoscopy, year 2001 and beyond. *Clin Chest Med* 2001; **22**: 225–39.

28 Huang D, Swanson EA, Lin CP, *et al.* Optical coherence tomography. *Science* 1991; **254**: 1178–81.

29 Dickensheets DL, Kino GS. Micromachined scanning confocal optical microscope. *Opt Lett* 1996; **10**: 764–6.

30 Becker HD, Herth PH. Endobronchial ultrasound. In: Braunwald E, Fauci AS, Isselhacher KJ *et al.*, eds. *Harrison's Principles of Internal Medicine* 1999. Available at: http://www.harrisonsonline.com.

31 Solomon SB, Acker DE, Polito AJ, *et al.* Real-time bronchoscope tip position technology displayed on previously acquired CT images to guide transbronchial needle aspiration (TBNA). *Cardiopulmonary Crit Care J* 1997; **112**: 3S.

32 Maezawa M, Imahashi T, Kuroda Y, *et al.* Tactile sensor using piezoelectric resonator. *Technical Digest of Transducers* 1997; **1**: 117–20.

33 Takizawa H, Tosaka H, Ohta R, *et al.* Development of a microfine active bending catheter equipped with MIF tactile sensors. *IEEE MEMS* 1999; 412–17.

34 Moravec H. *Robot: Mere Machine to Transcendent Mind.* New York: Oxford University Press; 2000.

35 Klein ST. Neuroprothetik. Handschlag mit der Zukunft. *GEO* 2000; **6**: 54–78.

36 Schulz S, Pylatiuk C, Brettauer G. A new class of flexible fluid actuators and their application in medical engineering. *At-Automatisierungstechnik* 1999; **47**: 390–95.

37 Mizuno H. Micromachines. *J Jap Soc Bronchoscopy* 2000; **22**: 590–5.

38 Forschungszentrum Karlsruhe Research Center. *Final Report: Steuerhares Flexibles Endoskop fur die Minimal Invasive Chirnrgie.* Forschungszentrum Karlsruhe, 2000.

第 9 章

支气管镜下肺活检

Rajesh R. Patel, James P. Utz

引言

支气管镜下肺活检术,又称为经支气管镜/经支气管肺活检术,是一种使用可弯曲支气管镜或硬质支气管镜进行肺实质活检的方法。在支气管镜下肺活检发明之前,开胸肺活检是最常用的方法,而使用穿刺切割针和高速穿刺枪的经皮肺穿刺技术因显著的并发症和死亡率临床上早已不再使用[1-6]。1965 年,梅奥诊所的 Andersen 医师和同事使用硬质支气管镜对 13 例患者行经支气管镜肺活检术[7]。Andersen 医师后续又做了大量的工作证实了该技术的可行性[8-11]。在最初450 例使用硬质支气管镜行肺活检的患者中取材成功率为84%[8]。20 世纪 60 年代后期发明的可弯曲支气管镜进一步推动了该技术的普及,并且使并发症和死亡率显著下降[12-14]。早期报道显示使用可弯曲支气管镜行肺活检的成功率可达82%[12]。于是,经支气管镜肺活检在很多情况下取代了开胸肺活检。现今几乎所有的支气管镜操作者都使用可弯曲支气管镜行肺活检。

随着新技术的发明,用于描述不同气管操作的术语出现混淆。严格意义上说,支气管镜下肺活检是针对获得异常肺实质标本的操作。但许多气管镜医师将刷检和对外周结节、肿块、空洞以及其他非肺实质病变的活检均称作支气管镜下肺活检。在本章的讨论中,我们将概念严格限定在对肺实质进行的活检来诊断弥漫性肺实质病变的操作。我们发现"trans-"作为前缀在表述上与直接使用"bronchoscopic"区别不大,故均使用简化的支气管镜下肺活检术。但在表述经支气

管镜针吸活检术(TBNA)对气管旁、隆突下和肺门病灶进行活检的操作时,"transbronchoscopic"一词仍应保留。

适应证

影像学提示病因不明的弥漫性肺疾病均为支气管镜下肺活检的适应证。但在有创检查之前应该先考虑临床相关的无创或创伤性较小的诊断方法,包括呼吸道分泌物、胸腔积液、血液、其他体液或组织以及影像学检查。近年来,随着非支气管镜检查的新方法、新技术的不断涌现,支气管镜下肺活检的使用逐渐减少。胸部高分辨率 CT(HRCT)在弥漫性肺疾病的诊断中逐渐替代了支气管镜下肺活检术。典型的 HRCT 特点结合特征性临床表现对于肺郎格罕细胞肉芽肿、淋巴管平滑肌瘤病、结节病、寻常型间质性肺炎(UIP)和癌性淋巴管炎等疾病的诊断有较强的指导意义。但并非所有患者都有典型的表现[15-19]。因此,在 HRCT 没有特异性提示时,应考虑行支气管肺泡灌洗术(BAL)和支气管镜肺活检术。由于支气管肺泡灌洗术操作便捷,在诊断机会感染,如肺孢子菌病、分枝杆菌感染及一些真菌感染时较支气管镜下肺活检和开胸肺活检更安全实用[20,21-23]。但支气管肺泡灌洗术对于结节病、特发性肺间质纤维化、过敏性肺泡炎、尘肺等非感染性疾病诊断价值较低,往往仅用于研究。即使支气管肺泡灌洗术对少数非感染性肺病,如组织细胞增多症、肺泡蛋白沉积症和癌性淋巴管转移有一定的意义,但也远不如支气管镜下肺活检术的价值[24-27]。因

此，对于该类疾病的诊断不推荐支气管肺泡灌洗术。在临床工作中，灌洗术和活检术应该互为补充从而提高这类疾病的诊断率[21,28,29]。电视胸腔镜因为可以获取较大的活检组织从而增加病理诊断的准确性和完整性，使支气管镜肺活检术在弥漫性和间质性肺疾病的应用进一步减少。当然，病理诊断的获益是建立在胸腔镜肺活检较高的费用及并发症上的。总体而言，支气管镜下肺活检术在多数情况下仍然是一种重要的诊断工具(表 9.1)。

禁忌证

对于常规支气管镜检查绝对禁忌证极少，但对支气管镜下肺活检仍存在禁忌。对于无法配合的患者，支气管镜下肺活检术是绝对禁忌的[29]。其他绝对禁忌证包括严重的心血管疾病、哮喘发作期、难以纠正的严重低氧血症、经验不足的术者和团队以及缺乏设备。相对禁忌证包括操作过程中持续的咳嗽、潜在高出血风险的患者、终末期肾衰竭、单肺呼吸患者存在明显低氧血症、活检区域存在广泛肺大泡以及影像学检查提示活检区域存在血管畸形。

肺动脉高压因可能增加出血风险而被视作支气管镜下肺活检的绝对禁忌，但近期有限的数据提示我们可能过分估计了风险。一项肺动脉高压山羊的实验研究发现活检出血的风险较正常对照无明显增加[30]。同一团队的研究人员进而对比 22 例间质性肺疾病合并肺动脉高压的患者与单纯间质性肺病无肺动脉高压患者支气管镜下肺活检术后出血的风险，发现二者之间亦无显著性差异[31]。因此，直到更大型的研究数据发布，肺动脉高压可被视为支气管镜下肺活检的相对禁忌而非绝对禁忌。近年来，氯吡格雷和冠脉支架的

使用也变成支气管镜下肺活检术的禁忌证。一个小样本的研究观察 16 只使用氯吡格雷和阿司匹林的健康猪，发现活检出现的风险没有相应增加[32]。同一个研究小组在人群中做了一个前瞻性研究，但相较对照组 3.4% 的出血率，氯吡格雷组高达 89%，氯吡格雷+阿司匹林组几乎 100% 的出血率使这项研究提前终止[33]。美国心脏病学会 2007 年和 2008 年的指南均建议对于服用氯吡格雷的患者，为了降低出血风险，除非紧急情况，需停药 7~10 天后方可进行活检[34,35]。若支气管镜下肺活检术不可避免，我们建议需与心血管医师充分讨论后，停药至少 5 天再进行[34]。

术前准备

需要和所有患者签署知情同意书，详细交代支气管镜检查以及支气管镜下肺活检的操作过程、目的以及风险。表 9.2 介绍了支气管镜检查前的一些必要步骤：包括详细的病史采集和体格检查，尤其需要注意在术前和术后可能出现的问题。除了健康人行支气管镜检查或支气管镜下肺活检术外，血常规、血生化以及尿常规是必查项目。至关重要的一点是需要详细询问是否有家族性/获得性出血体质。若没有明确出血风

表 9.2　支气管镜的术前清单

1. 是否有适应证？
2. 之前是否已行支气管镜检查？
3. 若"是"，是否有并发症？
4. 患者及家属是否充分理解操作的风险、目的、价值和并发症？
5. 患者的既往史(药物过敏史)及现病史是否特殊或易于出现并发症？
6. 必需的检查是否都已完成并已知结果？
7. 术前用药和剂量是否正确？
8. 患者在术前(哮喘使用激素、糖尿病使用胰岛素、感染性心内膜炎的预防)和术中(吸氧或镇静)是否需要特殊用药？
9. 术后计划是否完备？
10. 设备和人员安排是否合理以完成手术并可对突发并发症加以应对？

表 9.1　对支气管镜下肺活检较敏感的肺部疾病

结节病
肺郎格罕细胞综合征/组织细胞增多症 X
癌性淋巴管转移
肺泡蛋白沉积症
分枝杆菌/真菌性弥漫性肺部感染
弥漫性肺淋巴瘤
弥漫性肺泡细胞癌
肺淋巴管平滑肌瘤病
尘肺

Table reproduced with permission from Prakash UBS, Cortese DA, Stubbs SE. Technical Solutions to common problems in bronchoscopy In: Prakash UBS, ed. *Bronchoscopy*, New York: Raven Press, 1994: 111–133.

险,凝血功能非必查项目[36,37]。需要注意的是,没有任何一个单项检查可以覆盖整个出凝血系统[38,39],即使同时行多项出凝血检查,也不能完全预测术中的出血风险[40]。因此,在没有已知或潜在出血体质的患者中,常规测定凝血酶原时间、活化部分凝血活酶时间、出血时间、血小板计数及其他出凝血指标并不能完全排除出血可能性。此外,Zavala发现尿毒症患者支气管镜下肺活检后严重出血发生率为45%[41],故对于尿毒症患者应尽量避免各种活检操作[42]。因肾衰竭可导致血小板功能异常,故血肌酐≥3mg/dL或血尿素氮≥30mg/dL是支气管镜下肺活检的相对禁忌证[36]。必须说明的是这些标准是基于临床医师的日常工作经验,暂无大型的临床研究支持。下面我们继续讨论凝血功能异常的患者行支气管镜下肺活检术的术前准备。

许多准备接受支气管镜下肺活检术的弥漫性肺疾病患者肺功能较差,多有低氧血症。因此完善的生命支持对于支气管镜下肺活检术的顺利进行必不可少。可不常规行肺功能和血气分析,若因其他原因需要做肺功能检查,应该在支气管镜检查之前完成。因为支气管镜检查可能导致黏膜水肿从而干扰肺功能结果[43-45]。HRCT和胸片等影像学检查对于活检是很有帮助的,其对病灶的识别和定位可以提高支气管镜下肺活检的阳性率。此外,影像学提示还能指导术者避免对血管畸形区域、肺大泡区和胸膜病灶的钳夹。

操作技术

支气管镜下肺活检的术前准备、术前用药以及麻醉方式都与常规支气管镜检查类似。大部分成年患者可在局麻下行支气管镜下肺活检术。全麻仅用于对局麻、镇静无法配合或对局麻药物过敏的患者。镇咳对于肺活检尤为重要,因而适当的镇静或术前给予镇咳治疗是必需的。在镇静之前,须交代患者若感觉到疼痛要做出手势或点头。如果使用X线透视机引导,用于心电监护的金属板和金属线以及其他监护设备需合理放置以免干扰图像。肺活检前的支气管镜检查按照常规进行,若要行灌洗术、刷检、活检或气道冲洗等操作需在活检之前进行,这样可以尽量减少活检术后剧烈咳嗽的气压伤所致的气胸。在活检之前,可使用利多卡因在活检区域喷洒以减少咳嗽。先拍摄一张活检区域的X线图像,将支气管镜插入端行至靠近病灶所在终末气道契合固定好位置,保持气管镜位置不

变,从工作孔道置入活检钳,尽量将活检钳推送到远端支气管。此时,打开X线透视机可视追踪活检钳与病灶的关系。一旦定位,C型臂透视机可以再次确认活检部位的准确性。在距病灶5~6mm的地方打开活检钳,逐渐深入病灶位置闭合活检钳。此时询问患者是否感到疼痛,若感觉疼痛则打开活检钳不行活检操作,另寻其他区域活检。若无疼痛感,则拉出活检钳完成活检。活检钳退出过程中,气管镜保持在楔合位置不动[41,42]。这种"契合固定技术"的意义有2点:①保持在最佳位置以获取更多的活检标本而无需退回支气管镜来清洁镜头;②更重要的是,万一出血,保持契合固定位置可使出血局限于活检的段或亚段。无需对活检部位持续负压吸引来判定出血情况。事实上,持续吸引会吸除血凝块从而加重出血。只要简单清除血迹确认无严重出血即可继续行肺活检。传统观念认为在呼气末行活检术可获得更多的肺泡组织,但这一观点因没有文献支持而受到质疑[46,47]。

如果活检后发生大出血(>50mL),保持气管镜在契合固定位置并适当吸引[41]。若效果不佳,可采用以下几种办法来控制出血。①继续保持在契合固定位置一段时间,让局部血栓形成,并间断予负压吸引。当契合固定区域内活检的肺段或亚段已充满血液时这种方法效果较好。②局部注入10~15mL冰盐水也可帮助止血。在缓慢注入冰盐水过程中,术者可以看到末端支气管的情况,完全注入冰盐水后需要保持数秒钟。当可见来源于终末支气管的血液与刚刚注入的盐水出现混合提示活检部位仍有出血。此时可以负压吸除血水,重复上述冰盐水操作直到血止。该方法对于大多数患者可达到满意止血[41]。③也有学者建议局部使用肾上腺素收缩血管达到止血效果。但这种方法实际效果差强人意,因为少量的肾上腺素在出血,尤其是活跃出血时难以达到出血的终末气道,无法发挥其效应。④其他止血方法包括球囊压迫、生物胶灌注、硬质支气管镜吸引、内镜下出血灶支气管填塞术、置入双腔管行单肺通气以及外科手术治疗[48]。出血严重时,应采取患侧卧位以确保健侧肺通气功能。需要注意的是:由于通气无效腔很小(150~350mL),因此非大量的出血即有可能引发窒息。前面提到的一些止血技术将在本书其他章节中讲述,但依据我们的经验,对于支气管镜下肺活检术导致的出血无需过于复杂的止血方法。

支气管镜下肺活检术完成并确认无活动性出血后可退出支气管镜。术后无需常规行胸片检查[49-51],但

我们通常会确认是否发生气胸。但对于在活检术中剧烈咳嗽、反复疼痛以及术后出现气促、胸闷及胸痛的患者需要行胸片检查。支气管镜下活检术后出现或临床疑似气胸、严重出血以及不能解释的气促和其他心肺症状均为住院指征。应该告知患者若术后 24 小时之内出现新的症状需要联系医生或去急诊就诊。

肺活检组织的处理也十分重要。应该小心操作避免组织破碎。应该提前选取合适的固定液和培养基。涂片寻找肺孢子菌的方法已被更加敏感的灌洗术所取代。应及时与病理医师交流患者的病史及临床考虑的诊断。

其他注意事项

凝血功能障碍

2001 年一项由 158 名呼吸科医师参加的调查结果显示抗凝药物被视作肺活检出血的主要风险。绝大部分的气管镜医师会在操作前要求术者暂时停用抗凝药物[52]。关于凝血功能实验室检测的局限性前文已经讨论。血小板减少可能是最常见的凝血障碍。在一个报道中，对 24 例平均血小板只有 30 000/mm³（7000~60 000/mm³）的患者行 25 次支气管镜下肺活检，3 例发生自限性出血，1 例发生致命的大出血（该

患者血小板计数为 23 000/mm³）[53]。因此血小板减少症被列为支气管镜下肺活检术的相对禁忌证。然而，对于无已知出血风险的患者血小板计数并非必查项目。免疫功能紊乱伴骨髓衰竭的患者经常需要输注冰冻新鲜血浆及血小板。即便如此，出血甚至是死亡时有发生[53]。血小板输注后 1 小时血小板计数无明显升高提示存在血小板抗体[54]。对于此类患者可选择灌洗术，应避免活检术[48]。对于血小板减少症患者（血小板计数50 000/mm³），支气管镜下肺活检之前 30~40 分钟应输注 6~10 个单位血小板[41,42,55,56]。输注之后需复查血小板计数以确保活检万无一失。血小板功能异常（即使血小板计数正常）伴肾衰竭的患者常常表现为出血时间延长，其活检后出血的风险明显增高。对于该类患者如果支气管镜下肺活检势在必行，可以在术前使用精氨酸加压素以降低出血严重程度[57,58]。应该提前停用影响凝血功能的药物（如肝素和华法林）以纠正医源性的凝血功能异常，并检测相应的实验室指标。只有纠正了出血倾向方可行支气管镜下肺活检。不需要在支气管镜下肺活检术前行交叉配血，因为需要输血的严重并发症极少发生[37]。对于使用香豆素类药物的患者，我们建议调整 PT-INR 低于 1.5 后再行支气管镜下肺活检术。如前所述，氯吡格雷需停用至少 5 天方可行活检术[32,34,35]。需要充分评估停用氯吡格雷的利弊，尤其对于近期因心血管事件植入支架的患者。

X 线透视

X 线透视引导可以极大改善肺活检的标本满意度。使用透视引导主要是预防继发性气胸。其次，可以引导支气管镜及活检钳到达影像学异常区域活检。然而也有一些支气管镜医师认为支气管镜下肺活检不一定需要透视引导[59-61]。1989 年的一项调查结果显示，北美 1800 位支气管镜医师有 75% 在行支气管镜下肺活检时常规使用透视引导[62]。但到了 1999 年，一项2500 位气管镜医师的调查显示仅 66% 参与者常规使用透视[63,64]。事实上，在以下几种情况下支气管镜下肺活检术可以不需要透视引导：病灶累及全肺、病灶位于肺尖、病灶影像学定位良好或某个肺叶的整个肺段受累[65]。有一项研究在不使用透视引导下，对 68 例患者行至少 3 次肺活检，仅有 1 例发生气胸并且无严重出血发生[60]。然而另外一项对英国支气管镜医师的调查发现使用透视引导时气胸发生率为 1.8%，当无透视引导时发生率会升高到 2.9%[66]。因此，我们推荐在透视引导下行支气管镜下肺活检。透视设备的成本以及

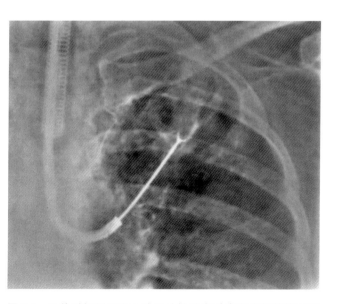

图 9.1　X 线透视用于左上叶局灶性肺实质病变支气管镜下肺活检的定位引导。C 型臂透视机的使用让气管镜医师可以在特定区域行活检。

需要影像技师来操作机器成为限制透视机使用的主要因素[38]。但对于已有透视设备的科室,应该充分利用以提高诊断阳性率。透视还能替代常规胸片在活检术后排查气胸的发生[65]。支气管镜医师应学习如何操作透视机或者雇佣一名专职人员。应尽量减少患者及操作人员的射线暴露。

局灶性外周病灶

这些病灶包括肺实质结节、局灶浸润(段、亚段、亚亚段)及内镜下不可见的病灶。后者包括远端气道恶性肿瘤、良性肿瘤、错构瘤以及其他起源于黏膜或终末支气管和细支气管的病灶。对于这些病灶的活检现在常被误称为支气管镜下肺活检,但实际上活检的目标并非肺实质。对起源于镜下不可见的支气管和高密度的肺泡浸润(如肺泡细胞癌和肺泡淋巴瘤)的活检很少引发气胸。因为活检区域处于气道内和无通气功能的肺泡区。一项研究对于 205 个局灶性病灶行支气管镜下活检术,诊断阳性率仅为 29%[67]。近期有大量利用 HRCT 合成虚拟导航路径引导外周结节活检的报道[68]。其中一项研究使用超细支气管镜(外径2.8mm)对 25 例患者的 26 个外周病灶进行活检,到达病灶明确诊断的阳性率可达 65.4%[69]。基于较高的花费,较长的操作时间,射线暴露以及磁导航技术的发明,传统支气管镜下肺活检技术对于外周病灶已不再是首选。

硬质支气管镜

虽然第一例支气管镜下肺活检是使用硬质活检钳在硬质支气管镜下完成的[1,7,9],现在已经很少有支气管镜医师使用硬镜行活检术。当然,硬镜下也可以非常安全地完成活检术。其操作方法与软镜类似,并应当使用 X 线透视引导。其劣势是硬镜插入相对困难,并且活检钳难以到达上叶病灶。因此,不推荐常规使用硬质支气管镜行肺活检术。

活检钳

目前暂时没有专用于支气管镜下肺活检的活检钳,常使用普通无齿和带齿的活检钳来完成肺活检。目前没有证据表明带齿活检钳因撕扯效应而易导致出血。因此,两种活检钳都可用于肺活检。虽然没有临床随机试验数据支持,无齿活检钳已广泛用于肺活检并且其效率与有齿钳相当。故对活检钳的选择主要取决于个人喜好和经验。

支气管镜下肺活检组织较小(5~20mm),有时不

够用于组织学分析[70]。而活检标本的大小通常取决于活检钳的型号。硬镜活检的标本远比软镜标本大,但组织大小与阳性率并不直接相关[71,72]。一项小样本研究使用大号活检钳(3.0mm×2.0mm×0.9mm)可以在74%的患者获得较大标本,而小号活检钳(2.0mm×1.5mm×0.6mm)取得大标本的概率仅为 19%[73]。大活检钳也有助于在 73%的患者中获取更多的肺泡组织,优于小号活检钳 27%的阳性率,且不增加出血风险。肺泡组织的检出率对于诊断指导意义重大。另一项研究发现,带有更多肺泡组织的活检标本可以显著提高感染的病理诊断率[70]。然而,使用大号活检钳的主要问题在于难以通过成人较细支气管镜的工作孔道,并且活检钳在外周小气道内难以打开[73]。

为了在活检后能立刻评估标本的质量,很多气管镜医师使用组织"漂浮征"作为参考[74]。如果活检组织含有充气的肺泡组织,其将漂浮于固定液中。但当肺泡实变或不含气时,活检组织也不会漂浮。一项观察性研究对 43 例患者的 170 次支气管镜下肺活检标本进行分析,来评估气管镜医师对标本质量的预测能力。结果发现医师评估活检标本的质量以及"漂浮征"对于预测活检标本是否含有阳性组织没有帮助。但有53%的患者病理诊断组织来源于第一次活检标本,33.3%来源于第二次活检。作者从而得到以下结论:当活检钳的尺寸恰当,使用带齿的活检钳行 2~4 次活检则可能取得满意的肺活检标本[75]。

活检次数

除了活检钳的尺寸,活检次数也是影响诊断率的重要因素。显然活检次数与气胸的发生直接相关。因此最佳的活检次数即能明确诊断的最少活检次数,当然这也取决于临床中心的诊疗能力及其他一些因素。冰冻切片快速病理的水平也决定了活检的次数。比如第一次活检送冰冻切片可以明确诊断,那么仅需要再活检一次行常规病理检查。但使用冰冻病理来减少活检次数的策略也应谨慎对待。因为初步诊断可能会在最终病理结果中发生变化,同时冰冻病理会延长活检操作时间。若快速病理没有特异性的发现则需要继续活检。支气管镜下肺活检对外周支气管及外周细支气管病灶,如癌性淋巴管转移、结节病和播散性感染更加敏感[76]。一项关注诊断率的研究对 516 例免疫功能正常但有弥漫性肺浸润的患者连续行 530 次肺活检,发现活检次数与阳性率直接相关(例如 1~3 次活检有 38%的阳性率,但当活检次数增加到 6~10 次时阳

性率可达 69%,*P*<0.01),因此作者建议至少行 5~6 次活检[67]。美国胸科学会/欧洲呼吸学会关于结节病的指南建议把支气管镜下肺活检作为首选诊断工具。指南指出支气管镜下肺活检术的阳性率主要取决于操作者的经验,当活检次数达到 4~5 次,阳性率达 40%~90%[77]。对于 Ⅱ 期和 Ⅲ 期的结节病患者行 4 次以上的活检阳性率可达到 95%[60,78-82]。但对 Ⅰ 期患者需行 10 次支气管镜下肺活检才可能达到类似的阳性率[83]。各期结节病诊断的总体阳性率为 80%~85%[84,85]。活检标本的大小也将影响诊断率[70]。黏膜活检术也可略微增加诊断率[86],黏膜活检阳性对诊断结节病有 79%的阳性预测值。目前运用支气管内超声引导对纵隔淋巴管进行活检也可以提高结节病的诊断率。一些学者推荐对于 Ⅰ 期和 Ⅱ 期结节病综合运用 TBNA、黏膜活检术以及支气管镜下肺活检术,而对于 Ⅲ 期结节病使用黏膜活检术以及支气管镜下肺活检术是安全、经济的,可以提高诊断阳性率[87]。

诊断准确性

从定义上说,支气管镜下肺活检是对肺组织或肺实质内的病变进行活检。如前所述,对于起源于支气管壁的外周结节活检并非支气管镜下肺活检。然而,在临床实践和文献中对所有支气管镜下不可见病灶的活检都统称支气管镜下肺活检。故支气管镜下肺活检对弥漫性和局灶性病灶真实的诊断阳性率很难定义。诊断的准确性还取决于病理医师对患者临床表现的了解。因此对于疑难病例,临床医师和病理医师的沟通十分重要[88]。支气管镜下肺活检对于弥漫性病灶和局灶性病灶的诊断率以下分别讨论。

弥漫性病灶

对于均一弥漫性病灶活检的诊断阳性率要高于外周小结节(<1cm)。支气管镜下肺活检的诊断准确性还取决于既定的诊断标准。比如有典型的临床表现,非特异性纤维化可以明确诊断,那么病理诊断阳性率也相应增高。一项纳入 516 例慢性弥漫性肺病变、局灶性病灶和肺门淋巴结肿大患者的研究结果显示:弥漫性肺疾病(244 例)的总体诊断率为 50%,其中诊断率较高的病理类型为过敏性肺泡炎(92%)、Ⅱ 期和 Ⅲ 期结节病(75%)、癌性淋巴管转移(68%)和肺炎(54%)。而对于弥漫性结核(38%)和肺间质纤维化(27%)的诊断率较低[67]。一项纳入多个系列研究的综述显示支气管镜下肺活检的总体阳性率为 72%[89]。但

当对 176 例间质性肺病患者套用更加严格的诊断标准时,诊断阳性率明显降低(37.7%)[89]。此外,病理结果为非特异性改变的临床诊断往往可靠性较低,这些患者即使行外科肺活检通常也无法确诊[90]。一项涉及 603 例弥漫性肺疾病患者的 651 次肺活检的回顾性研究显示,支气管镜下肺活检对 75%的患者诊断有临床意义(证实或否定诊断);而在另外 25%的患者中,诊断则无临床意义,其中 32%的患者无肺实质病灶[91]。美国胸科学会肺间质纤维化指南建议对于大部分患者,尤其是临床表现、呼吸生理及影像学拟诊间质性肺病的患者,排除禁忌后可首选外科肺活检(包括开胸肺活检及胸腔镜肺活检)[92]。指南建议若无行外科肺活检条件,可以选择支气管镜下肺活检术。但当特发性肺纤维化明确,具有符合的临床表现和典型影像学证据时,很多临床医师并没有完全参照指南进行。美国胸科学会/欧洲呼吸学会国际多学科共识建议除弥漫性肺泡损伤/急性间质性肺炎(AIP)和一些机化型肺炎外,对于大多数特发性肺间质纤维化(IIP)不推荐使用支气管镜下肺活检。共识还指出支气管镜下肺活检的首要目的是排除结节病和一些感染性疾病[92,93]。因此,支气管镜下肺活检术并不常规用于怀疑寻常型间质纤维化/特发性肺间质纤维化的患者,除非用于排除其他疾病。

在行支气管镜下肺活检术时有些区域应该注意避免。弥漫性肺疾病患者的舌叶病变常为慢性非特异性炎症,故应注意避免[94,95],但对这一观点也有不同的看法[96]。病变最严重的区域常是首选的活检部位,但实际上中度受累的病灶往往是更好的选择。因为严重病变的区域通常表现为类似的终末期纤维化,而缺乏特异性。

对于弥漫性肺浸润的免疫抑制患者,支气管镜下肺活检术的诊断率为 28%~68%[22,97]。一项涉及 104 例免疫抑制的弥漫性肺浸润患者的研究表明,可弯曲支气管镜下肺活检的阳性率为 38%,但当活检术与灌洗术联合运用时,诊断率可达 70%。由感染引起的肺浸润的诊断率(80%)总体高于非感染病灶(56%)[25]。一项关于肾移植患者出现弥漫性肺浸润的研究显示,支气管镜下肺活检的阳性率为 54%[98]。对于 AIDS 患者,支气管镜下肺活检术诊断肺孢子菌病的阳性率可达 88%~97%[23,99,100],但对巨细胞病毒(22%)、非结核分枝杆菌感染(0/11)和肺卡波肉瘤(0/11)的诊断敏感性较差[100]。对于非结核分枝杆菌感染,支气管冲洗或灌洗术的阳性率要高于活检术。42 例痰涂片阴性的患者其

支气管冲洗涂片非结核分枝杆菌复合体阳性率达 44%,培养阳性率达 85%,而活检术特异性结果(类上皮细胞肉芽肿/抗酸杆菌)阳性率仅为 37%。研究中所有病理学阳性的患者其支气管冲洗培养阳性。这项研究的作者建议对于诊断非结核分枝杆菌,针对有小结节样磨玻璃改变的扩张支气管行支气管冲洗优于支气管镜下肺活检[101]。另一项对于 AIDS 和除肺孢子菌外其他机会感染患者的研究发现,支气管镜下肺活检的诊断阳性率为 67%[102]。目前,肺泡灌洗对肺孢子菌病的诊断率已超过 90%[103],酶链聚合反应(PCR)技术在其中的运用进一步提高了诊断率[104]。许多大型的临床中心对痰检阴性又怀疑肺孢子菌病的患者采用分级诊断策略,即首先行肺泡支气管灌洗术,若仍怀疑其他疾病可进一步行支气管镜下肺活检术。

局灶性病灶

因为许多气管镜医师常将气管镜下不可见的外周组织活检、气管内可见病灶以及真正的经气管镜肺活检混为一谈,我们在此做一个解释。支气管镜下肺活检需要 X 线透视的引导,对于表现为外周结节的原发性肺癌及转移癌的诊断阳性率分别为 60% 和 50%[105],刷检细胞涂片可提高二者的诊断率。结节的大小是影响诊断阳性率的关键因素:对于直径 ≥2cm 的结节诊断阳性率可达 60% 以上,但对于直径 <2cm 的结节阳性率只有不足 25%[105]。超细支气管镜、电磁导航以及虚拟支气管镜导航可以提高外周结节的诊断阳性率[87,106,107],这些技术在本书的其他章节将深入讨论。非恶性疾病所致的病灶诊断率可能较低。支气管冲洗、刷检和灌洗术均可改善良恶性病灶的诊断率。

机械通气

虽然在机械通气时行支气管镜下肺活检发生气胸的概率会增加,但机械通气并非气管镜下肺活检的绝对禁忌证[108,109]。因此需要提前评估发生张力性气胸的潜在风险并做好应急预案。一个对 15 例需机械通气的弥漫性肺疾病患者行支气管镜下肺活检的回顾性分析显示,张力性气胸的发生率约为 7%[108],诊断阳性率为 47%,但有超过半数的患者因活检病理结果而发生治疗策略的改变。自限性出血发生率为 20%,但发生率与活检前的经验治疗策略相关。使用呼气末正压(PEEP)会增加气胸的发生率。一项回顾性分析对 ICU 中连续 71 例机械通气患者行 83 次支气管镜下肺活检,特异性的诊断阳性率达 35%(29 例),活检后治疗方案更换率达 41%(34 例)。对于此项研究,需要做如下几点说明:①71 例患者是从 110 例患者中筛选出来的,剔除的 39 例因患者的家属或主治医师认为行支气管镜下肺活检风险过高而拒绝;②气胸的发生率为 14%,接近非机械通气患者发生率的 3 倍;③对所有发生气胸患者均需行胸腔闭式引流术;④支气管镜下肺活检可在床边完成;⑤活检术致患者死亡率为 0[110]。

在上述的研究中,活检前让患者吸入纯氧并将模式改为辅助控制模式至少 10 分钟;术前需要尝试将 PEEP 减为 5cm 水柱;所有患者需要使用中深度镇静和局部浸润麻醉,必要时可使用肌松药。支气管镜下肺活检在 C 型臂透视机引导下完成,平均活检次数为 (9.5±4.5)次(3~22 次)。肺移植的患者活检次数显著高于非移植患者(12.3±3.4 比 6.0±2.9;P<0.001)[110]。我们建议肺活检时不使用 PEEP 和呼吸机,改为无 PEEP 的呼吸球囊继续辅助通气以避免 PEEP 引起的气压伤。

若机械通气患者需要行支气管镜下肺活检术,应该提前做好闭式引流的准备[111]。因这些需要机械通气的患者往往病情危重,转运至内镜室风险高。若活检在 ICU 进行,应尽可能使用移动式 X 线透视机来辅助支气管镜下肺活检。

肺移植

肺移植的患者往往较其他患者需要更频繁地行肺活检,其支气管镜检查的主要适应证包括:移植排斥反应、机会感染以及气管支气管吻合口并发症(吻合口开裂、吻合口瘘以及狭窄等)。肺移植的患者常需要接受定期监测性气管镜检查(SB)或临床导向的气管镜检查(CB)。但监测性气管镜检查因活检标本量、对排斥反应的诊断价值和活检结果的临床意义而备受争议。

一项较早的前瞻性调查涵盖了北美 57 个以及 8 个国际移植中心,数据显示 SB 应用广泛。在北美的 57 个中心,68%(39 个中心)行 SB 监测性支气管镜下肺活检,其中 92% 在移植后第 1 个月行活检,并有 69% 的中心继续常规行 SB 长达 1 年。绝大多数(86%)的被调查者认为 SB 对于至少 10% 患者的临床诊疗有影响[112]。一项回顾性研究认为,免疫治疗、密切的 SB 以及充分的抗急性排斥治疗下的患者生存率可达到没有发生早期排斥反应的状态[113]。SB 发现急性排斥反应的患者并没有表现出较低的生存率。一项 2006 年的前瞻性研究显示:SB 较 CB 可以更早发现重要的感染及排斥反应，尤其在移植后第 1 年的诊出率较高[114]。一项较早的研究纳入 55 例肺移植患者，进行了 203 次支气管镜下肺活检(其中 CB 88 次、SB 90 次、前期活检随访 25 次)。SB 的诊断阳性率为 57%、随访活检阳性率为 64%，并发症的发生率为 9%[115]。一项对 99 例出现排斥反应的患者进行为期 5 年的随访来监测肺部情况，持续性排斥的患者发生闭塞性细支气管炎的中位时间为移植后 2 年。故作者认为在移植后出现排斥的 2 年内行支气管镜下肺活检随访有重要的诊断价值[116]。一项涵盖 230 例肺移植患者 1235 次支气管镜下肺活检的前瞻性研究发现，平均需要 6.4 次的活检才能在 98% 的患者中获取足够的标本，且 SB 对移植后 4~12 个月急性排斥的诊断阳性率仅为 6.1%，闭塞性细支气管炎的诊断率仅为 0.84%(11 例)，因此该文章不推荐 SB[117]。在前述的研究中，患者在移植 1 年后发生急性排斥仅为 12%，因此文章推荐移植 1 年以后除非临床证据支持，否则无需行 SB。该研究并发症的发生率约为 6.4%，死亡率为 0。尽管如此，关于 SB 与 CB 的优劣至今仍未达成共识[118]。通常情况下需要行 6~8 独立的活检方可取得足够的标本量来支持诊断，但一些气管镜医师认为需要更多的活检(10~12 次)来提高诊断准确性。一项纳入 73 例患者的回顾性研究发现:如果肺内无浸润性病灶，下叶活检对急性排斥反应更具有提示性[116]，但支气管镜下肺活检往往对闭塞性细支气管炎诊断价值不高[114,117,119]。在儿童肺移植患者中，SB 对于隐匿性排斥反应的诊断率为 4%[120]，但另一项更大型的回顾研究显示 CB 对儿童移植后感染和隐匿性排斥也表现出类似的敏感性[121]。

SB 的并发症发生率很低，需要置管引流的气胸和大出血的发生率不到 5%[114,122]。因肺移植患者感知疼痛能力减弱，因此以疼痛作为标准开展肺活检并不可靠。这种情况下需使用 X 线透视以降低气胸的风险。当患者出现疼痛说明活检钳正在钳夹壁层胸膜，此时气胸已然发生。故我们对肺移植患者在肺活检术后常规行胸片检查。移植肺对牵拉以及气管支气管黏膜刺激无反应恰好减少操作过程中的咳嗽。同时因移植肺没有支气管动脉血供，鲜有大出血发生。

儿童患者

尽管适应证较少，儿童也可以行支气管镜下肺活检[123,124]。肺移植后儿童的支气管镜下肺活检对诊断排斥反应有很高的特异性(91%)和敏感性(88%)[124-126]。一项纳入 12 例平均年龄 14.5 岁的弥漫性肺疾病患儿的研究发现，支气管镜下肺活检的诊断阳性率达 50%[127]。但对于该类患者行活检的主要困难在于活检钳难以通过儿童可弯曲支气管镜的工作孔道。因此我们可以使用硬镜，或者全麻下使用喉罩操作[128,129]。喉罩可与小于 6.5mm 的气管插管匹配[47]，带活检孔道的软镜可自由通过，可对 3 岁及以上的患者行肺活检。

另一种方法是插管下使用儿童可弯曲支气管镜或超细支气管镜，而将活检钳直接通过气管插管，从气管镜旁置入，然后在气管镜可视引导下对影像学异常部位行活检，X 线透视也应用于气管镜及活检钳的引导。这种方法可对儿童使用较大的软镜，引导活检钳到达病灶所在的肺段。

儿童行支气管镜下肺活检主要的并发症是气胸。一项早期的研究发现其发生率约为 8%[124]。随着经验的积累尤其是硬质支气管镜的使用，同一团队将气胸的发生率降至 3%[47]。但另一项研究对 19 例患儿行 25 次支气管镜下肺活检(19 例使用硬镜)，气胸发生率高达 12.5%[127]。

其他问题

许多气管镜医师推荐在气管插管下行支气管镜下肺活检以有效地解决出血问题[30,34];但另一观点认为气管镜下肺活检无需气管插管，可直接经鼻或经口完成[130,131]。故是否气管插管主要取决于气管镜术者的习惯和经验。

英国抗菌化疗协会 2006 年的指南指出无需对可弯曲及硬质支气管镜检查预防性使用抗生素[132]。许多学者也反对支气管镜下肺活检后预防感染性心内膜炎[133]。美国心脏学会 2007 年指南推荐仅需对高危患者行感染性心内膜炎的预防(表 9.3)。因此，我们推荐对于存在高危因素的患者行气管镜下操作需要预防感染性心内膜炎的发生[49,135-137]，当不确定时可与心血管医师沟通。

即使在 X 线引导下，活检失败也偶有发生。熟练的技术和合适的活检钳可以提高活检的成功率。接近病灶后再开启活检钳可以防止对气管壁等非靶组织的误检[65]。如果无法取得满意的标本，可更换新钳子、使用不同型号的活检钳或改变活检部位。目前尚不清楚活检钳是穿透了支气管壁到达肺实质进行活检还是钳子钳夹了依附在管壁周围的肺组织(图9.2)。

表 9.3　易并发感染性心内膜炎的高危心血管基础疾病

假体瓣膜修复

既往栓塞病史

先天性心脏病*

未治疗的发绀型先心病,包括动静脉瘘

使用人工材料或器械修复的先心病,无论是外科还是介入
　治疗,目前处于术后半年内&

人工材料修复的先心病存在残余缺陷(内皮细胞无法覆盖)

心脏移植患者出现瓣膜病

* 除上述所列先心病外,无需预防性使用抗生素。

& 预防是合理的,因为内皮化主要发生在术后前 6 个月。

Reprinted with Permission ⓒ2007 American Heart Association Inc..

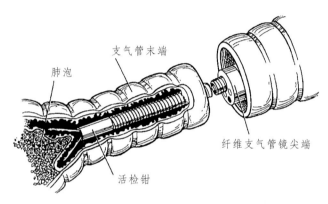

图 9.2　支气管镜下肺活检的操作图示。活检钳钳夹终末气道壁两侧的肺组织,但尚不明确活检钳是否真正突破气管壁来取得肺组织。(Reproduced by permission from McDougall JC, Cortese DA. Bronchoscopic lung biopsy In: Prakash UBS, ed. *Bronchoscopy*. New York: Raven Press; 1994: 141 - 6.)

但病理常可见支气管组织提示第二种解释的可能性较大。

支气管镜下肺活检是诊断肺血管炎的重要工具,尤其对于中央型病灶或气管镜可达的病灶诊断阳性率较高。但一项小样本的回顾性研究提示肺血管炎支气管镜下肺活检的阳性率不佳[138]。另一项回顾性研究发现对于 50%有气道内病变的患者,支气管黏膜活检可改善诊断率[139]。尽管肺活检会增加严重出血的风险,但在平衡利弊后,活检仍是可行的。若肺泡灌洗液收集呈明显血性,灌洗液中存在含铁血黄素细胞(>20%)可以诊断肺出血,但不能诊断血管炎。目前可以使用特异性及敏感性较高的血浆标志物来辅助诊断肺血管炎。

并发症

支气管镜下肺活检的次要并发症与其他气管镜操作类似。一项面向 231 名英国气管镜医师的报告显示:若将支气管镜下肺活检术纳入其中,气管镜操作并发症总发生率从 0.12%增至 2.7%,死亡率从 0.04%增至 0.12%[66]。另一项研究纳入 540 例患者,发现未行支气管镜下肺活检及行该操作患者的并发症发生率分别为 0.18%和 2.0%[49]。

支气管镜下肺活检术两个主要的并发症是出血和气胸。一项较早的研究通过问卷调查的方式收集 5450 例支气管镜下肺活检数据,结果显示活检后咯血(>50mL)的发生率为 1.2%,并有 13 例(0.24%)死亡[140]。但尚不明确死亡与活检直接相关还是有其他并存因素。一项休士顿退役军人医学中心的回顾性研究,共纳入了 3572 例气管镜操作,结果显示由第 1 年及第 2 年呼吸/危重医学专业的专科培训住院医师在上级医师指导下完成的操作并发症总发生率为 1.58%,其中支气管镜下肺活检 1408 例,黏膜活检 926 例,灌洗术 962 例,经支气管针吸活检术 376 例,并发症的发生率最高的是支气管镜下肺活检术(*n*=41) [141]。

一项纳入 438 例行支气管镜下肺活检术的患者出现轻到重度出血的发生率为 9%,免疫功能不全及尿毒症患者的发生率明显增高,分别为 29%和 45%,并有 1 例患者死亡[41]。Andersen 等报道 939 例支气管镜下肺活检患者的大出血(大于 50mL)发生率小于 1%(仅 6 例)[11]。在 Gaensler 的综述中回顾分析了 1289 例支气管镜下肺活检的病例,只有 3 例死亡(死亡率 0.2%)[94]。肺活检后出血的预防及治疗在操作技术章节中已详述。

支气管镜下肺活检后气胸的发生率为 1%~4%[14,50,59,72,75,142-144]。如前所述,使用 X 线引导[66]、避免咳嗽、正确的活检操作技术都可以降低气胸的发生率。中枢空气栓塞是支气管镜下肺活检罕见的并发症,但曾有过相关报道[145]。

支气管镜下肺活检的现状

一项面对 1800 名北美气管镜医师的调查结果显示,约 70%的医师对免疫功能正常的弥漫性肺疾病患

者常规行支气管镜下肺活检术[62]。一项关于 3 个欧洲国家(比利时、德国和意大利)与新墨西哥、美国注册间质性肺病的流行病学分析显示:对于肺间质病的诊断方法差异很大,HRCT、支气管肺泡灌洗术、支气管镜下肺活检术以及开胸肺活检均广泛运用[146]。通过对近期文献的回顾以及梅奥医院的经验,我们发现由于更多地使用灌洗术、HRCT 以及胸腔镜下肺活检来诊断弥漫性肺疾病,支气管镜下肺活检的使用率出现下降趋势,而且由于影像学技术日新月异的发展,这种下降趋势可能会进一步加剧。但迄今为止,支气管镜下肺活检术对于特定的弥漫性肺疾病患者仍然不失为一种重要的诊断工具。

(夏旸　黄海东　译)

参考文献

1　Andersen HA, Miller WE, Bernatz PE. Lung biopsy: transbronchoscopic, percutaneous, open. *Surg Clin North Am* 1973; **53**: 785–93.

2　Vitums VC. Percutaneous needle biopsy of the lung with a new disposable needle. *Chest* 1972; **62**: 717–19.

3　Zavala DC, Bedell GN. Percutaneous lung biopsy with a cutting needle. An analysis of 40 cases and comparison with other biopsy techniques. *Am Rev Respir Dis* 1972; **106**: 186–93.

4　Mehnert JH, Brown MJ. Percutaneous needle core biopsy of peripheral pulmonary masses. *Am J Surg* 1978; **136**: 151–6.

5　Feist JH. Letter: Cutting needle biopsies. *Chest* 1976; **69**: 244–5.

6　Castellino RA. Percutaneous pulmonary needle diagnosis of *Pneumocystis carinii* pneumonitis. *Natl Cancer Inst Monogr* 1976; **43**: 137–40.

7　Andersen HA, Fontana RS, Harrison EG, Jr. Transbronchoscopic lung biopsy in diffuse pulmonary disease. *Dis Chest* 1965; **48**: 187–92.

8　Andersen HA, Fontana RS. Transbronchoscopic lung biopsy for diffuse pulmonary diseases: technique and results in 450 cases. *Chest* 1972; **62**: 125–8.

9　Palojoki A, Sutinen S. Transbronchoscopic lung biopsy as aid in pulmonary diagnostics. *Scand J Respir Dis* 1972; **53**: 120–4.

10　Andersen HA. Transbronchial lung biopsy in diffuse pulmonary disease. *Ann Thorac Surg* 1977; **24**: 1.

11　Andersen HA. Transbronchoscopic lung biopsy for diffuse pulmonary diseases. Results in 939 patients. *Chest* 1978; **73**: 734–6.

12　Levin DC, Wicks AB, Ellis JH, Jr. Transbronchial lung biopsy via the fiberoptic bronchoscope. *Am Rev Respir Dis* 1974; **110**: 4–12.

13　Scheinhorn DJ, Joyner LR, Whitcomb ME. Transbronchial forceps lung biopsy through the fiberoptic bronchoscope in *Pneumocystis carinii* pneumonia. *Chest* 1974; **66**: 294–5.

14　Hanson RR, Zavala DC, Rhodes ML, *et al.* Transbronchial biopsy via flexible fiberoptic bronchoscope; results in 164 patients. *Am Rev Respir Dis* 1976; **114**: 67–72.

15　Elliot TL, Lynch DA, Newell JD, Jr., *et al.* High-resolution computed tomography features of nonspecific interstitial pneumo-

nia and usual interstitial pneumonia. *J Comput Assist Tomogr* 2005; **29**: 339–45.

16　Nishimura K, Izumi T, Kitaichi M, *et al.* The diagnostic accuracy of high-resolution computed tomography in diffuse infiltrative lung diseases. *Chest* 1993; **104**: 1149–55.

17　Sundaram B, Gross BH, Martinez FJ, *et al.* Accuracy of high-resolution CT in the diagnosis of diffuse lung disease: effect of predominance and distribution of findings. *AJR Am J Roentgenol* 2008; **191**: 1032–9.

18　Zompatori M, Sverzellati N, Poletti V, *et al.* High-resolution CT in diagnosis of diffuse infiltrative lung disease. *Semin Ultrasound CT MR* 2005; **26**: 332–47.

19　Halme M, Piilonen A, Taskinen E. Comparison of endobronchial and transbronchial biopsies with high-resolution CT (HRCIT) in the diagnosis of sarcoidosis. *APMIS* 2001; **109**: 289–94.

20　Peikert T, Rana S, Edell ES. Safety, diagnostic yield, and therapeutic implications of flexible bronchoscopy in patients with febrile neutropenia and pulmonary infiltrates. *Mayo Clin Proc* 2005; **80**: 1414–20.

21　Patel NR, Lee PS, Kim JH, *et al.* The influence of diagnostic bronchoscopy on clinical outcomes comparing adult autologous and allogeneic bone marrow transplant patients. *Chest* 2005; **127**: 1388–96.

22　Haponik EF, Summer WR, Terry PB, *et al.* Clinical decision making with transbronchial lung biopsies. The value of nonspecific histologic examination. *Am Rev Respir Dis* 1982; **125**: 524–9.

23　Broaddus C, Dake MD, Stulbarg MS, *et al.* Bronchoalveolar lavage and transbronchial biopsy for the diagnosis of pulmonary infections in the acquired immunodeficiency syndrome. *Ann Intern Med* 1985; **102**: 747–52.

24　Rennard SI, Spurzem JR. Bronchoalveolar lavage in the diagnosis of lung cancer. *Chest* 1992; **102**: 331–2.

25　Jain P, Sandur S, Meli Y, *et al.* Role of flexible bronchoscopy in immunocompromised patients with lung infiltrates. *Chest* 2004; **125**: 712–22.

26　Prakash UB, Barham SS, Carpenter HA, *et al.* Pulmonary alveolar phospholipoproteinosis: experience with 34 cases and a review. *Mayo Clin Proc* 1987; **62**: 499–518.

27　Linder J, Radio SJ, Robbins RA, *et al.* Bronchoalveolar lavage in the cytologic diagnosis of carcinoma of the lung. *Acta Cytol* 1987; **31**: 796–801.

28　Prakash U. Pulmonary eosinophilic granuloma In: III LJ, ed. *Immunologically Mediated Pulmonary Diseases*. Philadelphia: Lippincott; 1991.

29　McDougall JC CD. *Bronchscopic Lung Biopsy*. New York: Raven Press; 1994.

30　Morris MJ, Peacock PM, Lloyd WC III, Blanton HM. The effect of pulmonary hypertension upon bleeding in sheep undergoing bronchoscopic biopsy. *J Bronchol* 1996; **3**: 11–16.

31　Morris MJ, Peacock PM, Mego DM, *et al.* The risk of hemorrhage from bronchoscopic lung biopsy due to pulmonary hypertension in interstitial lung disease. *J Bronchol* 1998; **5**: 115–21.

32　Wahidi MM, Garland R, Feller-Kopman D, *et al.* Effect of clopidogrel with and without aspirin on bleeding following transbronchial lung biopsy. *Chest* 2005; **127**: 961–4.

33　Ernst A, Eberhardt R, Wahidi M, *et al.* Effect of routine clopidogrel use on bleeding complications after transbronchial biopsy in humans. *Chest* 2006; **129**: 734–7.

34　Fleisher LA, Beckman JA, Brown KA, *et al.* ACC/AHA 2007

Guidelines on perioperative cardiovascular evaluation and care for noncardiac surgery: Executive summary: A report of the American College of Cardiology/American Heart Association Task Force on Practice Guidelines (Writing Committee to Revise the 2002 Guidelines on Perioperative Cardiovascular Evaluation for Noncardiac Surgery) Developed in Collaboration With the American Society of Echocardiography, American Society of Nuclear Cardiology, Heart Rhythm Society, Society of Cardiovascular Anesthesiologists, Society for Cardiovascular Angiography and Interventions, Society for Vascular Medicine and Biology, and Society for Vascular Surgery. *J Am Coll Cardiol* 2007; **50**: 1707–32.

35 Fleisher LA, Beckman JA, Brown KA, *et al*. ACC/AHA 2007 guidelines on perioperative cardiovascular evaluation and care for noncardiac surgery: executive summary: a report of the American College of Cardiology/American Heart Association Task Force on Practice Guidelines (Writing Committee to Revise the 2002 Guidelines on Perioperative Cardiovascular Evaluation for Noncardiac Surgery). *Anesth Analg* 2008; **106**: 685–712.

36 Prakash UB, Stubbs SE. The bronchoscopy survey. Some reflections. *Chest* 1991; **100**: 1660–7.

37 Prakash U. *Optimal Bronchoscopy*. New York: Raven Press; 1994.

38 Rodgers RP, Levin J. A critical reappraisal of the bleeding time. *Semin Thromb Hemost* 1990; **16**: 1–20.

39 Lind SE. The bleeding time does not predict surgical bleeding. *Blood* 1991; **77**: 2547–52.

40 Bjortuft O, Brosstad F, Boe J. Bronchoscopy with transbronchial biopsies: measurement of bleeding volume and evaluation of the predictive value of coagulation tests. *Eur Respir J* 1998; **12**: 1025–7.

41 Zavala DC. Pulmonary hemorrhage in fiberoptic transbronchial biopsy. *Chest* 1976; **70**: 584–8.

42 Zavala DC. Transbronchial biopsy in diffuse lung disease. *Chest* 1978; **73**: 727–33.

43 Matsushima Y, Jones RL, King EG, *et al*. Alterations in pulmonary mechanics and gas exchange during routine fiberoptic bronchoscopy. *Chest* 1984; **86**: 184–8.

44 Peacock AJ, Benson-Mitchell R, Godfrey R. Effect of fibreoptic bronchoscopy on pulmonary function. *Thorax* 1990; **45**: 38–41.

45 Belen J, Neuhaus A, Markowitz D, *et al*. Modification of the effect of fiberoptic bronchoscopy on pulmonary mechanics. *Chest* 1981; **79**: 516–19.

46 Kvale P. Bronchoscopic lung biopsy. *J Bronchol* 1994: 321–6.

47 Whitehead B. Bronchoscopic lung biopsy in pediatric patients. *J Bronchol Intervent Pulmonol* 1999; **6**: 48–54.

48 Prakash UBS FL. *Hemoptysis and Bronchoscopy-induced Hemorrhage*. New York: Raven Press; 1994.

49 Ahmad M, Livingston DR, Golish JA, *et al*. The safety of outpatient transbronchial biopsy. *Chest* 1986; **90**: 403–5.

50 Frazier WD, Pope TL, Jr., Findley LJ. Pneumothorax following transbronchial biopsy. Low diagnostic yield with routine chest roentgenograms. *Chest* 1990; **97**: 539–40.

51 Milam MG, Evins AE, Sahn SA. Immediate chest roentgenography following fiberoptic bronchoscopy. *Chest* 1989; **96**: 477–9.

52 Wahidi MM, Rocha AT, Hollingsworth JW, *et al*. Contraindications and safety of transbronchial lung biopsy via flexible bronchoscopy. A survey of pulmonologists and review of the literature. *Respiration* 2005; **72**: 285–95.

53 Papin TA, Lynch JP, 3rd, Weg JG. Transbronchial biopsy in the thrombocytopenic patient. *Chest* 1985; **88**: 549–52.

54 Cordasco EM, Jr., Mehta AC, Ahmad M. Bronchoscopically induced bleeding. A summary of nine years' Cleveland clinic experience and review of the literature. *Chest* 1991; **100**: 1141–7.

55 Cunningham JH, Zavala DC, Corry RJ, *et al*. Trephine air drill, bronchial brush, and fiberoptic transbronchial lung biopsies in immunosuppressed patients. *Am Rev Respir Dis* 1977; **115**: 213–20.

56 Schiffer CA, Anderson KC, Bennett CL, *et al*. Platelet transfusion for patients with cancer: clinical practice guidelines of the American Society of Clinical Oncology. *J Clin Oncol* 2001; **19**: 1519–38.

57 Mannucci PM, Remuzzi G, Pusineri F, *et al*. Deamino-8-D-arginine vasopressin shortens the bleeding time in uremia. *N Engl J Med* 1983; **308**: 8–12.

58 Mannucci PM, Vicente V, Vianello L, *et al*. Controlled trial of desmopressin in liver cirrhosis and other conditions associated with a prolonged bleeding time. *Blood* 1986; **67**: 1148–53.

59 de Fenoyl O CF, Lebeau B, Rochemaure J. Transbronchial biopsy without fluoroscopy: a five year experience in outpatients. *Thorax* 1989; **44**: 956–9.

60 Puar HS, Young RC, Jr., Armstrong EM. Bronchial and transbronchial lung biopsy without fluoroscopy in sarcoidosis. *Chest* 1985; **87**: 303–6.

61 Anders GT, Johnson JE, Bush BA, *et al*. Transbronchial biopsy without fluoroscopy. A seven-year perspective. *Chest* 1988; **94**: 557–60.

62 Prakash UB, Offord KP, Stubbs SE. Bronchoscopy in North America: the ACCP survey. *Chest* 1991; **100**: 1668–75.

63 Colt HG, Prakash UB, Offord KP. Bronchoscopy in North America: Survey by the American Association for Bronchology, 1999. *J Bronchol Intervent Pulmonol* 2000; **7**: 8–25.

64 Prakash UB, Colt HG. The AAB bronchoscopy survey: Does it reveal anything new? *J Bronchol Intervent Pulmonol* 2000; **7**: 1–3.

65 Prakash UBS, Cotese DA, Stubbs SE. *Technical Solutions to Common Problems in Bronchoscopy*. New York: Ravens Press; 1994.

66 Simpson FG, Arnold AG, Purvis A, *et al*. Postal survey of bronchoscopic practice by physicians in the United Kingdom. *Thorax* 1986; **41**: 311–17.

67 Descombes E, Gardiol D, Leuenberger P. Transbronchial lung biopsy: an analysis of 530 cases with reference to the number of samples. *Monaldi Arch Chest Dis* 1997; **52**: 324–9.

68 Asahina H, Yamazaki K, Onodera Y, *et al*. Transbronchial biopsy using endobronchial ultrasonography with a guide sheath and virtual bronchoscopic navigation. *Chest* 2005; **128**: 1761–5.

69 Shinagawa N, Yamazaki K, Onodera Y, *et al*. CT-guided transbronchial biopsy using an ultrathin bronchoscope with virtual bronchoscopic navigation. *Chest* 2004; **125**: 1138–43.

70 Fraire AE, Cooper SP, Greenberg SD, *et al*. Transbronchial lung biopsy. Histopathologic and morphometric assessment of diagnostic utility. *Chest* 1992; **102**: 748–52.

71 Shure D. Transbronchial biopsy and needle aspiration. *Chest* 1989; **95**: 1130–8.

72 Smith LS, Seaquist M, Schillaci RF. Comparison of forceps used for transbronchial lung biopsy. Bigger may NOT be better. *Chest* 1985; **87**: 574–6.

73 Loube DI, Johnson JE, Wiener D, *et al*. The effect of forceps size on the adequacy of specimens obtained by transbronchial biopsy. *Am Rev Respir Dis* 1993; **148**: 1411–13.

74 Anders GT, Linville KC, Johnson JE, *et al.* Evaluation of the float sign for determining adequacy of specimens obtained with transbronchial biopsy. *Am Rev Respir Dis* 1991; **144**: 1406–7.

75 Curley FJ, Johal JS, Burke ME, *et al.* Transbronchial lung biopsy: can specimen quality be predicted at the time of biopsy? *Chest* 1998; **113**: 1037–41.

76 Kvale PA. *Flexible Bronchoscopy with Brush and Forceps Biopsy.* New York: Raven Press; 1989.

77 Statement on sarcoidosis. Joint Statement of the American Thoracic Society (ATS), the European Respiratory Society (ERS) and the World Association of Sarcoidosis and Other Granulomatous Disorders (WASOG) adopted by the ATS Board of Directors and by the ERS Executive Committee, February 1999. *Am J Respir Crit Care Med* 1999; **160**: 736–55.

78 Gilman MJ, Wang KP. Transbronchial lung biopsy in sarcoidosis. An approach to determine the optimal number of biopsies. *Am Rev Respir Dis* 1980; **122**: 721–4.

79 Whitcomb ME, Hawley PC, Domby WR, *et al.* The role of fiberoptic bronchoscopy in the diagnosis of sarcoidosis. Clinical conference in pulmonary disease from Ohio State University, Columbus. *Chest* 1978; **74**: 205–8.

80 Koonitz CH, Joyner LR, Nelson RA. Transbronchial lung biopsy via the fiberoptic bronchoscope in sarcoidosis. *Ann Intern Med* 1976; **85**: 64–6.

81 Koerner SK, Sakowitz AJ, Appelman RI, *et al.* Transbronchinal lung biopsy for the diagnosis of sarcoidosis. *N Engl J Med* 1975; **293**: 268–70.

82 Poe RH, Israel RH, Utell MJ, *et al.* Probability of a positive transbronchial lung biopsy result in sarcoidosis. *Arch Intern Med* 1979; **139**: 761–3.

83 Roethe RA, Fuller PB, Byrd RB, *et al.* Transbronchoscopic lung biopsy in sarcoidosis. Optimal number and sites for diagnosis. *Chest* 1980; **77**: 400–2.

84 MacJannette R, Fiddes J, Kerr K, *et al.* Is bronchoscopic lung biopsy helpful in the management of patients with diffuse lung disease? *Eur Respir J* 2007; **29**: 1064.

85 Armstrong JR, Radke JR, Kvale PA, *et al.* Endoscopic findings in sarcoidosis. Characteristics and correlations with radiographic staging and bronchial mucosal biopsy yield. *Ann Otol Rhinol Laryngol* 1981; **90**: 339–43.

86 Shorr AF, Torrington KG, Hnatiuk OW. Endobronchial biopsy for sarcoidosis: a prospective study. *Chest* 2001; **120**: 109–14.

87 Bilaceroglu S, Perim K, Gunel O, *et al.* Combining transbronchial aspiration with endobronchial and transbronchial biopsy in sarcoidosis. *Monaldi Arch Chest Dis* 1999; **54**: 217–23.

88 Fechner RE, Greenberg SD, Wilson RK, *et al.* Evaluation of transbronchial biopsy of the lung. *Am J Clin Pathol* 1977; **68**: 17–20.

89 Wall CP, Gaensler EA, Carrington CB, *et al.* Comparison of transbronchial and open biopsies in chronic infiltrative lung diseases. *Am Rev Respir Dis* 1981; **123**: 280–5.

90 Nishio JN, Lynch JP, 3rd. Fiberoptic bronchoscopy in the immunocompromised host: the significance of a "nonspecific" transbronchial biopsy. *Am Rev Respir Dis* 1980; **121**: 307–12.

91 Ensminger SA, Prakash UB. Is bronchoscopic lung biopsy helpful in the management of patients with diffuse lung disease? *Eur Respir J* 2006; **28**: 1081–4.

92 American Thoracic Society. Idiopathic pulmonary fibrosis: diagnosis and treatment. International consensus statement. American Thoracic Society (ATS), and the European Respiratory Society (ERS). *Am J Respir Crit Care Med* 2000; **161**: 646–64.

93 American Thoracic Society/European Respiratory Society International Multidisciplinary Consensus Classification of the Idiopathic Interstitial Pneumonias. This joint statement of the American Thoracic Society (ATS), and the European Respiratory Society (ERS) was adopted by the ATS board of directors, June 2001 and by the ERS Executive Committee, June 2001. *Am J Respir Crit Care Med* 2002; **165**: 277–304.

94 Gaensler. *Open and Closed Lung Biopsy.* New York: Marcel Dekker; 1980.

95 Wilson RK, Fechner RE, Greenberg SD, *et al.* Clinical implications of a "nonspecific" transbronchial biopsy. *Am J Med* 1978; **65**: 252–6.

96 Newman SL, Michel RP, Wang NS. Lingular lung biopsy: is it representative? *Am Rev Respir Dis* 1985; **132**: 1084–6.

97 Matthay RA, Farmer WC, Odero D. Diagnostic fibreoptic bronchoscopy in the immunocompromised host with pulmonary infiltrates. *Thorax* 1977; **32**: 539–45.

98 Hedemark LL, Kronenberg RS, Rasp FL, *et al.* The value of bronchoscopy in establishing the etiology of pneumonia in renal transplant recipients. *Am Rev Respir Dis* 1982; **126**: 981–5.

99 Mones JM, Saldana MJ, Oldham SA. Diagnosis of *Pneumocystis carinii* pneumonia. Roentgenographic-pathologic correlates based on fiberoptic bronchoscopy specimens from patients with the acquired immunodeficiency syndrome. *Chest* 1986; **89**: 522–6.

100 Stover DE, White DA, Romano PA, *et al.* Diagnosis of pulmonary disease in acquired immune deficiency syndrome (AIDS). Role of bronchoscopy and bronchoalveolar lavage. *Am Rev Respir Dis* 1984; **130**: 659–62.

101 Ikedo Y. The significance of bronchoscopy for the diagnosis of *Mycobacterium avium* complex (MAC) pulmonary disease. *Kurume Med J* 2001; **48**: 15–19.

102 Chopra SK, Mohsenifar Z. Fiberoptic bronchoscopy in diagnosis of opportunistic lung infections: assessment of Sputa, Washings, Brushings and biopsy specimens. *West J Med* 1979; **131**: 4–7.

103 Kvale P. How much bronchoscopic sampling is enough (for HIV infected patients)? *J Bronchol* 1996; **3**: 83–4.

104 Ribes JA, Limper AH, Espy MJ, *et al.* PCR detection of *Pneumocystis carinii* in bronchoalveolar lavage specimens: analysis of sensitivity and specificity. *J Clin Microbiol* 1997; **35**: 830–5.

105 Cortese JM, McDougall JC. *Bronchoscopy in Peripheral and Central Lung Lesions.* New York: Raven Press; 1994.

106 Oki M, Saka H, Kitagawa C, *et al.* Novel thin bronchoscope with a 1.7-mm working channel for peripheral pulmonary lesions. *Eur Respir J* 2008; **32**: 465–71.

107 Eberhardt R, Anantham D, Ernst A, *et al.* Multimodality bronchoscopic diagnosis of peripheral lung lesions: a randomized controlled trial. *Am J Respir Crit Care Med* 2007; **176**: 36–41.

108 Papin TA, Grum CM, Weg JG. Transbronchial biopsy during mechanical ventilation. *Chest* 1986; **89**: 168–70.

109 Pincus PS, Kallenbach JM, Hurwitz MD, *et al.* Transbronchial biopsy during mechanical ventilation. *Crit Care Med* 1987; **15**: 1136–9.

110 O'Brien JD, Ettinger NA, Shevlin D, *et al.* Safety and yield of transbronchial biopsy in mechanically ventilated patients. *Crit Care Med* 1997; **25**: 440–6.

111 Stubbs SE. *Bronchoscopy.* New York: Raven Press; 1994.

112 Kukafka DS, O'Brien GM, Furukawa S, *et al.* Surveillance bronchoscopy in lung transplant recipients. *Chest* 1997; **111**:

377–81.

113 Swanson SJ, Mentzer SJ, Reilly JJ, *et al.* Surveillance transbronchial lung biopsies: implication for survival after lung transplantation. *J Thorac Cardiovasc Surg* 2000; **119**: 27–37.

114 McWilliams TJ, Williams TJ, Whitford HM, *et al.* Surveillance bronchoscopy in lung transplant recipients: risk versus benefit. *J Heart Lung Transplant* 2008; **27**: 1203–9.

115 Trulock EP, Ettinger NA, Brunt EM, *et al.* The role of transbronchial lung biopsy in the treatment of lung transplant recipients. An analysis of 200 consecutive procedures. *Chest* 1992; **102**: 1049–54.

116 Aboyoun CL, Tamm M, Chhajed PN, *et al.* Diagnostic value of follow-up transbronchial lung biopsy after lung rejection. *Am J Respir Crit Care Med* 2001; **164**: 460–3.

117 Hopkins PM, Aboyoun CL, Chhajed PN, *et al.* Prospective analysis of 1,235 transbronchial lung biopsies in lung transplant recipients. *J Heart Lung Transpl* 2002; **21**: 1062–7.

118 Valentine VG, Taylor DE, Dhillon GS, *et al.* Success of lung transplantation without surveillance bronchoscopy. *J Heart Lung Transpl* 2002; **21**: 319–26.

119 Glanville AR. The role of bronchoscopic surveillance monitoring in the care of lung transplant recipients. *Semin Respir Crit Care Med* 2006; **27**: 480–91.

120 Benden C, Harpur-Sinclair O, Ranasinghe AS, *et al.* Surveillance bronchoscopy in children during the first year after lung transplantation: Is it worth it? *Thorax* 2007; **62**: 57–61.

121 Greene CL, Reemtsen B, Polimenakos A, *et al.* Role of clinically indicated transbronchial lung biopsies in the management of pediatric post-lung transplant patients. *Ann Thorac Surg* 2008; **86**: 198–203.

122 Chhajed PN, Aboyoun C, Malouf MA, *et al.* Risk factors and management of bleeding associated with transbronchial lung biopsy in lung transplant recipients. *J Heart Lung Transpl* 2003; **22**: 195–7.

123 Levy M, Glick B, Springer C, *et al.* Bronchoscopy and bronchography in children. Experience with 110 investigations. *Am J Dis Child* 1983; **137**: 14–16.

124 Whitehead B, Scott JP, Helms P, *et al.* Technique and use of transbronchial biopsy in children and adolescents. *Peditric Pulmonol* 1992; **12**: 240–6.

125 Muntz HR, Wallace M, Lusk RP. Pediatric transbronchial lung biopsy. *Ann Otol Rhinol Laryngol* 1992; **101**: 135–7.

126 Scott JP, Higenbottam TW, Smyth RL, *et al.* Transbronchial biopsies in children after heart-lung transplantation. *Pediatrics* 1990; **86**: 698–702.

127 Fitzpatrick SB, Stokes DC, Marsh B, *et al.* Transbronchial lung biopsy in pediatric and adolescent patients. *Am J Dis Child* 1985; **139**: 46–9.

128 Smyth AR, Bowhay AR, Heaf LJ, *et al.* The laryngeal mask airway in fibreoptic bronchoscopy. *Arch Dis Child* 1996; **75**: 344–5.

129 Nussbaum E, Zagnoev M. Pediatric fiberoptic bronchoscopy with a laryngeal mask airway. *Chest* 2001; **120**: 614–16.

130 Kvale PA, Bode FR, Kini S. Diagnostic accuracy in lung cancer; comparison of techniques used in association with flexible fiberoptic bronchoscopy. *Chest* 1976; **69**: 752–7.

131 Feldman NT, Penningtonp JE, Ehrie MG. Transbronchial lung biopsy in the compromised host. *JAMA* 1977; **238**: 1377–9.

132 Gould FK, Elliott TS, Foweraker J, *et al.* Guidelines for the prevention of endocarditis: report of the Working Party of the British Society for Antimicrobial Chemotherapy. *J Antimicrob Chemother* 2006; **57**: 1035–42.

133 Witte MC, Opal SM, Gilbert JG, *et al.* Incidence of fever and bacteremia following transbronchial needle aspiration. *Chest* 1986; **89**: 85–7.

134 Wilson W, Taubert KA, Gewitz M, *et al.* Prevention of infective endocarditis: guidelines from the American Heart Association: a guideline from the American Heart Association Rheumatic Fever, Endocarditis, and Kawasaki Disease Committee, Council on Cardiovascular Disease in the Young, and the Council on Clinical Cardiology, Council on Cardiovascular Surgery and Anesthesia, and the Quality of Care and Outcomes Research Interdisciplinary Working Group. *Circulation* 2007; **116**: 1736–54.

135 Watts WJ, Green RA. Bacteremia following transbronchial fine needle aspiration. *Chest* 1984; **85**: 295.

136 Kane RC, Cohen MH, Fossieck BE, Jr., *et al.* Absence of bacteremia after fiberoptic bronchoscopy. *Am Rev Respir Dis* 1975; **111**: 102–4.

137 Pereira W, Kovnat DM, Khan MA, *et al.* Fever and pneumonia after flexible fiberoptic bronchoscopy. *Am Rev Respir Dis* 1975; **112**: 59–64.

138 Schnabel A, Holl-Ulrich K, Dalhoff K, *et al.* Efficacy of transbronchial biopsy in pulmonary vaculitides. *Eur Respir J* 1997; **10**: 2738–43.

139 Flick MR, Wasson K, Dunn LJ, *et al.* Fatal pulmonary hemorrhage after transbronchial lung biopsy through the fiberoptic bronchoscope. *Am Rev Respir Dis* 1975; **111**: 853–6.

140 Herf SM, Suratt PM, Arora NS. Deaths and complications associated with transbronchial lung biopsy. *Am Rev Respir Dis* 1977; **115**: 708–11.

141 Varon J, Fromme RE. Fiberoptic bronchoscopy: complications among physicians-in-training. *Internet J Emerg Intens Care Med* 1998; **2**: N1.

142 Joyner LR, Scheinhorn DJ. Transbronchial forceps lung biopsy through the fiberoptic bronchoscope. tdiagnosis of diffuse pulmonary disease. *Chest* 1975; **67**: 532–5.

143 Hernandez Blasco L, Sanchez Hernandez IM, Villena Garrido V, *et al.* Safety of the transbronchial biopsy in outpatients. *Chest* 1991; **99**: 562–5.

144 Zavala DC. Diagnostic fiberoptic bronchoscopy: Techniques and results of biopsy in 600 patients. *Chest* 1975; **68**: 12–19.

145 Shetty PG, Fatterpekar GM, Manohar S, *et al.* Fatal cerebral air embolism as a complication of transbronchoscopic lung biopsy: a case report. *Australas Radiol* 2001; **45**: 215–17.

146 Thomeer MJ, Costabe U, Rizzato G, *et al.* Comparison of registries of interstitial lung diseases in three European countries. *Eur Respir J* 2001; **32** (Suppl): 114s–8s.

第 10 章

支气管肺泡灌洗术

Brian Palen, Richard Helmers

虽然用生理盐水治疗性冲洗肺组织,清除气道内积存的分泌物和细胞历史悠久,但临床广泛采用可弯曲支气管镜用少量生理盐水注入后回收气道远端后分泌物开展支气管肺泡灌洗术(BAL)仅从 20 世纪 70 年代才开始[1,2]。BAL 从肺泡上皮以及下呼吸道腔内获取细胞与非细胞成分,故与支气管冲洗完全不同[3]。BAL 能够反映取样部位炎症及免疫状态,是创伤最小的一种诊断性操作手段[1,4],广泛应用于肺脏病各个领域。

技术方法

过去由于缺乏标准化流程,不同医院 BAL 结果各异。欧洲呼吸病学会(ERS)在 1998 年公布了统一标准,随后在 1999 年更新后并再次发表[5,6]。

BAL 应在支气管活检或刷检之前进行,这样可避免标本因被血液污染而改变了原有细胞与非细胞成分。采用支气管镜插入部尖端尽量伸入亚段支气道远端,直至完全契合气道管腔[即施压支气管镜所用力量和远端气道阻力相当和(或)按压负压抽吸按钮时吸引远端气道正好陷闭],此时支气管镜已到达第 4 或第 5 级支气管分支。灌洗过程应避免引发气道黏膜损伤或咳嗽,导致回收液被黏液或血液污染[7]。支气管镜从预置的气管插管中通过可减少咽喉部可能的污染[8]。

在弥漫性肺疾病患者中开展 BAL,在左肺舌段和右肺中叶行常规灌洗 BAL 回收量较多,原因是在仰卧位时这两个肺叶因重力作用液体积聚较多所致[1,2,9]。对影像学检查提示的局灶性病变部位行灌洗术,可获得满意结果[4,5,10]。影像学和临床资料可指导灌洗亚段支气管位置和数量。对病变亚段进行灌洗后,标本分开处理非常重要。

支气管镜进入气道后,从吸引孔道中注入无菌生理盐水。可用预热至 37℃的生理盐水进行灌洗,与常温生理盐水相比,前者可预防咳嗽和支气管痉挛,尤其在气道高反应患者中明显,而且采用温生理盐水可增加液体回收量和细胞数[3,5,7]。通常使用 20~60mL 液体用于灌洗,尚无研究指导最佳灌洗量。采用按压工作孔道负压按钮负压吸引肺内灌洗液,并集中置于标本管中。重复灌洗,灌洗液总量至少为 100mL。

灌洗时,支气管镜的吸引孔道应始终置于气道中央,如果支气管镜远端完美地"契合"在亚段气道实施灌洗,此时注入的液体不会在支气管镜近端漏出,故患者不会出现咳嗽症状[4]。负压吸引时,动作应尽量轻柔。ERS 推荐灌洗负压应小于 100mmHg;有报道 50mmHg 的压力即可轻易使气道陷闭。过度吸引可因气道陷闭而导致灌洗回收量减少。

对于中等身材患者的肺总量(TLC)而言,常规灌洗大约需要 165mL,残余约 45mL[11]。肺泡及肺泡管残气中细胞数更高,符合正常差异[12]。成年人 100mL 生理盐水灌洗回收 40~60mL,其中细胞(5~10)×10^6 个、蛋白 1~10mg[11]。100mL 液体能灌洗亚段支气管 10^6 个肺泡[2,11]。通常情况下,当患者气道内有脓性分泌物阻塞、支气管镜不在病变灌洗部位或回收率小于 40% 时,细胞计数无效[4]。

不同医院灌洗所用液体量存在差异。需要获得大量炎症细胞时,灌洗量应大于 240~300mL,但可引发患者出现不良反应,如局部肺不张和一过性发热[2,4,7]。

灌洗液用量过小仅反映小支气管和部分肺泡的灌洗情况。如 60mL 液体仅能灌洗近端气道，而 120mL 能灌洗一个亚段支气管（包括远端支气管和肺泡）[13]。一般认为当回收量大于 100mL 时，可停止灌洗[14,15]。

有学者对序贯液体回收后的细胞差异进行分析：初始回收液中的细胞（假设小量开始，例如 20mL）与后续灌洗液中不同，前者更多为远端支气管而非肺泡中的细胞和蛋白[7,16-19]。因此，通常认为应弃去最初回收到的 20mL 液体。但 Rennard 等发现全部回收液更能反映肺泡情况，在病变炎症不明显时，最初的少量回收液并不影响全局。如果气道炎症明显，气道内分泌物会严重影响分析结果。

一般可回收 40%~60% 的灌入液体量，回收细胞活性大于 80%[1,9,20]。肺弹性回缩力丧失的患者，因气道更易陷闭故而回收率更低[1,2,7]。如慢性阻塞性肺疾病患者，BAL 回收率更低。因此，用力第一秒呼气量/用力肺活量（FEV$_1$/FVC）的比值与灌洗回收率成正比，FEV$_1$/FVC 低，回收率也较低，长期大量吸烟和（或）高龄患者也是如此[21]。

由于肺泡与血管间存在相互动力作用，BAL 液回收的其实是肺泡内固有液体和血管床交换液的混合，故而无法明确肺泡内物质的实际组成成分。内源性渗透性指标，如尿素和白蛋白，能影响 BAL；成人呼吸窘迫综合征（ARDS）上皮通透性增加，同样能影响 BAL。外源性指标，如亚甲蓝，可被巨噬细胞摄取，因此不同疾病 BAL 结果也会不一致。另有人建议用单位每毫升灌洗液反映下呼吸道组成成分，但尚有争议[3,5,6,22]。

安全性和并发症

在可弯曲支气管镜检查中，BAL 是一种相对安全的常规操作，用时 5~15 分钟。没有绝对禁忌证，但存在高危因素和相对禁忌证。如：无法耐受的患者、FEV$_1$<800mL、中度或重度哮喘、高碳酸血症、吸氧情况下氧饱和度低于 90% 的难治性低氧血症、严重心律失常、6 周内心肌梗死史、未纠正的凝血障碍和血流动力学不稳定[3]。

BAL 最常见的并发症是术后发热[23,24]，见于 10%~50% 的患者。通常是由于细胞因子类炎症介质快速释放导致的发热[25]，较少是由菌血症引起[26]，退热药物治疗有效[27]。BAL 术后发热的发生率与所灌洗的肺叶数和灌洗量成正比。最近一项针对儿童的研究提示，在

支气管镜操作术前静脉注入地塞米松能显著减少发热情况，但仍需进一步研究[28]。

BAL 的另一个常见并发症是一过性 PaO$_2$ 下降。Coleman 等研究提示灌洗术后 PaO$_2$ 平均下降 22.7mmHg 且持续至少 2 小时。氧合下降程度与灌洗量成正比[30]，故无论患者是否存在呼吸功能障碍，均应全程吸氧[11]。

哮喘和慢性阻塞性肺疾病患者能否安全实施 BAL 存在许多争议。大量灌洗（500mL）与 FEV$_1$、FVC、峰流速变异率（PEFR）的下降明显相关。健康人群中，少量灌洗（175mL）不影响肺功能（PEF）[31]。慢性阻塞性肺疾病和哮喘患者的并发症发生率与对照组相似[32,33]。虽然有报道未使用支气管扩张剂的哮喘患者也存在一定安全性，但仍推荐在术前雾化吸入支气管扩张剂[34]。

多项研究表明，对免疫抑制和血小板减少患者进行 BAL，并发症的发生率也相对较低[35-39]。

在 BAL 后，90% 以上的患者 X 线影像上提示肺内灌洗区域出现新的高密度影或原有高密度影增大。灌洗 240 分钟后余留 73%，24 小时后完全吸收。这与灌洗液质量有关，但仅局限于灌洗区域，且无临床并发症[40]。

气胸是罕见并发症，文献中仅见个案报道。咳嗽可引起肺内压升高，尤其在肺气肿、肺大疱患者中需要重视。

标本处理

收集回收液的标本管由聚乙烯或聚碳酸酯等材料制成，这种材料可以使细胞难以附着于管壁上[5,7]。巨噬细胞易附着于玻璃上，故不应使用非硅制玻璃。灌洗标本应在 1 小时内送至实验室，细胞计数在 25℃下可保存 4 小时[41,42]，4℃下保存 24 小时[41]。蛋白对温度敏感，应保存在-80℃冰箱中[6]。

无菌纱布或尼龙滤网可滤过灌洗液中的黏液，但会丢失一定的细胞数，如石棉接触史患者体内的含铁小体以及黏附性增高的细胞（活化的中性粒细胞）且无法保证无菌操作[7]。因此目前不建议使用[43]。

细胞在离心或过滤后放置于载玻片进行计数。细胞离心较滤过更有优势，因其可保留更多的淋巴细胞、细胞不易受损且价格低廉[44,45]。炎症细胞常用 Wright-Giemsa 染色，巴氏染色常用于分析感染或肿瘤细胞。在光学显微镜下进行细胞计数，通常 BAL 中有 300~500 个有核细胞[46]。操作误差可得出不同结果，故

需指定实验室专人负责。

流式细胞仪可用于鉴定 CD4 和 CD8 等淋巴细胞亚群[47],也可用免疫组织化学染色鉴定[48],后者还适用于感染和恶性肿瘤疾病。

细胞分析－正常值

BAL 炎症细胞分析在鉴别诊断中十分重要,可预测临床转归和评估疗效。BAL 不能明确诊断,但在鉴别间质性肺病和感染中意义重大。

非吸烟的健康人群中,BAL 中每毫升含 100 000~150 000 个细胞[15],其中巨噬细胞占 80%~95%、淋巴细胞占 5%~15%、CD4/CD8 介于 1.5~1.8、中性粒细胞小于 3%,而嗜酸性粒细胞、嗜碱性粒细胞和肥大细胞均小于 1%[1,20,49,50]。

BAL 结果应包括每毫升细胞数和所有细胞百分比(以及预计总细胞数)。正常的细胞分类并不代表肺内不存在炎症反应,因一种细胞的百分比改变可影响其他相关细胞的百分比。肺部炎症期可出现一类细胞明显升高而百分比正常的情况[20]。同时分析细胞分类和总细胞计数可对各类细胞进行定量,但因缺乏统一灌洗量标准,故结果分析仍受一定限制。

吸烟、灌洗液回收量、灌洗操作和年龄可影响检出细胞的特性。吸烟者的总细胞计数可增加 4~10 倍,主要为巨噬细胞和中性粒细胞,同时 CD4/CD8 细胞比发生变化。曾有吸烟史患者 BAL 细胞比例与不吸烟者类似[21,51]。高龄患者的淋巴细胞和中性粒细胞比例增加[52]。

灌洗液中淋巴细胞百分比占 10%~15% 属于正常高值,大部分人比例低于 10%。然而,健康的非吸烟者也可出现一过性淋巴细胞百分比达 20% 以上[37]。健康人肺泡结构内的淋巴细胞亚群与其血液内相似。大部分肺泡淋巴细胞为 CD3+ T 细胞,B 细胞占 4%~7%[21],辅助性 T 细胞(CD4+)占 39%~48%,抑制性 T 细胞(CD8+)占 23%~28%,辅助性 T 细胞/抑制性 T 细胞比(CD4+/CD8+)为 1.6~1.8。

美国国立卫生研究院(NIH)相关合作研究提示淋巴细胞表型可受到年龄、性别和吸烟状态的影响而出现变异[21]。具体表现为:①50 岁以上个体的辅助性 T 细胞百分比高于 37 岁以上个体,增加值达 10% 以上。②男性的 T 细胞、抑制性 T 细胞和 B 细胞总数较女性明显增加,而 CD4+/CD8+ 比值较女性明显降低。③当前吸烟者的辅助性 T 细胞百分比(32.2%)较曾吸烟者(46%)和不吸烟者(44.4%)低,而其抑制性 T 细胞百分比(29.2%)较曾吸烟者(20.7%)和不吸烟者(20.7%)高。因此,当前吸烟者的 CD4/CD8 比值较曾吸烟者或不吸烟者明显降低。

中性粒细胞通常低于 1%,血液污染、吸烟和支气管炎症病变可增加其百分比[1,4]。在肺间质纤维化进展期,中性粒细胞百分比也相应增加。灌洗液中发现鳞状上皮细胞提示上呼吸道污染可能。

非细胞成分分析－正常值

肺泡液中含有多种蛋白、酶、细胞因子、化学因子、脂质和电解质。这些非细胞成分常由于对其具体功能的认知不足和定量分析的限制而被忽略。

由于缺乏明确的稀释标记物,肺泡非细胞成分定量常受到限制(前文已有相关讨论)。肺泡-毛细血管间动力作用尤其能影响非细胞成分,如细胞因子。BAL 标本同样能反映肺泡和血液内情况而无法评估真实的肺泡内物质,故有学者建议应同时分析 BAL 液和血清[53]。

临床应用

大多数情况下,BAL 本身不能明确诊断。然而,BAL 与其他信息结合时有重要的诊断价值。若患者无法安全实施开胸肺活检,BAL 可提供诊断依据。若患者存在呼吸道症状,但肺功能和 X 线检查正常,BAL 的异常结果有助于决定是否需要开胸肺活检[54]。

结节病

BAL 曾在我们了解结节病中发挥重要作用。以 BAL 淋巴细胞比值增高型肺泡炎为特点,故结节病并非是一种免疫抑制性疾病[55,56]。BAL 在结节病中的诊断和预测作用尚存在争论。但目前认为单独的 BAL 分析不能用于明确结节病诊断。虽然 BAL 在预测疾病转归或治疗效果方面作用有限,但 BAL 细胞特征分析在鉴别结节病与其他肉芽肿性和间质性疾病中意义重大[57,58]。

结节病中 BAL 细胞分析可反映肺泡炎水平和疾病进展情况。影像学检查正常的患者可存在肺泡炎。Takahashi 等记录了无肺脏累及的结节病患者其 BAL 细胞计数[59]。结节病的特征性 BAL 表现为总细胞计数明显增高、淋巴细胞计数增高、CD4/CD8 比值增高、嗜酸性粒细胞和中性粒细胞百分比正常,出现特征性的"泡沫巨噬细胞"和浆细胞[60,61]。其中,淋巴细胞数并不固定,可正常占总细胞数的 10%~15%,亦可高达 80%[62,63],主动吸烟者的淋巴细胞数常较低。结节病患者的 CD4/CD8 比值亦多变,约 60% 的患者比值增高[64]。研究表明,CD4/CD8 比值大于 3.5,诊断结节病的敏感性为 52%~59%,特异性为 94%~96%[48,61,65]。

因此,应将淋巴细胞计数增高(高敏感性)和 CD4/CD8 比值增高(高特异性)共同作为结节病的诊断依据。Costabel 等建议临床表现为典型结节病的患者,其 BAL 中高 CD4/CD8 比值即可确诊而无须行肺活检[66]。淋巴细胞曾被用于评估疾病进展和激素疗效,但近期研究未发现存在相关联系[48,62,67]。

结节病进展期患者 BAL 的中性粒细胞计数可增高[68]。Ziegenhagen 等发现疾病进展和发生激素抵抗时,其比值增加 3%[69]。另一项研究报道,肺功能检查、影像学检查提示疾病进展期的肺功能损害患者 BAL 中性粒细胞计数高于疾病缓解期患者[68]。

结节病患者 BAL 中巨噬细胞活性增加[70]。肺泡巨噬细胞释放的细胞因子在结节病肉芽肿形成中起到关键作用。BAL 细胞因子的鉴定可用于诊断或预后评估。

特发性间质性肺疾病

迄今为止,特发性间质性肺炎(IIP)的诊断依据和预后指标尚无统一标准。2002 年,美国胸科协会和欧洲呼吸病学会联合发表了关于 IIP 的分类共识[71],总共分为七大类:特发性肺间质纤维化(IPF)、细胞和非细胞型非特异性间质性肺炎(NSIP)、隐源性机化性肺炎(COP)、急性间质性肺炎(AIP)、脱屑性间质性肺炎(DIP)、呼吸性细支气管炎伴间质性肺疾病(RB-ILD)和淋巴细胞性间质性肺炎(LIP)。

IPF 患者 BAL 细胞分析提示淋巴细胞降低(5%)和中性粒细胞升高(7%)[72,73],其组织淋巴细胞亚群与 BAL 中相似[74]。BAL 淋巴细胞数减少可将 IPF 与其他特发性肺间质疾病区分开。Ryu 等仅使用 BAL 细胞计数即将 IPF 和 NSIP 相鉴别[73]。继发于胶原血管性疾病的肺间质纤维化患者[普通间质性肺炎(UIP)病理改变],其细胞计数增高[72,73,75],可作为鉴别 IPF 和非 IPF 的有利工具。

NSIP 患者 BAL 细胞分析提示淋巴细胞高达 40%、中性粒细胞轻度上升、CD4/CD8 比值低于 0.3[76]。细胞型 NSIP 在激素治疗后,淋巴细胞可恢复正常[77]。当淋巴细胞高达 33%、中性粒细胞升高至 14% 时[76],激素治疗无

效。NSIP 特发性亚型患者中 BAL 细胞数与由感染、胶原血管性疾病、药物相关或非特发性因素所引起的 NSIP 样病理表现患者相同。

COP 患者 BAL 细胞数常提示淋巴细胞增多(高达 40% 以上)和 CD4/CD8 比值降低[76]。其与非特发性因素引起的机化性肺炎的病理类型无差异[76]。

AIP 常表现为中性粒细胞增加伴淋巴细胞轻度增加,出现活性肺泡细胞和透明膜碎片,后者亦见于 IPF 急性加重期[71]。AIP 患者 BAL 细胞群分布与 IPF 急性加重的患者类似。

确诊特发性间质性肺炎需排除其他明确病原体所引起的间质性肺疾病。BAL 液中相关物质(如石棉小体)的分析鉴定和病原体培养,能帮助确诊其他非特发性间质性肺炎。在无明确病因情况下,BAL 细胞分析有助于确立 UIP 组织学依据,区分特发性和非特发性病因。此外,还能鉴别诊断七大类特发性肺间质疾病,尤其在鉴别 IPF 与其他 IIP 时尤为重要。BAL 不能替代肺活检,但在无法行肺活检或病理无法明确时可辅助诊断。因此 BAL 是一项重要辅助诊断指标。

BAL 是否能作为一项判断 IIP 的预后工具备受争议。Veeraraghavan 等研究提示其判断预后效果有限[78],但 Ryu 等在一项回顾性研究中提示其仍具有一定可行性。在这项研究中,122 例 UIP 或 NSIP 患者在肺活检前行 BAL 和高分辨率(HRCT)检查。随访 2 年发现非 UIP 组织学类型 BAL 中,淋巴细胞增多且预后良好[73]。

过敏性肺炎

过敏性肺炎(HP)是外源性过敏原引起的肺泡炎,是肺组织对吸入有机粉尘后产生的肉芽肿性炎症[79,80]。BAL 细胞分析提示细胞总数增加 2~5 倍、淋巴细胞增加明显、CD4/CD8 低于正常值。

与正常对照组相比,HP 患者淋巴细胞百分比显著增高(常大于 50%)[80,81]。部分淋巴细胞表现为非特异性,如母细胞,有明显的滋养细胞特征且细胞质增加[79]。此类患者的 CD4/CD8 比值多变,但常低于 1。HP 患者出现临床症状时,BAL 可见淋巴细胞增加,并持续至脱离过敏原数月或数年后。吸烟患者的淋巴细胞数较低。因烟草可能引起免疫损伤,故 HP 更多见于非吸烟患者[80]。

HP 患者 BAL 中巨噬细胞比例较低(常低于 40%),但实际细胞数仍高于对照组[81],且胞浆呈现泡沫样。此外,中性粒细胞和嗜酸性粒细胞增高,尤其在

近期接触过敏源时更加明显。Fournier 等发现给予 HP 患者实验性地吸入过敏原，其中性粒细胞显著增加。24 小时后，BAL 中性粒细胞百分比从 8.3% 上升至 41.2%，但在 5~8 天后可恢复正常。另有数据显示 HP 患者进展至纤维化病变时，其 BAL 中性粒细胞持续增加[83]。

肥大细胞增多亦可见于 HP 患者 BAL 样本中（常增加 10 倍）[79,84]，多提示近期接触或正暴露于过敏原中，一旦脱离致敏环境即可恢复正常[79]。但若持续接触过敏原且伴随临床症状，肥大细胞和中性粒细胞则保持居高不下[79]。

BAL 细胞分析并不能明确 HP 诊断。无症状无 HP 的"敏感"个体也有淋巴细胞增多表现。但明确肺泡炎而 BAL 液中无细胞增多表现，可将 HP 从未知原因的间质性疾病中排除。淋巴细胞和肥大细胞增多既不是肺病特征也不能作为判断 HP 的预后指标[85]。在吸入性激发试验中，可用 BAL 中性粒细胞数作为诊断指标，然而这也仅适用于有限的医疗机构[86]。是否将 BAL 细胞作为判断 HP 预后指标仍存在争议，但 BAL 中淋巴细胞数对该病的结局或预后无提示作用[87]。

尘肺

尘肺患者的 BAL 细胞分析也提示肺泡炎，其细胞总数增高 2~3 倍、淋巴细胞增多、CD4/CD8 比值升高。中性粒细胞总数多不固定，但总体呈升高趋势。BAL 细胞分析不能作为尘肺的诊断指标，但可明确暴露史，如 BAL 中发现石棉纤维、硅颗粒或铍致敏淋巴细胞。

石棉是一大类含水合硅酸盐纤维的统称，根据形状分为蛇纹石或角闪石。角闪石纤维呈长直形，毒性较大，一般应用于工业生产。蛇纹石纤维短而弯曲，可造成城市污染，毒性较小。接触石棉者易患肺纤维化、肺癌和胸膜疾病，如胸膜间皮瘤、胸膜纤维化、胸腔积液和胸膜斑块[88]。

石棉小体（AB）为吸入的石棉纤维粒子覆盖于含铁黏蛋白表面，被一个或多个肺泡巨噬细胞吞噬后进入胞浆内空泡，包裹酸性黏多糖形成[89]。铁最初以含铁血黄素形式沉着，只有一小部分石棉纤维在肺内形成含铁小体[89,90]。石棉小体主要来自角闪石纤维而非蛇纹石纤维。因此，AB 主要反映较长的角闪石纤维接触史，常引起石棉肺与胸膜间皮瘤[91,92]。无石棉接触史但长期暴露于城市污染中的人群以吸入蛇纹石纤维为主[93,94]，但不会形成 AB。因此 BAL 中发现 AB 提示患者存在长期吸入角闪石工业纤维史。AB 仅存在于石棉肺中的部分组织，因此 BAL 并不能每次都得到阳性结果[89,91]。

肺活检是诊断石棉肺的金标准。干燥肺组织内 AB 达 1000/g 以上认为有长期石棉接触史[93,94]。BAL 中 AB 达 1/mL 时可预测肺实质中 AB 浓度达 1050~2010/g[91]。因此，BAL 中 AB>1/mL 时可提示存在石棉接触史[93]，同时可伴有影像学检查异常、呼吸道症状和肺功能障碍[95]。

在 BAL 液中找到 AB 是石棉接触史的有利证据，但它依然不是诊断依据[90,92,94]。即使 BAL 中没有发现 AB，也不能排除胸膜相关疾病或肺实质内存在 AB[94]。BAL 中 AB 浓度与接触时长和强度呈正相关，而与末次接触时间呈负相关。诱导痰中 AB 作为筛查指标较 BAL 敏感性低，尤其在重度石棉接触患者中实施更加困难[96,97]。

铍广泛应用于现代工业中，如陶瓷、核能、电子和汽车行业。吸入铍金属粉尘、氧化铍或铍盐可以导致急性或慢性肺疾病。急性铍肺与其毒性和暴露剂量有关，但可通过环境控制消除。1%~3% 的接触者在 1~20 年间可发生慢性铍肺，其病理、影像和临床表现与肉芽肿性肺间质疾病——结节病相似[20,98]。慢性铍肺的诊断常基于铍暴露史、典型的临床和病理表现以及肺内铍浓度[20,98]。

BAL 在评估可疑铍肺中意义重大。铍肺患者 BAL 细胞数与结节病类似。巨噬细胞数和 T 细胞总数增加，其中大部分为辅助性 T 细胞，淋巴细胞百分比增加[20,98]。铍肺患者 BAL 可提示机体局部发生免疫应答，其淋巴细胞在体外铍盐刺激下增生，敏感性和特异性均接近 100%[20,98,99]。血液或 BAL 液中的铍淋巴细胞增生试验常作为工业安全监测手段。体外培养可在不同时间段给予不同浓度铍盐刺激单核细胞，观察其增殖情况，但具体实验标准尚未统一。存在铍暴露史的患者往往淋巴细胞增多，但缺乏明确的肉芽肿组织学证据，此时可视为易致敏个体。该人群中每年发展为慢性铍肺的比例高达 6%~8%[100]。

嗜酸性粒细胞性肺疾病

非吸烟患者 BAL 标本中嗜酸性粒细胞数低于总细胞数的 1%。在当前吸烟者或曾吸烟者中，嗜酸性粒细胞数轻度升高[1,20]，增至 5% 以上认为有临床意义[101]。许多疾病都能在血液和 BAL 细胞中发现嗜酸性粒细胞增加，如感染、药物反应、过敏反应和一些特发性疾病中。发生感染、过敏反应和药物不良反应时,BAL 中嗜酸性粒细胞呈中度增加(5%~20%)[101-105]。

肺组织活检发现大量嗜酸性粒细胞即可诊断为嗜酸性粒细胞性肺炎。出现典型临床和影像学表现时,BAL 中嗜酸性粒细胞增加即可确诊,无需行肺活检。Costabel 等建议,即使影像学表现异常,若 BAL 细胞数正常仍可排除嗜酸性粒细胞性肺炎[106],通常该病 BAL 中的嗜酸性粒细胞数高达 90%[106]。目前没有嗜酸性粒细胞数的统一标准,Lazor 等建议将最低嗜酸性粒细胞百分比 25% 作为诊断依据[107]。

特发性急性嗜酸性粒细胞性肺炎 BAL 中嗜酸性粒细胞占 37%~54%,伴淋巴细胞和中性粒细胞轻度升高[108,109]。因此,Pope-Harmon 等建议将最低嗜酸性粒细胞百分比 25% 作为其诊断依据。特发性慢性嗜酸性粒细胞性肺炎 BAL 中嗜酸性粒细胞平均占 58%,同样伴有淋巴细胞和中性粒细胞轻度升高[110,111]。Marchand 等建议将最低嗜酸性粒细胞百分比 40% 作为其诊断依据。

系统性硬化

系统性硬化患者 BAL 细胞总数正常,但淋巴细胞、中性粒细胞和嗜酸性粒细胞百分比多变。影像和病理表现为 NSIP 患者,其 BAL 嗜酸性粒细胞水平升高,较表现为 UIP 病理特征的患者更高。细胞型 NSIP 的淋巴细胞数高于纤维型(前文已述)[112]。BAL 细胞计数无法作为非特异性肺泡炎诊断依据。

BAL 是否可用于预测肺泡炎疾病进程并评估疗效备受争议。早期研究提示肺泡炎可导致肺功能障碍,影响后期疗效[113]。后续研究提示以中性粒细胞为主的肺泡炎与高分辨率 CT(HRCT)上纤维化严重程度以及肺功能受损程度相关[114,115]。肺泡炎以中性粒细胞为主提示疾病进展而非疾病早期或预后较差。Goh 等评估了 141 例系统性硬化症患者的 BAL、HRCT、PFT 和超声心动图结果,随访 10 年后发现基础疾病越严重,以中性粒细胞为主的肺泡炎与总体死亡率间的相关性越小。尚未发现以淋巴细胞为主的肺泡炎与死亡率有显著联系[114]。疾病的严重程度可预测病程长短,但 BAL 细胞计数无法监测病情。

肺郎格罕组织细胞增多症

肺郎格罕组织细胞增多症(PLCH)是一种慢性肉芽肿性疾病,多发生于年轻吸烟患者。曾命名为:组织细胞增多症 X 和肺嗜酸性肉芽肿。病理表现为抗原提呈细胞即朗格罕细胞汇聚于间质中[20]。电镜下表现为长树枝状小体(直径 40~45μmm),称之为 Birbeck 颗粒,分布于细胞质中[1,20,116]。细胞表面表达 CD1,免疫组织化学可见 S100 蛋白存在于胞浆中。正常人群 BAL 免疫组织化学检查可见低郎格罕细胞百分比(<1%)[117]。该类疾病的患者,朗格罕细胞在肺上叶呈网状结节样浸润,可发展为囊状和蜂窝状改变。

BAL 在 PLCH 诊断中有一定提示意义,通常表现为细胞总数增加、吸烟者肺泡巨噬细胞百分比升高、中性粒细胞和嗜酸性粒细胞轻度增高、淋巴细胞数不固定[4]。特征表现为 CD1+朗格罕细胞增多。其他肺间质疾病、肺癌和健康吸烟者 BAL 中朗格罕细胞数常低于 5%[118]。Costabel 等研究提示细胞数大于 4% 时诊断特异性较佳,但敏感性差[106]。目前,尚无统一的朗格罕细胞定量标准用于诊断。

弥漫性肺泡出血

弥漫性肺泡出血(DAH)由于肺泡血管床损伤导致血液聚集于远端气道。经典表现为贫血、低氧、咯血三联征。33% 的患者尽管肺泡内出血量大但无咯血症状[119]。多种疾病可引起 DAH,其中血管炎最为常见。临床和影像学表现常与感染或其他间质性疾病相似。BAL 中出现大量血性液体可因继发于气管镜损伤、感染或其他疾病,故不能诊断为 DAH[4]。

根据影像学表现行 BAL 可协助诊断,多次灌洗、序贯回收。回收液中血性程度(红细胞数增加)逐渐增加有助于诊断 DAH[120,121]。

通过铁染色显示含铁血黄素巨噬细胞为另一 DAH 诊断方法,含铁血黄素巨噬细胞大于 20% 诊断即可成立[122]。含铁血黄素巨噬细胞的表达呈时间依赖性,但难以在出血 48 小时内检测到[123,124]。含铁血黄素巨噬细胞计数作为诊断指标,较先前的 Golde 评分系统更为简易。然而含铁血黄素巨噬细胞亦可见于其他肺病,如 IPF、心源性疾病、结节病、癌肿、血管炎、肺泡蛋白沉着症和肺郎格罕组织细胞增多症[4,20,125]。免疫抑制、血小板减少和服用抗凝药物患者通过 BAL 诊断 DAH 更为安全准确[125-128]。

肺泡蛋白沉着症

肺泡蛋白沉着症(PAP)表现为糖原(PAS)染色阳性的含脂质蛋白广泛填充于肺泡内,主要由表面活性物质-磷脂和蛋白质碎片组成。抗中性粒细胞-巨噬细胞集落刺激因子(GM-CSF)抗体引起巨噬细胞清除不力,继而沉积于肺泡内[129-131]。该病分为先天性、后天获得性和特发性。本文将重点阐述特发性 PAP。

BAL 有助于了解疾病进展及明确诊断[129-131]。灌洗液外观特征明显,通常表现为不透明、浑浊或乳白色。光镜下典型表现包括:泡沫样肺泡巨噬细胞被 PAS 染色阳性物质包绕、蛋白质及其碎片 PAS 染色阳性、非细胞成分呈粉红色、嗜碱性细胞呈 May-Grunwald-Giemsa 染色阳性[7,132]。脂质蛋白经特定抗体染色后提示其来源于表面活性物质[20,133],该物质在电镜下表现为螺纹状板层体[20]。

典型的 PAP 结合 BAL、影像学及临床表现即可诊断,无需行肺活检[134-137]。有报道 GM-CSF 可治疗 PAP,但全麻下双侧气管插管行全肺灌洗仍是最有效的治疗方法[134]。

药物相关性肺病

药物对肺的毒性作用可引起多种临床、病理及影像学表现。灌洗至肺泡水平可发现过敏和中毒性表现。肺泡炎多以嗜酸性粒细胞、中性粒细胞为主,也有表现为以淋巴细胞为主。CD4/CD8 比值较低,但甲氨蝶呤、呋喃妥因和氨苄西林多引起 CD4 上升[138-141]。药物引起 NSIP 和 COP 病理特征时,BAL 亦有典型表现(详见前文)[139,142,143]。部分药物可引起弥漫性肺泡内出血,此时患者 BAL 的特征性表现为含铁血黄素巨噬细胞[139]。BAL 细胞改变并非药物相关性疾病所特有,但仍可用于鉴别其他疾病,如感染。

BAL 可辅助诊断肺脏是否存在胺碘酮中毒[144]。其特征性表现为胞浆出现板层小体,由肺泡巨噬细胞内磷脂聚集而成,使巨噬细胞呈泡沫样外观[144],见于50%以上服用胺碘酮治疗剂量的患者中。故 BAL 虽不能作为确诊依据,却可作为排除依据[144,145]。

BAL 在恶性疾病中的应用

可弯曲支气管镜在肺部恶性疾病诊断中占有重要的一席之地。支气管镜下可见病灶,组织活检确诊率可高达 90%以上[146]。然而对于镜下不可见的肺外周病变,经支气管肺活检、刷检和针吸活检,确诊率较低[146,147],故 BAL 可辅助诊断周围型恶性病变的诊断。

BAL 细胞计数异常可提示肿瘤患者存在非特异性肺泡炎[148]。以淋巴细胞为主的肺泡炎可能存在肺淋巴细胞增殖异常[149]。常用染色方法为 May-Grunwald-Giemsa、巴氏和 Diff-Quik。免疫组织化学和病理组化标记物有助于检出肺恶性肿瘤。不同的肿瘤类型有各自的特异性标记物[150]。

BAL 有助于诊断上皮来源的肺原发肿瘤。尤其当病变以淋巴管或原始细胞生长形式播散时,诊断性最强,如细支气管肺泡细胞癌(BAC)和腺癌。Wislez 等研究提示,66%明确诊断的腺癌患者中 CT 影像呈高密度影[151]。BAL 液涂片可单独诊断恶性病变[152]。

有报道 BAL 可诊断黏膜相关性淋巴瘤(MALT)等原发性肺组织非霍奇金淋巴瘤[150,152],诊断率阳性达 67%[152],还可用于诊断非霍奇金淋巴瘤的肺内转移[150,152]。另外极少情况下,可通过辨别 BAL 细胞中的里斯细胞诊断霍奇金淋巴瘤[153,154]。BAL 细胞学检查还可发现转移性肿瘤,如转移性乳腺癌和黑色素瘤[152,155,156]。

总之,BAL 是诊断恶性疾病的辅助指标之一,当活检无法实施时,BAL 可作为独立的诊断工具。然而,BAL 诊断具有一定的局限性。许多临床疾病都可引起气道上皮重度不典型增生,很难与恶性疾病区分,如肺炎、病毒感染、成人呼吸窘迫综合征(ARDS)、IPF 急性加重、胺碘酮肺损伤和化疗后改变[157-159]。

BAL 在感染性疾病中的应用

由于支气管镜在通过口咽和上呼吸道时,可污染下呼吸道标本从而影响病原学检测,故通常嘱患者吸入利多卡因,并通过气管内套管实施 BAL,以减少相应污染的发生[8]。

对疑似肺炎患者是否应行 BAL 操作存在争议,尤其对于呼吸机相关性肺炎(VAP)患者。早诊断早干预可降低死亡率[160,161]。故多种方法联合应用,包括 BAL 在内,可提高诊断阳性率[162]。

对机械通气患者,在比较气道内分泌物盲吸标本和 BAL 标本研究中尚存在争议。但早期研究支持 BAL 可能降低死亡风险[163]。然而也有报道 BAL 并无降低死亡率、缩短住院或插管时间的作用[164-166]。BAL 可直接或间接减少抗微生物药物剂量和时间[167],表明 BAL 可能存在减少病原体多重耐药的潜在作用。然而,加拿大重症监护研究组在近期发表的一项大型研究中提出,相较于气道内盲吸标本,BAL 未能减少抗微生物药物的应用[168]。

BAL 可用于诊断免疫抑制患者是否存在肺部感染[169,170]。因 BAL 操作安全,故可作为首选诊断方式[170-174]。对临床或影像学提示肺部感染的免疫抑制患者确诊非常困难,因其临床征象不一,鉴别诊断复杂多样。但 BAL 对感染性病因的诊断率依然高达 77%[175,176]。

免疫抑制患者的影像学浸润表现可能继发于多种感染，包括病毒、细菌或真菌。此外，非感染性病因应考虑弥漫性肺泡内出血、放射性肺炎、药物毒性作用等[177]。BAL 细胞计数往往因全血细胞减少以及频繁出血导致气道损伤而受到影响。此外，抗微生物治疗可影响 BAL 标本进行病原体检查。Stolz 等对中性粒细胞减少的免疫抑制患者进行中性粒细胞性肺泡炎研究，结果发现中性粒细胞百分比在细菌感染时较非细菌感染时增高 15%[178]。因此 BAL 仍是临床诊治此类患者的重要工具。

结论

BAL 应用于临床肺脏病学 30 年来，对所有肺脏疾病仍具有高度诊断意义。

(陈巍 译)

参考文献

1 Hunninghake GW, Gadek JE, Kawanami O, et al. Inflammatory and immune processes in the human lung in health and disease: evaluation by bronchoalveolar lavage. *Am J Pathol* 1979; **97**: 149–206.

2 Reynolds HY, Newball HH. Analysis of proteins and respiratory cells obtained from human lungs by bronchial lavage. *J Lab Clin Med* 1974; **84**: 559–73.

3 Goldstein RA, Rohatgi PK, Bergofsky EH, et al. Clinical role of bronchoalveolar lavage in adults with pulmonary disease. *Am Rev Respir Dis* 1990; **142**: 481–6.

4 Helmers RA, Hunninghake GW. Bronchioalveolar lavage. In: Wang KP, ed. *Biopsy Techniques in Pulmonary Disorders*. New York: Raven Press; 1989: 15–28.

5 Technical recommendations and guidelines for bronchoalveolar lavage (BAL). Report of the European Society of Pneumology Task Group. *Eur Respir J* 1989; **2**: 561–85.

6 Haslam PL, Baughman RP. Report of ERS Task Force: guidelines for measurement of acellular components and standardization of BAL. *Eur Respir J* 1999; **14**: 245–8.

7 Haslam PL. Bronchoalveolar lavage. *Semin Respir Crit Care Med* 1984; **6**: 55–70.

8 Pang JA, Cheng AF, Chan HS, French GL. Special precautions reduce oropharyngeal contamination in bronchoalveolar lavage for bacteriologic studies. *Lung* 1989; **167**: 261–7.

9 Pingleton SK, Harrison GF, Stechschulte DJ, et al. Effect of location, pH, and temperature of instillate in bronchoalveolar lavage in normal volunteers. *Am Rev Respir Dis* 1983; **128**: 1035–7.

10 Helmers RA, Hunninghake GW. Bronchoalveolar lavage in the nonimmunocompromised patient. *Chest* 1989; **96**: 1184–90.

11 Davis GS, Giancola MS, Costanza MC, Low RB. Analyses of sequential bronchoalveolar lavage samples from healthy human volunteers. *Am Rev Respir Dis* 1982; **126**: 611–16.

12 Carre P, Laviolette M, Belanger J, Cormier Y. Technical variations of bronchoalveolar lavage (BAL): influence of atelectasis and the lung region lavaged. *Lung* 1985; **163**: 117–25.

13 Kelly CA, Kotre CJ, Ward C, et al. Anatomical distribution of bronchoalveolar lavage fluid as assessed by digital subtraction radiography. *Thorax* 1987; **42**: 624–8.

14 Baughman RP. Technical aspects of bronchoalveolar lavage: recommendations for a standard procedure. *Semin Respir Crit Care Med* 2007; **28**: 475–85.

15 King TE. The handling and analysis of bronchoalveolar lavage specimens. In: Baughman RP, ed. *Bronchoalveolar Lavage*. St. Louis: Mosby Year Book; 1992: 3–29.

16 Crystal RG, Reynolds HY, Kalica AR. Bronchoalveolar lavage. The report of an international conference. *Chest* 1986; **90**: 122–31.

17 Dohn MN, Baughman RP. Effect of changing instilled volume for bronchoalveolar lavage in patients with interstitial lung disease. *Am Rev Respir Dis* 1985; **132**: 390–2.

18 Lam S, Leriche JC, Kijek K, Phillips D. Effect of bronchial lavage volume on cellular and protein recovery. *Chest* 1985; **88**: 856–9.

19 Rennard SI, Ghafouri M, Thompson AB, et al. Fractional processing of sequential bronchoalveolar lavage to separate bronchial and alveolar samples. *Am Rev Respir Dis* 1990; **141**: 208–17.

20 Daniele RP, Elias JA, Epstein PE, Rossman MD. Bronchoalveolar lavage: role in the pathogenesis, diagnosis, and management of interstitial lung disease. *Ann Intern Med* 1985; **102**: 93–108.

21 BAL Cooperative Group Steering Committee. Bronchoalveolar lavage constituents in healthy individuals, idiopathic pulmonary fibrosis, and selected comparison groups. *Am Rev Respir Dis* 1990; **141**: S169–202.

22 Baughman RP, Lower EE. New treatment for sarcoidosis: where's the proof? *Eur Respir J* 1999; **14**: 1000–1.

23 Tilles DS, Goldenheim PD, Ginns LC, Hales CA. Pulmonary function in normal subjects and patients with sarcoidosis after bronchoalveolar lavage. *Chest* 1986; **89**: 244–8.

24 Von Essen SG, Robbins RA, Spurzem JR, et al. Bronchoscopy with bronchoalveolar lavage causes neutrophil recruitment to the lower respiratory tract. *Am Rev Respir Dis* 1991; **144**: 848–54.

25 Krause A, Hohberg B, Heine F, et al. Cytokines derived from alveolar macrophages induce fever after bronchoscopy and bronchoalveolar lavage. *Am J Respir Crit Care Med* 1997; **155**: 1793–7.

26 Hemmers T, Nusslein T, Teig N, et al. Prospective study of fever after bronchoalveolar lavage in children. *Klin Padiatr* 2006; **218**: 74–8.

27 Laviolette M, Carreau M, Coulombe R. Bronchoalveolar lavage cell differential on microscope glass cover. A simple and accurate technique. *Am Rev Respir Dis* 1988; **138**: 451–7.

28 Picard E, Goldberg S, Virgilis D, et al. A single dose of dexamethasone to prevent postbronchoscopy fever in children: a randomized placebo-controlled trial. *Chest* 2007; **131**: 201–5.

29 Cole P, Turton C, Lanyon H, Collins J. Bronchoalveolar lavage for the preparation of free lung cells: technique and complications. *Br J Dis Chest* 1980; **74**: 273–8.

30 Ognibene FP, Shelhamer J, Gill V, et al. The diagnosis of *Pneumocystis carinii* pneumonia in patients with the acquired immunodeficiency syndrome using subsegmental bronchoalveolar lavage. *Am Rev Respir Dis* 1984; **129**: 929–32.

31 Lin CC, Wu JL, Huang WC. Pulmonary function in

normal subjects after bronchoalveolar lavage. *Chest* 1988; **93**: 1049–53.

32 Hattotuwa K, Gamble EA, O'Shaughnessy T, *et al.* Safety of bronchoscopy, biopsy, and BAL in research patients with COPD. *Chest* 2002; **122**: 1909–12.

33 Ouellette DR. The safety of bronchoscopy in a pulmonary fellowship program. *Chest* 2006; **130**: 1185–90.

34 Elston WJ, Whittaker AJ, Khan LN, *et al.* Safety of research bronchoscopy, biopsy and bronchoalveolar lavage in asthma. *Eur Respir J* 2004; **24**: 375–7.

35 Cordonnier C, Bernaudin JF, Fleury J, *et al.* Diagnostic yield of bronchoalveolar lavage in pneumonitis occurring after allogeneic bone marrow transplantation. *Am Rev Respir Dis* 1985; **132**: 1118–23.

36 Gurney JW, Harrison WC, Sears K, *et al.* Bronchoalveolar lavage: radiographic manifestations. *Radiology* 1987; **163**: 71–4.

37 Laviolette M. Lymphocyte fluctuation in bronchoalveolar lavage fluid in normal volunteers. *Thorax* 1985; **40**: 651–6.

38 Marcy TW, Merrill WW, Rankin JA, Reynolds HY. Limitations of using urea to quantify epithelial lining fluid recovered by bronchoalveolar lavage. *Am Rev Respir Dis* 1987; **135**: 1276–80.

39 Stover DE, White DA, Romano PA, Gellene RA. Diagnosis of pulmonary disease in acquired immune deficiency syndrome (AIDS). Role of bronchoscopy and bronchoalveolar lavage. *Am Rev Respir Dis* 1984; **130**: 659–62.

40 Crystal RG, Bitterman PB, Rennard SI, *et al.* Interstitial lung diseases of unknown cause. Disorders characterized by chronic inflammation of the lower respiratory tract (first of two parts). *N Engl J Med* 1984; **310**: 154–66.

41 Rankin JA, Naegel GP, Reynolds HY. Use of a central laboratory for analysis of bronchoalveolar lavage fluid. *Am Rev Respir Dis* 1986; **133**: 186–90.

42 Thompson AB, Robbins RA, Ghafouri MA, *et al.* Bronchoalveolar lavage fluid processing. Effect of membrane filtration preparation on neutrophil recovery. *Acta Cytol* 1989; **33**: 544–9.

43 Kelly C, Ward C, Bird G, *et al.* The effect of filtration on absolute and differential cell counts in fluid obtained at bronchoalveolar lavage. *Respir Med* 1989; **83**: 107–10.

44 Winquist AG, Orrico MA, Peterson LR. Evaluation of the cytocentrifuge Gram stain as a screening test for bacteriuria in specimens from specific patient populations. *Am J Clin Pathol* 1997; **108**: 515–24.

45 Armbruster C, Pokieser L, Hassl A. Diagnosis of *Pneumocystis carinii* pneumonia by bronchoalveolar lavage in AIDS patients. Comparison of Diff-Quik, fungifluor stain, direct immunofluorescence test and polymerase chain reaction. *Acta Cytol* 1995; **39**: 1089–93.

46 De Brauwer EI, Jacobs JA, Nieman F, *et al.* Bronchoalveolar lavage fluid differential cell count. How many cells should be counted? *Anal Quant Cytol Histol* 2002; **24**: 337–41.

47 Smith PA, Kohli LM, Wood KL, *et al.* Cytometric analysis of BAL T cells labeled with a standardized antibody cocktail correlates with immunohistochemical staining. *Cytometry B Clin Cytom* 2006; **70**: 170–8.

48 Welker L, Jorres RA, Costabel U, Magnussen H. Predictive value of BAL cell differentials in the diagnosis of interstitial lung diseases. *Eur Respir J* 2004; **24**: 1000–6.

49 Emad A, Emad Y. CD4/CD8 ratio and cytokine levels of the BAL fluid in patients with bronchiectasis caused by sulfur mustard gas inhalation. *J Inflamm (Lond)* 2007; **4**: 2.

50 Costabel U. *Atlas of Bronchoalveolar Lavage*. London: Chapman & Hall Medical; 1998.

51 Costabel U, Guzman J. Effect of smoking on bronchoalveolar lavage constituents. *Eur Respir J* 1992; **5**: 776–9.

52 Meyer KC, Soergel P. Variation of bronchoalveolar lymphocyte phenotypes with age in the physiologically normal human lung. *Thorax* 1999; **54**: 697–700.

53 Rose AS, Knox KS. Bronchoalveolar lavage as a research tool. *Semin Respir Crit Care Med* 2007; **28**: 561–73.

54 Hunninghake GW, Kawanami O, Ferrans VJ, *et al.* Characterization of the inflammatory and immune effector cells in the lung parenchyma of patients with interstitial lung disease. *Am Rev Respir Dis* 1981; **123**: 407–12.

55 Baughman RP, Drent M. Role of bronchoalveolar lavage in interstitial lung disease. *Clin Chest Med* 2001; **22**: 331–41.

56 Hunninghake GW, Crystal RG. Pulmonary sarcoidosis: a disorder mediated by excess helper T-lymphocyte activity at sites of disease activity. *N Engl J Med* 1981; **305**: 429–34.

57 Costabel U, King TE. International consensus statement on idiopathic pulmonary fibrosis. *Eur Respir J* 2001; **17**: 163–7.

58 Drent M, Grutters JC, Mulder PG, *et al.* Is the different T helper cell activity in sarcoidosis and extrinsic allergic alveolitis also reflected by the cellular bronchoalveolar lavage fluid profile? *Sarcoidosis Vasc Diffuse Lung Dis* 1997; **14**: 31–8.

59 Takahashi T, Azuma A, Abe S, *et al.* Significance of lymphocytosis in bronchoalveolar lavage in suspected ocular sarcoidosis. *Eur Respir J* 2001; **18**: 515–21.

60 Drent M, Jacobs JA, Cobben NA, *et al.* Computer program supporting the diagnostic accuracy of cellular BALF analysis: a new release. *Respir Med* 2001; **95**: 781–6.

61 Winterbauer RH, Lammert J, Selland M, *et al.* Bronchoalveolar lavage cell populations in the diagnosis of sarcoidosis. *Chest* 1993; **104**: 352–61.

62 Costabel U, Guzman J. Bronchoalveolar lavage in interstitial lung disease. *Curr Opin Pulm Med* 2001; **7**: 255–61.

63 Drent M, van Velzen-Blad H, Diamant M, *et al.* Relationship between presentation of sarcoidosis and T lymphocyte profile. A study in bronchoalveolar lavage fluid. *Chest* 1993; **104**: 795–800.

64 Kantrow SP, Meyer KC, Kidd P, Raghu G. The CD4/CD8 ratio in BAL fluid is highly variable in sarcoidosis. *Eur Respir J* 1997; **10**: 2716–21.

65 Drent M, Mansour K, Linssen C. Bronchoalveolar lavage in sarcoidosis. *Semin Respir Crit Care Med* 2007; **28**: 486–95.

66 Costabel U. CD4/CD8 ratios in bronchoalveolar lavage fluid: of value for diagnosing sarcoidosis? *Eur Respir J* 1997; **10**: 2699–700.

67 Grunewald J, Eklund A. Sex-specific manifestations of Lofgren's syndrome. *Am J Respir Crit Care Med* 2007; **175**: 40–4.

68 Drent M, Jacobs JA, de Vries J, *et al.* Does the cellular bronchoalveolar lavage fluid profile reflect the severity of sarcoidosis? *Eur Respir J* 1999; **13**: 1338–44.

69 Ziegenhagen MW, Rothe ME, Zissel G, Muller-Quernheim J. Exaggerated TNFalpha release of alveolar macrophages in corticosteroid resistant sarcoidosis. *Sarcoidosis Vasc Diffuse Lung Dis* 2002; **19**: 185–90.

70 Thomas PD, Hunninghake GW. Current concepts of the pathogenesis of sarcoidosis. *Am Rev Respir Dis* 1987; **135**: 747–60.

71 American Thoracic Society/European Respiratory Society International Multidisciplinary Consensus Classification of the Idiopathic Interstitial Pneumonias. This joint statement of the American Thoracic Society (ATS), and the European Respiratory Society (ERS) was adopted by the ATS board of directors, June 2001 and by the ERS Executive Committee, June 2001. *Am J*

Respir Crit Care Med 2002; **165**: 277–304.

72 Nagao T, Nagai S, Kitaichi M, *et al.* Usual interstitial pneumonia: idiopathic pulmonary fibrosis versus collagen vascular diseases. *Respiration* 2001; **68**: 151–9.

73 Ryu YJ, Chung MP, Han J, *et al.* Bronchoalveolar lavage in fibrotic idiopathic interstitial pneumonias. *Respir Med* 2007; **101**: 655–60.

74 Papiris SA, Kollintza A, Kitsanta P, *et al.* Relationship of BAL and lung tissue CD4+ and CD8+ T lymphocytes, and their ratio in idiopathic pulmonary fibrosis. *Chest* 2005; **128**: 2971–7.

75 Flaherty KR, Travis WD, Colby TV, *et al.* Histopathologic variability in usual and nonspecific interstitial pneumonias. *Am J Respir Crit Care Med* 2001; **164**: 1722–7.

76 Nagai S, Kitaichi M, Itoh H, *et al.* Idiopathic nonspecific interstitial pneumonia/fibrosis: comparison with idiopathic pulmonary fibrosis and BOOP. *Eur Respir J* 1998; **12**: 1010–19.

77 Nagai S, Handa T, Ito Y, *et al.* Bronchoalveolar lavage in idiopathic interstitial lung diseases. *Semin Respir Crit Care Med* 2007; **28**: 496–503.

78 Veeraraghavan S, Latsi PI, Wells AU, *et al.* BAL findings in idiopathic nonspecific interstitial pneumonia and usual interstitial pneumonia. *Eur Respir J* 2003; **22**: 239–44.

79 Haslam PL, Dewar A, Butchers P, *et al.* Mast cells, atypical lymphocytes, and neutrophils in bronchoalveolar lavage in extrinsic allergic alveolitis. Comparison with other interstitial lung diseases. *Am Rev Respir Dis* 1987; **135**: 35–47.

80 Mohr LC. Hypersensitivity pneumonitis. *Curr Opin Pulm Med* 2004; **10**: 401–11.

81 Haslam PL. Bronchoalveolar lavage in extrinsic allergic alveolitis. *Eur J Respir Dis Suppl* 1987; **154**: 120–35.

82 Fournier E, Tonnel AB, Gosset P, *et al.* Early neutrophil alveolitis after antigen inhalation in hypersensitivity pneumonitis. *Chest* 1985; **88**: 563–6.

83 Pardo A, Barrios R, Gaxiola M, *et al.* Increase of lung neutrophils in hypersensitivity pneumonitis is associated with lung fibrosis. *Am J Respir Crit Care Med* 2000; **161**: 1698–704.

84 Bjermer L, Engstrom-Laurent A, Hallgren R, Rosenhall L. Bronchoalveolar lavage in persons acutely exposed to dust in the farm environment. *Am J Ind Med* 1990; **17**: 106.

85 Gariepy L, Cormier Y, Laviolette M, Tardif A. Predictive value of bronchoalveolar lavage cells and serum precipitins in asymptomatic dairy farmers. *Am Rev Respir Dis* 1989; **140**: 1386–9.

86 Ohtani Y, Kojima K, Sumi Y, *et al.* Inhalation provocation tests in chronic bird fancier's lung. *Chest* 2000; **118**: 1382–9.

87 Cormier Y, Belanger J, Laviolette M. Prognostic significance of bronchoalveolar lymphocytosis in farmer's lung. *Am Rev Respir Dis* 1987; **135**: 692–5.

88 Mossman BT, Bignon J, Corn M, *et al.* Asbestos: scientific developments and implications for public policy. *Science* 1990; **247**: 294–301.

89 Rebuck AS, Braude AC. Bronchoalveolar lavage in asbestosis. *Arch Intern Med* 1983; **143**: 950–2.

90 Dumortier P, de Vuyst P, Yernault JC. Mineralogical analysis of bronchoalveolar lavage fluids. *Z Erkr Atmungsorgane* 1988; **171**: 50–8.

91 De Vuyst P, Dumortier P, Moulin E, *et al.* Asbestos bodies in bronchoalveolar lavage reflect lung asbestos body concentration. *Eur Respir J* 1988; **1**: 362–7.

92 De Vuyst P, Jedwab J, Dumortier P, *et al.* Asbestos bodies in bronchoalveolar lavage. *Am Rev Respir Dis* 1982; **126**: 972–6.

93 Churg A. Fiber counting and analysis in the diagnosis of asbestos-related disease. *Hum Pathol* 1982; **13**: 381–92.

94 De Vuyst P, Dumortier P, Moulin E, *et al.* Diagnostic value of asbestos bodies in bronchoalveolar lavage fluid. *Am Rev Respir Dis* 1987; **136**: 1219–24.

95 Vathesatogkit P, Harkin TJ, Addrizzo-Harris DJ, *et al.* Clinical correlation of asbestos bodies in BAL fluid. *Chest* 2004; **126**: 966–71.

96 Fireman E, Lerman Y. Induced sputum in interstitial lung diseases. *Curr Opin Pulm Med* 2006; **12**: 318–22.

97 Teschler H, Thompson AB, Dollenkamp R, *et al.* Relevance of asbestos bodies in sputum. *Eur Respir J* 1996; **9**: 680–6.

98 Epstein PE, Dauber JH, Rossman MD, Daniele RP. Bronchoalveolar lavage in a patient with chronic berylliosis: evidence for hypersensitivity pneumonitis. *Ann Intern Med* 1982; **97**: 213–16.

99 Rossman MD, Kern JA, Elias JA, *et al.* Proliferative response of bronchoalveolar lymphocytes to beryllium. A test for chronic beryllium disease. *Ann Intern Med* 1988; **108**: 687–93.

100 Newman LS, Mroz MM, Balkissoon R, Maier LA. Beryllium sensitization progresses to chronic beryllium disease: a longitudinal study of disease risk. *Am J Respir Crit Care Med* 2005; **171**: 54–60.

101 Allen JN, Davis WB, Pacht ER. Diagnostic significance of increased bronchoalveolar lavage fluid eosinophils. *Am Rev Respir Dis* 1990; **142**: 642–7.

102 Bjermer L, Lundgren R, Hallgren R. Hyaluronan and type III procollagen peptide concentrations in bronchoalveolar lavage fluid in idiopathic pulmonary fibrosis. *Thorax* 1989; **44**: 126–31.

103 Blaschke E, Eklund A, Hernbrand R. Extracellular matrix components in bronchoalveolar lavage fluid in sarcoidosis and their relationship to signs of alveolitis. *Am Rev Respir Dis* 1990; **141**: 1020–5.

104 O'Connor C, Ward K, van Breda A, *et al.* Type 3 procollagen peptide in bronchoalveolar lavage fluid. Poor indicator of course and prognosis in sarcoidosis. *Chest* 1989; **96**: 339–44.

105 Ward K, O'Connor CM, Odlum C, *et al.* Pulmonary disease progress in sarcoid patients with and without bronchoalveolar lavage collagenase. *Am Rev Respir Dis* 1990; **142**: 636–41.

106 Costabel U, Guzman J, Bonella F, Oshimo S. Bronchoalveolar lavage in other interstitial lung diseases. *Semin Respir Crit Care Med* 2007; **28**: 514–24.

107 Lazor R, Cordier J. Idiopathic eosinophilic pneumonias. In: Costabel U, Du Bois RM, eds. *Diffuse Parenchymal Lung Disease. Prog Respir Res* Vol. 36. Basel: Karger; 2007: 238–49.

108 Philit F, Etienne-Mastroianni B, Parrot A, *et al.* Idiopathic acute eosinophilic pneumonia: a study of 22 patients. *Am J Respir Crit Care Med* 2002; **166**: 1235–9.

109 Pope-Harman AL, Davis WB, Allen ED, *et al.* Acute eosinophilic pneumonia. A summary of 15 cases and review of the literature. *Medicine (Baltimore)* 1996; **75**: 334–42.

110 Marchand E, Etienne-Mastroianni B, Chanez P, *et al.* Idiopathic chronic eosinophilic pneumonia and asthma: how do they influence each other? *Eur Respir J* 2003; **22**: 8–13.

111 Marchand E, Reynaud-Gaubert M, Lauque D, *et al.* Idiopathic chronic eosinophilic pneumonia. A clinical and follow-up study of 62 cases. The Groupe d'Etudes et de Recherche sur les Maladies "Orphelines" Pulmonaires (GERM"O"P). *Medicine (Baltimore)* 1998; **77**: 299–312.

112 Bouros D, Wells AU, Nicholson AG, *et al.* Histopathologic subsets of fibrosing alveolitis in patients with systemic sclerosis and their relationship to outcome. *Am J Respir Crit Care Med*

2002; **165**: 1581–6.

113 Silver RM, Miller KS, Kinsella MB, *et al*. Evaluation and management of scleroderma lung disease using bronchoalveolar lavage. *Am J Med* 1990; **88**: 470–6.

114 Goh NS, Veeraraghavan S, Desai SR, *et al*. Bronchoalveolar lavage cellular profiles in patients with systemic sclerosis-associated interstitial lung disease are not predictive of disease progression. *Arthritis Rheum* 2007; **56**: 2005–12.

115 Wells AU, Hansell DM, Haslam PL, *et al*. Bronchoalveolar lavage cellularity: lone cryptogenic fibrosing alveolitis compared with the fibrosing alveolitis of systemic sclerosis. *Am J Respir Crit Care Med* 1998; **157**: 1474–82.

116 Basset F, Soler P, Jaurand MC, Bignon J. Ultrastructural examination of broncho-alveolar lavage for diagnosis of pulmonary histiocytosis X: Preliminary report on 4 cases. *Thorax* 1977; **32**: 303–6.

117 Casolaro MA, Bernaudin JF, Saltini C, *et al*. Accumulation of Langerhans' cells on the epithelial surface of the lower respiratory tract in normal subjects in association with cigarette smoking. *Am Rev Respir Dis* 1988; **137**: 406–11.

118 Soler P, Moreau A, Basset F, Hance AJ. Cigarette smoking-induced changes in the number and differentiated state of pulmonary dendritic cells/Langerhans cells. *Am Rev Respir Dis* 1989; **139**: 1112–17.

119 Zamora MR, Warner ML, Tuder R, Schwarz MI. Diffuse alveolar hemorrhage and systemic lupus erythematosus. Clinical presentation, histology, survival, and outcome. *Medicine (Baltimore)* 1997; **76**: 192–202.

120 Collard HR, Schwarz MI. Diffuse alveolar hemorrhage. *Clin Chest Med* 2004; **25**: 583–92, vii.

121 Fontenot AP, Schwarz MI. Diffuse alveolar hemorrhage. In: King TE, Schwartz S, eds. *Interstitial Lung Disease*, 4th edn. Hamilton, ON, Canada: B.C. Decker; 2003: 632–56.

122 De Lassence A, Fleury-Feith J, Escudier E, *et al*. Alveolar hemorrhage. Diagnostic criteria and results in 194 immunocompromised hosts. *Am J Respir Crit Care Med* 1995; **151**: 157–63.

123 Springmeyer SC, Hoges J, Hammar SP. Significance of hemosiderin-laden macrophages in bronchoalveolar lavage fluid. *Am Rev Respir Dis* 1984; **131**: A76.

124 Stover DE, Zaman MB, Hajdu SI, *et al*. Bronchoalveolar lavage in the diagnosis of diffuse pulmonary infiltrates in the immunosuppressed host. *Ann Intern Med* 1984; **101**: 1–7.

125 Drew WL, Finley TN, Golde DW. Diagnostic lavage and occult pulmonary hemorrhage in thrombocytopenic immunocompromised patients. *Am Rev Respir Dis* 1977; **116**: 215–21.

126 Finley TN, Aronow A, Cosentino AM, Golde DW. Occult pulmonary hemorrhage in anticoagulated patients. *Am Rev Respir Dis* 1975; **112**: 23–9.

127 Huaringa AJ, Leyva FJ, Signes-Costa J, *et al*. Bronchoalveolar lavage in the diagnosis of pulmonary complications of bone marrow transplant patients. *Bone Marrow Transpl* 2000; **25**: 975–9.

128 Sherman JM, Winnie G, Thomassen MJ, *et al*. Time course of hemosiderin production and clearance by human pulmonary macrophages. *Chest* 1984; **86**: 409–11.

129 Bonfield TL, Russell D, Burgess S, *et al*. Autoantibodies against granulocyte macrophage colony-stimulating factor are diagnostic for pulmonary alveolar proteinosis. *Am J Respir Cell Mol Biol* 2002; **27**: 481–6.

130 Kitamura T, Tanaka N, Watanabe J, *et al*. Idiopathic pulmonary alveolar proteinosis as an autoimmune disease with neutralizing antibody against granulocyte/macrophage colony-stimulating factor. *J Exp Med* 1999; **190**: 875–80.

131 Uchida K, Nakata K, Trapnell BC, *et al*. High-affinity autoantibodies specifically eliminate granulocyte-macrophage colony-stimulating factor activity in the lungs of patients with idiopathic pulmonary alveolar proteinosis. *Blood* 2004; **103**: 1089–98.

132 Martin RJ, Coalson JJ, Rogers RM, *et al*. Pulmonary alveolar proteinosis: the diagnosis by segmental lavage. *Am Rev Respir Dis* 1980; **121**: 819–25.

133 Singh G, Katyal SL, Bedrossian CW, Rogers RM. Pulmonary alveolar proteinosis. Staining for surfactant apoprotein in alveolar proteinosis and in conditions simulating it. *Chest* 1983; **83**: 82–6.

134 Costabel U, Guzman J. Pulmonary alveolar proteinosis: a new autoimmune disease. *Sarcoidosis Vasc Diffuse Lung Dis* 2005; **22** (Suppl 1): S67–73.

135 Danel C, Israel-Biet D, Costabel U, Klech H. Therapeutic applications of bronchoalveolar lavage. *Eur Respir J* 1992; **5**: 1173–5.

136 Maygarden SJ, Iacocca MV, Funkhouser WK, Novotny DB. Pulmonary alveolar proteinosis: a spectrum of cytologic, histochemical, and ultrastructural findings in bronchoalveolar lavage fluid. *Diagn Cytopathol* 2001; **24**: 389–95.

137 Mikami T, Yamamoto Y, Yokoyama M, Okayasu I. Pulmonary alveolar proteinosis: diagnosis using routinely processed smears of bronchoalveolar lavage fluid. *J Clin Pathol* 1997; **50**: 981–4.

138 Brutinel WM, Martin WJ, 2nd. Chronic nitrofurantoin reaction associated with T-lymphocyte alveolitis. *Chest* 1986; **89**: 150–2.

139 Costabel U, Uzaslan E, Guzman J. Bronchoalveolar lavage in drug-induced lung disease. *Clin Chest Med* 2004; **25**: 25–35.

140 Fuhrman C, Parrot A, Wislez M, *et al*. Spectrum of CD4 to CD8 T-cell ratios in lymphocytic alveolitis associated with methotrexate-induced pneumonitis. *Am J Respir Crit Care Med* 2001; **164**: 1186–91.

141 Schnabel A, Richter C, Bauerfeind S, Gross WL. Bronchoalveolar lavage cell profile in methotrexate induced pneumonitis. *Thorax* 1997; **52**: 377–9.

142 Costabel U, Teschler H, Guzman J. Bronchiolitis obliterans organizing pneumonia (BOOP): the cytological and immunocytological profile of bronchoalveolar lavage. *Eur Respir J* 1992; **5**: 791–7.

143 Akoun GM, Cadranel JL, Blanchette G, *et al*. Bronchoalveolar lavage cell data in amiodarone-associated pneumonitis. Evaluation in 22 patients. *Chest* 1991; **99**: 1177–82.

144 Martin WJ, 2nd, Rosenow EC, 3rd. Amiodarone pulmonary toxicity. Recognition and pathogenesis (Part I). *Chest* 1988; **93**: 1067–75.

145 Coudert B, Bailly F, Lombard JN, *et al*. Amiodarone pneumonitis. Bronchoalveolar lavage findings in 15 patients and review of the literature. *Chest* 1992; **102**: 1005–12.

146 Popovich J, Jr., Kvale PA, Eichenhorn MS, *et al*. Diagnostic accuracy of multiple biopsies from flexible fiberoptic bronchoscopy. A comparison of central versus peripheral carcinoma. *Am Rev Respir Dis* 1982; **125**: 521–3.

147 Shure D, Fedullo PF. Transbronchial needle aspiration of peripheral masses. *Am Rev Respir Dis* 1983; **128**: 1090–2.

148 Bellocq A, Antoine M, Flahault A, *et al*. Neutrophil alveolitis in bronchioloalveolar carcinoma: induction by tumor-derived interleukin-8 and relation to clinical outcome. *Am J Pathol* 1998; **152**: 83–92.

149 Poletti V, Poletti G, Murer B, *et al.* Bronchoalveolar lavage in malignancy. *Semin Respir Crit Care Med* 2007; **28**: 534–45.

150 Poletti V, Romagna M, Allen KA, *et al.* Bronchoalveolar lavage in the diagnosis of disseminated lung tumors. *Acta Cytol* 1995; **39**: 472–7.

151 Wislez M, Massiani MA, Milleron B, *et al.* Clinical characteristics of pneumonic-type adenocarcinoma of the lung. *Chest* 2003; **123**: 1868–77.

152 Semenzato G, Poletti V. Bronchoalveolar lavage in lung cancer. *Respiration* 1992; **59** (Suppl 1): 44–6.

153 Morales FM, Matthews JI. Diagnosis of parenchymal Hodgkin's disease using bronchoalveolar lavage. *Chest* 1987; **91**: 785–7.

154 Wisecarver J, Ness MJ, Rennard SI, *et al.* Bronchoalveolar lavage in the assessment of pulmonary Hodgkin's disease. *Acta Cytol* 1989; **33**: 527–32.

155 Levy H, Horak DA, Lewis MI. The value of bronchial washings and bronchoalveolar lavage in the diagnosis of lymphangitic carcinomatosis. *Chest* 1988; **94**: 1028–30.

156 Radio SJ, Rennard SI, Kessinger A, *et al.* Breast carcinoma in bronchoalveolar lavage. A cytologic and immunocytochemical study. *Arch Pathol Lab Med* 1989; **113**: 333–6.

157 Beskow CO, Drachenberg CB, Bourquin PM, *et al.* Diffuse alveolar damage. Morphologic features in bronchoalveolar lavage fluid. *Acta Cytol* 2000; **44**: 640–6.

158 Rennard SI. Bronchoalveolar lavage in the diagnosis of cancer. *Lung* 1990; **168** (Suppl): 1035–40.

159 Stanley MW, Henry-Stanley MJ, Gajl-Peczalska KJ, Bitterman PB. Hyperplasia of type II pneumocytes in acute lung injury. Cytologic findings of sequential bronchoalveolar lavage. *Am J Clin Pathol* 1992; **97**: 669–77.

160 Iregui M, Ward S, Sherman G, *et al.* Clinical importance of delays in the initiation of appropriate antibiotic treatment for ventilator-associated pneumonia. *Chest* 2002; **122**: 262–8.

161 Luna CM, Aruj P, Niederman MS, *et al.* Appropriateness and delay to initiate therapy in ventilator-associated pneumonia. *Eur Respir J* 2006; **27**: 158–64.

162 Baughman RP. Nonbronchoscopic evaluation of ventilator-associated pneumonia. *Semin Respir Infect* 2003; **18**: 95–102.

163 Fagon JY, Chastre J, Wolff M, *et al.* Invasive and noninvasive strategies for management of suspected ventilator-associated pneumonia. A randomized trial. *Ann Intern Med* 2000; **132**: 621–30.

164 Elatrous S, Boukef R, Ouanes Besbes L, *et al.* Diagnosis of ventilator-associated pneumonia: agreement between quantitative cultures of endotracheal aspiration and plugged telescoping catheter. *Intensive Care Med* 2004; **30**: 853–8.

165 Ruiz M, Torres A, Ewig S, *et al.* Noninvasive versus invasive microbial investigation in ventilator-associated pneumonia: evaluation of outcome. *Am J Respir Crit Care Med* 2000; **162**: 119–25.

166 Sole Violan J, Fernandez JA, Benitez AB, *et al.* Impact of quantitative invasive diagnostic techniques in the management and outcome of mechanically ventilated patients with suspected pneumonia. *Crit Care Med* 2000; **28**: 2737–41.

167 Heyland DK, Cook DJ, Marshall J, *et al.* The clinical utility of invasive diagnostic techniques in the setting of ventilator-associated pneumonia. Canadian Critical Care Trials Group. *Chest* 1999; **115**: 1076–84.

168 Canadian Critical Care Trials Group. A randomized trial of diagnostic techniques for ventilator-associated pneumonia. *N Engl J Med* 2006; **355**: 2619–30.

169 Hohenadel IA, Kiworr M, Genitsariotis R, *et al.* Role of bronchoalveolar lavage in immunocompromised patients with pneumonia treated with a broad spectrum antibiotic and antifungal regimen. *Thorax* 2001; **56**: 115–20.

170 Pisani RJ, Wright AJ. Clinical utility of bronchoalveolar lavage in immunocompromised hosts. *Mayo Clin Proc* 1992; **67**: 221–7.

171 Johnson PC, Hogg KM, Sarosi GA. The rapid diagnosis of pulmonary infections in solid organ transplant recipients. *Semin Respir Infect* 1990; **5**: 2–9.

172 Kahn FW, Jones JM. Analysis of bronchoalveolar lavage specimens from immunocompromised patients with a protocol applicable in the microbiology laboratory. *J Clin Microbiol* 1988; **26**: 1150–5.

173 Martin WJ, 2nd, Smith TF, Sanderson DR, *et al.* Role of bronchoalveolar lavage in the assessment of opportunistic pulmonary infections: utility and complications. *Mayo Clin Proc* 1987; **62**: 549–57.

174 Xaubet A, Torres A, Marco F, *et al.* Pulmonary infiltrates in immunocompromised patients. Diagnostic value of telescoping plugged catheter and bronchoalveolar lavage. *Chest* 1989; **95**: 130–5.

175 Peikert T, Rana S, Edell ES. Safety, diagnostic yield, and therapeutic implications of flexible bronchoscopy in patients with febrile neutropenia and pulmonary infiltrates. *Mayo Clin Proc* 2005; **80**: 1414–20.

176 Velez L, Correa LT, Maya MA, *et al.* Diagnostic accuracy of bronchoalveolar lavage samples in immunosuppressed patients with suspected pneumonia: analysis of a protocol. *Respir Med* 2007; **101**: 2160–7.

177 Cordonnier C, Escudier E, Verra F, *et al.* Bronchoalveolar lavage during neutropenic episodes: diagnostic yield and cellular pattern. *Eur Respir J* 1994; **7**: 114–20.

178 Stolz D, Stulz A, Muller B, *et al.* BAL neutrophils, serum procalcitonin, and C-reactive protein to predict bacterial infection in the immunocompromised host. *Chest* 2007; **132**: 504–14.

第 11 章

经支气管针吸活检术获取细胞学和组织学样本

Ko-Pen Wang, Atul C. Mehta, J. Francis Turner Jr

引言

文献对经支气管针吸活检术(TBNA)进行了充分描述[1-5]。尽管如此,1991 年发表了一项由美国胸科医师学会实施的北美肺病专科医师调查结果表明,参与调查的肺脏病专科医师, 仅有 11.8% 的医师在恶性疾病治疗中常规使用 TBNA, 而有 49.4% 的医师很少使用[6]。随后在 1999 年由美国支气管病协会实施的一项研究再次表明 TBNA 的使用频率在下降, 在 10 种情况下前 12 个月内有 54%(n=270)接受 TBNA,之前 1 年内有 18%(n=136)从未使用 TBNA[7]。欧洲呼吸病杂志在 2002 年发表了一项关于可弯曲支气管镜检查在英国应用情况的研究,其回顾了 328 名成人呼吸内科专家级医师对一份标准调查问卷的回答[8]。此项回顾中, 发现对可弯曲支气管镜检查的整体使用情况不定,TBNA 尤甚,调查之前 12 个月内仅有 27% 的医师使用 TBNA, 文章指出被调查者评论称其诊断效果差。自本书再版以来,诸如支气管腔内超声检查、CT 透视、电磁导航支气管镜检查等其他工具得到了广泛应用并接受了审查,促使人们重新对 TBNA 产生了兴趣[9-11]。2002 年胸科杂志的一份评论支持在使用 TBNA 基本器械和技术的同时辅助使用协助器械,因此增加了 TBNA 的应用[12]。这些辅助性器械的使用,如支气管腔内超声检查和电磁导航支气管镜检查,详见本书其他章节。

我们相信 TBNA 将是诊断胸部恶性和非恶性疾病的一种有效工具,对原发性支气管肺癌实施诊断和分级时尤为如此[5,13]。此份评价旨在概述历来采用的技术,随后讨论器械、活检技术、相关的解剖学、适应证、并发症,以及此类工具在可弯曲支气管镜检查时代的局限性和潜能。

历史概述

1949 年,Eduardo Schieppati 医师在阿根廷支气管食管病学会议上作了报告,这成为 TBNA 史上具有里程碑意义的一份报告。随后 Schieppati 在 1949 年的阿根廷医学协会评价中公布了他的数据, 后来在 1958 年于外科、妇科和产科学杂志的英文文献中公布了他的研究结果[14,15]。其技术是将一根 1mm 的钢针穿过一根硬质气管镜,并对气管隆嵴实施 TBNA,以协助对患有食管或支气管起源的癌症患者实施诊断。在他的英文论文中,Schieppati 评价了这种方法的安全性,认为它 "没有太大风险"[15]。尽管接近大血管和心脏,但当 Crymes 等发表了他们的论文, 通过直接经支气管将针穿刺这些血管结构,从而描述了主动脉、肺动脉和左心房的血流动力学研究时, 证明这是有预言性的报告[16]。随后在数量有限的文献中持续报告 TBNA, 以及硬质气管镜检查的应用[17-22]。支气管食管病学史中另一份历史性报告是在 1970 年由 Shigeto Ikeda 医师在美国支气管食管病学协会提出的。Ikeda 的报告以及随后关于他的可弯曲纤维光学创新论文出版文献不但将对气管支气管树检查能力产生影响, 而且将增加 TBNA 的应用[23,24]。在可弯曲支气管镜的基础上,巴尔的摩约翰斯霍普金斯医院的王国本教授 (Dr Ko-Pen

Wang)设计并应用一种新型的针，以通过这一新的可弯曲器械实施 TBNA[2]。

在对这项技术做出初步描述后，支气管镜检查医师还在其他重大学会会议上证实了 TBNA 的有用性，并继续在世界范围内加以应用[25-30]。

器械

根据 Schieppati 的最初描述，使用硬质支气管镜时允许采用细长的硬针实施针吸活检术，随后由 Fox 和 Bridgeman 改为使用改良后的 Vim Biegeleisen 和 Vim-Silverman 针[18,20]。王教授及其同事在 1978 年报道了在美国首次使用改良后的食管静脉曲张针经硬质支气管镜导入实施气管旁淋巴结穿刺[1]。这项改良在获取原发性支气管肺癌住院患者诊断性细胞学样本方面获得极大成功[31]。王教授及其同事随后研发了一种原型针，与可弯曲器械一起使用，后来又改良设计，通过引入不同特征的针，得到更大范围的应用。王教授最初研发用于诊断中央型和外周型病灶的 TBNA 针分为三种类型：ⅠA、ⅡA、ⅢA。这些类型的针结合了一种基本设计，包括 120cm 长半透明导管和内部一根钢制管芯针，末端有一根 1.3cm 孔斜面或平尖的 22 号注射针。随后对这三种类型的针实施改良，称为ⅠB、ⅡB、ⅢB 类，以确保较好地保护可弯曲支气管镜，并能够较广泛地应用于中央型和外周型病灶的诊断。无论是单腔设计（ⅠB 类）还是双腔设计（ⅡB 和ⅢB 类），这三种类型使用的针均可缩回。ⅠB 类针吸入时所需的负压是由管芯针和导管之间导管近端的鲁尔锁侧孔传送的，ⅡB 类和ⅢB 类针是由内部和外部导管之间传送的。这三种类型针的支气管镜操作孔道均由外部的半透明导管保护，这个导管的远端有一个金属针座。当通过操作孔道插入时，将针限制在半透明导管内，针的孔斜面尖端由远端的外部金属针座包围。这三种类型的 MW 针均有一个内部管芯针，增强了穿刺支气管壁时的刚度（图 11.1）。ⅠB 类针（MW-122）的管腔较大，吸取容量较大，且不允许为了提供较大灵活度而部分回撤内部管芯针，建议将其用于中央型和外周型病灶。ⅡB 类针（MW-222）为双腔可伸缩设计，因此，内部管芯针可部分回撤以产生较大灵活度，从而能够在需要时触及病灶的尖端或上部。这种针的吸入容量不如ⅠB 类针，但当外周和中央病灶允许使用 22 号剂量注射针时可用于获取细胞学标本。ⅢB 类针（MW-322）

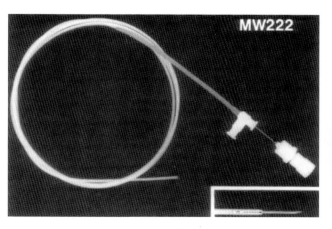

图 11.1　MW-222 经支气管针。抽吸时，最近端部分"导线插孔"无需回缩。然而，可将其部分回撤，以根据外周病灶增加灵活度。应当在仪器被引导穿过作用域之前完成这一操作。在这种情况下，没必要为了抽吸再次前推导线帽。

包含一个双腔小套针。同其他类型的针一样，这种针可在经操作孔道插入时收缩进半透明导管中。当导管的远端伸出至超过可弯曲支气管镜的末端且将针置于"伸出"位置时，可见ⅢB 类针的针内部包含一根小套针，向针孔斜面尖端的远侧伸出。这使得在经支气管壁穿刺时无需手动穿刺且避免针被支气管表面黏膜污染。一旦穿透支气管壁，则内部的小套针即回撤，将孔斜面针尖作为切缘，并"挖出"一小块样本用于细胞学检查。研发出ⅠB~ⅢB 类针后，又研发了一种较灵活的单腔细胞学导管，以改善从外周组织块、核心病灶和主肺动脉（AP）窗淋巴结中获取细胞的能力。将其命名为 MW-522 针，与 MW 系列的其他细胞学针一样也包括一个 22 号 13mm 长的孔斜面尖端针。

较近期对 MW 系列的改良为将针与一根簧片相连接，以提供较大支撑并产生动力，增加穿刺力度。将该系列针命名为 SW-121、SW-221、SW-521，簧片能够与一根 21 号 15mm 长的针相连接（表 11.1；图 11.2）。SW-121 与之前的 MW-122 一样为单腔设计，并有固定的内部导丝，以增加对气管旁纵隔、气管隆嵴和肺门水平中央型病灶采样时的刚度。SW-221 也是单腔设计，有较软的内部导管，能够穿刺中央和外周区域。SW-521 的导管最软，从而能够在外周组织块、核心病灶和尖端实施细胞采样，且吸取能力较佳。对 SW 系列实施的进一步开发为将内部导丝向针管腔中伸出一半。吸取过程中，在针的远端一半形成的这一保留腔隙将"打包"，从而更便于将样本材料"倾泻"在载玻片上，并采用"涂片技术"。一项近期研究中，观察到 SW

表 11.1　王氏经支气管针(Bard 国际化产品)

规格	细胞学样本			组织学样本	
	C	P	C	P	
	MW-122	MW-222	MW-522		
	MW-322				
	SW-121	SW-221	SW-521		
	W-120	W-220	W-520		
				MW-319	MWF-319

From: Wang KP, Gonullu U, Baker R. Transbronchial needle aspiration vs. transthoracic needle aspiration in the diagnosis of pulmonary lesions. *J Bronchol* 1994; 1:199–204.

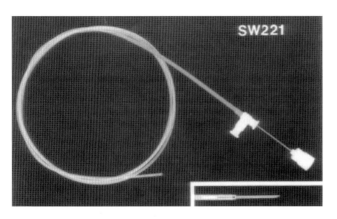

图 11.2　SW-221 针。近端仅有两个部分。当针处于回撤位置时,远端可弯曲。当针被前推并锁定用于穿刺时,远端坚硬。其余所有细胞学穿刺针,无论用于中心(MW-122 和 SW-121)还是外周(MW-522 和 SW-521),外形均与这种针相似。对于所有带簧片的针,若处于回撤位置时针尖仍暴露,使用前只需将其回推至硬质无菌表面。

系列的结果优于 MW 系列所得结果[32]。研发了另外三种针,以同样通过这一经支气管技术获取组织核心活组织检查样本。面世的第一种针为 MW-418[33],该针包含一根 21 号的内针和一根 18 号的外针。21 号的内针向外突出,超过 18 号针的尖端,以预防在最初穿刺过程中将 18 号的针堵塞。随后 21 号的套针可撤回到 18 号针内,再次形成一个囊腔,将组织学活检样本储存在这一腔内。随后将 MW-418 改良为 MW-319,带有一根 21 号的内针和 19 号的外针, 由于外针的规格较小,因此使用更方便 (图 11.3)[34]。研发出的第三种针为 MWF-319,该针为单腔设计,但导管较软,因此能对外周病灶实施组织学采样。还记录了其他针的设计情况,采用了标准的 TBNA 技术,讨论见下文,将实施支气管

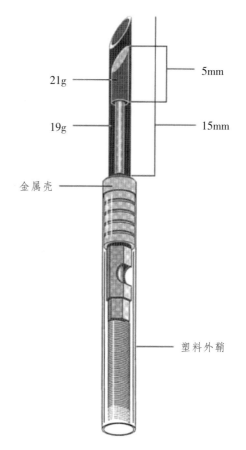

图 11.3　用于组织学采样的经支气管针吸活检针末端示意图。

腔内超声检查同 TBNA 相结合[35,36]。

活组织检查技术

　　细胞学或组织学样本的经支气管针吸活检术与微小改良基本相似,因所使用的针以及采样部位不同而异。将导管和针提交给支气管镜检查者之前,支气管镜检查技术人员应检查装置,以确保将导丝插入"锁定位置"时,针从保护性外导管和末端金属针座处伸出(图 11.4)。检测完毕后,技术人员应再次将针撤回至保护性外导管内,确保针的孔斜面尖端被半透明外导管末端的金属针座包围(图 11.5)。确认完毕后,将导管的末端交给支气管镜检查者。操作者应再次检查保护性导管和针座远端没有孔斜面尖端露出,且孔斜面尖端确实被导管远端的金属针座覆盖。这一双重检查将有助于确保在随后的插入过程中支气管镜的工作通路不受损坏,还可预防孔斜面尖端撕裂外导管,针应靠近远侧针座,从而通过塑料导管壁推送。然后将针导管装置导入支气管镜的工作通路内,顺畅地

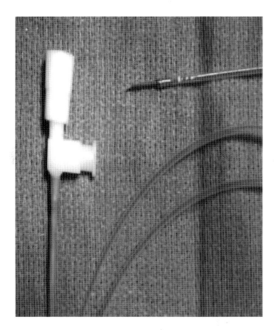

图 11.4　导杆前推时的王氏经支气管针,且针处于"伸出并锁定"位。(见彩插)

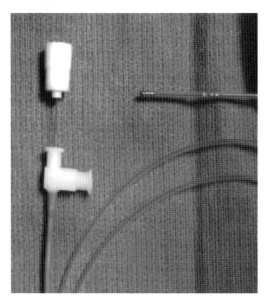

图 11.5　导杆回撤时的王氏经支气管针,针位于半透明外导管中,针尖被金属针座包绕。(见彩插)

旋拧,直到观察到位于导管远端的金属针座向外突出至超过可弯曲支气管镜的远端,并位于视野内。应在支气管镜远端平直且大致位于气管中间位置时实施此项操作,将有助于防止不小心刺穿导管和操作孔道,若支气管镜尖端位于屈曲或扩展位置时可发生这一事故(图 11.6)。同样的,最初将针在气管中段展开将有助于防止鉴别出适当的穿刺位点前针的末端接

触黏膜,以及随后接触支气管黏膜污染物。

在可看到针座的情况下进针并定位。随后轻轻回撤导管,直至在支气管镜的可视区域仅能看到最远端针尖。针对中央型病灶,使用 MW 和 SW-121、SW-221、SW-222 针,因为它们的导丝更为坚硬,可改善对诸如气管旁、气管隆嵴、肺门区域等中央型病灶的穿刺能力。当鉴别出穿刺位点后,带有突出针尖的支气管镜向前推进至目标,且支气管镜的尖端向穿刺位点弯曲。由支气管镜检查协助人员和操作者将支气管镜固定在患者的鼻部或口部,然后以快速穿刺动作推进导管,用针穿透软骨间区域。克利夫兰诊所的 Mehta 对 4 种穿刺技术进行了详细描述(图 11.7)[37]。

快速穿刺法

当将支气管镜固定在鼻部或口部时,通过快速有力地猛刺导管将针穿透软骨间区域。

背驮式方法

当进针并定位后,在单孔范围内,用食指将导管固定在插入孔的近端, 或在双孔范围内用小指固定,以预防遇到阻力时发生反弹。随后将支气管镜和导管作为整体单位前推,直到整个针穿透气管支气管壁[38]。

针座抵壁法

将针回撤后,将导管远端(金属针座)置于与目标相连接的位置,当将针从导管中推出,穿透气管支气管壁时保持稳定。

咳嗽法

当支气管镜检查者实施快速穿刺或背驮技术时,要求患者用力咳嗽,导致针刺穿壁[39]。

尝试通过软骨环穿透遇到的阻力增加,应当调整靶点以避免此类事件发生。穿刺时可能经常会遇到纤维组织,这也为穿透造成困难。有时可采用另一种技术,当将针尖固定在靶点的黏膜组织中后,前推导管,直到几乎整个长度的针位于支气管镜末端的远侧。采用此种技术,当针尖已经埋入黏膜层中而将支气管镜向远侧推时,针穿透气管支气管壁时的垂直定向较好。这一垂直角度将增加针穿刺入靶点的深度,并避免遇到下一个下层软骨环。此项技术还被有效应用于 AP 窗淋巴结活组织检查,后者需要将针垂直刺入,以穿透主动脉和肺动脉之间的组织(图 11.8)。当将针穿透气管壁并完全埋入后,操作者指示支气管检查技术人

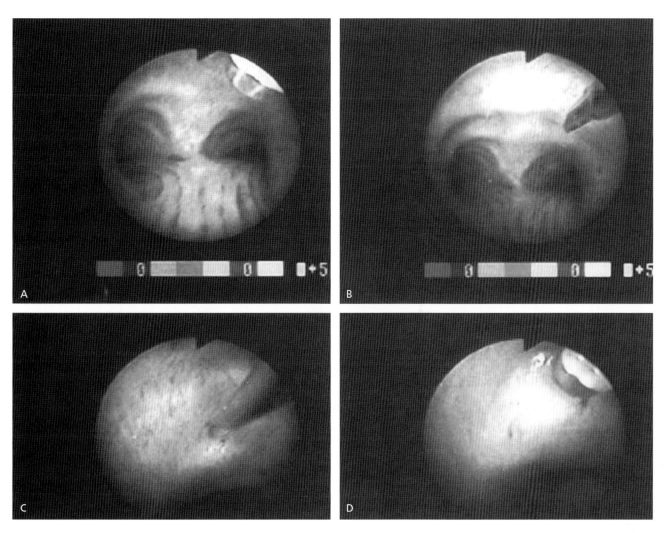

图 11.6　王氏经支气管针：(A)插入位；(B)穿孔位；(C)活组织检查位；(D)针插入实施活组织检查。(见彩插)

员在近端吸取孔吸取样本。产生的负压使细胞进入针内囊腔。吸取过程中，一些操作者将部分回撤针，并采用这一"快速穿刺"技术重新插入 2~3 次，而不是将针完全回撤从而受到支气管上皮的污染。随后通过暂时将注射器从导管的鲁尔孔分离而消除抽吸作用。停止抽吸后，将针从穿刺点撤出，将支气管镜再次置于平直状态，将导管和针从支气管镜的操作孔道中撤出。支气管镜检查协助人员或操作者将拿着仍保持伸出状态的针，并将针尖迅速垂直置于一张载玻片的上方。然后使用注射器通过导管近端鲁尔孔产生正压，将针管腔中收集的样本"吹"在玻片上。然后使用另一张玻片按压并为样本涂片，将玻片立即置于 95%的酒精中。随后将这些涂片送至细胞学实验室，无需进一步处理，直接用以供染色。一项研究将涂片技术同采用微孔过滤技术处理的流体样本相比较，表明涂片技术在获得诊断结果方面优于微孔技术[40]。所描述的此项技术在从外周或中央型病灶中获取样本方面稍有改良。在这些情况下，以与上述相同的方式将导管通过工作通路引入，直到在支气管镜的视野中观察到导管的针座。当导管的针座处于视野中且活检针仍由针座和导管包围时，将支气管镜通过节段和分节段开口前推，这些开口通向外周靶点。使用透视导航，随后将导管前推，同时仍将针回撤至外周靶点，请记住，应用时，针应突出至超过导管尖端 15mm。随后将荧光镜旋转至一个选定的斜位像，以更好地确保导管和随后的针确实与两个视野面的靶点相连接[41]。将观察到针尖随着呼吸在与靶点相同的方向"跳动"，且在振动以收集样本时跳动。若没有此项保证，则导管和针的远侧尖端可能延伸至病灶的前部或后部，而仅通过前部和后部荧光镜观察时显示位于正确的活组织位点。当确保位于适当位置时，方可将针前推并定位从而吸取样本。当吸取完毕后，方可将导管回撤，此时针仅超过支

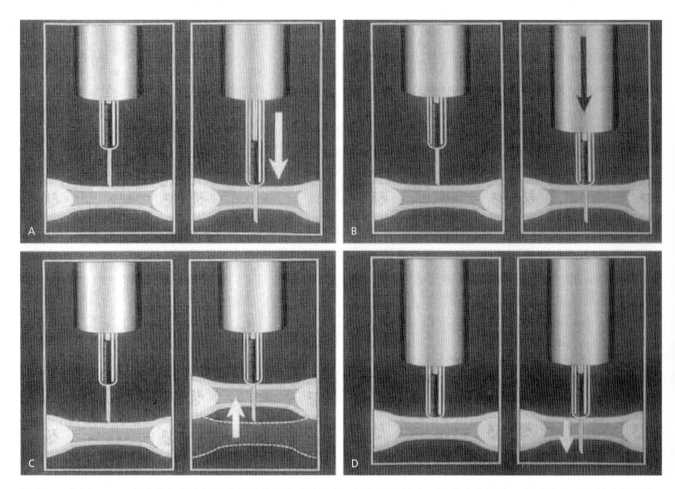

图 11.7 使用 TBNA 时,实施气管支气管壁穿透采用的不同技术:(A)快速穿刺法;(B)背驮式方法;(C)咳嗽法;(D)针座抵壁法。
(From: Dasgupta A, Mehta AC. Transbronchial needle aspiration: an underused diagnostic technique. *Clin Chest Med* 1999; 20:41.)

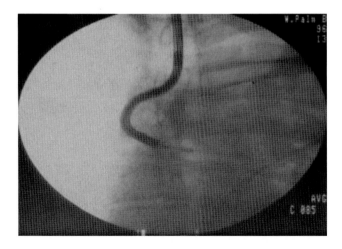

图 11.8 将王氏经支气管针前推入肺主动脉窗。

气管镜的远端。然后使支气管镜处于平直状态,以便于回撤而不对支气管镜的操作孔道产生潜在损伤。用标准的涂片方式制作玻片。

从中央型和外周位置获取组织学样本的技术与上文中的描述相似(图 11.9)。中央型组织学核心活检时使用 MW-319 针[42]。如上所述,这种针有一根 21 号的内部套针,以便于穿透支气管黏膜层,同时保护 19 号样本腔不被支气管上皮污染。将导管前推至穿过支气管镜后,可在支气管视野中观察到导管的远侧针座。然后将针–套针组合前推并固定,随后回撤导管,直到仅观察到针的远侧尖端和伸出的套针。随后接近目标区域,并将套针的尖端埋入支气管黏膜层中。由助手将支气管镜固定在鼻部或口部后,由操作者将 19 号针埋入黏膜层,从而将整个针穿入。将 19 号针完全埋入后,支气管镜检查协助人员将解锁套针管芯针的针座并将其向近端回撤,从而将 21 号套针撤回。无需移除针座即可完成以上操作,该针座用于延长组装的组织学套针和针,当回撤套针时,将 19 号针留置在靶点内。因此,当套针回撤时,在 19 号针内产生一个囊腔,用于组织学核心活检。通过支气管镜直视情况下,

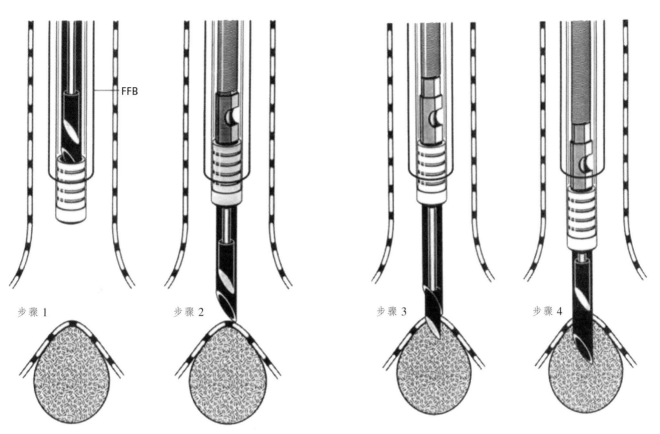

图 11.9 用于组织学采样的 TBNA 技术：(步骤 1)显露针座；(步骤 2)前推并锁定针，将 21 和 19 号的针均前推；(步骤 3)将针暂时置于黏膜层；(步骤 4) 采用顶推技术穿透支气管壁。(From: Dasgupta A, Mehta AC. Transbronchial needle aspiration: an underused diagnostic technique. *Clin Chest Med* 1999; 20:43.)

将组织学针反复回撤，回撤长度为总长度的 1/2~2/3，并有力地重新插入。这一动作能够使操作者"挖出"一份 19 号的组织学样本，然而需要做一些练习以达到熟练。通过不将组织学针的尖端回撤，操作者还可避免样本受到支气管上皮的污染。

同上文中的细胞学吸取一样，在样本收集过程中也采用抽吸操作。若干次重复推送后，针已完全从活组织检查位点撤出，同时仍施加抽吸操作。此时，活塞回撤入注射器内表明已经获得了大小适宜的组织块(图 11.10)。停止抽吸并将针从支气管壁中撤回后，将导管再次从支气管镜中完全撤出。随用 3~5mL 的生理盐水冲洗样本，通过位于导管近端的鲁尔锁孔施加正压。然后缓慢倒出生理盐水，并行细胞学检查，将核心活组织置于甲醛溶液中。若获得多个小节段，则当缓慢倒出生理盐水后将它们结合在一起，方法是将患者的几滴血液滴入样本杯中，使碎片和组织凝结形成组织块。将通过这一"凝胶"技术形成的组织块置于甲醛中，用于组织学检查 [43]。MWF-319 的灵活度优于 MW-319，预期将用于更多外周型病灶的组织学核心

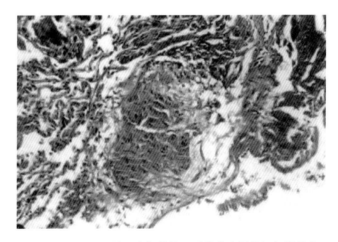

图 11.10 通过 19 号经支气管针吸活检术取得的组织学样本。(From: Dasgupta A, Mehta AC. Transbronchial needle aspiration: an underused diagnostic technique. *Clin Chest Med* 1999; 20:43.)

活检。这种外周组织学针(MWF-319)所用技术与中心活组织技术的描述相同，除了使用透视导航实施的病灶鉴别和靠近方法有所不同，讨论见外周型病灶的细胞学样本获取。

相关解剖学

　　成功应用 TBNA 不仅需要完全了解器械、技术和细胞学玻片的制备，还要求支气管检查者详细了解气管支气管树和相关纵隔以及血管结构之间的关系。为了协助支气管镜检查者鉴别支气管内定位，在气管支气管树中选择 4 个水平，不仅已经通过对胸部的 CT 扫描鉴别出这 4 个水平，还在支气管内检查期间被识别。这 4 个支气管镜检查水平为：①气管隆嵴主支，②右上叶支气管，③支气管中间部，④左上叶距（图 11.11；表 11.2）。这 4 个水平对应 11 个结节点，通过经支气管针吸活检术可容易并安全地实施采样。发现这 11 个结节点与转移性肿瘤有最常见和一贯的相关性[5]。应当注意的是，所开发的这 11 个结节点较易识别，且在此放置 TBNA 针，可以获得最大诊断率。根据美国癌症联合委员会（AJCC）对结节分期系统的规定，这 11 个点不包括淋巴结中通常涉及的一些位点。AJCC 系统中，不属于 11 个结节点的那些结节描述如下所

示，包括主动脉下淋巴结，位点 5；主动脉旁淋巴结，位点 6；食管周围淋巴结，位点 8；肺韧带淋巴结，位点 9。这些情况下，TBNA 不建议对主动脉旁、肺动脉旁淋巴结或 AP 窗内的淋巴结（位于气管的侧面）实施采样。通过经胸廓针吸活检术（TTNA）可较容易地对这些常受累及的额外淋巴结实施采样[41]。

　　所描述的 11 个结节位点与它们的支气管镜检查水平相关，通过 CT 扫描以及在内镜检查期间识别出这些位点。CT 扫描时，通过将气管形状外观改变为三角形或椭圆形以识别气管隆嵴主支。在气管隆嵴水平有 6 个结节位点：①气管隆嵴前部，②气管隆嵴后部，③右侧气管旁，④左侧气管旁或 AP 窗，⑤右主支气管，⑥左主支气管（图 11.12；表 11.3）。气管隆嵴前部淋巴结是指那些位于气管隆嵴主支前部的淋巴结。在这一水平通常还能看到奇静脉弓。若观察到这一奇静脉弓，则可将淋巴结称为"奇静脉淋巴结"，通常稍侧向中线，朝向奇静脉。穿刺气管隆嵴前部淋巴结时，将针置于从下支气管起第一或第二个软骨间间隙，大致位于 12 点钟至 1 点钟位置。位点 2 为气管隆嵴后部淋巴结，位于气管后部的气管隆嵴主支水平。CT 扫描将表明这一淋

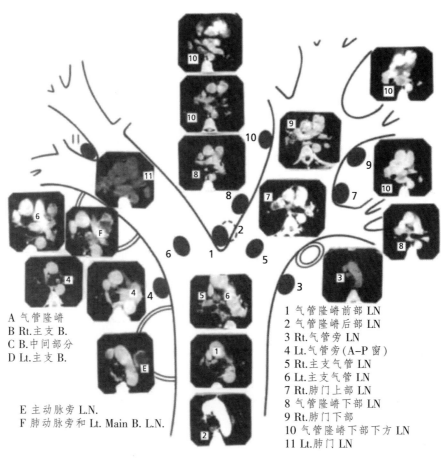

A　气管隆嵴
B　Rt.主支 B.
C　B.中间部分
D　Lt.主支 B.

E　主动脉旁 L.N.
F　肺动脉旁和 Lt. Main B. L.N.

1　气管隆嵴前部 LN
2　气管隆嵴后部 LN
3　Rt.气管旁 LN
4　Lt.气管旁（A-P 窗）
5　Rt.主支气管 LN
6　Lt.主支气管 LN
7　Rt.肺门上部 LN
8　气管隆嵴下部 LN
9　Rt.肺门下部
10　气管隆嵴下部下方 LN
11　Lt.肺门 LN

图 11.11　根据经支气管针吸活检术的纵隔和肺门淋巴结命名。

表 11.2　王氏 TBNA 分期系统：纵隔和肺门淋巴结的 TBNA 位点（通过支气管镜确定）

	位点
1 气管隆嵴前	从下支气管起的第一个和第二个软骨间间隙，大致位于 12~1 点钟位置
2 气管隆嵴后	气管隆嵴后部大致位于 5~6 点钟位置
3 右侧气管旁	从下支气管起的第 2~4 个软骨间间隙，大致位于 1~2 点钟位置
4 左侧气管旁（主动脉－肺动脉窗）	从下支气管起的第一个或第二个软骨间间隙，大致位于 9 点钟位置
5 右主支气管	从近端右主支气管起的第一个或第二个软骨间间隙，大致位于 12 点钟位置
6 左主支气管	从近端左主支气管起的第一个或第二个软骨间间隙，大致位于 12 点钟位置
7 右上肺门	右上叶距前部
8 气管隆嵴下部	右主支气管的内侧壁，大约位于 9 点钟位置，右上叶口水平近端
9 右下肺门	支气管中间部分的侧壁或前壁，大约位于 3 点钟位置和 12 点钟位置，靠近或位于右中叶口水平
10 气管隆嵴下部以下	支气管中间部分的内侧壁，大约位于 9 点钟位置，右上叶口水平近端
11 左侧肺门	左侧下叶支气管的侧壁，大约位于 9 点钟位置，位于上部区段开口或左下叶水平

From: Wang KP. Staging of bronchogenic carcinoma by bronchoscopy. *Chest* 1994; 106:588–593.

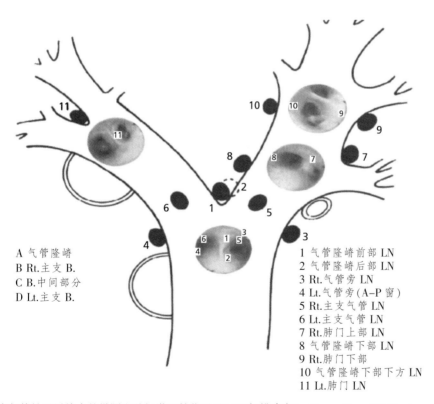

A 气管隆嵴
B Rt.主支 B.
C B.中间部分
D Lt.主支 B.

1 气管隆嵴前部 LN
2 气管隆嵴后部 LN
3 Rt.气管旁 LN
4 Lt.气管旁（A-P 窗）
5 Rt.主支气管 LN
6 Lt.主支气管 LN
7 Rt.肺门上部 LN
8 气管隆嵴下部 LN
9 Rt.肺门下部
10 气管隆嵴下部下方 LN
11 Lt.肺门 LN

图 11.12　根据经支气管针吸活检术的纵隔和肺门淋巴结位置（经 CT 扫描确定）。(From: Wang KP. Staging of bronchogenic carcinoma by bronchoscopy. *Chest* 1994; 106:590.)

巴结通常位于右主支气管的较后部，TBNA 的穿刺位点位于右主支气管后壁的中间位置，大致位于 5~6 点钟位置。虽然这个区域没有大血管，但也应谨慎，以确保在这一区域存在腺病，由于没有淋巴结增大，因此可能穿透奇静脉食管隐窝，可导致气胸。

位点 3 是指右侧气管旁淋巴结。该点位于气管的前部和侧面，奇静脉弓上缘以上的上腔静脉中后部。对这一位点采样时，应当在气管隆嵴上的第二个气管间隙做穿刺，位于前侧部或大致位于 1 点钟位置。位点 4 是指左侧气管旁淋巴结，位于气管左下缘的侧

表11.3　王氏TBNA分期系统:纵隔和肺门淋巴结的TBNA
　　　　定位(由CT扫描确定)

位点	
1 气管隆嵴前部	位于右主支气管和左主支气管前部和近端部分之间
2 气管隆嵴后部	位于右主支气管和左主支气管后部和近端部分之间,或直接位于右主支气管之后
3 右侧气管旁	上腔静脉后部和下支气管前外侧部的前部,邻近奇静脉弓
4 左侧气管旁 (主动脉–肺动脉窗)	气管侧面,邻近气管支气管角,位于主动脉弓下部和左主动脉肺动脉上部
5 右主支气管	在右主支气管前部
6 左主支气管	在左主支气管前部
7 右上肺门	位于右上叶支气管和支气管中间部的前部和之间
8 气管隆嵴下部	在右主支气管和左主支气管之间,位于或邻近右上叶支气管水平
9 右下肺门	位于支气管中间部的侧面或前部,位于或邻近右侧中叶支气管水平
10 气管隆嵴下部之下	位于支气管中间部和左主支气管之间,位于或邻近右侧中叶支气管水平
11 左侧肺门	位于左上叶和左下叶支气管之间

From: Wang KP. Staging of bronchogenic carcinoma by bronchoscopy. *Chest* 1994; 106:588–593.

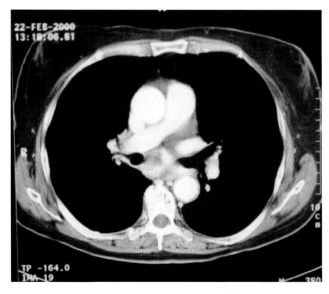

图11.13　CT扫描显示气管隆嵴下腺病(位点8)。

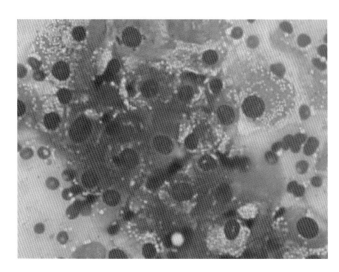

图11.14　根据图11.13为位点8涂片,证明有转移性肾细胞癌。

面。它位于主动脉弓下部,紧贴肺动脉上部,因此还将其称作AP窗淋巴结。通过将针紧贴着气管支气管角对AP窗淋巴结实施采样,尽可能与气管水平,大约位于9点钟位置。位点5和6分别为右主支气管和左主支气管淋巴结。主支气管淋巴结位于气管隆嵴前部的下部和侧面。实施位点5即右主支气管淋巴结采样时,将针置于从近端右主支气管起第一或第二个软骨间间隙,位于大约12点钟位置;而对左主支气管淋巴结采样时,置于从近端左主支气管起第一或第二个软骨间间隙,位于大约12点钟位置。通过CT扫描或内镜观察,所识别出的第二个水平位于右主支气管近右上叶口处。这使得可以观察到结节位点7(右上肺门淋巴结)和8(气管隆嵴下淋巴结)(图11.13和图11.14)。CT扫描时,在右上叶支气管和支气管中间部的前部及之间识别出右上肺门淋巴结(位点7),而在右主支气管和左主支气管之间观察到气管隆嵴下淋巴结(位点8),位于或邻近右上叶支气管水平。支气管

镜检查期间,当可观察到右上叶支气管时,即可识别并定位这两个位点。对位点7实施采样时,将针置于右上叶距的前部,对位点8采样是通过将针置于右主支气管的内侧壁完成的,大约位于9点钟位置,靠近右上叶口水平。

鉴别出的第三个水平位于支气管中间部,邻近右中叶口起点。在这一水平观察到位点9(右下肺门淋巴结)和10(气管隆嵴下部以下淋巴结)。CT扫描显示右下肺门淋巴结(位点9)位于支气管中间部的侧面或前部,位于或邻近右中叶支气管水平,气管隆嵴下部以下淋巴结(位点10)位于支气管中间部和左主支气管

之间,位于或邻近右中叶支气管水平。支气管镜检查过程中,当观察支气管中间部时,可识别并定位位点 9 和位点 10。在位点 9 处采样时,应当对支气管中间部的前壁或侧壁实施穿刺,大致位于 3 点钟位置和 12 点钟位置,邻近或位于右中叶口水平;对位点 10 实施采样时,将针插入支气管中间部的内侧壁,大致位于 9 点钟位置,紧邻右中叶口水平。在左主支气管处观察到第 4 和末位水平,位于左上和左下叶之间的叶距水平。实施 CT 扫描时,在左上叶和左下叶支气管之间识别出左肺门淋巴结,将其标注为位点 11。对位点 11 实施采样时,应当沿着左下叶支气管的侧壁实施穿刺,大约在 9 点钟位置,位于左下叶口上部开口水平。

虽然对 11 个结节位点实施盲采样可能不会发生严重并发症(上文中的位点 2 除外),尤其当存在支气管内异常(如黏膜异常或气管隆嵴主支或第二支变宽)时,但对胸部实施 CT 扫描有助于找到正确的穿刺位点。回顾图像,将发现在所描述的解剖学相关位点存在一些微小的变异。对胸部实施 CT 扫描将提供一份线路图,用以识别相关的不同位点。还将发现位点 1、3、5(即,右侧纵隔淋巴结链)在转移性疾病中均常受到累及,且彼此难以区分。还将进一步发现:当对 AP 窗实施采样时,若将针放得太高,则有可能刺穿主动脉,若放得太低,则有可能刺穿肺动脉,因此在穿刺位点 4 时,尽可能与气管保持水平非常重要。对右上和右下肺门淋巴结实施穿刺时,有时可观察到血液被吸入,原因是对右上肺门淋巴结实施穿刺时邻近肺静脉上部,对右下肺门淋巴结实施穿刺时邻近右主肺动脉。

如上所述,各个位点的范围可不同。位点 1 和位点 2 的重要标准为它们位于气管隆嵴的前部或后部,然而,它们的范围可以从气管隆嵴的尖端直到右主支气管和左主支气管的近端部分,偶见达到右上叶支气管水平。右侧气管旁淋巴结(位点 3)可扩展至超过头臂动脉的近端。左侧气管旁位点(AP,位点 4)可位于气管支气管角的气管下部水平,或循左主支气管。当通过 CT 扫描观察右上叶支气管时,将所有位于右上叶口前部的淋巴结作为右上肺门淋巴结。同样的,CT 扫描中通常观察到结节位点 9 和 10 可扩展至右中叶支气管下部。左侧肺门淋巴结(位点 11)可位于左上叶口尖端附近,或可能低至左下叶上部[5,44]。

王教授制定的这一 11 结节位点系统不被作为对现存 AJCC 和 ATS 系统的重大修正[5]。而是将其用作一个框架,借此可在现存的传统系统中,将内镜显影同指定的淋巴结位点相关联,并与 CT 结果相关联。这一系统中,将 AJCC 位点 1、2、3、4 合并为位点 3,因为 AJCC 系统中的位点 1、2、3 很少受到累及,位点 4 不受累及。AJCC 位点 5 和位点 6 仅能通过 TTNA 或纵隔切开术采样,因此这一 11 位点系统将其去除。将位点 7 扩展为包含气管隆嵴前部和后部,以及气管隆嵴下部和气管隆嵴下部下方淋巴结,将其作为中心纵隔 N2 位点。位点 8 和位点 10 可代表一些食管周围或肺韧带淋巴结。仅将位点 7、9、11 作为 N1 肺门淋巴结,按 AJCC 和 ATS 系统,等同于位点 11 叶间淋巴结。位点 5 和位点 6 为右主支气管和左主支气管淋巴结,在我们的系统中将其作为 N2 纵隔,ATS 系统和最近期的 AJCC 系统中为 N2。

适应证

1958 年,Schieppati 在他的论文中用英文描述了 TBNA 的最初意向。这篇文章中,他声称"此方法能够探查重要的淋巴区域,使用其他任何方法均难以企及"[15]。随着对现存针设计的改善,以及将其改良为可用于可弯曲支气管镜,极大扩展了 TBNA 的应用范围。随着这一扩展,也提高了使用 TBNA 技术进行诊断和治疗的能力。这篇论文的技术章节概述了可用于采样的多个分期区域,并对从外周病灶中获取样本做了评论。此章将总结该技术的适应证,以及对支气管镜检查者最常遇到的内镜和病理学异常的处理能力[30]。

支气管内病灶

可用 TBNA 诊断管腔内肿块、坏死或黏膜下层病灶[31,45]。在那些有较多血管或较易有出血倾向的肿瘤中有最佳例证,如类癌。在这种情况下,用针穿刺造成的出血量将少于刷检技术(图 11.15 和图 11.16)。还可将 TBNA 用于对坏死或黏膜下层病灶采样,无需对浅表坏死区域或正常黏膜层实施重复采样。Shure 和 Fedullo 研究了 31 例带有支气管内病灶的患者,联合应用灌洗、刷检、钳检和 TBNA 技术。他们发现仅使用 TBNA 即可对 71% 的患者做出成功诊断[46]。随后在 Mehta 支气管镜套装的引导下,由 Dasgupta 等实施了一项研究,表明 TBNA 能够为 95.6% 带有支气管内病灶的患者做出诊断,优于其他所有操作联合所得结果(表 11.4)[47]。2005 年再次对 CDT(常规诊断操作)的比较实施审查,CDT 包括钳夹活检、灌洗、刷检外加使用 TBNA,针对有外生肿块病灶、黏膜下层疾病和支气管

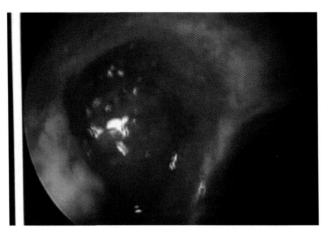

图 11.15　阻塞左主支气管的支气管内息肉样病灶。

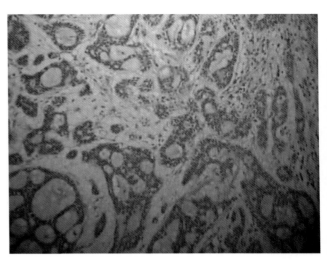

图 11.16　根据图 11.15 中观察到的支气管内病灶实施细胞学涂片,证明有囊性腺样癌。

表 11.4　单个操作及其联合生成的诊断结果

操作	EML(n=32)数量(%)	SPD(n=23)数量(%)	总数(n=55)数量(%)	独家诊断数量(%)
BW	10(31)	5(22)	15(27)	0(0)
BB	19(59)	11(48)	30(55)	2(6)
EBB	23(72)	10(43)	33(60)	1(3)
TBNA	25(78)	22(96)	47(85)	11(20)
EBB+BB	26(81)	14(61)	40(73)	
	27(84)	22(96)	49(89)	
TBNA+BB	30(94)	22(96)	52(95)	
EBB+BB+TBNA	31(97)	22(96)	53(96)	

SPD,黏膜下层和支气管周疾病;EML,管外性肿块病灶。

(From: Dasgupta A, Jain P, Minai OA. Utility of transbronchial needle aspiration in the diagnosis of endobronchial lesions. *Chest* 1999; 115:1237–1141.)

外周疾病的患者实施[48]。从 2001 年到 2003 年,对 115 例肺癌病例实施这项审查,表明当在 CDT 之外附加实施 TBNA 时,诊断结果整体发生有意义的改善(P<0.001)。同样的,使用 TBNA 时对支气管周围疾病诊断的敏感度也增加,从 52% 增至 87%(P<0.001),有临床意义,对管外性肿块病灶和黏膜下层疾病的敏感度也发生明显改善,分别从 85% 增至 100% 和 84% 增至 97%。

肺的囊样病灶

　　成人中的所有纵隔肿瘤病例中,囊样病灶的比例达 20%,主要起源于心包、支气管和肠[49,50]。易于对支气管和食管囊肿以及可能存在的纵隔脓肿实施采样用于

诊断,且通过使用有优良吸取能力的针(如 MW-122)还可完成治疗性抽吸[51-55]。纵隔囊肿是由原始前肠和早期气管支气管树的异常芽殖造成的,占外科组中所有原发性纵隔肿瘤的 9%[56-58]。每种类型的前肠囊肿均有典型的组织学特征,并在胸部有特有的解剖学位置,可在胸片或常规食管 X 线图像中偶然发现[59]。然而,有时难以区分各种类型的先天性囊肿,因为它们的解剖学位置和组织学特征有重叠[50]。同样的,当前肠囊肿发生炎症和出血时,该类型的特殊品系可能被非特异性肉芽组织所替代,所有前肠囊肿病例中,非特异性囊肿占 17%~20%[57,60]。

　　支气管囊肿为最常见的胸腔内前肠囊肿,占外科组中病例的 54%~63%[57,59,60]。早在胚胎发育时,肺最初

为一个腹部憩室,起源于原始前肠。这一憩室随后发生一系列芽殖,从而产生气管支气管树和肺泡。异常的芽产生囊样结构,可能与支气管树相通或不相通,很少发生在支气管内位置[50,60]。这些支气管囊肿的典型特征为由具纤毛的柱状上皮和假复层鳞状上皮组成,还可包含支气管腺体或支气管软骨[50,59,60]。支气管囊肿可位于肺实质或纵隔位置,最常发生在气管旁、气管隆嵴、肺门和食管周围区域。

食管重复畸形不常见,占所有食管肿瘤的 0.5%~2.5%,占所有消化道重复畸形的 10%~15%[61,62]。儿童中食管重复畸形最常见,但 25%~30% 直到成年后才发现[61]。

在胚胎发育大约第 4 周时,原始前肠开始延长,衬里细胞增殖,产生一个近实心管。然而,到了第 6 周,管上开始出现小孔或空泡,并开始合并,以形成食管管腔。当孤立的空泡未能与管腔其他部分合并时,即出现复制畸形[56,59,61,62]。

在组织学上,食管复制畸形包含一个双层平滑肌,没有软骨[50]。还可包含胃黏膜,导致胃溃疡或出血[50,59]。锝 99m 高锝酸钠扫描显示一些复制畸形吸收示踪剂,表明存在异位胃黏膜[63]。食管复制畸形病程中,可在食管附近观察到这一畸形,有 60% 位于食管下 1/3 附近。其余可位于食管上 1/3 或中 1/3,两者数量相等[61]。虽然复制畸形常发生在食管周围区域,但还可在壁内发生。

肠源性囊肿为脊索裂综合征的一部分,当部分卵黄囊和原始前肠脱垂,穿过裂隙并与背部外胚层或原始的皮肤组织相连接时发生[59]。肠源性囊肿有平滑肌壁,与胃肠道相似,但黏膜上皮不同。常联合脊柱缺陷,如半脊椎、蝶形椎、脊柱侧弯,且囊肿常位于异常脊椎的下方[59,64]。神经管原肠囊肿和胸椎髓膜之间可能连接或可能不连接,但不常与实际的蛛网膜下腔相交通。

虽然通常无症状,但纵隔囊肿可通过压迫相邻结构产生症状,如压迫食管导致吞咽困难,或压迫气管支气管树导致呼吸困难或持续咳嗽。出血或感染可导致囊肿扩大,加剧症状[61]。

大多数良性纵隔囊肿有特征性 CT 表现,为一种界限清楚的囊性肿块,在水密度范围内有均匀的低 CT 衰减(0~20HU)(图 11.17 至图 11.19)。显示囊性肿块有一层薄或难以觉察的壁,静脉注射造影剂时未显示增强。其他一些疾病进程中可产生纵隔肿瘤,有低 CT 衰减。这些疾病包括睾丸肿瘤的转移灶,卵巢癌或胃

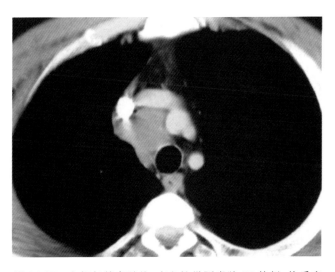

图 11.17　右侧气管旁肿块,有良性纵隔囊肿 CT 特征,均质衰竭测量结果为 10~20HU。(Courtesy of CDR,Robert Browning,MD.)

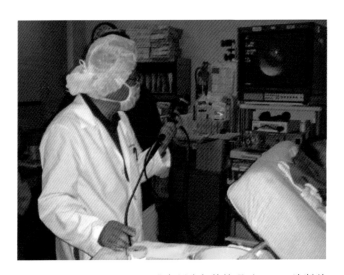

图 11.18　Dr Ko-Pen Wang 准备用支气管镜通过 TBNA 诊断并治疗图 11.17 中观察到的右侧气管旁肿块。(Courtesy of CDR,Robert Browning,MD.)

癌的囊性转移灶、脓肿、正在消退的血肿、经或未经治疗的淋巴瘤、包虫囊肿、淋巴囊肿、血清肿和一些神经源性肿瘤[65,66]。这些肿块的 CT 衰减很少低至水密度,且这些纵隔肿瘤很少符合能够诊断良性纵隔囊肿的其他 CT 标准[55,67,68]。虽然显示大多数良性纵隔囊肿的 CT 衰减值在 0~20HU 范围内,但偶见纵隔肿瘤的 CT 密度高于水密度。最常见的原因是由于囊肿内存在钙乳、蛋白质液体、黏膜、血碎屑[69-71]。然而即使在这些情况下,由于病灶的特征性形状和位置、其均质外观以及完全未使用造影剂强化,因此,也经常有人对良性

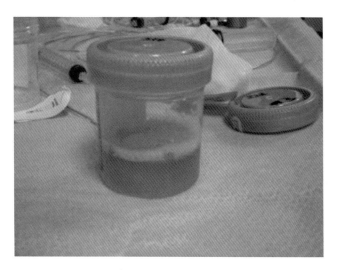

图 11.19　排出气管旁囊肿的液体，并通过 TBNA 抽吸获取浆液。(Courtesy of CDR, Robert Browning, MD.)

纵隔囊肿的正确诊断表示怀疑[72]。

纵隔囊肿的 MRI 表现包括在纵隔的中部和后部出现一个界限清楚的圆形肿块[73,74]。MRI 还显示一些纵隔囊肿中存在出血。

当通过成像操作做出可能存在良性纵隔囊肿的诊断时，可对无症状患者或年老患者适当实施随访，连续实施 CT 检查，以确保病灶的大小和性状随时间保持稳定。然而，当患者有症状时，若体征和症状表明可能为恶性肿瘤，或病灶的大小或形状随时间发生改变，则需要做出较权威的回答。按照惯例，用纵隔镜检查术或胸廓切开术对气管旁和气管隆嵴区域的异常实施诊断和治疗，然而，可使用 TBNA 或经食管针吸活检术完成诊断和治疗[51,52,54,55,67,75,76]。McDougal 和 Fromme 对 TBNA 的这一应用进行了详细描述，他们报道 1 例因气管隆嵴下囊肿合并通气全身麻醉而产生重度气道阻塞的患者。他们选择通过可弯曲支气管镜为囊肿减压，从而使全麻过程中的通气更为有效[77]。还将这一技术应用于 1 例患有中心性气道狭窄的患者，次发于纵隔囊肿，使用一根 22 号 TBNA 针，1 年随访期间未复发[77]。

在手术室和内镜室实施操作，在有意识的镇静状态下实施，用阿片类药物或苯二氮䓬类镇静，如芬太尼和咪达唑仑，随后用 2% 的利多卡因对鼻腔、鼻咽和口咽实施表面麻醉[75]。

基于 CT 结果，将可弯曲支气管镜导入适当的水平。活组织检查套管系统包含一个半透明的聚乙烯套管，120cm 长，伴有一根相连的 18、21、22 号针，长度为 12mm(C.R.Bard 公司，马萨诸塞，比尔里卡)(图 11.20)，穿过作用范围，直到针的突出部分刚好超过范围末端。稍微收缩管芯针，针瞄准靶点。然后将管芯针进一步回缩，使用 30mL 或 50mL 的注射器抽吸囊肿，注射器含有 3mL 的生理盐水或 Hank 平衡溶液，与近端鲁尔锁孔相连。获取所抽吸材料的细胞病理学和培养物[75]。对纵隔病灶实施随访 CT 检查，以测定抽吸操作是否成功，并排除并发症，如出血、脓肿形成或纵隔积气。

肉芽肿病

通过 TBNA 可有效诊断肉芽肿病，如结节病[78-81]。使用一种细胞学 TBNA 针（22 号），Garwood 及其同事招募了 50 例患者，这些患者相继接受结节病评价[79]。此项研究中，82 例大小中位值为 16mm 的淋巴结接受了穿刺，表明无干酪样肉芽肿，85% 最终被诊断为结节病。在克利夫兰诊所经验交流中，Mehta 和 Meeker 建议，对于肉芽肿病，有时需要较大活组织检查样本，从而能够观察完整结构以做出诊断，用 TBNA 获得组织学样本[80]。使用 18 号或较新的 19 号组织学针（MW-319），通过 TBNA 实施组织学核心活组织检查。这些患者中，有 25 例患者的组织学样本经判定适当，对 16 例做出诊断。这 25 例患者中，实施了 9 项操作以诊断良性瘤病；对 9 例活组织中的 4 例做出诊断，2 例诊断为结节病。余下的阳性样本被诊断为患有组织胞浆菌

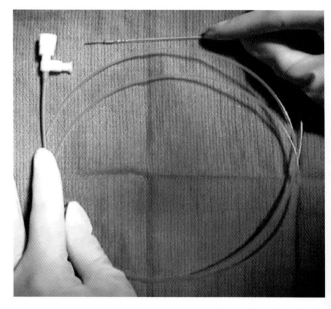

图 11.20　经支气管或经食管针吸活检术系统。将孔斜面针与一根半透明套管相连接。一根内部钢制管芯针贯穿套管，为抽吸操作提供刚度。注射器使用近端口。

病。4 例"未确诊"样本中,1 例患者被诊断为患有结节病,3 例患有良性疾病(间皮瘤、硅沉着病、脓胸)。没有假阳性结果,检验的整体阳性预测值(包括良性和恶性疾病)为 100%,特异度为 100%,敏感度为 61%。Morales 等在 51 例疑似患有结节病的序列患者中应用了 TBNA。对于患有 Ⅰ 期和 Ⅱ 期疾病的患者,TBNA 分别能够对 53% 和 48% 的患者确诊,Leonard 等将经支气管活组织检查、BAL 和 TBNA 技术相组合,对结节病的诊断敏感度为 100%[82,83]。因此,随着 19 号组织学活组织检查针的应用,已证明 TBNA 能够被用于诊断良性肉芽肿病,一位作者称它可能成为肉芽肿病、淋巴瘤和其他纵隔肿瘤疾病情况下的首选操作[54,55,84]。

感染性疾病

还证明了 TBNA 对感染性疾病的诊断也有价值[85-92]。1998 年报告,Harkin 等在 41 例 HIV 感染患者中实施了 44 项操作,这些患者患有纵隔或肺门腺病。这些患者中有 52% 的患者患有分枝杆菌病,使用 TBNA 作出了 87% 的诊断。2006 年实施了一项随访研究回顾了 15 年的经验,表明 TBNA 对 82% 的分枝杆菌病和 75% 的霉菌病做出了诊断,并在 35% 的病例中提供了唯一的诊断样本[90,93]。还显示能用 TBNA 诊断其他感染,包括卡氏肺囊菌、组织胞浆菌病和隐球菌病[94,95](图 11.21 和图 11.22)。

外周肺部病灶

自第 2 版《可弯曲支气管镜技术》出版后,TBNA 在外周肺部病灶诊断中得到更为广泛的应用,并补充使用成像引导技术,如放射超声和电磁导航支气管镜检查。对于外周肺部病灶,尤其是没有纵隔腺病证据的肺孤立性结节,最常用 TTNA 进行诊断,或通过 VATS 操作做切除活组织检查,或用传统的胸廓切开术检查。1994 年,Wang 等公布了一项纳入 329 例患者的前瞻性研究,对这些患者实施经支气管针吸活检术以行细胞学或组织学检查,发现 TBNA 能够对 68% 的患者确诊恶性或良性疾病[96](表 11.5)。对于那些病灶仅限于外周且未累及纵隔的患者,TBNA 的诊断率为 45.6%。对于那些未累及纵隔或肺门的肺部病灶,与 TBNA 相比,使用 TTNA 时的诊断率较大,为 66.7%,气胸并发症发生率很高,作者得出结论,对于那些肺部有病灶但未累及纵隔或肺门的患者,应当首先考虑使用 TBNA(图 11.23 和图 11.24)。还应当注意,此项研究中,由 TBNA 作出的诊断中 8.8% 为良性病变。这

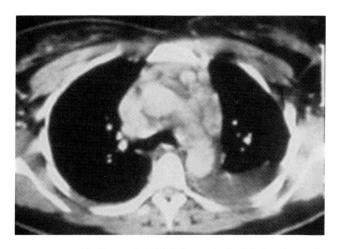

图 11.21　CT 扫描显示有纵隔腺病和左侧实质实变,随后对位点 4 淋巴结实施 TBNA 检查。

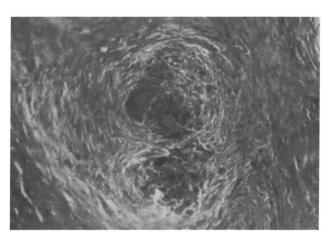

图 11.22　对图 11.21 中观察到的 CT 扫描结果实施的位点 4 TBNA 涂片,证明有球孢子菌病。

20 例良性诊断结果中,16 例为结节病(80%),2 例为支气管囊肿(10%),1 例为足分枝菌病(5%),1 例缘于肺结核(5%)。当使用 TBNA 评价外周病灶时,该技术的敏感度通常与肿瘤−支气管关联、靶点大小和肺野位置有关。已描述了 4 类肿瘤−支气管之间的关系(图 11.25)[37]。Ⅰ 类的支气管腔对肿瘤开放。Ⅱ 类的肿瘤块包围并侵入支气管。Ⅲ 类的肿瘤对支气管产生外源性压迫。Ⅳ 类的支气管受到肿瘤的外源性压迫,蔓延至支气管周围淋巴结或黏膜下层。TBNA 在这些分类中产生有益作用,附加实施传统的细胞学检查和经支气管钳夹操作,不可穿透支气管壁。1999 年,在瑞士的 Basal 大学医院由 Reichenberger 等对 TBNA 的应用实施审查,在 172 例患者中应用 TBNA 诊断外周肺部病灶[97]。通过支气管镜确诊了 87 例患者(51%),对 172

表 11.5 329 例患者的 TBNA 和 TTNA 结果

	总 TBNA 病例(329;100%)			总 TTNA 病例(105;31.9%)		
	C	C 和 P	P	C	C 和 P	P
病例数量	169	329	160	18	105	87
已诊断	151(89.3%)	224(68.1%)	73(45.6%)	15(83.3%)	73(69.5%)	58(66.7%)
未诊断	18(10.7%)	105(31.9%)	87(54.4%)	3(16.7%)	32(31.5%)	29(33.3%)

C,中心病灶–纵隔和肺门淋巴结;P,外周病灶–肺实质结节或肿块。

From: Wang KP, Gonullu U, Baker R. Transbronchial needle aspiration vs. transthoracic needle aspiration in the diagnosis of pulmonary lesions. *J Bronchol* 1994; 1:199–204.

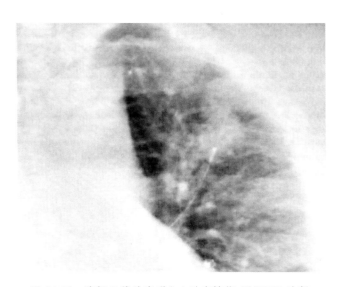

图 11.23 胸部 X 线片表明左上叶有结节,用 TBNA 诊断。

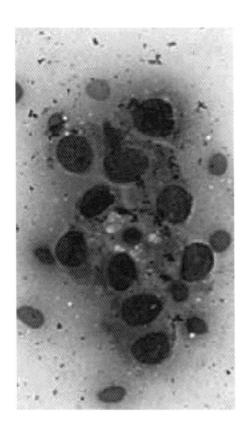

图 11.24 根据图 11.23 中实施的 TBNA 证明患有腺癌的细胞学涂片。

例患者中的 152 例患者应用 TBNA(89%)。TBNA 在 35%的病例中显示出阳性结果,与之相比,使用经支气管活组织检查术时为 17%, 使用支气管灌洗时为 22%,支气管刷检时为 30%。TBNA 诊断出 27.5%的恶性病灶直径≤3cm,65%的病灶直径>3cm。使用 TBNA 将使用支气管镜检查时的诊断率从 35%增至 51%,没有并发症的附加风险。Baaklini 等研究了 TBNA 的疗效,考虑到病灶在肺实质中所处的位置(外部 1/3 和内部 2/3)以及病灶大小[98]。他们发现支气管镜检查在恶性和良性病灶中的诊断准确率分别为 64%(97/151)和 35%(9/26)。获得诊断结果的能力与病灶大小 (P< 0.001)以及距离肺门的远近相关。当位于外周 1/3 处时,直径<2cm 病灶的诊断率为 14%(2/14),与之相比,位于肺内 2/3 时的诊断率为 31%(5/16)。用可弯曲支气管镜实施诊断时,经支气管活组织检查、灌洗和刷检在获取诊断结果方面互为补充。由王教授、Reichenberger、Baalini 实施的研究采用了标准的成像

技术,如荧光透视法。其他成像模式的开发有助于在外周病灶诊断中再度对使用 TBNA 产生兴趣。一项前瞻性研究中,发现 362 例患者有外周肺部病灶[99]。与使用 EBUS+活组织检查及仅使用灌洗检查相比,为 EBUS+活组织检查和灌洗检查附加 TBNA 能够明显改善诊断率(P=0.015)。还通过一些卓有成效的研究开发了电磁导航(ENB)支气管镜检查[100,101]。使用 ENB 而不使用荧光透视检查实施的一项近期研究表明诊断能力有所改善, 当以靶点为中心的辐散不到 4mm 时,整

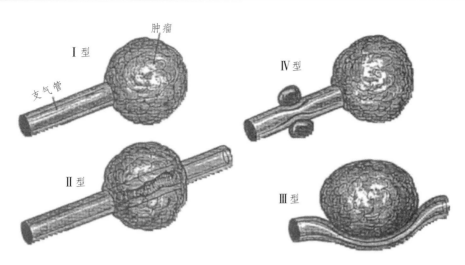

图 11.25　肿瘤-支气管关系。(From: Dasgupta A, Mehta AC.Transbronchial needle aspiration: an underused diagnostic technique.*Clin Chest Med* 1999; 20:45.)

体诊断率为 77.2%,T1 和 T2 病灶的整体诊断率分别为 56%~73%[102]。

原发性支气管肺癌分期

　　我们认为这一技术的有效应用大多与原发性支气管肺癌分期相关。在相关解剖学章节对肺脏和纵隔的淋巴解剖学进行完整回顾。众所周知,原发性支气管肺癌向纵隔淋巴结扩散对患者的预后产生重大影响。肺癌通常首先向邻近的包绕组织和支气管淋巴结转移,最后扩散至肺门、中央纵隔并最终扩散至对侧淋巴结。这一扩散的预后价值不仅对患者个体而且对肺癌研究非常重要,因此多年来开发了详细的分期系统[103-107]。1973 年,美国癌症联合委员会使用 TNM 分期系统为原发性支气管肺癌分期。随后将其修正,将不同分期组合的相关问题去除。国际肺癌研究协会(IASLC) 的国际分期项目组对详细提案事实审查后,公布了第 7 版 TNM 分期系统[108]。AJCC 和国际抗癌联盟采纳了这一修正后的分期系统。AJCC 提议每例患有原发性支气管肺癌的患者均接受一次临床诊断分期,有助于他们的治疗和预后。正如相关解剖学章节所评述的那样,11 个结节分期系统与 AJCC 的分期系统并不矛盾,而是对后者的改良,旨在便于支气管检查者将内镜界标同 CT 成像相关联,从而改善 TBNA 的诊断率,并由此在不进一步实施侵入性手术操作的前提下进行分期,如纵隔切开术或胸廓切开术。虽然提议可将 CT 或 MRI 作为对疾病程度非侵入性分期的一种方式,但 1994 年由 Grover 对文献实施的一项广泛审查得出结论,即通过 CT 为 N2 疾病分期时,敏

感度为 70%~90%、特异度为 60%~90%、准确率仅为 66%~90%,因测定阴性或阳性腺病时采用的定义以及随后实施的外科分期随访而异[109]。基于核医学和 CT 成像的优点,将正电子成像术与 CT(PET/CT)相整合,显示在 T、N、M 分期方面改善了非侵入性分期的结果。对 N 分期集中数据的审查显示准确率为 87%,使用 PET 时此值为 82%,使用 CT 时为 73%[110]。

　　正如 2007 年美国胸内科医师学会发表的肺癌指南中所指出的那样,对原发性支气管肺癌实施的非侵入性分期通过采用 CT 和 PET 成像提供了重要信息[111]。指出 CT 扫描提供了解剖学详情,而 PET 扫描相对于 CT 扫描提高了敏感度和特异度。然而,正如指南所指出的那样,必须通过组织检查确认异常成像,以确保准确分期。

　　由于"组织是重点",因此通过可弯曲支气管镜实施的 TBNA 在对相关纵隔实施采样方面既灵敏又有特异度[112,113]。关于经支气管针吸活检术的敏感度和特异度,文献中有详细记录[26-29,96,114]。一项由王教授等实施的开放性前瞻研究中,对纵隔病灶的诊断率为 89.3%,对肺部病灶的诊断率为 45.6%,纵隔或肺门区域无异常[96]。整体诊断率为 68.1%。虽然报道的诊断率较低,但 3 年内在印第安纳大学和 BowmanGray 医学院实施了一系列免费的教育干预,以提高 TBNA 性能的一致性,显示 TBNA 的诊断率明显提高,从 21.4%增至 47.6%[115]。随后,调查证明使用 TBNA 次数增多时诊断率也得到提高[116,117]。

　　因此,通过将根据协同各种成像技术获得的信息相结合,并结合内镜评价期间所得信息,在为确定淋

巴结边界或完成气管支气管检查之前,首先对位于假定原点正对侧的结节实施采样。这样,在试图对较相邻淋巴结或病灶本身实施采样前,将污染工作通路和针的可能性降至最低。根据 TNM 分期,按照正对侧淋巴结所得阳性诊断结果,将对患者实施有效分期。虽然特殊位点的阴性抽吸物不可完全排除结节位点受累,但操作的敏感度显示鲜有假阳性报告[118]。我们认为正确应用这一技术将是一种可靠和有效的方法,且在原发性支气管肺癌分期中将侵入性降至最低。

并发症和局限性

　　TBNA 的重大并发症为支气管镜的工作通路穿孔。通过密切注意技巧和针的位置可成功避免其发生。整体上,使用 TBNA 极为安全,没有重大并发症报道。虽然使用 TBNA 后有低烧报道,约为 38°C(100.4°F),但针抽吸后 5 分钟和 30 分钟时抽取的血液培养物与临床可检测的菌血症不相关,且认为不需要实施预防性抗菌治疗[119]。针对 67 例患者实施了一项前瞻性研究,这些患者共接受 351 次细针穿刺,随后的血液培养物显示没有明显的菌血症,且发烧率仅为 3%[120]。针对 1 例患者的气管隆嵴下肿块实施 TBNA 检查后,该例患者报道了由多种微生物口腔菌丛导致的化脓性心包炎,患者未因感染丧命[121]。2008 年,以摘要的形式报道了第 2 例纵隔炎和化脓性心包炎,推断为次发于 EBUS-TBNA[122]。虽然在极少情况下会发生与穿刺气管隆嵴结节后部相关的气胸,或发生与对外周病灶实施 TBNA 相关的气胸,以及在经支气管针吸活检术后发生纵隔积血,但未导致重大后遗症[123]。这一操作有两类重大局限,且与仪器和操作者经验相关。当首次使用不可回撤的针时,有支气管镜工作通路受损报道,虽然使用 19 号的针时报道有作用域受损,但使用仪器时多加小心便不常出现这一问题[124,125]。

　　对 TBNA 诊断敏感度的评论限制了这一技术的有用性。然而,操作者对要接近的靶点以及现存技术应用的深入了解将有助于提高诊断率。Ron 和 Cui 也对 CT 引导下的纵隔腺癌 TBNA 操作实施了评价,他们提议当患者接受支气管镜检查时实施多次静态 CT 成像,以定位针尖位置[126]。他们报道敏感度明显增加,从 20% 增至 60%,同时发现这一技术还可增加操作的特异度,因为发现 3 例患者有纵隔脓肿。同样的,正如上文中 Haponik 所指出的那样,对支气管镜检查者实

施这一技术的教育培训可成功增加成功率[115]。因此,支气管镜检查者应了解对良性和恶性疾病实施 TBNA 的技术和预后指征,以及了解原发性支气管肺癌分期,并在判读这些结果时与病理学家密切合作。在我们的支气管检查组,支气管镜检查技术人员的标准实践将是接受涂片技术的专业培训,由支气管镜检查者向临床病理学家咨询病例实情,随后评判所得到的细胞学和组织学材料。目的是确保支气管检查者和细胞病理学家清楚样本来源位点,以及所获样本是否适当。Diette 和 Davenport 得出结论,当对肺部结节或肺门及纵隔腺病实施采样时,由细胞病理学家在研究中心现场快速实施评价(ROSE)改善了诊断率[127,128]。随后由 Baram 等实施的研究用 TBNA 进行了 44 例支气管镜检查,结果显示诊断敏感度为 79%~98%,准确率为 85%~99%,伴或不伴 ROSE 时,这些程序的操作时间相似;然而,由于使用的放射学和病理学资源减少,因此额外的活组织检查也较少[129]。

　　研究同时回顾了为了达到最大诊断率采用 TBNA 技术实施的穿刺次数。Shure 建议对每个靶点至少实施 3 次 TBNA 抽吸,与王教授的原始报道一致[29,130]。针对 79 例患者实施的一项前瞻性研究中,Chin 等实施了 451 次抽吸,平均每例患者抽吸 5.7 次,在 57% 的患者中获得恶性肿瘤的阳性诊断结果[131]。值得注意的是,55 例采用 ROSE 的患者中,71% 的患者获得阳性诊断结果,与之相比,未使用 ROSE 时,此比率为 25%(6 例患者)。重要的是,前 4 次尝试中,获取 77% 的恶性肿瘤诊断性抽吸物,在单个结节位点,前 4 次尝试获得 93% 的诊断性抽吸物。此项研究表明,气管隆嵴下和右侧气管旁淋巴结所得诊断率得到改善 (分别为 64% 和 38%),与非小细胞癌相比,对小细胞癌的诊断所需的样本较少。Herth 和 Becker 将常规的 TBNA 与 EBUS-TBNA 相比较,发现使用 EBUS-TBNA 时所需的平均抽吸次数为 4 次,改善了诊断率,有统计学意义[132]。

　　使用 EBUS-TBNA,Lee 等前瞻性地招募了 106 例患者,根据轴向 CT 扫描,这些患者有直径为 5~20mm 的淋巴结,判定为可用于活组织检查[133]。将目标位点定为右侧和左侧气管旁结节以及气管隆嵴下结节(AJCC 2R, L; 4 R, L, 7),CT 图像上的中间短轴尺寸为 8.6mm。一次抽吸的采样充分度为 90.1%,3 次抽吸达到 100%。此项研究中,阳性预测值为 100%,预测纵隔转移瘤的敏感度和特异度分别为 93.8% 和 100%,从而得出结论,即,使用 EBUS-TBNA 对非小细胞癌实施纵隔分期时,3 次抽吸可获得最佳结果。此外,Kanoh

等发现，使用支气管腔内超声和双腔支气管镜时，诊断所需的平均穿刺次数仅为 1.24 次[134]。

使用 TBNA 时，还必须明确了解技术本身的敏感度和特异度。如上所述，正确使用技术并处理样本时，虽然假阳性并非严重问题，但根据操作整体敏感度的定义，可能产生假阴性结果。在这一方面，若是通过 TBNA 获得阴性结果，且临床仍疑似患有恶性肿瘤，则应将患者转为接受较有侵入性的诊断或治疗操作，如纵隔切开术或胸廓切开术。因此，经支气管针吸活检术是准确诊断良性和恶性疾病的一种重要方法。此外，如前所述，对原发性支气管肺癌分期的准确度和治疗应用潜能，使得 TBNA 应用成为支气管镜检查操作中的一个重要组成部分。

（白冲　黄海东　译）

参考文献

1 Wang KP, Terry P, Marsh B. Bronchoscopic needle aspiration biopsy of paratracheal tumors. *Am Rev Respir Dis* 1978; **118**: 17–21.

2 Wang KP, Haponik EF, Gupta PK, Erozan YS. Flexible transbronchial needle aspiration: Technical Considerations. *Ann Otol Rhinol Laryngol* 1984; **93**: 233–6.

3 Wang KP. Transbronchial needle aspiration. "How I Do It." *J Bronchol* 1994; **1**: 63–8.

4 Wang KP. Transbronchial needle aspiration to obtain histology specimen. *J Bronchol* 1994; **1**: 116–22.

5 Wang KP. Staging of bronchogenic carcinoma by bronchoscopy. *Chest* 1994; **106**: 588–93.

6 Prakash UBS, Offord KP, Stubbs SE. Bronchoscopy in North America: The ACCP survey. *Chest* 1991; **100**: 1668–75.

7 Colt HG, Prakash UBS, Offord KP. Bronchoscopy in North America. Survey by the American Association for Bronchology, 1999. *J Bronchol* 2000; **7**: 8–25.

8 Smyth CM, Stead RJ. Survey of fiberoptic bronchoscopy in the United Kingdom. *Eur Respir J* 2002; **19**: 458–63.

9 Herth FJ, Becker HD, Ernst A. Ultrasound-guided transbronchial needle aspiration. *Chest* 2003; **123**: 604–7.

10 Ost D, Shah R, Anasco E, *et al.* A randomized trial of CT fluoroscopic-guided bronchoscopy vs. conventional bronchoscopy in patients with suspected lung cancer. *Chest* 2008; **134**: 507–13.

11 Gildea TR, Mazzone PJ, Karnak D, *et al.* Electromagnetic navigation diagnostic bronchoscopy. *Am J Respir Crit Care Med* 2006; **174**: 982–9.

12 Turner JF. Endobronchial ultrasound and peripheral pulmonary lesions. localization and histopathological correlates using a miniature probe and the flexible bronchoscope. *Chest* 2002; **122**: 1874–5.

13 Alberts WM. Diagnosis and management of lung cancer executive summary. ACCP evidence-based clinical practice guidelines (2nd edition). *Chest* 2007; **132**: 1S–19S.

14 Schiepatti E. La puncion mediastinal atraves del espolon traquea review. *Rev Asoc Med Argent* 1949; **663**: 497–9.

15 Schiepatti E. Mediastinal lymph node puncture through the tracheal carina. *Surg Gynecol Obstet* 1958; **110**: 243–6.

16 Crymes TP, Fish RG, Smith DE, *et al.* Complications of transbronchial left atrial puncture. *Am Heart J* 1959; **58**: 46.

17 Versteegh RM, Swierenga J. Bronchoscopic evaluation of the operability of pulmonary carcinoma. *Acta Otolaryngol* (Stockh) 1963; **56**: 603–11.

18 Fox RT, Lees WM, Shields TW. Transcarinal bronchoscopic needle biopsy. *Ann Thorac Surg* 1965; **1**: 92–6.

19 Simecek C. Cytological investigation of intrathoracic lymph nodes in carcinoma of the lung. *Thorax* 1966; **21**: 369–71.

20 Bridgeman AH, Duffield GD, Takaro T. An appraisal of newer diagnostic methods for intrathoracic lesions. *Dis Chest* 1968; **53**: 321–7.

21 Atay Z, Brandt HJ. Die Bedeutung Der Zytodiagnostik Der Perbronchialen Feinnadelpunktion von mediastinalen oder ilaren Tumoren. *Dtsch Med Wochenschr* 1977; **102**: 345–8.

22 Lemer J, Malberger E, Konig-Nativ R. Transbronchial fine needle aspiration. *Thorax* 1982; **37**: 270–4.

23 Ikeda S. Flexible Bronchofiberscope. *Ann Otol* 1970; **79**: 916.

24 Ikeda S. The development and progress of endoscopes in the field of bronchoesophagology. *J Jap Bronchoesophagol Soc* 1988; **39**: 85–96.

25 Wang KP. "How I Do It: "Transbronchial Needle Aspiration. *J Bronchol* 1994; **1**: 63–8.

26 Shure D, Fedullo PF. The role of transcarinal needle aspiration in the staging of bronchogenic carcinoma. *Chest* 1984; **96**: 693–6.

27 Shure D, Fedullo PF. Transbronchial needle aspiration and diagnosis of submucosal and peribronchial bronchogenic carcinoma. *Chest* 1985; **88**: 49–51.

28 Schenk DA, Bryan CL, Bower JH, Myers DL. Transbronchial needle aspiration and the diagnosis of bronchogenic carcinoma. *Chest* 1987; **92**: 83–5.

29 Schure D. Transbronchial biopsy and needle aspiration. *Chest* 1989; **95**: 1130–8.

30 Wang KP. Flexible bronchoscopy with transbronchial needle aspiration: biopsy for cytology specimens. In: Wang KP, ed. *Biopsy Techniques on Pulmonary Disorders.* New York: Raven Press; 1989: 63–71.

31 Wang KP, Terry PB. Transbronchial needle aspiration in the diagnosis and staging of bronchogenic carcinoma. *Am Rev Respir Dis* 1983; **127**: 344–7.

32 Wang KP, Ndukwu AI, Davis D, *et al.* Direct smear for cytological examination of transbronchial needle aspiration specimens. *Harbor Med Rev* 1991; **2**: 10–11.

33 Wang KP. Flexible transbronchial needle aspiration biopsy for histologic specimens. *Chest* 1985; **88**: 860–3.

34 Gittlen SD, Wang KP. TBNA for histology: Can it be improved? *Chest* 1989; **96**: 1765.

35 Yung RC. Efficacy and safety of the new Excelon transbronchial needle experience with the first 50 cases. *Chest* 2004; **126**: 820S.

36 Yasufuku K, Chiyo M, Sekine Y, *et al.* Real-time endobronchial ultrasound-guided transbronchial needle aspiration of mediastinal and hilar lymph nodes. *Chest* 2004; **126**: 122–8.

37 Dasgupta A, Mehta AC. Transbronchial needle aspiration. an underused diagnostic technique. *Clin Chest Med* 1999; **20**: 39–51.

38 Wang KP. Flexible bronchoscopy with transbronchial needle aspiration: biopsy for cytology specimens. In: Wang KP, ed. *Biopsy Techniques in Pulmonary Disorders.* New York: Raven Press;

1989: 69.

39 Olsen JD, Thomas DA, Young MB, et al. Cough and transbronchial needle aspiration. (Letter to the Editor). Chest 1986; **89**: 315.

40 Wang KP, Ztselcuk ZT, Erozan Y. Transbronchial needle aspiration for cytology specimens. Monaldi Arch Chest Dis 1994; **49**: 265–7.

41 Wang KP, Turner JF, Girgiana F. "How I Do It." Transthoracic needle aspiration biopsy. J Bronchol 1995; **2**: 243–7.

42 Wang KP. Flexible bronchoscopy with transbronchial needle aspiration: biopsy for cytology specimens. In: Wang KP, ed. Biopsy Techniques in Pulmonary Disorders. New York: Raven Press; 1989: 75.

43 Wang KP. Transbronchial needle aspiration to obtain histology specimen. J Bronchol 1994; **1**: 116–22.

44 Wang KP. Transbronchial needle aspiration and percutaneous needle aspiration for staging and diagnosis of lung cancer. Clin Chest Med 1995; **16**; 535–52.

45 Buriski G, Calverley P, Douglas NJ, et al. Bronchial needle aspiration in the diagnosis of bronchial carcinoma. Thorax 1981; **36**: 508–11.

46 Shure D, Fedullo PF. Transbronchial needle aspiration in the diagnosis of submucosal and peribronchial bronchogenic carcinoma. Chest 1985; **88**: 49–51.

47 Dasgupta A, Jain P, Minai OA. Utility of transbronchial needle aspiration in the diagnosis of endobronchial lesions. Chest 1999; **115**: 1237–41.

48 Caglayan B, Akturk UA, Fidan A. Diagnosis of endobronchial malignant lesion. Chest 2005; **128**: 704–8.

49 Silverman NA, Sabiston DC. Mediastinal masses. Surg Clin North Am 1980; **60**: 757–77.

50 Salyer DC, Salyer WR, Eggleston JC. Benign developmental cysts of the mediastinum. Arch Pathol Lab Med 1977; **101**: 136–9.

51 Wang KP, Nelson S, Scatarige J, et al. Transbronchial needle aspiration of a mediastinal mass: therapeutic implication. Thorax 1983; **38**: 557–7.

52 Schwartz DB, Beals TF, Wimbish KJ, et al. Transbronchial fine needle aspiration of bronchogenic cysts. Chest 1985; **88**: 573–5.

53 McDougall JC, Fromme GA. Transcarinal aspiration of a mediastinal cyst to facilitate anesthetic management. Chest 1990; **97**: 490–2.

54 Wang KP, Terry P, Marsh B. Bronchoscopic needle aspiration biopsy of paratracheal tumors. Am Rev Respir Dis 1978; **118**: 17–21.

55 Kuhlman JE, Fishman EK, Wang KP. et al. Esophageal duplication cyst: CT and transesophageal needle aspiration. Am J Respir 1985; **145**: 531–2.

56 Morrison IM. Tumors and cysts of the mediastinum. Thorax 1958; **13**: 294–307.

57 Wychulis AR, Payne WS, Clagett OT, Woolner LB. Surgical treatment of mediastinal tumors: a 40-year experience. J Thoracic Cardiovasc Surg 1971; **62**: 379–92.

58 Heithoff KB, Sane SM, Williams HJ, et al. Bronchopulmonary foregut malformations: a unifying etiological concept. AJR Am J Roentgenol 1976; **126**: 46–55.

59 Kirwan WO, Walbaum PR, McCormick RJM. Cystic intrathoracic derivatives of the foregut and their complications. Thorax 1973; **28**: 424–8.

60 Sirivella S, Ford WB, Zikria EA, et al. Foregut cysts of the mediastinum: results in 20 consecutive surgically treated cases. J Thorac Cardiovasc Surg 1985; **90**: 776–82.

61 Whitaker JA, Deffenbaugh LD, Cooke AR. Esophageal duplication cyst. Am J Gastroenterol 1980; **73**: 329–32.

62 Hocking M, Young DG. Duplications of the alimentary tract. Br J Surg 1981; **68**: 92–6.

63 Ferguson CC, Young LN, Sutherland JB, Macpherson RI. Intrathoracic gastric cyst: preoperative diagnosis by technetium pertechnetate scan. J Pediatr Surg 1973; **8**: 827–8.

64 Reed JC, Sobonya RE. Morphologic analysis of foregut cysts in the thorax. AJR Am J Roentgenol 1974; **120**: 851–60.

65 Yousem DM, Scatarige JC, Fishman EK, Siegelman SS. Low-attenuation thoracic metastases in testicular malignancy. AJR Am J Roentgenol 1986; **146**: 291–3.

66 Glazer HS, Siegel MJ, Sagel SS. Low-attenuation mediastinal masses on CT. AJR Am J Roentgenol 1989; **152**: 1173–7.

67 Kuhlman JK, Fishman EK, Wang KP, et al. Mediastinal cysts: diagnosis by CT and needle aspiration. AJR Am J Roentgenol 1988; **150**: 75–8.

68 Weiss LM, Fagelman D, Warhit JM. CT demonstration of an esophageal duplication cyst. J Comput Assist Tomogr 1983; **7**: 716–18.

69 Nakata H, Nakayama C, Kimoto T, et al. Computed tomography of mediastinal bronchogenic cysts. J Comput Assist Tomogr 1982; **6**: 733–8.

70 Medelson DS, Rose JS, Efremidis SC, et al. Bronchogenic cysts with high CT numbers. AJR Am J Roentgenol 1983; **140**: 463–5.

71 Nakata H, Sato Y, Nakayama T, et al. Bronchogenic cyst with high CT number: analysis of contents. J Comput Assist Tomogr 1986; **10**: 360–2.

72 Salonen O. CT characteristics of expansions in the middle and posterior mediastinum. Comput Radiol 1987; **11**: 95–100.

73 Lupetin AR, Dash N. MRI appearance of esophageal duplication cyst. Gastrointest Radiol 1987; **12**: 7–9.

74 Rhee RS, Ray CG, Kravetz MH, et al. Cervical esophageal duplication cyst: MR imaging. J Comput Assist Tomogr 1988; **12**: 693–5.

75 Scatarige JC, Wang KP, Siegelman SS. Transbronchial needle aspiration biopsy of the mediastinum. In: Siegelman SS, ed. Contemporary Issues in Computed Tomography, vol. 4. Computed tomography of the chest. New York: Churchill Livingstone; 1984: 59–79.

76 Schwartz AR, Fishman EK, Wang KP. Diagnosis and treatment of a bronchogenic cyst using transbronchial needle apsiration. Thorax 1986; **41**: 326–7.

77 Nakajima T, Yasufuku K, Shibuya K, et al. Endobronchial ultrasound-guided transbronchial needle aspiration for the treatment of central airway stenosis caused by a mediastinal cyst. Eur J Cadiothorac Surg 2007; **32**: 538–40.

78 Pauli G, Pelletier A, Bohner C, et al. Transbronchial needle aspiration in the diagnosis of sarcoidosis. Chest 1984; **85**: 482–4.

79 Garwood S, Judson M, Silvestri G. Endobronchial ultrasound for the diagnosis of pulmonary sarcoidosis. Chest 2007; **132**: 1298–304.

80 Mehta AC, Meeker DP. Transbronchial needle aspiration for histology specimens. In: Wang KP, Mehta AC, eds. Flexible Bronchoscopy. Massachusetts: Blackwell Science. 1995: 199–205.

81 Parrish S, Turner JF. Diagnosis of sarcoidosis. Dis Mon 2009; **55**: 693–703.

82 Morales CF, Patefield AJ, Strollo PJ, et al. Flexible transbronchial needle aspiration in the diagnosis of sarcoidosis. Chest 1994; **106**: 709–11.

83 Leonard C, Tormey VJ, O'Keane C, et al. Bronchoscopic diagnosis of sarcoidosis. *Eur Repsir J* 1997; **10**: 2722–4.

84 Trisolini R, Lazzari L, Cancelleri A, et al. The value of flexible transbronchial needle aspiration in the diagnosis of stage i sarcoidosis. *Chest* 2003; **124**: 2126–30.

85 Simecek C. Diagnosis of mycobacterial mediastinal lymphadenopathy by transbronchial needle aspiration (Letter). *Chest* 1992; **102**: 1919.

86 Baron KM, Arauda CP. Diagnosis of mediastinal mycobacterial lymphadenopathy by transbronchial needle aspiration. *Chest* 1991; **100**: 1723–4.

87 Serda JG, de Castro RF, Sanchez-Alarcos FJM, et al. Transcarinal needle aspiration in the diagnosis of mediastinal adenitis in a patient infected with the human immunodeficiency virus. *Thorax* 1990; **45**: 414–15.

88 Malabonga VM, Basti J, Kamholz SL. Utility of bronchoscopic sampling techniques for cryptococcal disease in AIDS. *Chest* 1991; **99**: 370–2.

89 Harkin TJ, Karp J, Ciotoli C, et al. Transbronchial needle aspiration in the diagnosis mediastinal mycobacterial infection (abstract). *Am Rev Respir Dis* 1993; **147** (Suppl): 801a.

90 Harkin TJ, Ciotolo C, Addrizzo-Harris DJ, et al. Transbronchial needle aspiration (TBNA) in patients infected with HIV. *Am J Respir Crit Care Med* 1998; **157**: 1913–18.

91 Baron KM, Aranda CP. Diagnosis of mediastinal mycobacterial lymphadenopathy by transbronchial needle aspiration. *Chest* 1991; **100**: 1723–4.

92 Bilaceroglu S, Gunel O, Eris N, et al. Transbronchial needle aspiration in diagnosing intrathoracic tuberculous lymphadenitis. *Chest* 2004; **126**: 259–67.

93 Herscovici P, Harkin TJ, Nadich DP. Transbronchial needle aspiration in HIV infected patients with intrathoracic adenopaty: A 15-year experience at a major teaching hospital. *Chest* 2006; **130**: 275S.

94 Wang KP. Transbronchial needle aspiration to obtain histology specimen. *J Bronchol* 1994; **1**: 116–22.

95 Malabonga VM, Basti J, Kamholz SL. Utility of bronchoscopic sampling technique for cryptococcal disease in AIDS. *Chest* 1991; **99**: 370–2.

96 Wang KP, Gonullu U, Baker R. Transbronchial needle aspiration vs. transthoracic needle aspiration in the diagnosis of pulmonary lesions. *J Bronchol* 1994; **1**: 199–204.

97 Reichenberger F, Weber J, Tamm M, et al. The value of transbronchial needle aspiration in the diagnosis of peripheral pulmonary lesions. *Chest* 1999; **116**: 704–8.

98 Baaklini WA, Reinoso MA, Gorin AB. Diagnostic yield of fiberoptic bronchoscopy in evaluating solitary pulmonary nodules. *Chest* 2000; **117**: 1049–54.

99 Chao T, Chien M, Lie C, et al. Endobronchial ultrasonography-guided transbronchial needle aspiration increases the diagnostic yield of peripheral pulmonary lesions; a randomized trial. *Chest* 2009; **136**: 229–36.

100 Schwarz Y, Greif J, Becker HD, et al. Real-time electromagnetic navigation bronchoscopy to peripheral pulmonary lesions using overlaid CT images: the first human studies. *Chest* 2006; **129**: 988–94.

101 Gildea TR, Mazzone PJ, Karnak D, et al. Electromagnetic navigation bronchoscopy: a prospective study. *Am J Respir Crit Care Med* 2006; **174**: 982–9.

102 Makris D, Scherpereel A, Bouchindhomme B, et al. Electromagnetic navigation diagnostic bronchoscopy for small peripheral lung lesions. *Eur Resp J* 2007; **29**: 1187–92.

103 Mountain CF. A new international staging system for lung cancer. *Chest* 1986; **89**: 225S–233S.

104 Mountain CF. Revisions in the international system for staging lung cancer. *Chest* 1997; **111**: 1710–17.

105 Mountain CF. Prognostic implications of the International Staging System for lung cancer. *Semin Oncol* 1988; **15**: 236.

106 Mountain CF. Value of the new TNM staging system for lung cancer. *Chest* 1989; **96** (Suppl 1): 47S.

107 Naruke T, Goya T, Tsuchiya R, et al. Prognosis and survival in resected lung carcinoma based on the new international staging system. *J Thorac Cardiovasc Surg* 1988; **96**: 440.

108 Goldstraw P. The 7th edition of TNM in lung cancer: what now. *J Thorac Oncol* 2009; **4**: 671–3.

109 Grover FL. The role of CT and MRI in staging of the mediastinum. *Chest* 1994; **106**: 391S–6S.

110 De Wever W. Stroobants S, Coolen J, et al. Integrated PET/CT in the staging of nonsmall cell lung cancer: technical aspects and clinical integration. *Eur Respir J* 2009; **33**: 201–12.

111 Silvestri GA, Gould MK, Margolis ML. Noninvasive staging of non-small cell lung cancer. ACCP evidenced-based clinical practice guidelines (2nd edition). *Chest* 2007; **132**: 178S–201S.

112 Turner JF, Wang KP. Staging of mediastinal involvement in lung cancer by bronchoscopic needle aspiration. Pro: needle aspiration. *J Bronchol* 1996; **3**: 74–6.

113 Turner, JF, Del Rosario A. Staging of bronchogenic carcinoma. An interventional pulmonary perspective. In: Simoff M, Sterman D, Ernst A, eds. *Thoracic Endoscopy; Advances in Interventional Pulmonology*. Blackwell Science; 2006.

114 Utz JP, Patel AM, Edell ES. The role of transcarinal needle aspiration in the staging of bronchogenic carcinoma. *Chest* 1993; **104**: 1012–16.

115 Haponik EF, Cappellari JO, Chin R, et al. Education and experience improve transbronchial needle aspiration performance. *Am J Respir Crit Care Med* 1995; **141**: 1998–2002.

116 De Castro FR, Cappellari JO, Loez F, et al. Relevance of training in transbronchial fine-needle aspiration technique. *Chest* 1997; **111**: 103–5.

117 Hsu LH, Liu CC, Ko JS. Education and experience improve the performance of transbronchial needle aspiration. A learning curve at a cancer center. *Chest* 2004; **125**: 532–40.

118 Schenk DA, Bower JH, Bryan CL, et al. Transbronchial needle aspiration staging of bronchogenic carcinoma. *Am Rev Respir Dis* 1986; **134**: 146–8.

119 Witte EMC, Opal SM, Gilbert JG, et al. Incidence of fever and bacteremia following transbronchial needle aspiration. *Chest* 1986; **89**: 85–7.

120 Compere C, Duysinx B, Dediste A, et al. Prospective risk assessment of bacteremia associated with real-time ultrasound-guided transbronchial needle aspiration (EBUS-TBNA). *Chest* 2007; **132**: 439.

121 Epstein SK, Winslow CJ, Brecher SM, et al. Polymicrobial bacterial pericarditis after transbronchial needle aspiration. Case report with an investigation on the risk of bacterial contamination during fiberoptic bronchoscopy. *Am Rev Respir Dis* 1992; **146**: 523–5.

122 Ostman H, Shepherd RW. Mediastinitis and purulent pericarditis following endobronchial ultrasound transbronchial needle aspiration of lymph node. *Chest* 2008; **134**: c26001.

123 Kucera F, Wolfe GK, Perry ME. Hemomediastinum after transbronchial needle aspiration (Letter). *Chest* 1990; **98**: 466.

124 Sherling BE. Complications with a transbronchial histology

needle. *Chest* 1990; **98**: 783–4.

125 Mehta AC, Curtis PS, Scalzitti ML, *et al*. The high price of bronchoscopy. *Chest* 1990; **98**: 448–54.

126 Rong F, Bing C. CT scan directed transbronchial needle aspiration biopsy for mediastinal nodes. *Chest* 1998: **114**; **1**: 36–9.

127 Davenport RD. Rapid on-site evaluation of transbronchial aspirates. *Chest* 1990; **98**: 59–61.

128 Diette B, White P, Terry P. Utility of on-site cytopatholgy assessment for bronchoscopic evaluation of lung masses and adenopathy. *Chest* 2000; **117**: 1186–90.

129 Baram D, Garcia RB, Richman PS. Impact of rapid on-site cytologic evaluation during transbronchial needle aspiration. *Chest* 2005; **128**: 869–73.

130 Wang K, Brower R, Haponik EF, *et al*. Flexible transbronchial needle aspiration for staging of bronchogenic carcinoma. *Chest* 1983; **84**: 571–6.

131 Chin R, McCain TW, Lucia MA, *et al*. Transbronchial needle aspiration in diagnosing and staging lung cancer. How many aspirates are needed? *Am J Respir Crit Care Med* 2002; **166**: 377–81.

132 Herth F, Becker HD, Ernst A. Conventional vs endobronchial ultrasound-guided transbronchial needle aspiration. *Chest* 2004; **125**: 322–5.

133 Lee HS, Lee GK, Lee HS, *et al*. Real-time endobronchial ultrasound-guided transbronchial needle aspiration in mediastinal staging of non-small cell lung cancer: how many aspirations per target lymph node station? *Chest* 2008; **134**: 368–74.

134 Kanoh K, Miyazawa T, Kurimoto N, *et al*. Endobronchial ultrasonography guidance for transbronchial needle aspiration using a double-channel bronchoscope. *Chest* 2005; **128**: 388–93.

第 12 章

自发荧光在可弯曲支气管镜中的应用

Taichiro Ishizumi, Stephen C. T. Lam

引言

肺癌在全球范围内是最常见的导致死亡的肿瘤性疾病[1]。据预测,在 2020 年前肺癌将成为所有疾病中第五大杀手[2]。其在生存率上的进展是细微的。由于延迟诊断和缺乏有效的治疗方法,仅有不到 16% 的肺癌患者生存 5 年以上[3]。相比进展期患者可怜的生存率,原位癌或微浸润癌的生存率高达 90%[4-6]。大多数早期中央型肺癌可以成功地被微创内镜方法治疗,如光动力疗法,电凝或冷冻疗法[7-9]。因此,最重要的问题是能够早期诊断浸润前和微浸润支气管肺癌。

早期中央型肺癌因病变相对小和平坦而难以被白光支气管镜及改进的电子气管镜发现[10]。先进的荧光成像技术利用气道内可见光及近红外光提供的独特功能来确定形态、功能、生物化学甚至分子改变,从而能检测早期支气管癌。本章将讨论荧光成像原理如何应用于支气管肿瘤早期检测,临床试验结果及未来的发展方向。

光子成像原理

当支气管表面被光照亮时,光由于光能分子振动状态改变,导致从表面反射(镜面反射)、吸收,在支气管组织表面反向散射为与入射光相同波长的光(弹性散射),或产生一个不同波长的散射(非弹性或拉曼散射)[11],从而诱导成型自体荧光。白光支气管镜检查

(WLB)作为最简单和最常用的支气管镜成像方法,利用镜面反射、散射和宽带可见光在 400~700nm 波长的吸收特性,根据支气管表面的组织结构特点区分正常和异常组织。为了突出血管,窄带使用了对应最大血红蛋白吸收波峰的波长在 415nm 左右的蓝光和波长在 540nm 左右的绿光。蓝色的光加强了表面的毛细血管,绿色的光可以穿透更深从而放大黏膜下层血管。这就是所谓的窄带成像技术(NBI),通常是与高放大倍数的电子气管镜联合使用[12-14]。NBI 可提供针对癌前病变和肿瘤性病变新生血管更详细的图像。

自发荧光支气管镜检查(AFB)利用荧光和吸收特性来提供支气管组织成分和代谢状态的信息[15]。荧光的产生与内生荧光基团组织结构或与细胞代谢过程相关。最重要的荧光基团是结构蛋白,诸如胶原蛋白、弹性蛋白和那些参与细胞代谢的基团,比如烟酰胺腺嘌呤二核苷酸(NADH)。其他荧光基团包括芳香族氨基酸和各种卟啉等。支气管组织的荧光性质是由荧光基团的分布、激发光、代谢状态、组织架构和波长衰减状况以及非荧光发色团(如血红蛋白)决定[11]。由紫色或蓝色光作为激发光(380~460nm),则正常支气管组织发出强烈的绿色荧光(480~520nm)。随着支气管上皮细胞从正常变为化生、原位癌和浸润性癌,绿色荧光将逐渐减少,而红色荧光强度上升。这些在正常组织与癌前病变、肿瘤组织的差异主要是与间质胶原连接的断裂;细胞代谢活性增加导致 FAD 辅酶和 NADH 的变化;激发光的吸收增加;新生血管内血红蛋白吸收较多蓝紫色光;细胞核的大小导致光散射;细胞的密度和分布以及肺癌发生发展相关。区别肿瘤与正常组织的强度和对比度最好的激发光波长为 405nm[16,17]。基于荧

149

光波长 480~700nm 之间正常组织与癌前病变组织存在差异,设计了几种自发荧光支气管镜成像系统来对支气管树早期肺癌进行定位[15]。厂商将 AFB 设备的荧光和反射成像进行结合从而优化图像质量。

自发荧光支气管镜设备

1982 年,Profio 通过使用外源性荧光药物(如血卟啉衍生物)进行荧光内镜诊断[18]。这些药物价格昂贵而且需要在支气管镜检查前几个小时至 2 天前静脉注射。在荧光诊断中利用组织自体荧光是 1991 年由 Palcic 和 Lam 报道的[19,20]。第一个实时装置,LIFE-Lung 系统(Xillix Technologies,温哥华,加拿大)于 1998 年面世销售[21]。该装置使用氦-镉激光(442nm)作为激发光,发出红色和绿色的荧光由两图像增强型电荷耦合器件(CCD)相机捕捉。正常区域显示为绿色,异常区域由于在癌前病变和癌变区域减少了绿色荧光而显示为红棕色[21,22]。随着科技的进步,大多数设备目前都利用过滤灯作为激发光和非图像增强传感器成像[23,27]。在白光气管镜及荧光气管镜检查切换时不需要更换光源而是仅仅轻按一个按钮。装载在电子内镜头端的 CCD 传感器取代了安装在纤维支气管镜目镜上的摄像机[24,28]。少量的反射光(蓝色,绿色或近红外)用于形成反射图像,从而增强色彩对比度,校正由于光学和几何因素导致的正常绿色荧光图像非均匀性的问题,如距离变化和内镜尖端与支气管表面的角度问题。根据反射光的类型结合荧光图像显示,异常区域显示为棕红色、红色、紫红色,正常区域显示为绿色或浅蓝色[21-28](表 12.1)。一些设备允许同步显示白光和荧光图像[28-29]。一个典型的例子如图 12.1。因此,白光和荧光检测已成为一个集合过程,利用支气管组织没有 Raman 散射的光学性质提供信息。设备的总结如表 12.1 所示。只有一个研究比较了不同设备,如 D-Light 与 LIFE-Lung[30]。研究结果显示,LIFE-Lung 系统由于使用两个单独的光源,稍微延长了一些检查时间。LIFE-Lung 系统同时也是第一个监管审批允许销售的设备,目前已被第二代产品所取代[23]。

临床研究结果

除了一些单中心研究[31],有两个随机试验[32,33]和三个大型、多中心试验[21,23,34]对 WLB 和 AFB 进行了比较。研究结果见表 12.2。研究显示,AFB 相对 WLB 对高级别上皮内瘤变、原位癌(CIS)和微浸润癌的检出率有一定改善。根据报道的 AFB 和 WLB 相对敏感度的变化,WLB 的敏感性主要依赖于研究人群和内镜医师的经验。总的来说,AFB 在相对敏感度上有双重的改进。AFB 特异性较低,主要是因为炎症、增生、痰液等因素导致的假阳性荧光。

AFB 的特异性可以通过量化支气管镜检过程中

表 12.1 自发荧光支气管镜设备

设备	支气管镜	激发光源	荧光	反射率	图像构成	异常病变
Onco-life	纤维支气管镜	395~445nm	500~720nm	675~720nm	绿色荧光 红色反射	绿色背景中出现 红棕色或红色
Safe-3000	电子支气管镜	408nm	430~700nm	408nm	绿/红荧光 蓝色反射	蓝绿色背景中出现紫色
自发荧光 支气管镜	电子支气管镜	395~445nm	460~490nm	550nm,610nm	绿色荧光 绿/红反射	绿色背景中出现 品红或紫色
DAFE	纤维支气管镜	390~470nm	500~590nm	650~680nm	绿色荧光 红色反射	绿色背景中出现 红色
D-light	纤维支气管镜	380~460nm	≥480nm	380~460nm	绿/红荧光 蓝色反射	蓝绿色背景中出现紫色
ClearVu Elite	纤维支气管镜	400~450nm	470~700nm	720~800nm	绿色荧光 红色反射	绿色背景中出现 红棕色或红色

Onco-LIFE /Pin-point(Novadq,加拿大,里士满);SAFE 3000(Pentax-Hoya Corp.,日本,东京);AFI(Olympus Corp;日本,东京);DAFE (Wolf,德国,克尼特林根);D-Light (Storz,Tuttingen,德国);ClearVu Elite(Perceptronix Medical Inc.,加拿大,温哥华)。

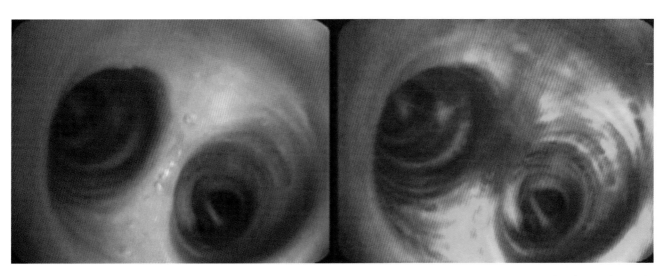

图 12.1　通过带有 SAFE 3000 系统(Pentax-Hoya Corp., 日本, 东京)的白光检查和自发荧光支气管镜发现原位癌的例子。白光和自体荧光图像同时实时显示出来。正常区域显示为绿色, 而肿瘤区域显示自发绿色荧光减弱。(Courtesy of Professor Norihiko Ikeda, Tokyo Medical University.)。

表 12.2　自发荧光支气管镜的多中心随机研究结果

研究	设备	受试者编号	敏感性(%)		特异性(%)	
			WLB	AFB	WLB	AFB
Lam S 1998[21]*	LIFE-Lung	173	9	66	90	66
Ernst 2005[34]*	D-Light	293	11	66	95	73
Hirsch 2001[32]†	LIFE-Lung	55	18	73	78	46
Häussinger 2005[33]†	D-Light	1173	58	82	62	58
Edell 2009[23]*	Onco-LIFE	170	10	44	94	75

WLB, 白光支气管镜; AFB, 自发荧光支气管镜。

* 多中心临床试验。

† 随机试验。

目标病变的红绿色荧光比(R/G)来提高[35]。一项纳入 738 例患者 3362 次支气管活检的关于 R/G 比值的分析表明, 以 R/G 比值≥0.56 作为阈值, AFB 诊断中重度不典型增生及原位癌的敏感性为 85%, 特异性为 80%[35]。结合 R/G 的比值及视觉分数, 可使特异性进一步提高至 88%。在另一项多中心试验中, R/G 比值被隐匿, 白光气管镜检查者仅凭肉眼对支气管黏膜的变化进行评级, 类似的结果同样出现了[23]。图像定量分析有助于减少内部和外部干扰。

当光学相干断层扫描(OCT)联合 AFB 技术后可进一步提高 AFB 检查的特异性。OCT 对支气管表面进行扫描的原理同超声检查, 除了用近红外光线代替声纳探测器。OCT 是一种非接触式的检查方法, 将近红外光通过分辨率 3~15μm 的散射光传输到组织, 深度约 2mm, 从而在支气管壁中提供一种接近组织学的图像[36,37]。上皮厚度的定量测定显示浸润性癌明显不同于原位癌, 非典型增生与上皮化生或增生也明显不同[37]。此外, 细胞核更明显的病变倾向于中度不典型增生或相对于低级别上皮瘤变更差的病理分型。随着系统在超高分辨、多普勒功能和偏振敏感性的进步, 可以测量组织更细微的超微结构和微血管血流量, 以致于可能减少假阳性的活检次数[38,39]。AFB 可作为一种快速扫描工具来检测支气管大面积异常黏膜改变, OCT 则能在活检之前即对异常组织有特征性的描述。

表 12.3　自发荧光支气管镜联合螺旋 CT 对肺癌的早期检测

研究	研究人群	仅用自发荧光的检测率(%)
McWilliams 等[40]	1594 名志愿者吸烟≥50 年且≥30 包/年	20
Loewen 等[41]	有 2 个或多个特征的 402 名受试者：吸烟≥20 包/年；COPD；石棉暴露或者已治疗的上消化道肿瘤	23
Lam B 等[42]	85 名有痰异型性的吸烟者参加戒烟门诊	28

自发荧光支气管镜检查在肺癌早期诊断中的地位

低剂量胸部 CT 对于病灶周围存在低密度气体的外周型肺癌是一项敏感的诊断工具。而对于病灶周围为软组织的早期中央型肺癌，它并不太灵敏。三个研究对早期肺癌诊断中 AFB 和螺旋 CT 联合检查的作用进行了研究[40-42]，结果见表 12.3。所有这三个研究检测均显示，约 20% 的肺癌仅被 AFB 诊断，螺旋 CT 则漏诊[40-42]。绝大多数这些 CT 漏诊的肺癌为早期鳞状细胞癌。这些研究中的两个课题纳入的对象为血象或传统细胞学检查显示痰异型性[40,42]。第三项研究纳入的患者为先前曾接受治疗的上呼吸消化道癌症或慢性阻塞性肺病患者[41]。最近，Pan-Canadian 肺癌早期检测研究正在探讨 AFB 在肺癌高危吸烟者中的作用。

临床应用

对于痰细胞学异常的患者，AFB 可进一步确定病变部位[42,43]。另外，AFB 能对肿瘤的进展程度进行客观评价。基于切除的支气管和肺的病理学检查，AFB 诊断的肿瘤侵袭程度较单独使用 WLB 检查精确度更高[44]。它有助于术前确定支气管切除边界及同步探查肺癌[45,46]。

目前的 AFB 研究证据支持以下临床情况：

1.患者的痰液细胞学检查存在重度异型或恶性细胞以及胸部 X 线或 CT 扫描阴性；

2. 作为疑似肺癌患者的支气管镜检查中的一部分；

3.原位癌或微浸润癌患者计划进行支气管腔内治疗。

总结

自发荧光支气管镜在癌前病变及早期浸润性支气管病变的诊断及定位中起着重要的作用。可进一步了解肿瘤进展情况，指导活检位置。对于早期中央型肺癌的定位可使微创支气管腔内治疗在不影响邻近正常肺组织的情况下进行。荧光的假阳性可因炎症、严重的黏液腺增生导致。红/绿定量荧光分析可提高特异性。自发荧光支气管镜在多模式早期肺癌诊断项目中的应用需要进一步的研究。

（郑筱轩 孙加源 译）

参考文献

1 Parkin DM, Bray F, Ferlay J, et al. Global cancer statistics, 2002. *CA Cancer J Clin* 2005; **55**: 74–108.

2 Murray CJ, Lopez AD Alternative projections of mortality and disability by cause 1990–2020: Global burden of disease study. *Lancet* 1997; **349**: 1498–504.

3 Jemal A, Siegel R, Ward E, et al. Cancer statistics, 2009. *CA Cancer J Clin* 2009; **59**: 225–49.

4 Saito Y, Nagamoto N, Ota S, et al. Results of surgical treatment for roentgenographically occult bronchogenic squamous cell carcinoma. *J Thorac Cardiovasc Surg* 1992; **104**: 401–7.

5 Cortese DA, Pairolero PC, Bergstralh EJ, et al. Roentgenographically occult lung cancer: a 10-year experience. *J Thorac Cardiovasc Surg* 1983; **86**: 373–80.

6 Bechtel JJ, Petty TL, Saccomanno G. Five year survival and later outcome of patients with X-ray occult lung cancer detected by sputum cytology. *Lung Cancer* 2000; **30**: 1–7.

7 Kato H, Okunaka T, Shimatani S. Photodynamic therapy for early stage bronchogenic carcinoma. *J Clin Laser Med Surg* 1996; **14**: 235–8.

8 Sutedja G, Postmus PE. Bronchoscopic treatment of lung tumors. *Lung Cancer* 1994; **119**: 1–7.

9 Deygas N, Froudarakis M, Ozenne G, et al. Cryotherapy in early superficial bronchogenic carcinoma. *Chest* 2001; **120**: 26–31.

10 Chhajed PN, Shibuya K, Hoshino H, et al. A comparison of video and autofluorescence bronchoscopy in patients at high risk of lung cancer. *Eur Respir J* 2005; **25**: 951–5.

11 Wagnieres G, McWilliams A, Lam S. Lung cancer imaging with

fluorescence endoscopy. In: Mycek M, Pogue B, eds. *Handbook of Biomedical Fluorescence*, Marcel Dekker: New York; 2003: 361–96.

12 Shibuya K, Hoshino H, Chiyo M, *et al.* High magnification bronchovideoscopy combined with narrow band imaging could detect capillary loos of angiogenic squamous dysplasia in heavy smokers at high risk for lung cancer. *Thorax* 2003; **58**: 989–95.

13 Vincent B, Fraig M, Silvestri G. A Pilot study of narrow-band imaging compared to white light bronchoscopy for evaluation of normal airways and premalignant and malignant airways disease. *Chest* 2007; **131**: 1788–94.

14 Gono K, Obi T, Yamaguchi M, *et al.* Appearance of enhanced tissue features in narrow-band endoscopicimaging. *J Biomed Opt* 2004; **9**: 568–78.

15 Lam S. The role of autofluorescence bronchoscopy in diagnosis of early lung cancer. In: Hirsch FR, Bunn Jr. PA, Kato H, Mulshine JL, eds. *IASLC Textbook of Prevention and Early Detection of Lung Cancer*. Taylor & Francis; 2005.

16 Hung J, Lam S, LeRiche JC, Palcic B . Autofluorescence of normal and malignant bronchial tissue. *Lasers Surg Med* 1991; **11**: 99–105.

17 Zellweger M, Grosjean P, Goujon D, *et al.* In vivo autofluorescence spectroscopy of human bronchial tissue to optimize the detection and imaging of early cancers. *J Biomed Opt* 2001; **6**: 41–51.

18 Balchum OJ, Doiron DR, Profio AE. Fluorescence bronchoscopy for localizing bronchial cancer and carcinoma in situ. *Recent Results Cancer Res* 1982; **82**: 97–120.

19 Palcic B, Lam S, Hung J, MacAulay C. Detection and localization of early lung cancer by imaging techniques. *Chest* 1991; **99**: 742–3.

20 Lam S, MacAulay C, Hung J, LeRiche J, *et al.* Detection of dysplasia and carcinoma in situ with a lung imaging fluorescence endoscope device. *J Thorac Cardiovasc Surg* 1993; **105**: 1035–40.

21 Lam S, Kennedy T, Unger M, *et al.* Localization of bronchial intraepithelial neoplastic lesions by fluorescence bronchoscopy. *Chest* 1998; **113**: 696–702.

22 Lam S, MacAulay C, LeRiche JC, Palcic B. Detection and localization of early lung cancer by fluorescence bronchoscopy. *Cancer* 2000; **89** (11 Suppl): 2468–73.

23 Edell E, Lam S, Pass H, *et al.* Detection and localization of intraepithelial neoplasia and invasive carcinoma using fluorescence-reflectance bronchoscopy: an international, multicenter clinical trial. *J Thorac Oncol* 2009; **4**: 49–54.

24 Chiyo M, Shibuya K, Hoshino H, *et al.* Effective detection of bronchial preinvasive lesions by a new autofluorescence imaging bronchovideoscope system. *Lung Cancer* 2005; **48**: 307–13.

25 Häussinger K, Stanzel F, Huber RM, *et al.* Autofluorescence detection of bronchial tumors with the D-light/AF. *Diagn Ther Endosc* 1999; **5**: 105–12.

26 Goujon D, Zellweger M, Radu A, *et al.* In vivo autofluorescence imaging of early cancers in the human tracheobronchial tree with a spectrally optimized system. *J Biomed Opt* 2003; **8**: 17–25.

27 Tercelj M, Zeng H, Petek M, *et al.* Acquisition of fluorescence and reflectance spectra during routine bronchoscopy examinations using the ClearVu Elite device: pilot study. *Lung Cancer* 2005; **50**: 35–42.

28 Ikeda N, Honda H, Hayashi A, *et al.* Early detection of bronchial lesions using newly developed videoendoscopy-based autofluorescence bronchoscopy. *Lung Cancer* 2006; **52**: 21–7.

29 Lee P, Brokx HAP, Postmus PE, Sutedja TG. Dual digital video-autofluorescence imaging for detection of preneoplastic lesions. *Lung Cancer* 2007; **58**: 44–9.

30 Herth FJ, Ernst A, Becker HD. Autofluorescence bronchoscopy—a comparison of two systems (LIFE and D-Light). *Respiration* 2003; **70**: 395–8.

31 Kennedy TC, McWilliams AM, Edell E, *et al.* Bronchial intraepithelial neoplasia/ early central airways lung cancer: ACCP evidence-based clinical practice guidelines (2nd Edition). *Chest* 2007; **132**: 221S–233S.

32 Hirsch FR, Prindiville SA, Miller YE, *et al* Fluorescence versus white-light bronchoscopy for detection of preneoplastic lesions: a randomized study. *J Natl Cancer Inst* 2001; **93**: 1385–91.

33 Häussinger K, Becker H, Stanzel F, *et al.* Autofluorescence bronchoscopy with white light bronchoscopy compared with white light bronchoscopy alone for the detection of precancerous lesions: a European randomised controlled multicentre trial. *Thorax* 2005; **60**: 496–503.

34 Ernst A, Simoff P, Mathur P, *et al.* D-light autofluorescence in the detection of premalignant airway changes; a multicenter trial. *J Bronchol* 2005; **12**: 133–8.

35 Lee P, van den Berg RM, Lam S, *et al.* Color fluorescence ratio for detection of bronchial dysplasia and carcinoma in situ. *Clin Cancer Res* 2009; **15**: 4700–05

36 Tsuboi M, Hayashi A, Ikeda N, *et al.* Optical coherence tomography in the diagnosis of bronchial lesions. *Lung Cancer* 2005; **49**: 387–94.

37 Lam S, Standish B, Baldwin C, *et al.* In-vivo optical coherence tomography imaging of pre-invasive bronchial lesions. *Clin Cancer Res* 2008; **14**: 2006–11.

38 Yang VX, Vitkin IA. Principles of Doppler optical coherence tomography. In: Regar E, van Leeuwen T, Serruys P, eds. *Handbook of Optical Coherence Tomography in Cardiology*. Oxford, UK: Taylor and Francis Medical; 2006.

39 Yang VXD, Tang S, Gordon ML, *et al.* Endoscopic Doppler optical coherence tomography in the human GI tract: initial experience. *Gastrointest Endosc* 2005; **61**: 879–90.

40 McWilliams AM, Mayo JR, Ahn MI, *et al.* Lung cancer screening using multi-slice thin-section computed tomography and autofluorescence bronchoscopy. *J Thorac Oncol* 2006; **1**: 61–8.

41 Loewen G, Natarajan N, Tan D, *et al.* Autofluorescence bronchoscopy for lung cancer surveillance based on risk assessment. *Thorax* 2007; **62**: 335–40.

42 Lam B, Lam SY, Wong M, *et al.* Sputum cytology examination followed by autofluorescence bronchoscopy: A practical way of identifying early stage lung cancer in central airway. *Lung Cancer* 2009; **64**: 289–94.

43 Sato M, Sakurada A, Sagawa M, *et al.* Diagnostic results before and after introduction of autofluorescence bronchoscopy in patients suspected of having lung cancer detected by sputum cytology in lung cancer mass screening. *Lung Cancer* 2001; **32**: 247–53.

44 Ikeda N, Hiyoshi T, Kakihana M, *et al.* Histopathological evaluation of fluorescence bronchoscopy using resected lungs in cases of lung cancer. *Lung Cancer* 2003; **41**: 303–9.

45 Piérard P, Faber J, Hutsebaut J, *et al.* Synchronous lesions detected by autofluorescence bronchoscopy in patients with high-grade preinvasive lesions and occult invasive squamous cell carcinoma of the proximal airways. *Lung Cancer* 2004; **46**: 341–7.

46 Sutedja TG, Codrington H, Risse EK, *et al.* Autofluorescence bronchoscopy improves staging of radiographically occult lung cancer and has an impact on therapeutic strategy. *Chest* 2001; **120**: 1327–32.

第 13 章

支气管腔内超声

Heinrich D. Becker

引言

在中央气道内,内镜医师的视野被限制在气管管腔和内表面。壁内部分、紧邻气道部分以及纵隔结构只能从变色、位移和解剖结构的破坏这些间接征象来评价。20 世纪 80 年代,尽管早期有广泛的计算机断层扫描(CT)的应用,肺癌的临床分期只有 60% 的病例与 TNM 病理分期(病理肿瘤大小和浸润,局部淋巴结受累和远处转移)相同。因此我们开始考虑超声内镜检查作为呼吸道潜在有用的技术[1]。外部纵隔超声和经食管腔内超声对纵隔结构的探索已被证明是不足的,1989 年我们为支气管腔内超声(EBUS)的研发走进了奥林巴斯公司,微型径向扫描探头首先应用在胃肠道(EUS)[2,3]和心腔内超声检查,初步的经验已经在排除肿瘤浸润的肺动脉血管超声有所报道[4]。经过专用径向超声探头的丰富经验,有集成线性电子传感器的支气管镜也开发了对血管可视化的多普勒功能和实时观察支气管针吸活检的功能。

支气管腔内超声系统

支气管腔内超声(EBUS)系统有两个基本部件:微型探头的径向机械传感器和线性电子传感器,这些都整合到支气管镜的先端部。径向探头传感器连接到转动电机的电线上,传感器发送垂直于支气管纵轴的超声波,并产生一个环绕呼吸道及邻近纵隔结构 360° 范围的图像。线性电子传感器提供一个沿支气管纵轴的扇形图像,多普勒功能可以提供血管内血流的信息。目前,机械传感器有 20MHz 和 30MHz 的较高频率,从而得到更高分辨率的结构,但较少穿透到远处的结构。电子传感器具有 5~10MHz 的频率,分辨率较低,但有较高的穿透力(图 13.1 和图 13.2)。

带有机械传感器的微型探头

自 1999 年以来该系统已经可以买到(奥林巴斯公司带有 MH-240 驱动装置、EU-M20 和 30 个处理器的 UM-2R/3R 系统)。该系统配有球囊导管(MAJ-643R),它们分别连接到探头和驱动装置(奥林巴斯 UM BS20-26R)。该水囊用一 O 形环固定在探头的先端部,滑入探头先端部的凹口。在过量充气或过度压力的情况下,水囊从先端部脱出,少量水被释放到气道,从而防止水囊破裂和胶乳颗粒渗入肺内。水囊的发展提供了气道成像的三个基本功能:第一,它提供了圆形接触面积,为精确的解剖定位提供了 360° 视角;第二,在 20MHz 的频率下可获得气管支气管壁在高分辨率下的详细数据;第三,水囊中的水使焦点转向外周,因而支气管旁纵隔结构也可以被显示,这些部位在 CT 图像中常呈灰色区域[5]。支气管镜的活检通道应至少为 2.8mm。对肺的外周,用较小的探针与引导鞘管(UM-S20-20R)可以达到 1.4mm 直径,它结合引导鞘管可通过 2.0mm 的活检通道。一个 30MHz 的探针提供的图像具有较高的分辨率(30MHz UM-S30-25R),探针在图像采集期间(20MHz 3D EU-IP2)沿其长轴移动由另一装置生成三维图像。后来,日立公司还开发出了 20MHz 带有水囊鞘管(PL2220-20)的径向探头。

超声支气管镜 微型探头

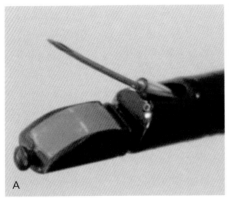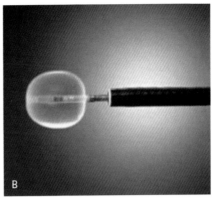

图 13.1 （A)带有传感器的超声支气管镜和通过活检通道专用的针。(B)带有水囊鞘管的微型探头和膨大的水囊通过电子支气管镜的活检通道进入。

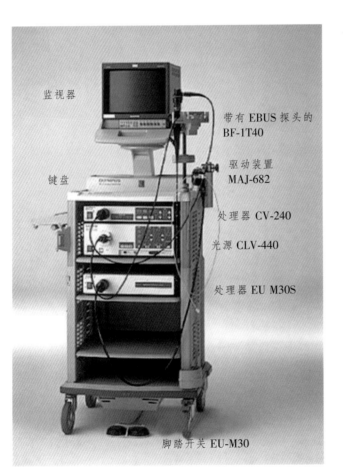

图 13.2 超声设备有处理器,键盘,驱动装置和显示器,微型探头通过支气管镜的活检通道进入,已连接到光源和处理器。

超声支气管镜

当前奥林巴斯的超声支气管镜是用光纤成像,是由手柄处的电子照相机采集的混合型内镜。该超声支气管镜具有 7.5MHz 的电子换能器, 在其前端具有最大直径 6.9mm 和 2.0mm 的活检通道, 允许一个 22 号(7.5MHz CP-EBUS XBF-UC260F-OL)的专用活检针通过。如果需要的话,水囊可以附着到前端以便更好地接触。支气管镜需要一个电子处理器(EU-C2000)。机械系统和电子系统是互补的,现在集成这两者的处理器(XEUM60A)已经可以买到。另一种 EBUS 视频内镜由日立/宾得公司(EB 1970UK)生产,其前端有色片,可变的超声波频率(5~10MHz), 以及一个 2.0mm 活检通道,允许一个专用的 22 号活检针通过,内镜前端的直径稍大(7.3mm)。

特别注意事项处理

微型探头是精致而脆弱的设备,必须巧妙并谨慎地处理。传感器和连接驱动线要保护起来,以免受到凝胶溶液的塑料保护套的摩擦。该设备应当将连接器向上,探针的前端向下悬挂放置,探头不应在支气管镜前端急剧弯曲的状态下推进活检通道,也不应被激活,因为当电线转动时,传感器可能停止转动了,这样很容易折断探头。无论是在推进前端或者按压探头使其侧面紧贴管壁时都不能使用暴力。

EBUS 支气管镜前方视野大约为 30°,这意味着该支气管镜的前端在操纵仪器期间不能被看到。因而前进方向必须预期计划好,在通过喉部并到达周边时会出问题。另外,前端的长的坚硬部分以及其较大的直径会在狭窄的气道或在弯曲部分出问题。在进行支气管针吸活检时,最重要的是在推进活检针活检之前要看到保护活检针的鞘管的前端,否则活检通道可能会被损坏,内镜也可能因潮湿被破坏[5]。

成像伪影

微型探头的图像重建以径向的方式开始于 9 点钟位置，探头的转动很缓慢以致于产生一个运动伪像，由于脉动或呼吸作用，管壁可以在一个周期内改变位置，这就产生了人为中断支气管管壁的连续性，提示管壁运动。由于伪像不与呼吸和脉动同步，可以很容易地识别出它们。水囊的强回声偶尔会导致多个环形反射，周围结构的强反射可以产生多个反射回波、镜面或彗星伪像，这尤其适用于肺、脊椎、钙化软骨或淋巴结的相邻表面。淋巴结呈三角形扭曲和回声结构外轮廓衰减在 20MHz 的探头中也是很常见的，水囊中的气泡可造成阴影或图像失真，类似于"兔耳"。

超声解剖

用 20MHz 的探头可以清楚地显示气道壁复杂的结构，如同在解剖课本中描述的一样。在 20MHz 的支气管内超声中能看到的图层数量一直在争论中，描述范围有 3~5 层或 3~7 层[6-8]。通过切除人体标本体外实验，我们发现了一个复杂的七层结构，对此高分辨率设置是很有必要的；第一层，最里面的回声层由水囊和黏膜的反射组合而成；接下来是低回声的黏膜下层，在正常情况下，可以很容易将其与黏膜层和强回声的软骨内表面即第三层区分开来，解剖上位于横膈内或软骨层，所以将其称为黏膜下层。这个边缘结构是很重要的，组织病理学定义，肿瘤不侵及这一结构即为早期癌症，能够用支气管镜的方法得到有效治疗，例如光动力疗法（PDT）或支气管内高剂量辐射（HDR 或近距离放射治疗），这一方法已被 Miyazu 等证明，根据他们的研究，黏膜上皮厚度为 0.05mm，第一边缘回声厚度为 0.68mm[9]。软骨的内部海绵样结构在 EBUS 中显示为低回声，而外表面（横膈外或软骨膜）又是强回声。中央气道由松散的和致密的结缔组织双层包围[10]，这是一个鲜为人知的事实，代表了第 6 层（低回声）和第 7 层（高回声）。这 7 层结构已在一个深入的前瞻性、实验性研究中被证实[11]。

在体内这种复杂的结构仅在高倍率下可以显示，而在中、低倍率下，微妙的低回声层掺杂于支撑软骨的强回声之中，在线性 7.5MHz 和 12MHz 传感器的超声支气管镜中，这些层是不可见的。多层结构逐步归

结为 5 层，其中 3 层随着软骨变得稀缺以致最终完全消失而形成通向外周支气管的通道。Shaw 等发现，对于段支气管支气管壁的厚度，EBUS（1.3mm）检查与高分辨率 CT 扫描相比，未发现显著差异[12]。

纵隔内空间定位是不容易的，这是由于复杂的解剖结构以及运动伪像、脉动，此外，还有图像的罕见平面。微型探头周围图像的平面垂直于探头的轴线。而气管内的水平面与 CT 相比，从气管分叉以下的呼吸道向下倾斜的过程中，图像通过左主支气管的通道倾斜得越来越严重，直到几乎冠状面到达左主支气管远端，进入上叶尖段的水平图像几乎成了相反的图像。为了提高定位，认清关键的解剖学标志是非常有用的，并要认清它们与呼吸道之间相互的关系，而不是仅仅观察探针的位置（图 13.3）。熟悉纵隔解剖定位至关重要[13]，必须设置相应的图像，以便发现只有腹侧或背侧到达支气管的标志结构的正确位置，如食管或肺动脉这些标志结构。支气管镜的前端向一侧或向上、向下弯曲时应跟随传感器的方向，根据键盘上的滚动球和反向按钮调整超声图像，这些都有助于让支气管镜的前端与水囊直接接触来观察内部情况。血管由于其低回声和搏动可以很容易被识别，动脉显示的是与脉搏血氧饱和度信号一致的搏动，而静脉显示的是典型的双重运动，可以在大外周静脉观察到。微型探头目前还不具有多普勒功能，不过，淋巴结因其较高的回声可以很容易地与血管区分开来。

水囊里的水使焦点转移到更远侧，20MHz 的探头进入纵隔穿透深度可以很好地达到 5cm。因此，从远端左主支气管进入分叉附近，常可显示左心房和二尖瓣；从左主支气管进入，可见主肺动脉及其腹侧左右分支。在近端左主支气管后面从左向右依次出现背侧的降主动脉、食管的多层结构和脊柱，可以作为定位的清晰标志。腹侧右主支气管旁伴随升主动脉的左侧和腔静脉静脉右侧出现右肺动脉。稍微更近侧的远端气管，在合适的气管支气管角的水平可见奇静脉，其位于背侧右边紧邻食管，走行于气管前，最后汇入腔静脉。进一步到远侧，在中间支气管，肺动脉和静脉在腹侧交叉，接近中叶，下叶背段的动脉在后侧方交叉。了解清楚这些解剖结构很重要，这样很容易经支气管针吸活检（TBNA）穿刺 10R 组淋巴结。背侧明亮的反射对应于下叶背段的相邻胸膜，中间的部分肺静脉进入心房。血管分支在段支气管水平是不太一致的，并有许多变异。然而血管的定位对在肿瘤激光治疗过程中避免 TBNA 标本受到血液和穿孔污染，尤其是在两

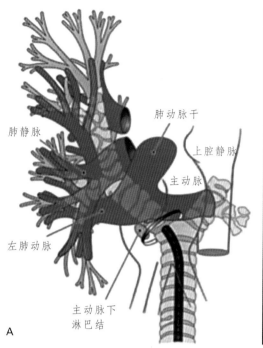
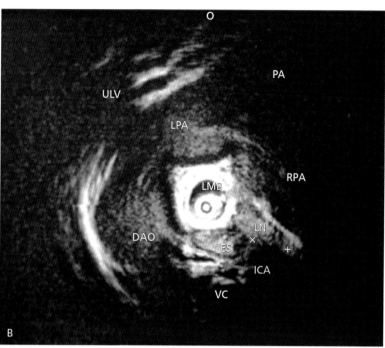

图 13.3 近端左主支气管的超声纵隔解剖。(A)径向超声图像结构图(Courtesy Atul Mehta)。(B)探头在左主支气管(LMB)内相应的超声图像,可以看到腹侧的左主肺动脉(LPA)和右主肺动脉(RPA),背侧左降主动脉(DAO)在左主支气管后面通过,中间能看到食管(ES)的多层结构,内有空气和液体填充,前外侧食管旁/隆嵴下淋巴结(LN)位于 7 组。食管后面和脊柱(VC)前的肋间动脉(ICA)向右与降主动脉相交(箭头)。在左肺动脉前方的上叶静脉(ULV)与左心心房相交。

肺上叶是非常重要的。肺组织本身是高反射率,肺泡和毛细血管显示了"暴风雪般"的特征。一些作者描述的改变是通过间质性肺疾病的方式表现出来的[14],良性浸润可以很容易地与恶性结节病变和囊肿鉴别开来,以直方图的形式用结构计算机辅助分析,在前瞻性研究中我们能够在 90% 以上的病例中准确地诊断恶性肿瘤。

临床应用

带有径向扫描微型探头的 EBUS 便于使用,并发症发生率少,我们在前瞻性研究中发现,整个过程共 19.9 分钟,仅较常规支气管镜增加了 6.3 分钟[15]。并发症罕见且轻微,在水囊完全堵塞左主支气管的 103 例患者中有 18 例(17%)出现短暂轻微的心律失常,只有 5% 的患者需要额外吸氧,在肺外周放置探头时很少发生轻微自限性出血。我们改进了程序的成本效益,只要它们能抵抗应力和应变,可以重新消毒并重新使用该探针,这是我们手中至少高达 100 道程序中的一道。EBUS 在美国已经开始报销,即使不报销,该系统

也是很划算的,因为它可以帮助患者避免更多的侵入性和昂贵的检查。我们进行了一些前瞻性的研究来验证 EBUS 的各种适应证[16-20],同时这样的结果已被其他作者证实,并且证明 EBUS 是无与伦比的,在很多情况下甚至优于其他方法。最近,带有电子线性传感器的专用 EBUS 引起了医师的关注,这些仪器是相互补充的,而不是相互竞争的,并有助于 EBUS 全世界传播,特别是关于纵隔分期。

径向超声探头临床应用的适应证

由于其特殊性能,即带有 20MHz 的探头,并且直径很小,图像分辨率高,径向扫描超声探头的几个临床应用适应证是其他设备所不能满足的。

良性疾病

关于使用 EBUS 诊断良性疾病的几个报道已经发表,Soja 等发现了哮喘患者的管壁较正常增厚很多,主要是黏膜、黏膜下层以及平滑肌的增厚,相当于 FEV_1 的损害[21]。另外,Deveci 等发现,在晚期慢性阻塞性肺疾病患者中,支气管壁的增厚在吸烟者远远超过非吸烟者[22]。根据 Murgu 等的研究,发现不同形式的气

道塌陷可以通过 EBUS 加以区分。气道塌陷的患者,软骨层是正常的,膜质层比正常人更薄。在插管后和气管切开后塌陷,软骨层和膜质层都增厚,在慢性复发性多软骨炎中,软骨增厚、不规则,而膜质层则正常[23]。此外,Miyazu 等发现,在慢性复发性多软骨炎中有明显的碎片和水肿的软骨。Irani 等为诊断有无排异反应研究了肺移植受者的层状结构,发现移植支气管的黏膜下层更薄,这是因为供应黏膜下层的血流减少。与此相反,在炎症期间管壁是增厚的,可能是由于炎性浸润或新生血管的形成[25]。在 Herth 等的研究中,早期肺癌的检测与自体荧光和窄带成像 (NBI) 相比,在EBUS 中层状结构完整,则 90% 以上的组织学结果为阴性[26]。

肺癌的分期

分期的目的是按照当前的 TNM 分期提供一种准确的分期作为用于合理治疗的基础,支气管镜的诊断标准都记录在 UICC 分类中[27]。影像检查无法显示的支气管肿瘤必须是高风险或痰细胞学检查阳性的患者,一旦被检测到,依据组织分化、肿瘤局部扩散和侵及管壁的程度制订合适的治疗方案。淋巴结受累由CT,EBUS 和 TBNA 诊断,除了它们的范围和大小,肿瘤与支气管旁纵隔结构、中央气道、肺和胸膜的关系是很重要的,EBUS 可以提供额外的信息,特别是在支气管镜或其他诊断技术不易到达的区域。

原发肺癌:局限在支气管内,早期癌。病理学定义,原位肺癌仅限于黏膜层,不超过固有层,早期肺癌即局限于支气管壁的内层,并且无渗出或不侵及软骨。直到现在,人们认为高分辨 CT 看不到的即为早期癌。但是,人们很早就知道,从早期的 X 线研究,只有75% 的支气管镜可见的肿瘤是由放射检查检测到的[28]。X线不可见肿瘤病变包括渗透管壁的病变,从 EBUS 在我院应用开始,我们发现经常有那些穿透管壁以及显示出局部淋巴结转移的病变由于影像检查未显示而造成漏诊。在用视频支气管镜、自体荧光和窄带成像中检测到的所有恶性病变,通过应用 20MHz 的径向探头,我们发现支气管壁的质地发生超声改变,这些改变包括固定层的增厚或者结构的破坏。自体荧光是非特异性的,一些良性病变也会呈现阳性,如瘢痕、肉芽肿、炎症,EBUS 可以显著提高特异性并且可靠地阐明病变的性质[29]。根据我们的经验,与组织学的相关性从58% 提高到了 92%,甚至在肉眼观察到完好的黏膜层、黏膜下层和壁间扩散的肿瘤均可通过 EBUS 检测到。

肿瘤不显示浸润深层或侵及淋巴结的任何迹象可以归为早期癌症,可以使用内镜的方法达到成功治愈的目的,如光动力疗法(PDT)、支气管内高剂量辐射治疗(近距离放射治疗),甚至激光和氩等离子凝固术治疗[30]。与以往关于电灼和光动力疗法的研究相比,其报道的复发率高达 50%[31],这已在 Miyazu 等[9]的前瞻性研究中得到证明,不是因为治疗效果差,而是由于常规成像技术不足以使局部分期明确。由 EBUS 分期且局限于支气管壁的内层的所有肿瘤,在长期随访中发现均完全缓解,这表明 EBUS 是目前对早期肺癌分期唯一可靠的技术。因此,我们预计未来癌症可由痰、血或口腔拭子中的分子生物学标志物来检测,通过自体荧光和窄带成像定位,并通过带有微型径向扫描探头的 EBUS 进行局部分期,这将是早期发现肺癌并局限微创治疗中心型早期肺癌的三大支柱[32](图 13.4 和图 13.5)。

晚期肿瘤的局部分期。CT 仍是诊断肿瘤局部扩散的金标准,然而,临床分期与术后分期的一致率只有60%~70%[33]。EBUS 也可为局部晚期支气管癌提供有用信息。在气道完全阻塞的患者,可以通过定位肿瘤基底层和阻塞肿瘤的表面来评估肿瘤浸润管壁和纵隔的程度,探头通过狭窄部位来评估远端气道狭窄是否明显。被黏蛋白分泌物堵塞的气道在 CT 图像上经常不能与肿瘤相区别,特别是有关外科治疗方法,这对明确预期切除范围很重要。主支气管、气管隆嵴和气管需要复杂的切除技术,不排除偶尔可操作性,已有文献证明自体荧光和 EBUS 的结合对检测黏膜下肿瘤扩散非常有用。尤其是明确肺血管是否受累对于治疗干预的影响很大[20]。肺灌注可被 Euler-Liljestrand 反射完全关闭,即使肺动脉清晰,在以前也必须借助于 CT 血管造影排除阻塞。径向探头能够显示管壁的微浸润、管壁的脉动以及血液。然而,在这方面带有线性扫描探头的多普勒功能是一个额外的优点,使狭窄部位也能通过内镜检查。

纵隔浸润:气管、肺血管、食管和大血管。纵隔大血管包括主动脉、腔静脉、主肺动脉及静脉浸润的诊断是至关重要的,但通过影像学的方法很难诊断。位于气管、主支气管和左肺门的肿瘤紧邻食管,在几例患者中我们已经能够用 EBUS 检查出直接浸润的情况。此外,肿瘤侵袭主动脉弓、降主动脉和肺动脉干可以从两侧主支气管和气管中观察,这些结构的浸润通常不能用外科手术治疗。然而,如果在肿瘤和这些结构之间可以看到清晰的超声图像也是可以手术的,这在我们的许多患者中已得到证实。只有具有高分辨率

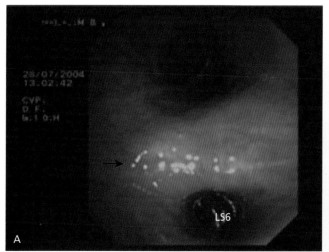
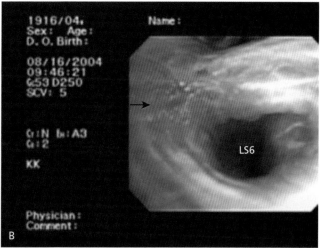
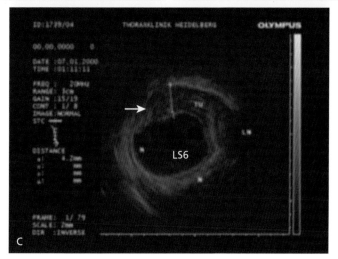

图 13.4　早期肺癌。(A)左侧 B6(LS6)入口的支气管脊处有所增宽,表面呈现出不规则的光反射的散射。(B)在自体荧光(自体荧光成像系统,奥林巴斯公司)上这些部位变成品红色,相比于正常的绿色荧光,使其清晰可见。(C)支气管内超声显示黏膜/黏膜下层相比于正常管壁(N)增厚 4mm。邻近 B6 放射学不可见的淋巴结(LN)经支气管针吸活检(TBNA)已被证明是阴性的,在不能手术且病变局限的情况下可以考虑用内镜手段治疗(Nd-YAG 激光,APC)。另外由 Ir¹⁹² 近距离放射治疗高剂量辐射也是优先考虑的,因其也可覆盖淋巴结。

的径向探头,气管和主支气管外层的浸润才能得到可靠的诊断,并从非浸润中区别出来。在我们的前瞻性研究中,CT 的特异性、敏感性、准确性分别只有 25%、80%、51%,而 EBUS 的特异性、敏感性、准确性分别为 100%、89%、94%,用于此目的的 EBUS 线性范围的分辨率是不够的。

淋巴结:位置、大小、结构、浸润程度和活检。检测、定位、结构分析,尤其是实时超声监控的经支气管穿刺活检或针吸活检(TBNA)是径向扫描探头被线性电子扫描超声支气管镜(超声支气管镜或所谓的"穿刺支气管镜")取代的原因之一。食管在纵隔结构中易活动,并且可以改变其有关淋巴结的位置,然而与食管相比,气道始终与其附近结构保持稳定的关系,并

具有明显的标志。这就是为什么通过 CT 引导,特别是有径向扫描探头时,能够定位淋巴结,探头从活检通道撤回后根据解剖学标志沿通道插入活检针,甚至有这样的超声引导技术,80%以上的操作都能成功[18]。

目前超声支气管镜主要用于淋巴结分期和诊断纵隔肿块[34]。通常情况下,此操作是在局部麻醉下进行的,有时也会在气管插管或喉罩情况下进行,对于经鼻途径超声支气管镜的直径太大。一旦淋巴结被识别,专用的穿刺针就被固定在支气管镜的工作通道中,然后调整导向鞘使得通过内镜可见导管的前端,只有这样才能保证穿刺针进入时不损坏活检通道。穿刺针可以在直视下到达距病变到 4cm 的位置,然后沿一曲线路径停留在超声扇形视图的范围内,除了主动

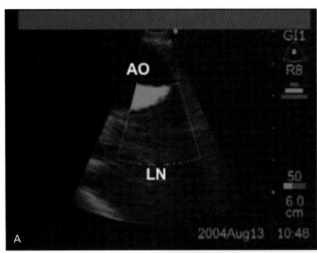

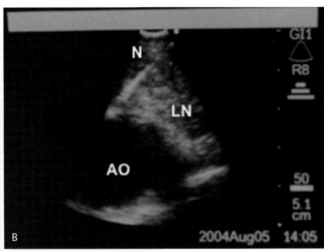

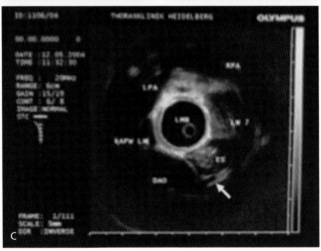

图 13.5　经支气管针吸活检(TBNA)。为避免活检血管后淋巴结(LN),如(A)图所示主动脉后的淋巴结,或如(B)图所示邻近血管的淋巴结,清晰的进针路径是必不可少的。(C)对 7L 位置的淋巴结(LN),如果有明确的标志,通过 CT 扫描或径向探头定位足以成功活检。APW LN,主肺动脉窗淋巴结;DAO,伴有肋间动脉偏移的降主动脉(黄色箭头); ES,食管;LPA,左肺动脉;RPA,右肺动脉。

脉旁/主动脉下淋巴结、食管旁淋巴结,所有的淋巴结都能到达。在某些情况下, 通过专业的介入团队操作,阳性结果能够达到 89%~98%,从而达到与纵隔镜检查相似的诊断准确率,尤其是与经食管超声针吸活检(EUS-TBNA)联合,其准确度可以达到更高,使其在相当多的患者中取代使用纵隔镜检查具有潜在的可能[35]。在某些情况下,为达到此目的我们成功运用了 CP 支气管镜,第 5 组和第 6 组的淋巴结仍需电视胸腔镜或前纵隔造口术评估, 穿刺针需要直视下控制,就使得被穿刺淋巴结的直径不小于 10mm[36]。尤其是在之前进行纵隔镜检查的患者中, 用 EBUS-TBNA 对诱导化疗后再分期比用纵隔镜再分期更容易,同时加上对样本的快速现场评估,EBUS-TBNA 的结果能够进一步提高,因为其可对现场阴性样本重复取样。近日,

一项前瞻性多中心研究已经发表,这可能代表了一般人群中包括非专业介入中心更真实的画面[37]。该研究报道了 75% 的总体诊断率, 这就代表了进行 EBUS-TBNA 操作时什么是可以预料的。最近,由 Kurimoto 和 Yasufuku 两个研究团队验证是否可以通过分析淋巴结的内部结构使得准确性得到提高[38,39](图 13.5)。

　　纵隔病变。如果病变在纵隔内与中央气道接触,也能被径向探头检测到并行 TBNA。如果管壁浸润,则可以在没有风险的情况下进行深层透壁活检(所谓的穿透活检)(图 13.6)。然而, 由于 20MHz 探头的穿透深度是有限的, 在许多情况下优先选用线性探头检测。我们已经能够诊断出气管侧壁和食管前壁的浸润。如果怀疑食管病变是否是原发癌、淋巴结浸润或平滑肌瘤,径向探头可以插入到食管,到达贲门后撑开球囊,

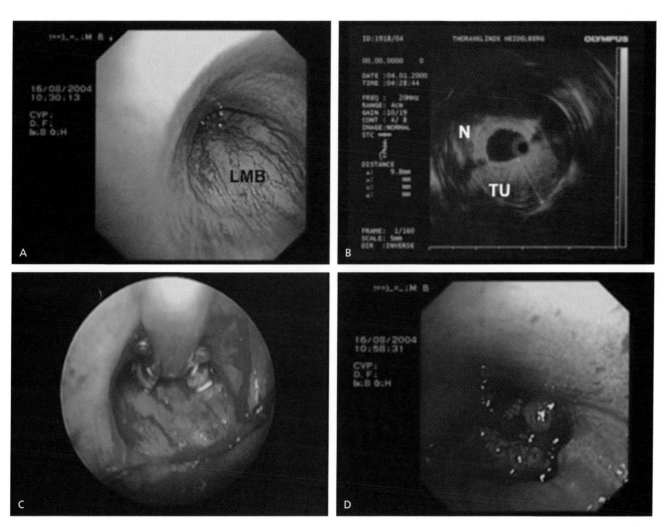

图 13.6　支气管壁外浸润。(A)左主支气管(LMB)由于背侧淋巴结的压迫导致部分闭塞,管壁黏膜完整,仅有血管充血。(B)在超声下可以看到完整的黏膜是一个不间断的白线,相比于正常管壁(N)和肺动脉更深层肿瘤完全侵入。由于椭圆形导致变形,水囊与背外侧壁接触不好。在这些情况下,可以用活检钳(C)正确通过完整黏膜肿瘤并且无任何风险,即所谓的"透壁活检"。(D)活检后肿瘤从活检缺口处突出,由较薄的黏膜填充。

在收回球囊时检查食管。而恶性病变显示管壁破坏,平滑肌瘤在管壁的层状结构内以螺旋排列方式增大,但并不破坏管壁结构,可以进行准确鉴别。支气管源性或其他纵隔囊肿由于其低回声结构很容易被识别。有时这些结构是有隔膜的,在出血、感染或者更多实性结构的病变,它们内部显示出不规则的回声。相比于经食管穿刺后的报告,到目前为止,我们还没有发现经支气管针吸活检后因感染引起的严重并发症,这可能是因为气道内受到较少污染的缘故。

　　肺内病变。超声波是通过空气反射的,因此,一开始我们怀疑其在肺中的应用。然而 Hürther 和 Hanrath 在他们早期的文献中报道了 EBUS 对检查肺外周病变是有用的[6,7],甚至对诊断肺组织也是有可能的[14]。以后我们也能够用径向探头定位肺外周的实性和囊性病变。

高达 80% 的定位活检都是成功的, 尤其是对于直径<3cm 的病变和那些位于心脏或其他解剖结构后以及胸腔积液的病变中定位活检优于 X 线检查[19](图 13.7)。

　　如果探头经由导管引入扩展工作通道,并且探头可以准确进入病灶内,活检阳性率高达 100%。特别是联合电磁导航使定位变得更加准确,目前我们用 Ir192 的 EBUS 探头对不能手术的周围性病变进行近距离放疗治疗。20MHz 的高分辨率使这些病变的解剖学结构形成清晰的图像,这与组织学诊断关系重大[40]。运用 EBUS 图像的计算机辅助分析,能够预测 92% 以上的病变的性质[41](图 13.8)。

　　对于有浸润或肺不张的患者,EBUS 在探索淋巴结压迫支气管、良性狭窄、肿瘤浸润,或胸腔积液或实体肿瘤压迫肺组织等病变的原因时是非常有用的。因

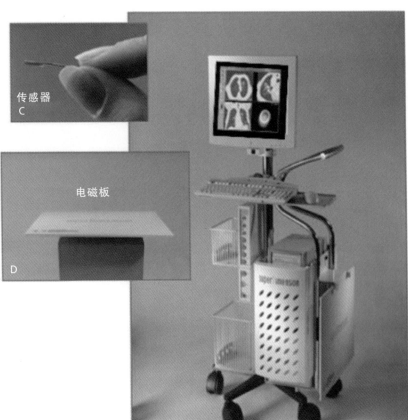

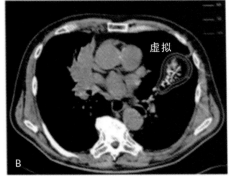

图 13.7　联合电磁导航。superDimension 系统包括电磁板、传感器(通过鞘管作为扩展工作通道进入),可以在电磁场内定位,还包括一个处理器(计算机)可以在监视器中患者的 CT 图像上显示患者体内传感器的位置。通过扩展工作通道插入微型探头确保定位准确(硬币样病变)。随后,如果病变的直径恰好在治疗剂量范围内,治疗剂量范围是虚拟探头根据剂量曲线计算的,则插入近距离放射治疗导管并留在原位进行潜在的治愈治疗。

结核、肿瘤坏死或足分枝菌引起的空洞病变的诊断和定位对指导放置导管引流及药物滴入是有帮助的。

　　胸膜和邻近器官。如果有由于肺不张、胸水或实体病变声窗,就能够看到胸膜和邻近的结构,如内脏和壁层胸膜或心包实体结构。在胸腔积液到达中央气道的情况下,可以成功进行经支气管胸腔穿刺针吸来达到诊断目的(图 13.9)。

EBUS 在支气管镜治疗方面的应用

　　在我们医院,大约 20% 的操作都是为治疗干预而进行的。在这些超声图像中,有 48% 提供了有用的额外信息,其中有 43% 的情况对治疗计划有战略意义[20]。用 EBUS 检查中央气道狭窄来评估病变的原因和病变范围及其与周围结构的关系,这对制订合适的治疗策略如有扩张气道、激光、氩等离子凝固术或支架,以及对控制在随访期间的效果是有帮助的[42]。在切除肉芽

肿和瘢痕前,评估管壁和血管形成对避免穿孔和出血是非常重要的(图 13.10)。

　　如上所述,在支气管镜治疗前对微小肺癌的局部分期非常重要。在支气管镜进行治疗吻合口术引起的并发症中,可能难以通过支气管镜单独诊断。水肿、浅表坏死、开始分裂的部位可以通过 EBUS 来区分,这对在咯血导致致命出血前检测到由局部脓肿形成的导致的邻近肺动脉受累情况,以指导手术修复是非常有用的。

EBUS 在儿科支气管镜检查中的应用

　　EBUS 已被证明在儿科支气管镜检查中与传统影像检查同样重要,甚至因器官较小、运动伪影和放射暴露限制比影像检查更可靠。我们观察了从 1998 年 1 月到 2001 年 12 月的 412 名儿童(我国占 3%),平均年龄为 4.2 岁,应用 EBUS 检查的有 140 例(占 34%),

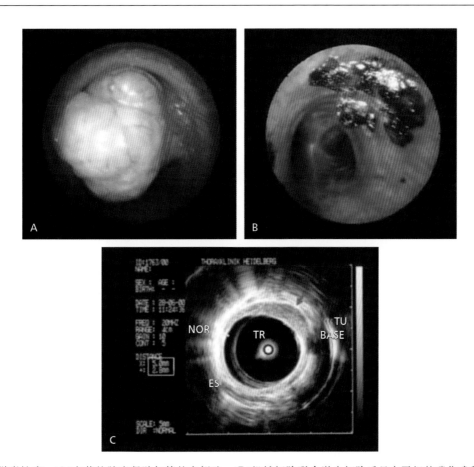

图 13.8　气管腺样囊性癌。(A)有蒂的肿瘤紧贴气管的右侧壁。(B)机械切除联合激光切除后只有平坦的碳化残留。(C)然而超声显示管壁内仍有较多肿瘤残余(箭头)。与对侧正常管壁 2.8mm 的厚度相比,病变部位管壁为 5mm。因此,还需要其他治疗。TR,气管;ES,食管;NOR,正常管壁;TU BASE,基底部肿瘤残余。

几乎与成人应用频率相当。适应证为喘鸣的结构分析和间歇性呼吸困难,在这个年龄组可由血管畸形尤其是肺悬带综合征引起。我们用 EBUS 诊断出 11 例这类患儿,一些患儿甚至是在放射学诊断失败后才确诊。实性病变、淋巴结穿孔、坏死以及肺炎是其他适应证。儿童与成人的操作过程相同,并且不需花费太多操作时间[43]。

EBUS 培训和学习曲线

与其他支气管镜技术相比,EBUS 需要花费相当长的时间学习和应用,这主要是因为胸腔医学仅仅是最近才应用超声技术和图像分析。第二,这项设备的操作需要相当高的技术,尤其是径向扫描微型探头易损坏。当水囊探头阻塞气道时操作时间通常受到限制,这是所有的操作中对成像要求较高的部分,特别是在局部麻醉下进行时,该过程被再氧合中断可能要

重复进行。最后,如以上解剖部分所述,在复杂的纵隔结构内定位较困难。基于这些原因,EBUS 需要较长时间才能掌握并且应用更加广泛。仅仅是引进了比径向探头更熟悉的线性超声支气管镜,目前 EBUS 正在全球迅速增长,已成为"2007 年影响最大的技术"[44]。

根据我们的经验,通过阅读说明、讲座、数字媒体、手把手培训是必不可少的,初始接触可以通过为期 1~2 天的培训课程实现。然而,更丰富的经验是必要的,以获得更多详细了解。根据初始经验,一般至少需要在专门培训中心培训 1 周,对于获得解剖定位是非常有用的,并为图像分析打下基础。图解纵隔解剖和相应超声图像的海报,包括淋巴结的位置,可以帮助学习,数字媒体(CD 和 DVD)可以互动学习。这必须由个人在患者身上的临床经验来加强,为此大约需要操作 50 例次。根据 Falcone 等的研究,图像分析需要 20 例次操作,6~24 个月后才能获得丰富的经验,这取决于检查的频率,说明与其他技术相比,EBUS 是一项难以掌握的技术。互动虚拟模型的发展在缩短学习曲

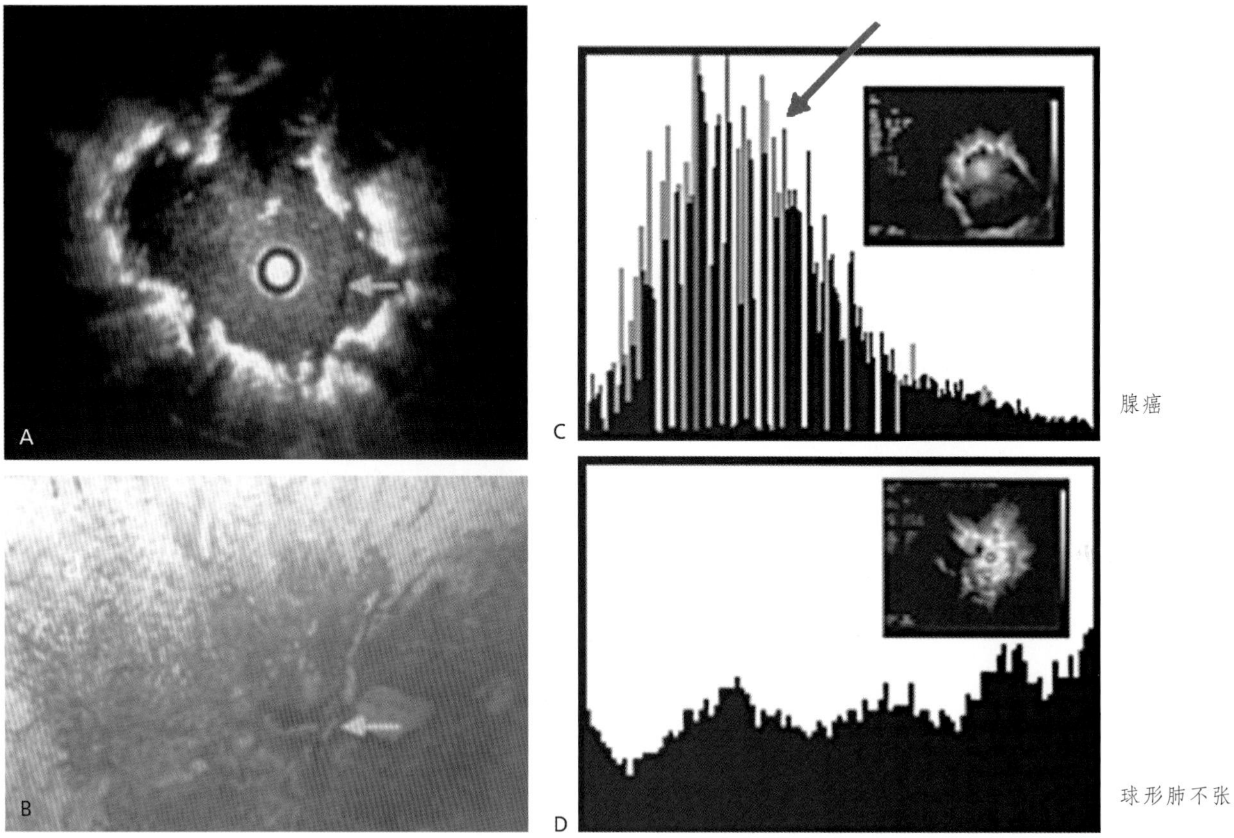

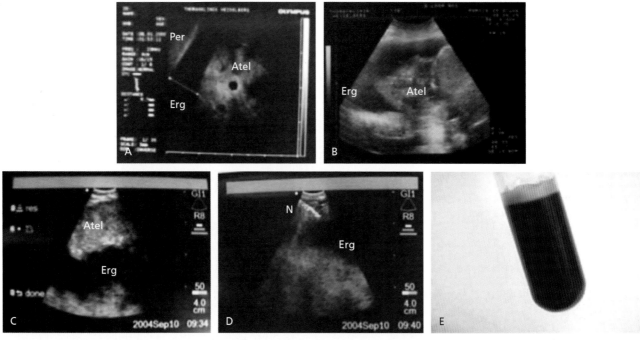

图 13.9　两个肺外周病变的柱状图。(A)20MHz 的高分辨率径向探头提供了详细的结构分析,亮点来自空间,黑色线条来自血管(箭头)和边缘不规则的周围肺组织,如同在组织学标本中出现的一样。(C)图中相对同质的病变在柱状图的暗区显示了一个高峰,当对所有的像素进行计数,这就高度提示是恶性病变,提示是腺癌。相对于良性病变,球形肺不张显示出如(D)图所示的均匀分布的回声信号,也许暗峰对应于恶性病变的新生血管。(Images for A and B courtesy of N. Kurimoto.)

图 13.10　肺组织和胸膜的超声图像。(A)微型探头插入肺不张(Atel)部位,肺组织被胸腔积液(Erg)包围,使肺组织与心包(Per)分离。(B)超声支气管镜低频率产生的深层穿透能力提供了更具体的图像,显示出肝脏上方下叶肺不张(Atel)和广泛胸腔积液(Erg)。(C)可以看到壁层胸膜上的疣状赘生物伸入到包围肺不张(atel)的积液(Erg)中。(D)如果积液(Erg)与支气管邻近,可以在超声引导下使用穿刺针(N)进行胸腔穿刺。(E)在本例中抽出包含腺癌细胞的血性胸水。

线方面是非常有效的,因为目前无论是幻象模型还是动物模型都不能取代在真正的患者身上的经验。

成本效益

与其他所有的新技术一样,成本效益是一个很重要的问题。对于欧洲来说,我们用径向扫描探头以淋巴结的分期为例进行了一项成本评估。每次操作中购买和消耗设备的费用、医师和其他工作人员的费用、一次性材料的费用大约为 138 欧元(约 1036 元,不包括支气管镜检查费用,对所有计算模型来说这是相同的)。如果 100 例淋巴结肿大的患者术前进行纵隔镜分期的总费用为 162 000 欧元(约 1215 664 元),则每个操作程序的费用为 1620 欧元(约 12 156 元),如果用传统的 CT 引导的针吸活检(TBNA)进行分期,成本包括一次性耗材、穿刺针和工作人员费用,每次操作大约为 57 欧元(约 428 元)。若要使准确率达到 60%的乐观状态,40 例患者还需要额外的纵隔镜检查,这就使总成本增加 70 000 欧元(约 525 287 元);如果使 EBUS 引导的 TBNA 的诊断率达到 80%,只需要 20 例患者进行额外的纵隔镜检查,总成本增加 51 000 欧元(约 382 709 元)。这说明了 EBUS 引导的 TBNA 在淋巴结分期中是最划算的[46]。随着超声支气管镜的引入,其与经食管超声结合,在将来可能完全取代纵隔镜。然而最近在美国已取消 EBUS 的报销,另外,加拿大的一项研究表明,超声支气管镜损坏的修复费用远远超过了传统支气管镜[在美国每次修复费用约为 7500 美元比 40 美元,或者每次操作费用为 100 美元比 20 美元(1 美元约 6.7 元)],在计划进行这项操作时必须考虑这些因素[47]。

未来前景

因为 EBUS 当前在全球广泛传播,它开始取代其他方法,包括早期肺癌的分期和经支气管针吸活检。超声支气管镜吸引了广泛的关注,因为该技术与支气管镜检查者已经非常熟悉的传统支气管镜很相似。然而,我们应该知道这两种方法是相互补充的而不是相互竞争的。通过 30MHz 的探头检查在支气管塑形中小的黏膜血管、炎症和肿瘤中可能非常有用。特殊处理算法和弹性成像对了解组织特征可能是有用的[48,49],

其与电磁导航联合正在改善诊断和治疗肺外周病变的方法,除了近距离放射治疗外,还包括射频消融和注射化学药物,肿瘤反应可以通过计算机成像分析进行评估[50]。EBUS 在筛查发现的早期肺癌局部分期中的作用已经阐述过,同样的,在肺外周病变用低剂量螺旋 CT 筛查中,EBUS 将会起到重要作用,因为许多这类病变是良性病变,并且不需要干预。超声波也可应用于组织破坏,因其固有的能量可以聚集在高强度聚焦超声(HIFU),并转化为热量。EBUS 图像随着组织含水量的变化而变化,计算分析阻抗的变化可以作为对治疗有效性的调控。在经径向探头定位或经超声支气管镜工作通道能够直视的情况下,可以在纵隔病变的透壁治疗中应用同样的技术(图 13.9 和图 13.10)。

总之,EBUS 目前与其他技术是互补的,在一些方面已经开始取代其他技术。通过应用 EBUS,在支气管镜检查过程中立即就能做出诊断和治疗决策,不需要再花费时间和金钱去做其他检查。在对超声支气管镜的介绍中已经阐述了人们对这种新技术的兴趣显著增加,我们正在目睹这项新技术的兴起,而不是其发展结束,其仪器和应用范围也将不断发展。

(谢芳芳　孙加源　译)

参考文献

1 Becker HD. Short history of the development of endobronchial ultrasound—a story of success. In: Bolliger CT, Herth FJF, Miyazawa T, Beamis JF, eds. *Clinical Chest Ultrasound: From the ICU to the Bronchoscopy Suite.* Prog Respir Res. Basel: Karger; 2009; 99, 128–39.

2 Becker HD. EBUS—A new dimension in bronchoscopy. Editorial. *Respiration* 2006; **73**: 583–6.

3 Koga T, Ogata K, Hayashida R, Hattori R. Usefulness of transluminal ultrasonography in the evaluation of bronchial stenosis secondary to tuberculosis. *J Jpn Soc* 1994; **16**: 477–82.

4 Frank N, Holzapfel P, Wenk A. Neue Endoschall Minisonde in der täglichen Praxis. *Endosk Heute* 1994; **3**: 238–44.

5 Becker HD (2006) Endobronchial ultrasound with miniprobe radial scanning. In: CF Dietrich, ed. *Endoscopic ultrasound—an introductory manual and atlas.* Stuttgart-New York: Thieme; 2006: 334–51.

6 Hürther T, Hanrath P. Endobronchial sonography in the diagnosis of pulmonary and mediastinal tumors. *Dtsch Med Wochenschr* 1990; **115**: 1899–905.

7 Hürther T, Hanrath P. Endobronchial sonography: feasibility and preliminary results. *Thorax* 1992; **47**: 565–7.

8 Kurimoto N, Murayama M, Yoshioka S, *et al.* Assessment of usefulness of endobronchial ultrasonography in determination of depth of tracheobronchial tumor invasion. *Chest* 1999; **115**: 1500–6.

9 Miyazu Y, Miyazawa T, Kurimoto N, *et al.* Endobronchial ultra-

sonography in the assessment of centrally located early-stage lung cancer before photodynamic therapy. *Am J Respir Crit Care Med* 2002; **165**: 832–7.

10 Netter FH. *The Ciba collection of medical illustrations. Respiratory system*. Ardsley, NY: CIBA-GEIGY Corporation; 1979: 23.

11 Shirakawa T, Miyazawa T, Becker HD. The layer structure of central airways as described by endobronchial ultrasonography (EBUS). *J Bronchol* 2008; **15**: 129–33.

12 Shaw TJ, Wakely SL, Peebles CR, *et al*. Endobronchial ultrasound to assess airway wall thickening: validation in vitro and in vivo. *Eur Respir J* 2004; **23**: 813–17.

13 Becker HD. Bronchoscopy for airway lesions. In: Wang KP, Mehta AC, eds. *Flexible Bronchoscopy*. Blackwell Scientific Publications, 1995: 136–59.

14 Omori S, Takiguchi Y, Hiroshima K, *et al*. Peripheral pulmonary diseases: evaluation with endobronchial US; initial experience. *Radiology* 2002; **24**: 603–8.

15 Herth F, Becker HD, Manegold C, Drings P. Endobronchial ultrasound (EBUS): assessment of a new diagnostic tool in bronchoscopy for staging of lung cancer. *Onkologie* 2001; **24**: 151–4.

16 Becker HD. Options and results in endobronchial treatment of lung cancer. *Minim Invasive Ther Allied Technol* 1996; **5**: 165–78.

17 Herth F, Ernst A, Schulz M, Becker HD. Endobronchial ultrasound reliably differentiates between airway infiltration and compression by tumor. *Chest* 2003; **123**: 458–62.

18 Herth FJ, Becker HD, Ernst A. Ultrasound-guided transbronchial needle aspiration: an experience in 242 patients. *Chest* 2003; **123**: 604–7.

19 Herth FJ, Ernst A, Becker HD. Endobronchial ultrasound-guided transbronchial lung biopsy in solitary pulmonary nodules and peripheral lesions. *Eur Respir J* 2002; **20**: 118–21.

20 Herth FJ, Becker HD, LoCocero J III, Ernst A. Endobronchial ultrasound in therapeutic bronchoscopy. *Eur Respir J* 2002; **20**: 118–21.

21 Soja J, Grzanka P, Sladek K, *et al*. The use of endobronchial ultrasonography in assessment of the bronchial wall remodeling in asthma patients. *Chest* 2009; **136**: 797–804.

22 Deveci F, Murat A, Turgut T, *et al*. Airway wall thickness in patients with COPD and healthy current smokers and healthy non-smokers: assessment with high resolution computed tomographic scanning. *Respiration* 2004; **71**: 602–10.

23 Murgu S, Kurimoto N, Colt H, *et al*. Endobronchial ultrasound morphology of expiratory central airway collapse. *Respirology* 2008; **13**: 315–9.

24 Miyazu Y, Miyazawa T, Kurimoto N, *et al*. Endobronchial ultrasonography in the diagnosis and treatment of relapsing polychondritis with tracheobronchial malacia. *Chest* 2003; **124**: 2393–5.

25 Irani S, Hess T, Hofer M, *et al*. Endobronchial ultrasonography for the quantitative assessment of bronchial mural structures in lung transplant recipients. *Chest* 2006; **129**: 349–55.

26 Herth FJF, Becker HD, LoCicero J, Ernst A. Endobronchial ultrasound improves classification of suspicious lesions detected by autofluorescence bronchoscopy. *J Bronchol* 2003; **4**: 249–52.

27 Mountain CF. Revisions in the international system for staging lung cancer. *Chest* 1997; **111**: 1710–7.

28 Naidich DP. Staging of lung cancer. Controversy: computed tomography versus bronchoscopic needle aspiration: pro computed tomography. *J Bronchol* 1996; **3**: 73.

29 Herth F, Becker HD, LoCicero J, Ernst A. Endobronchioal ultrasound improves classification of suspicious lesions detected by autofluorescence bronchoscopy. *J Bronchol* 2003; **10**: 249–52.

30 Becker HD. Endobronchial ultrasound: a new perspective in bronchology. *J Ultraschall Med* 1996; **17**: 106–12.

31 Becker HD. The role of endobronchial ultrasound (EBUS) in diagnosis and treatment of centrally located early lung cancer. In: Hirsch FR, Bunn Jr PA, Kato H, Mulshine L, eds. *Textboook of Prevention and detection of Early Lung Cancer*. London and New York: Taylor and Francis; 2006: 161–75.

32 Lam S, Becker HD. Future diagnostic procedures. *Chest Surg Clin N Am* 1996; **6**: 363–80.

33 Becker HD, Kayser K, Schulz V, *et al*. *Atlas of Bronchoscopy. Technique, Diagnosis, Differential Diagnosis, Therapy*. Philadelphia – Hamilton: B.C. Decker, Inc.; 1991.

34 Yasufuku K, Nakajima T. Convex probe endobronchial ultrasound. In: Bolloger CT, Herth JFJ, Mayo PH, Miyzawa T, Beamis JF, eds. *Clinical Chest Ultrasound: From the ICU to the Bronchoscopy Suite*. Prog Respir Res, Vol. 37. Basel: Karger; 2009: 147–52.

35 Annema JT, Rabe KF. Esophageal ultrasound. In: Bolloger CT, Herth JFJ, Mayo PH, Miyzawa T, Beamis JF, eds. *Clinical Chest Ultrasound: From the ICU to the Bronchoscopy Suite*. Prog Respir Res, Vol. 37. Basel: Karger; 2009: 166–70.

36 Herth JFJ, Eberhardt R. Flexible Bronchoscopy and its Role in the Staging of Non-Small Cell Lung Cancer. *Clin Chest Med* 2010; **31**: 87–100.

37 Ernst A, Simoff M, Ost D, *et al*. A multicenter, prospective, advanced diagnostic bronchoscopy outcomes registry. *Chest* 2010; **138**: 165–70.

38 Kurimoto N, Osada H, Miyazwa T, *et al*. Targeting the area in metastatic lymph nodes in lung cancer for endobronchial ultrasonography-guided transbronchial needle aspiration. *J Bronchol* 2008; **15**: 134–8.

39 Fujiwara T, Yasufuku K, Nakajima T, *et al*. The utility of sonographic fetures during endobronchial ultrsound-guided transbronchial needle aspiration for lymph node staging in patients with lung cancer. *Chest* 2010; **138**: 641–7.

40 Kurimoto N, Murayama M, Yoshioka S, Nishisaka T. Analysis of the internal structure of peripheral pulmonary lesions using endobronchial ultrasonography. *Chest* 2002; **122**: 1887–94.

41 Becker HD, Herth F, Shirakawa T. Computer assisted analysis of endosonographic images of solitary pulmonary nodules (SPN). *Eur Respir J* 2001; **20**: 462.

42 Shirakawa T, Ishida A, Miyazu Y, *et al*. Endobronchial ultrasound for difficult airway problems. In: Bolloger CT, Herth JFJ, Mayo PH, Miyzawa T, Beamis JF, eds. *Clinical Chest Ultrasound: From the ICU to the Bronchoscopy Suite*. Prog Respir Res, Vol. 37. Basel: Karger; 2009: 189–201.

43 Link B, Liman YST, Becker HD, Dienemann H. Endobronchial juvenile hemangioma in infancy: removal by main bronchus cuff resection. *Chirurg* 2001; **72**: 584–7.

44 Kovitz K. Literature review. Lecture at the meeting of the American Association for Bronchology, Chicago, Oct. 2007.

45 Falcone F, Fois F, Grosso D. Endobronchial ultrasound. *Respiration* 2003; **70**: 179–94.

46 Herth F, Ernst A, Becker HD. Initial EBUS-guided TBNA is the most cost-effective means of lymph node staging—a German experience trial. *Chest* 2002; **122**: 104.

47 Herrgott CA, MacEachern P, Stather DR, Tremblay A. repair costs for endobronchial ultrasound bronchoscopes. *J Bronchol Intervent Pulmonol* 2010; **17**: 223–7.

48 Basset O, Sun Z, Mestas JL, Gimenez G. Texture analysis of ultrasonic images of the prostate by means of co-coccurence

matrices. *Ultrasound Imaging* 1993; **15**: 218–37.

49 Wagner RF, Insana MF, Brown DG. Unified approach to the detection an classification of speckle texture in diagnostic ultrasound. *Opt Eng* 1986; **25**: 738–4.

50 Becker HD, Herth F, Schwarz Y, Ernst A. Bronchoscopic biopsy of peripheral lung lesions under electromagnetic guidance. A pilot study. *J Bronchol* 2005; **12**: 1, 9–13.

第 **14** 章

虚拟支气管镜导航的应用和局限性

Fumihiro Asano

支气管镜下诊断肺周围性病变

2007 年美国胸科医师协会相关指南指出,通过支气管镜技术确诊肺周围性病变的诊断率仅为 78%,而对于直径<2cm 的病灶,诊断率更低,仅为 34%[1]。影响孤立性肺周围病灶经支气管确诊的因素包括病灶大小[2,3]、位置[2]、有无支气管累及[4]、良性或恶性疾病[3]。此外,采用哪种综合支气管镜引导技术[3]和支气管镜操作者的操作经验也与诊断率相关。

CT 二维平面成像定位

通过螺旋 CT 扫描我们可以采集肺部连续的三维结构数据, 但最终 CT 成像获得的是二维连续的平面轴位图像,这些 CT 图像不仅可以常规显示气道,而且可以显示肺实质和纵隔内的结构,有利于诊断。虽然目前的 CT 平面轴位图像对于选择支气管路径有所帮助,但在确定通往肺外周病变的正确支气管路径及最佳支气管路径的选择方面,仍然有限,尤其当病变位于第 3 或第 4 级支气管时,很难做出正确选择[6]。

虚拟支气管镜

虚拟支气管镜是指利用螺旋 CT 采集连续的肺部横截面数据,电脑重建构成包括气管和支气管在内的气道腔内结构一种方法[7]。 虚拟支气管镜的优点在于可以多次重复操作、无任何创伤和射线暴露风险。

虚拟支气管镜是由表面再现或容积再现技术生成的,虚拟的镜下图像前期准备的关键点在于设定阈值,阈值产生界面,界面就是虚拟支气管镜观察到的气管或支气管壁。因此,生成的虚拟图像会随着设定的不同阈值发生变化,尤其在肺周围的小气道,这些支气管分支可以不显示或仅显示支气管壁上的孔道,提示此处有分支存在[8]。阅读螺旋 CT 原始数据时,在横断面、矢状面及冠状面上确定是否有通往病灶的细小支气管分支存在, 并与生成的虚拟图像做比较,这点很重要。

虚拟支气管镜定位

虚拟定位是应用虚拟支气管镜成像技术定位病变位置的一种方法。既往曾有临床报道采用虚拟定位的方法评价近端支气管病灶和在近端行支气管周围淋巴结穿刺术 (TBNA)[9]。这项技术比二维螺旋 CT 更容易定位支气管分支,目前仅有一些个案报道将虚拟定位技术应用于位于肺亚段水平的肺周围病变[10]。在 20 世纪 90 年代,多排 CT 尚未普及,重建一个准确的肺外周病变的虚拟图像比较困难,当时也没有超细支气管镜可以与虚拟成像技术相匹配。

对于支气管镜操作者而言,虚拟定位技术有时并不完美, 虚拟成像和实际支气管镜操作仍有不同,支气管镜插入端仅能向上或向下移动,移动过程中产生的空间位置差异与虚拟成像有所差异。支气管镜一旦插入并移动,这样虚拟成像构成的支气管树与实际的支气管树会因位置上的差异而不同,最终很容易导致导航定位失败。

虚拟支气管镜导航

笔者及其同事曾经报道过采用虚拟成像技术和实际镜下图像相结合的方法,采用超细支气管镜定位肺内病灶的方法,类似于虚拟支气管镜导航技术(VBN)[11]。这些病例报道中,超细支气管镜在虚拟成像技术的引导下可以定位位于第 10 级支气管分支的病灶。本章中引用的多篇日本文献中有关支气管的分类命名方法,包括根据虚拟支气管镜导航发现的支气管分支,都采用了日本的方法,即亚段支气管分支命名为第 3 级段支气管。以前我们需将虚拟图像打印出来,然后通过旋转手中的图片来对应实际的镜下图像,现在我们已经可以应用下述的虚拟支气管镜导航系统了。Dolina 和 Merrit 已经报道了采用虚拟图像对照实际镜下图片要优于传统的定位方法[6,12]。

表 14.1 汇总了采用虚拟支气管镜导航技术诊断肺周围性病变的临床研究的文献,我们采用 CT 引导超细支气管镜复合虚拟支气管镜导航技术对 36 例肺部病变患者实施了检查[13]。超细支气管镜外径 2.8mm,活检孔道直径 1.2mm,我们通过薄层 CT 扫描来验证超细支气管镜到达病灶的路线是否与虚拟支气管镜导航系统的路径一致,平均第 6.1 级支气管分支可以被虚拟重建出来,而超细支气管镜可以到达平均第 6.9 级。虚拟图像能够真实地反映支气管分支情况,36 例患者中 30 例(83.3%)不需透视,仅依照虚

拟支气管镜导航系统所示路径到达了病灶,体现了虚拟支气管镜导航技术的有效性,6 例因支气管镜旋转困难和重建图像阈值不恰当操作失败,失败经验的总结有利于进一步改进完善虚拟支气管镜导航系统[14]。

Shinagawa 及其团队也用上述相同的方法对 26 例直径<2cm 的肺周围性病灶实施检查,最终 17 例(65.4%)明确了诊断[14]。

采用类似的方法,我们用钡剂经支气管腔内标记了 31 处肺部直径≤1cm 的纯磨玻璃影病变,便于外科胸腔镜手术切除。虚拟导航图像可以重建到第 6 级支气管而超细支气管镜也可到达第 6 级支气管完成预期的标记定位,超细支气管镜插入并接近病灶,然后鞘管经活检孔道进入,准确地送至病灶近端。27 处病灶标记范围在距离病灶平均 4mm 至 1cm 的范围内,钡剂标定的所有的肺部病变都可以采用胸腔镜切除。相比经皮肤的肺穿刺的方法,我们的操作并发气胸和血胸的发生率低。病灶大小和数量都不影响患者的有效治疗[15]。

此外,另一种伴随着虚拟支气管镜导航和支气管腔内超声而出现的引导鞘管技术已有报道,它是一种采用非 CT 引导的方法将活检装置送入病灶的新方法。Kurimoto 及其团队[16]报道了 EBUS-GS 技术。将外套引导鞘管的超声径向探头,在虚拟支气管镜导航的引导下到达病灶,并由超声径向探头确认,然后撤出超声探头,通过留置的引导鞘管完成对病灶取样。Asahina 及其团队报道了采用这种技术对 30 例肺周围性病变患者实施活检,病灶直径<3cm,最终 24 例患者(80%)可以通过 EBUS 发现病灶,19 处病灶(63.3%)明确了诊断[17]。

表 14.1　虚拟支气管镜导航诊断肺周围性病变

作者	确认到达的方法	病变数量	诊断率(%)	病变直径<2cm 数量	病变直径<2cm 诊断率(%)	检查时间 (分)
Asano 等[13]	CT 和 X 线透视	36	86.1	26	80.8	n/a
Shinagawa 等[14]	CT 透视	26	65.4	26	65.4	29.3
Asahina 等[17]	EBUS	30	63.3	18	44.4	25.7
Asano 等[19]	CT 和 X 线透视	38	81.6	26	80.8	24.9
Shinagawa 等[20]	CT 透视	71	70.4	71	70.4	24.5
Tachihara 等[21]	X 线透视	96	62.5	77	54.5	24.1
Asano 等[18]	EBUS	32	84.4	15	73.3	22.3
Ishida 等[22]	EBUS	99	80.8	58	75.9	24.0
合计		428	73.6	317	67.5	

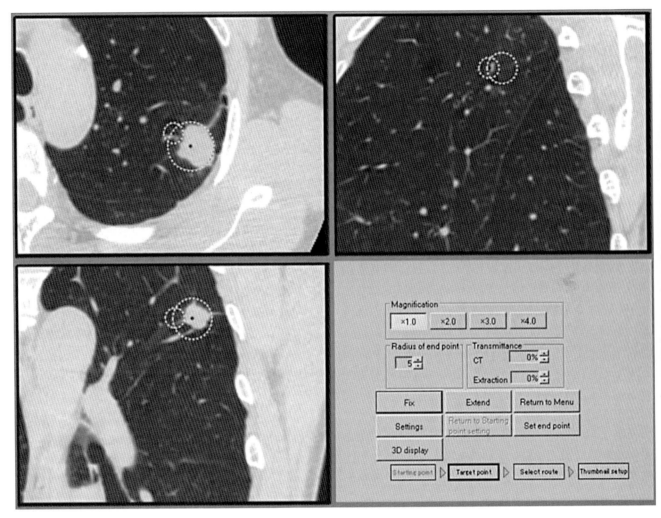

图 14.1　虚拟支气管镜导航系统(Bf-NAVI))设定导航目标和终点。病灶位于左上叶尖后段(S1+2),通过观察横断面、矢状面和冠状面 CT 图像设定了目标靶点(大虚圆圈内),导航的终点设定在系统提取的与病灶相通的支气管的末端(小虚圆圈内)。

虚拟支气管镜导航系统

VBN 中也有一些缺点:①在制备虚拟图像方面需要经验且耗时耗力;②虚拟动态图像无法模拟支气管镜在插入过程中的旋转问题。我们已开发出一种可以自动选择虚拟支气管路径,可以与真实图像相比较的系统。该系统(BF-NAVI;Cybernet 系统,奥林巴斯医疗系统)既有虚拟成像制备[18]又有导航功能[19]。

虚拟图像的制备过程如下:

1.导入 CT 数据:将 DICOM 格式的 CT 数据导入系统;

2.设置起始点:一旦起始点被设置在气管,阈值将自动调整,支气管结构会被提取出来;

3.确定目标区域:病灶作为目标区域,距离肺内病灶最近的支气管被提取出来 (图 14.1)。如果确定无误,路径会被系统自动的寻找并显示;

4.检查路径:路径沿着支气管树延伸。当路径上设置的点从起点向终点动态活动时,会显示相应的虚拟腔内横断面图像(图 14.2)。当确认了路径,虚拟成像导航路径可以自动生成;

5.缩略图索引:从起始点至终点连续显示一系列虚拟成像图片,标记了支气管镜插入过程中应该进入的每一个支气管分支的图片,并被索引成缩略图(图14.3)。系统可以确认无法自动生成的支气管分支的区域,并可以通过手动的方法添加。这个功能可以实现对肺周围性支气管分支的重建。

系统依据 4 大功能来实现对目标支气管的导航,使得虚拟图像和真实图像互相重合:①描述目标支气管,②旋转图像,③前进或后退图像,④显示缩略图。在虚拟成像导航中病灶的方向也用特殊的标记表达

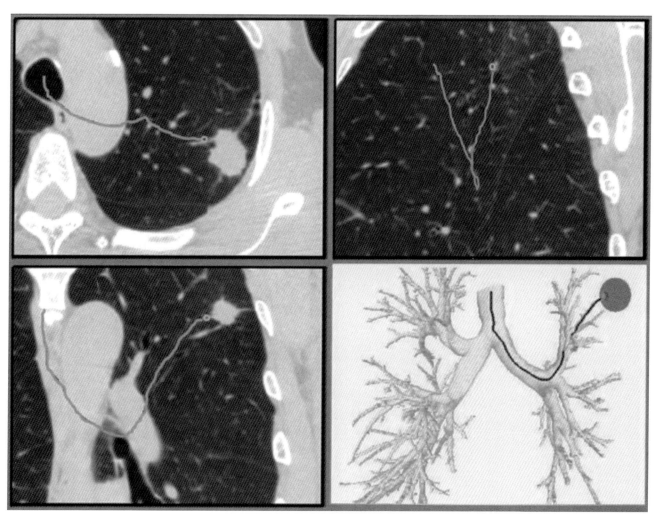

图 14.2 路径显示。图中的线表示到达终点的路径。右下角的面板显示支气管树。圆圈示意目标病灶。不同面上同步呈现图像对应的点形成的路径。

(图 14.3)。支气管镜实际操作时,操作医师依据虚拟支气管镜导航所示路径推进支气管镜,故操作医师都可以将支气管镜在很短的时间内送达病灶靶点[1]。

下面是关于虚拟支气管镜导航系统的研究报道,我们对 38 个肺内直径≤3cm 的结节开展虚拟支气管镜导航,同时采用 CT 引导下超细支气管镜检查。最终有 36 例(94.7%)病灶按照虚拟支气管镜所示的路径发现了病灶,其中 31 例(81.6%)病灶最终明确诊断[19]。

另外,Shinagawa 及其团队也回顾性报道了采用虚拟支气管镜导航系统可以明显缩短支气管镜检查时间和活检采样时间[20]。

Tachihara 及其团队公布了综合采用 X 线透视复合虚拟支气管镜导航技术,经支气管镜活检 96 例直径≤3cm 的肺周围性病灶的结果,诊断阳性率为62.5%,平均检查时间为 24.1 分钟[21]。

我们采用该系统虚拟支气管镜导航软件、细支气管镜(外径 4.0mm,动作孔道 2.0mm)和带鞘管的超声径向探头(EBUS-GS)技术,对 32 例肺周围性病灶(包括 11 个 X 线透视下不可见病灶[18])开展检查,虚拟图像重建至平均第 5 级支气管分支,所有支气管分叉处重建图像和真实镜下图像一致。30 例(93.8%)病灶可以通过超声图像确认,27 例(84.8%)病灶最终获得诊断。

虚拟支气管镜导航在日本的临床研究 (NINJA)

为了客观地评价虚拟支气管镜导航系统的有效性,我们设计了多中心协作的随机临床研究(NINJA研究)[22]。200 例患者,肺部周围性病灶直径≤3cm,采用随机方法分为虚拟支气管镜导航组和非虚拟支气

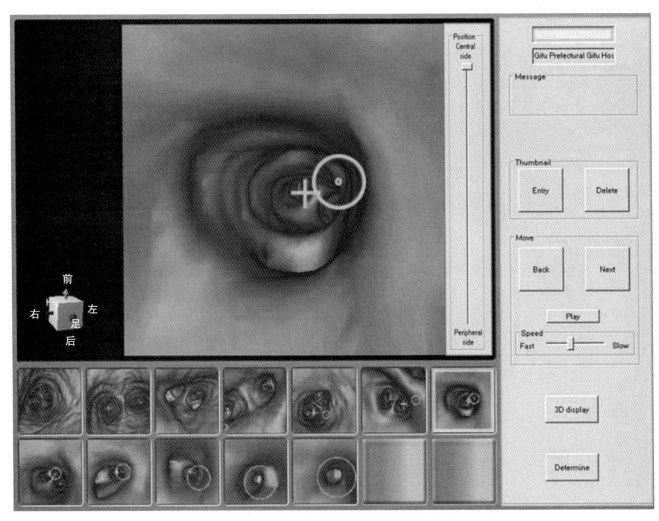

图 14.3 虚拟图像导航线路。虚拟支气管镜导航路径自动产生,行进中支气管镜插入后从起点到终点应该插入的各级分支都有十字记号引导标记,虚拟路径的三维腔内图像在下方自动显示为缩略图(图像下方)。圆圈显示目标病灶的方向。

管镜导航组,两组都采用超细支气管镜检查,活检在带鞘管的超声径向探头引导下进行。导航组在虚拟支气管镜导航系统引导下开展支气管镜检查,非导航组根据横断面 CT 影像引导开展支气管镜检查。导航组,虚拟图像重建至平均第 6 级支气管,与真实支气管镜下图像符合率为 98%。导航组诊断率为 80%,显著高于非导航组(67.4%)(P<0.05)。导航组平均开始至活检的操作时间和操作总耗时分别为 8.1 分钟和 24 分钟,显著小于非导航组。虚拟支气管镜导航系统可以有效地提高诊断率和缩短检查时间。

VBN 研究小结

虚拟支气管镜导航的相关研究在表 14.1 中列出,

CT 引导复合超细支气管镜,结合超声径向探头鞘管技术诊断率为 63.4%~86.1%,结合 X 线透视为 62.5%,综合全部引导技术诊断率为 73.6%。诊断率的高低受很多因素影响,包括病灶大小、疾病类型、位置、良性疾病、病灶与支气管是否相通。但当病灶直径<2cm 时,综合 CT 导引、超细支气管镜、带鞘管超声径向探头技术,诊断率为 65.4%~80.8%,结合 X 线透视为 54.5%,综合全部导引技术诊断率为 67.5%。本研究中的诊断率较 ACCP 指南高了 34%。3 种技术中 CT 引导复合超细支气管镜技术获得的诊断率最高,但需要进一步的研究明确。X 线透视技术目前临床应用广泛,但仅有一个有关透视复合虚拟支气管镜导航的研究。虚拟支气管镜导航技术临床推广及应用简单,未来进一步评估其有效性非常有必要。腔内超声复合鞘管技术虽然需要配备特殊的设备,但临床操作简便且能检

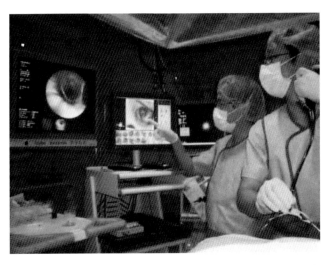

图 14.4　现场导航。应用该系统，虚拟支气管镜图像和真实支气管镜操作的图像可以实时对照，支气管镜操作可依据虚拟支气管镜导航所示路径推进，故操作医师可以通过支气管镜在很短的时间内到达病灶。

测到 X 线透视不能发现的病灶，被认为是能减少医务人员 X 线辐射且最有使用前景的技术。截至目前，对于虚拟支气管镜导航技术尚无并发症报道。

优点和不足

虚拟支气管镜导航的优点包括：①有助于引导支气管镜经过所示支气管腔内路径到达病变位置；②无需再通过 X 线透视等相关技术明确支气管位置和行进方向，从而明显缩短操作时间；③虚拟支气管镜导航的前期准备有助于深入理解操作本身，有一定的教学意义；④技术简便，创伤较小，诊断率较高，入门容易、临床花费小。

然而，虽然这种方法简单实用，手动匹配虚拟图像和真实镜下图像的必要性仍然值得探讨。研究和开发能够自动匹配虚拟图像和真实镜下所见的系统已经被提上日程[23,24]。作为临床应用的一个例子，Mclennan 及其团队开展了随机对照临床试验[25]，他们采用一个叠加了虚拟支气管镜图像的系统可以实时显示病灶位置，87 例患者接受纵隔淋巴结活检。结果显示采用新的系统，气管旁和肺门旁淋巴结的活检阳性率显著提高，由原先的 68.6%提高至 100%。Merritt 及其团队也用该系统开展了周围性病灶的诊断性操作，对于位于肺外周的支气管远端的病灶，活检准确率也显著提高[12]。虽然临床实践中，虚拟支气管镜导航系统仍然存在一些诸如呼吸活动的影响及肺外周结节支气管镜下视野不清等问题，但对其临床应用也是期待已久了。2009年，美国引入 LungPoint 系统作为另一种虚拟支气管镜导航系统。LungPoint 系统并无手动提取支气管功能，但它应用简单。虽然系统还需进一步完善，但虚拟支气管图像能够自动同步现场操作的真实镜下图像。Ederhardt 及其团队用这个系统完成了 25 个肺周围病变（直径<42mm）的活检，诊断率为 80%[26]。

第 2 个问题，虚拟支气管镜导航系统如同电磁导航技术（EMN）一样，尚无法最终确定支气管镜是否已到达病灶区域[27]，实际上虚拟支气管镜系统已经被整合到 EMN 中，是 EMN 操作的一部分，在 EMN 中，大气道生成的虚拟图像被用来与实际患者的镜下所见相匹配，最终导航和活检则依靠电磁导航的传感器探头。因虚拟支气管镜导航系统无此传感器探头，故这项技术必须复合其他引导技术，如 X 线透视、CT、腔内超声来确定已经到达病灶位置，但文献报道，根据 CT，采用超细支气管镜引导可以迅速地到达病灶的近端支气管，然后直接完成病灶活检，如果在透视下完成操作可能操作会更高效。此外，4mm 外径的支气管镜是最细的可应用腔内超声鞘管技术的支气管镜，但依据我们的经验，大多数肺内病灶都能通过在支气管镜内置入超声径向探头或活检钳到达。

通过虚拟支气管镜导航技术，支气管镜可以依据虚拟支气管镜导航的路径插入。这样，无论操作者的操作经验如何，支气管镜操作的操作效率都会明显提高，明显提升诊断率和缩短操作时间。因虚拟支气管镜导航系统价格低廉、导航效率高，故可以作为经气管镜诊断肺周围性病灶的基本设备并期待更广泛的临床应用。

致谢

以下人员在我写作过程中给予了无私的帮助和密切的合作，此处由衷表示感谢：山崎浩医师（已故），北海道大学医院内一科的品川尚史医师，福岛医科大学附属医院肺内科的石田隆医师，仙台后生医院放射科的守屋洋医师。

（黄海东　译）

参考文献

1 Rivera MP, Mehta AC. Initial diagnosis of lung cancer: ACCP evidence-based clinical practice guidelines (2nd edition). *Chest* 2007; **132**: 131S–148S.

2 Chechani V. Bronchoscopic diagnosis of solitary pulmonary nodules and lung masses in the absence of endobronchial abnormality. *Chest* 1996; **109**: 620–5.

3 Baaklini WA, Reinoso MA, Gorin AB, *et al.* Diagnostic yield of fiberoptic bronchoscopy in evaluating solitary pulmonary nodules. *Chest* 2000; **117**: 1049–54.

4 Naidich DP, Sussman R, Kutcher WL, *et al.* Solitary pulmonary nodules. CT-bronchoscopic correlation. *Chest* 1988; **93**: 595–8.

5 Minami H, Ando Y, Nomura F, *et al.* Interbronchoscopist variability in the diagnosis of lung cancer by flexible bronchoscopy. *Chest* 1994; **105**: 1658–62.

6 Dolina MY, Cornish DC, Merritt SA, *et al.* Interbronchoscopist variability in endobronchial path selection: a simulation study. *Chest* 2008; **133**: 897–905.

7 Vining DJ, Liu K, Choplin RH, Haponik EF. Virtual bronchoscopy. Relationships of virtual reality endobronchial simulations to actual bronchoscopic findings. *Chest* 1996; **109**: 549–53.

8 De Wever W, Vandecaveye V, Lanciotti S, Verschakelen JA. Multidetector CT-generated virtual bronchoscopy: an illustrated review of the potential clinical indications. *Eur Respir J* 2004; **23**: 776–82.

9 McAdams HP, Goodman PC, Kussin P. Virtual bronchoscopy for directing transbronchial needle aspiration of hilar and mediastinal lymph nodes: a pilot study. *AJR Am J Roentgenol* 1998; **170**: 1361–4.

10 Moriya H, Koyama M, Honjo H, Hashimoto N. Interactive virtual bronchoscopy as a guide for transbronchial biopsy in two cases. *J Jpn Soc Bronchol* 1998; **20**: 610–13.

11 Asano F, Matsuno Y, Matsushita T, *et al.* Transbronchial diagnosis of a pulmonary peripheral small lesion using an ultrathin bronchoscope with virtual bronchoscopic navigation. *J Bronchol* 2002; **9**: 108–111.

12 Merritt SA, Gibbs JD, Yu KC, *et al.* Image-guided bronchoscopy for peripheral lung lesions: a phantom study. *Chest* 2008; **134**: 1017–26.

13 Asano F, Matsuno Y, Takeichi N, *et al.* Virtual bronchoscopy in navigation of an ultrathin bronchoscope. *J Jpn Soc Bronchol* 2002; **24**: 433–8.

14 Shinagawa N, Yamazaki K, Onodera Y, *et al.* CT-guided transbronchial biopsy using an ultrathin bronchoscope with virtual bronchoscopic navigation. *Chest* 2004; **125**: 1138–43.

15 Asano F, Shindoh J, Shigemitsu K, *et al.* Ultrathin bronchoscopic barium marking with virtual bronchoscopic navigation for fluoroscopy-assisted thoracoscopic surgery. *Chest* 2004; **126**: 1687–93.

16 Kurimoto N, Miyazawa T, Okimasa S, *et al.* Endobronchial ultrasonography using a guide sheath increases the ability to diagnose peripheral pulmonary lesions endoscopically. *Chest* 2004; **126**: 959–65.

17 Asahina H, Yamazaki K, Onodera Y, *et al.* Transbronchial biopsy using endobronchial ultrasonography with a guide sheath and virtual bronchoscopic navigation. *Chest* 2005; **128**: 1761–5.

18 Asano F, Matsuno Y, Tsuzuku A, *et al.* Diagnosis of peripheral pulmonary lesions using a bronchoscope insertion guidance system combined with endobronchial ultrasonography with a guide sheath. *Lung Cancer* 2008; **60**: 366–73.

19 Asano F, Matsuno Y, Shinagawa N, *et al.* A virtual bronchoscopic navigation system for pulmonary peripheral lesions. *Chest* 2006; **130**: 559–66.

20 Shinagawa N, Yamazaki K, Onodera Y, *et al.* Virtual bronchoscopic navigation system shortens the examination time—feasibility study of virtual bronchoscopic navigation system. *Lung Cancer* 2007; **56**: 201–6.

21 Tachihara M, Ishida T, Kanazawa K, *et al.* A virtual bronchoscopic navigation system under X-ray fluoroscopy for transbronchial diagnosis of small peripheral pulmonary lesions. *Lung Cancer* 2007; **57**: 322–7.

22 Ishida T, Asano F, Yamazaki K, *et al.* Virtual bronchoscopic navigation combined with endobronchial ultrasound to diagnose small peripheral pulmonary lesions: A randomized trial. *Thorax* (in press).

23 Mori K, Deguchi D, Sugiyama J, *et al.* Tracking of a bronchoscope using epipolar geometry analysis and intensity-based image registration of real and virtual endoscopic images. *Med Image Anal* 2002; **6**: 321–36.

24 Higgins WE, Helferty JP, Lu K, *et al.* 3D CT-video fusion for image-guided bronchoscopy. *Comput Med Imaging Graph* 2008; **32**: 159–73.

25 McLennan G, Ferguson JS, Thomas K, *et al.* The use of MDCT-based computer-aided pathway finding for mediastinal and perihilar lymph node biopsy: a randomized controlled prospective trial. *Respiration* 2007; **74**: 423–31.

26 Eberhardt R, Kahn N, Gompelmann D, *et al.* LungPoint—a new approach to peripheral lesions. *J Thorac Oncol* 2010; **5**: 1559–63.

27 Schwarz Y, Greif J, Becker HD, *et al.* Real-time electromagnetic navigation bronchoscopy to peripheral lung lesions using overlaid CT images: the first human study. *Chest* 2006; **129**: 988–94.

第 3 部分

治疗性支气管镜操作

第 15 章

激光、电凝术、氩等离子凝固术和冷冻治疗在可弯曲支气管镜中的应用

Praveen N. Mathur

引言

良性或恶性的气管支气管阻塞可能导致急性的呼吸困难,甚至窒息和死亡。管腔阻塞可能是管腔内病变或外压性阻塞,或者管腔内外病变同时存在。

如果没有根治性手术切除的可能,我们可以选择多种姑息性的内镜治疗方法,如 Nd:YAG 激光治疗、冷冻治疗、电凝和氩等离子凝切(APC)。对于腔外病变导致的狭窄,我们可以使用球囊扩张、置入支架和(或)体外放射治疗(将在相应章节介绍)。

患者可以表现为呼吸困难、咳嗽、胸部不适、咯血、喘鸣或局限的哮鸣音。病史包括曾患有癌症、异物吸入、气道手术或气管插管史、反复发生的肺炎,或其他累及气道的基础疾病,如结节病或结核。

这些病变可能通过胸片或胸部 CT 发现,但是通常需要通过支气管镜在气道内直视观察来确定病变性质。通过支气管镜可以选择适当的治疗方法,例如取出异物,或使用激光切除气管肿瘤。如果不需要紧急治疗,应该根据阻塞性病变的组织类型、能否治愈、病变的特征(如病变位置,肿物完全或部分阻塞气道,外压性阻塞,软化等)以及患者的忍受程度和接受度决定治疗方案。另外,合适的设备和有经验的操作者是非常重要的。

Nd:YAG 激光

背景

根据 1917 年提出的辐射能理论[1],Schawlow 和 Townes[2]建立了激光的假说,接着 1960 年 Maimon 宣布获得红宝石激光[3]。

激光技术利用辐射能和光放大特性,Laser 是 Light Amplification by Stimulated Emission of Radiation 各单词首字母缩写词,意思是 "通过受激发射光放大"。必须要有足够的激活的电子才可以产生光受激发射光,然后释放光子产生激光。这种现象称作粒子数反转,需要一个外在的能量来源来激发特定的介质。几乎任何固体、液体或气体都可以作为介质,将这些物质放在两端有镜子的暗室内,受激发后将进一步促进粒子数反转。与自然光不同,激光的效力与三个重要特性有关:波长,空间相干性,时间相干性[4]。

相对于自然光包含多种波长的光,激光只具有一种颜色或是波长的窄带。空间相干性可使激光得以实现是因为激光从光源发出后仅有极小量的发散,从而保持了其强度。因为时间相干性,能量包可以相等的阵列在统一的时间内传导。不论介质是固体、气体或液体,这些特性都是适用的。

激光的能量取决于发生器的功率(单位 W)、光纤前端距离病变的距离和作用时间[5]。激光作用在病变表面时会出现反射、散射、传导或吸收[4]。因此,穿透的深度不仅依赖于激光的特性,病变组织的性质,产生的激光的特点,也取决于所选择的介质。在介入支气管病学中最常用的两种激光是 CO_2 激光和钇铝石榴石(Nd:YAG)激光。

通过 CO_2 产生的激光在红外光谱内,波长为 10600nm。由于 CO_2 激光大部分可以被软组织吸收,所以可以精确地作用于软组织。当 CO_2 激光接触到组织时,组织内的水分温度升至 100℃后蒸发。CO_2 激光相对的穿透深度较浅,引起的出血很少,可以作为精确的切割工具。Nd:YAG 激光由涂有铷的钇铝石榴石玻璃受激发产生,是治疗气管支气管病变使用最广泛的激光,波长为 1064nm,易于穿透血供不丰富的组织,焦点处散射明显,穿透深度可达到 5~10mm。

由于 CO_2 激光波长较长,使用时需要一个关节臂和一组镜子,但是现在可以组合在一根探针上。CO_2 激光常用于治疗喉部,包括声门区域的病变。CO_2 激光由于散射少,组织气化快,组织损伤小,可以作为一种非常高效的手术刀。如果使用得当,激光的能量可以精确地作用到目标组织,同时避免损伤正常组织,但是其凝固作用不佳。与 CO_2 激光不同的是,Nd:YAG 激光穿透深度可达 10mm,能使深部血管收缩,并且凝固效果很好。

禁忌证

气管支气管系统激光治疗的禁忌证与病变的部位、毗邻解剖关系以及患者的临床情况有关（表15.1）。病变可能累及并破坏相邻的结构,如食管、纵隔、血管,属于解剖禁忌。临床禁忌是指患者因为严重的心肺疾病不能耐受镇静或全身麻醉,或凝血功能异常。此外,病变阻塞远端的肺不张超过 4~6 周,肺复张可能性已很小,不能从激光切除病变获益时,也属禁忌。

并发症

激光治疗的并发症与激光设备和器械、麻醉、术前因素有关。尽管可能存在严重的致死的并发症,但是总的来说,如果操作者技术娴熟,激光治疗的风险是很小的,在一个进行了 2610 例 Nd:YAG 激光切除术的报道中,仅有 60 例发生并发症,12 例死亡与激光治疗有关。

表 15.1　激光、冷冻治疗、电凝治疗的禁忌证

解剖禁忌
仅有管外病变没有管内病变
病变侵及相邻的大血管(如肺动脉)有形成瘘的可能
病变侵及食管有形成瘘的可能
病变侵及纵隔有形成瘘的可能
临床禁忌
可以外科手术
短期预后不佳不能缓解症状
不能耐受清醒镇静或全身麻醉
凝血功能异常
气道完全阻塞超过 4~6 周

激光治疗时的肺部并发症主要与缺氧、高碳酸血症和气道燃烧相关。激光治疗时一个潜在的致命性的并发症是气道内燃烧,所以要避免使用易燃的麻醉气体,吸氧浓度不得超过 40%。金属材质的硬质气管镜不能点燃,但当通过气管插管使用 Nd:YAG 时需要特别小心。伴着氧气混合气,激光碳化组织时产生的火花可能点燃气管插管,气管内燃烧是一个非常严重的问题。气管内爆炸是会立即危及到患者及手术室内人员的安全的严重事件,发生原因多为麻醉气体或氧气可产生"火炬效应"。气管插管引起气道内燃烧后会引起下呼吸道吸入性损伤,黏膜剥脱,肉芽组织阻塞气道,这些将导致长期的并发症。同样,激光治疗前需移除气道内的硅酮支架。

治疗过程中病变包绕或相邻的血管穿孔会引起致命性的大出血,除了会引起动脉瘘导致大出血,还可能因为导致邻近结构穿孔出现气胸、纵隔气肿、气管食管瘘。有报道,当血管与气管支气管相通时,可能导致全身的空气栓塞。

技术

尽管可以在局麻下通过可弯曲支气管镜也可以进行此项操作,但是医生们更愿意在全麻下使用硬镜完成[6]。供氧和通气可通过自主辅助通气、喷射通气,或通过喉罩辅助通气进行。

激光切除肿瘤时先通过激光凝固作用使肿瘤凝固,再使用硬镜前端斜面、活检钳和吸引移除凝固的肿瘤组织,使用激光可将组织完全气化,但易增加气道内燃烧的风险。激光光束需要始终保持与气道壁平行,绝对不可在与气道壁垂直时释放激光。一般选择激光脉冲为 1 秒或小于 1 秒。可弯曲支气管镜使用的活检钳很小,所以在可弯曲支气管镜下清除坏死物缓慢而且困难。

预防措施

患者在接受激光治疗时需使用生理盐水浸泡的纱布和铝箔保护双眼,避免激光散射意外损伤眼睛,所有的相关人员需要佩戴防护眼镜。还需要一些其他的防护措施以减少气道燃烧的风险:吸入氧浓度保持低于 40%;可燃的物质需远离操作区域,例如气管插管。使用激光前需移除硅酮支架;当从支气管镜中移除组织时,要始终保持激光处在待用模式;如果使用可弯曲支气管镜,激光与气管镜前端的距离需足够远,以避免燃烧;能量设定永远不要超过 40W。

适应证和预后

激光治疗的指征依赖于阻塞性病变的解剖特征和患者的临床情况,详见表 15.2[7]。

有症状或气道阻塞并发症的良恶性气道内病变患者均可从内镜下激光治疗中获益[8-13](图 15.1)。激光可以用于治疗长期插管导致的狭窄[14],分枝杆菌导致的炎性肉芽引起的狭窄,肺移植术后吻合口肉芽狭窄[15],缝线肉芽肿[16],胶原血管病如 Wegner 肉芽肿、Behcet 病、复发性多软骨炎[17,18]。内镜下激光还可以用于治疗有气道阻塞症状的支气管结石[19]。

良性或低度恶性肿瘤,例如错构瘤、梭形细胞瘤、支气管内卡波肉瘤,甚至弥漫的乳头状瘤也可以从 Nd:YAG 激光治疗中获益。据 Shah[20]报道,在 185 例气管支气管良性肿瘤的患者中,共进行了 317 次激光治疗操作,治疗结果非常好的占 62%,良好的占 38%,并

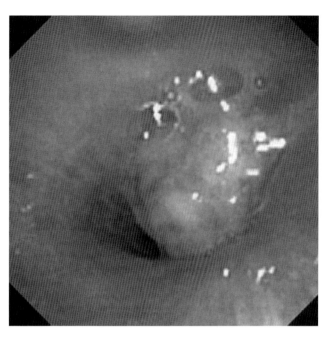

图 15.1 支气管内病变示例。(见彩插)

发症很少。

在早期使用的经验中,Toty 等观察到使用激光治疗 24 例表现为急性呼吸窘迫的新发的气管癌患者,其中 16 例呼吸功能完全恢复[14]。接受了气管镜治疗的 48 例复发性癌症患者中,17 例症状得到缓解,其中 9 例表现为急性呼吸窘迫,在接受 2~5 次治疗后存活了 1 年,其余的 8 例在研究结束后仍然存活或继续存活 6 个月。Hetzel 报道了他们对 100 例气管支气管恶性肿瘤姑息治疗的经验[21],63% 的气道阻塞患者和 29% 的肺不张患者,治疗后观察到客观改善的证据,如峰流速增加和咯血症状缓解。

Kvale 等在他们的早期经验中,报道了 55 例接受 82 次激光治疗的中央气道阻塞性病变的患者,其中 10 例为良性病变,45 例为叶支气管、主支气管或气管恶性肿瘤[11]。Eichenhorn 使用 Nd:YAG 激光治疗 19 例有支气管阻塞症状且没有手术指征的非小细胞肺癌患者,在传统的体外放射治疗之前使用激光切除气道内病变[8]。肿瘤切除效果很满意且后续联合放射治疗的患者预后得到了显著优于激光治疗结果不满意的患者(平均生存时间 340 天比 100 天,$P<0.006$)。

Desai 等观察到在两组患者中,接受激光切除作为紧急姑息治疗结合后续放射治疗的 15 例患者的生存时间,较仅接受姑息放疗的 11 例患者的生存时间明显延长[22]。

Ramser 和 Beamis 的一篇综述报道中显示,在接

表 15.2 激光、冷冻、电凝治疗的适应证

良性或恶性气道病变伴有:
呼吸困难
不能控制的咳嗽
窒息的可能
喘鸣
因为气道阻塞不能脱离呼吸机
阻塞导致肺炎
有症状的或不能解决的肺不张
一个主支气管几乎完全阻塞狭窄(50%以上)
反复咯血
封堵常用方法治疗无效的支气管胸膜瘘

受激光治疗的 100 例患者中,85%的患者症状得到缓解并达到术前的目标[7];87%的操作用于治疗主支气管的病变,没有死亡病例发生,总的并发症发生率为 6.5%。一些气管支气管少见的肿瘤也可从激光治疗中获益。即使是使用是否存活作为观察终点,与大量的历史病例对照,激光治疗的患者症状得到缓解,部分患者甚至能够摆脱呼吸机等均是其治疗有效的证据。尽管 Mehta 的报道中通过可弯曲支气管镜使用激光治疗的患者例数较少(17/300)[23],但他们的生存率显著高于那些仅接受了放射治疗的患者(P=0.022)。

Cavaliere 的报道扩充了他们早期已经完成的大量病例,他们 13 年中共使用 Nd:YAG 联合支架、后装放射治疗治疗了 2008 例恶性肿瘤阻塞气道的患者[24],接受激光治疗的患者 93%能达到迅速打开气道的目的,从而改善患者的生活质量。

总结

使用激光治疗的一个首要目标是安全、有效、迅速地改善气管支气管阻塞导致的症状。激光治疗已被证明可用于治疗良恶性病变导致的气道阻塞。

电凝术

背景

电凝术是使用电流产生热达到破坏组织的技术。Strauss 及其同事在 1913 年开始使用电凝术治疗胃肠道肿瘤,在 1935 年报道了他们治疗 40 多例患者的经验[25]。电凝术使用高频交流电(105~107Hz),根据不同的能量,达到凝固、气化或切除组织的目的。提供给电凝设备的能量和组织所产生的热量相关,可以用以下等式表示:

$$能量 =(电流)^2 \times 电阻$$

电凝的凝固作用需要高电流和低电压,而气化需要高电压和低电流,切除组织则同时使用到凝固和气化这两种设置。温度到达 70℃左右时组织凝固,超过 200℃时组织碳化。组织破坏的程度依赖于提供的能量,组织的导电性,设备和组织接触的时间以及设备与组织接触面积。

当组织被充分加热,细胞的水分蒸发,因此细胞被破坏,继而组织被破坏。高温导致细胞化学损伤然后

组织结构破坏,最终发生气化或碳化。电凝设备是单极的,也就是说它需要气管镜、发生器和患者接地后形成完整的回路,否则可能发生电击伤或烧伤。支气管镜需要是绝缘的,如果发生器没有接地,至少要有一个隔离能量的输出设备以减少漏电及潜在的损伤。

适应证

电凝的适应证和禁忌证与 Nd:YAG 激光相似[26,27](表 15.1 和表 15.2),可以像激光一样达到快速消除肿瘤,解决急性呼吸衰竭的目的,且其价格更加低廉。

设备与技术

治疗时使用工作孔道 2.0mm 或 2.6mm 的绝缘的支气管镜,电凝治疗用的钝头电极和圈套器适用于大部分常用的支气管镜。发生器可以控制高频电流,操作者可以根据治疗需要选择凝固、切割、凝切或气化。单极装置需要使用一个电极板接地。

操作者可以使用闭合的活检钳或钝头的电凝电极来探查病变,以评估病变的大小、可移动性、脆性、出血的可能性,以及定位气道内的附着物。细长的或扁平的病变适合用钝头电极,而息肉样病变适合用圈套器。圈套器可用于切割和移除组织,其混合的电流主要起到切割和凝固作用而不是气化作用。打开套圈,使圈套器套过组织并尽可能到达基底部,当圈套器套紧病变时,握着操纵杆的手会有一种紧绷感。此时激活电凝设备并缓慢收紧套圈,产生的热量能够切割和凝固组织,注意不要机械切割组织。当病变切除后,收紧的感觉消失,将套圈收回到外套管中。被切除的组织可以使用圈套器或活检钳移除。

预后

Homasson 在一项研究中报道,56 例患者中 75%的咯血症状被有效控制,67%的呼吸困难症状减轻,55%的咳嗽或喘鸣缓解[28]。Petrou 的报道显示,29 例接受圈套器切除病变的患者中,28 例症状得到缓解[29]。Sutedja 等的观察显示,17 例接受治疗的患者中,15 例迅速开通气道,8 例呼吸困难缓解,4 例咯血被有效控制[30]。大部分研究[31-33]主要涉及恶性病变,按照定义肿瘤被清除达 50%以上为治疗成功,成功率为 70%~95%。

并发症

有 2 例气道内燃烧的报道[34],都是在电凝治疗过程中给予了高浓度氧气,其中 1 例硅酮支架被点燃。

有几例出血的报道，但大部分都很轻微。有 1 例出血导致死亡报道。常有人提及操作者和患者可能发生烧伤和电击伤，但是尚缺乏已发表的数据。使用起搏器和自动除颤仪的患者，可能因电凝导致心律失常。在动物模型中，电凝可以导致气道狭窄，软骨损伤[28]，这种软骨损伤会导致气管软化。

总结

　　像激光一样，电凝可有效地治疗气道内病变，是一种更加便宜的选择，并发症少且轻。

氩等离子凝固术

　　氩等离子凝固术（APC）类似于激光和电凝技术，是一种电外科技术，可用于移除阻塞性病变和（或）控制出血。

　　为了更好地进行外科止血，20 多年前研发出了APC。在 20 世纪 90 年代早期，可弯曲导管的出现使得APC 可用于内镜。APC 最早用于控制胃肠内镜息肉切除时的出血[35]，APC 在支气管镜下可用于切除气道恶性肿瘤、控制出血、移除支架和吻合口处肉芽组织，以及治疗其他一些良性病变[36-40]。APC 是一种非接触的电凝技术。适应证和禁忌证类似于激光和电凝术。

操作过程

　　像电凝一样，APC 治疗时需要在患者背部放置一个接地的电极板，能量设置为 30W，氩气流量为 0.8~1L/min。氩气的流速可以决定火焰的长度，氩气在气道内会寻找生物组织及其他可燃物，所以火焰的长度对于 APC 在气道内应用非常重要。操作者们经常使用APC 设备，所以在使用前需要根据自己的需要设置参数。导管的前端需要超过支气管镜几厘米，确保不会烧到镜子。导管前端距离病变在 1cm 以内，如果更远电流将不能传导到病变处，但导管不能接触到病灶。

　　当氩气通过导管释放时，高电压的电流同时通过导管，电流和氩气接触时氩气被电离，形成单极电流传导到目标病变处[38]，氩等离子体作用于病变表面产生 1~3 秒的火舌（图 15.2）。APC 对于组织的作用效果类似于电凝术。

　　在治疗支气管内病变时，APC 作用于病变表面，形成焦痂，然后使用活检钳或冷冻探头取出焦痂，再使用 APC 处理深层的新鲜组织，重复这个过程，直到

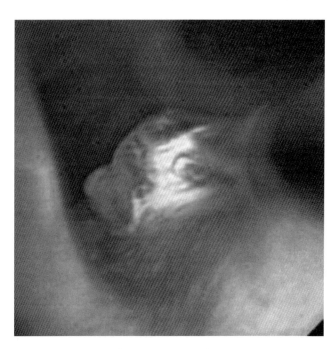

图 15.2　氩等离子凝切导管的使用。（见彩插）

病变清除。如果遇到活动性出血，可通过氩气清除血液，而不要点燃气体诱发电凝，这样可以使内镜视野清晰。

预后

　　一项关于 APC 的包括 364 例患者的前瞻性队列研究，共进行 APC 操作 482 次，以出血被控制和（或）全部或部分气道再通为治疗成功，成功率为 67%[40]。最常见的适应证是气道阻塞（51%）和止血（33%），这些病例中接近 90% 的病因是恶性病变。值得注意的是，90% 的介入治疗是在硬质气管镜下进行的。一项60 例患者的回顾性队列研究中，所有的患者均有咯血或气道阻塞，共进行 APC 治疗 70 次，以出血被控制和（或）气道狭窄减轻为治疗成功，59 例患者即刻获得成功[37]。术后未再次发生咯血的平均时间为 97 天，呼吸困难改善平均可维持 53 天。此项研究 95% 的病例为恶性病变，所有的治疗均在可弯曲支气管镜下进行。与之相似，一项包含 47 例患者的研究中，成功率为 92%，病情被控制的平均时间为 6.7 个月[36]，但是每例患者平均接受超过 3 次治疗才达到这个效果。

　　APC 还可以有效地治疗一些良性病变，如因为支架或气道吻合术导致的肉芽组织[40,41]。

并发症

　　APC 的并发症不常见，少于 1%，主要包括气道烧

伤、气道穿孔并可导致纵隔气肿、皮下气肿、气胸[40]。也曾有气体栓塞的病例报道，导致 3 例心血管功能衰竭，1 例死亡[42]。这些并发症反映出操作者的经验缺乏。也有支气管镜被烧毁的报道。

与激光和电凝术操作类似，使用中限制吸入氧浓度、输出能量不超过 80W、使用时间不超过 5 秒，可以减少气道穿孔和燃烧的风险。使导管前端与可燃物保持数厘米的距离，也可以防止气道内发生燃烧。保持导管前端距离支气管镜数厘米的距离，可以防止烧着支气管镜。

总结

在所有的治疗方法中，只有 APC、电凝术、激光可以迅速清除组织，产生即刻的治疗效果。APC 较激光和电凝术有更好的止血效果，可以同时应用于硬质镜和可弯曲支气管镜。APC 的并发症不常见，一般少于 1%。

冷冻治疗

公元前 3500 年就有记载使用低温治疗水肿和战伤[43]，希波克拉底描述了使用低温治疗骨伤[43]，Arnott 描述了使用温度为 -8℃~-12℃ 的混有碎冰的盐水治疗可接触到部位的晚期癌症，可使肿瘤缩小，疼痛减轻[44,45]。当气体从高压区迅速扩张到低压区会出现焦耳-汤姆逊效应，这是冷冻探针功能的基础，尤其在肺科领域。

Neel 的研究显示，冷冻可以彻底破坏气道黏膜、黏膜下腺体和浆膜，但是结缔组织和软骨形成的框架仍可以保留结构支撑功能，冷冻后的 14 天内气道冻伤愈合，柱状上皮再生[46-53]。梅奥医学中心最早的研究中，共包括 28 例支气管内肿瘤患者，研究表明冷冻治疗是一种很好的姑息治疗手段[54-57]。

冷冻治疗通过冷冻产生的细胞毒性作用起到破坏生物体的效果。冷冻导致不同层面的破坏，包括分子层面、细胞层面和结构层面以及整个组织。冷冻的损伤效果和细胞能否存活受很多因素影响，取决于冷冻速度[58-60]、融化速度[61]、能达到的最低温度[62]和冻融周期重复的次数[63,64]。一些组织组织对冷冻敏感（皮肤、黏膜、肉芽组织），一些则不敏感（脂肪、软骨、纤维组织或结缔组织）。对冷冻的敏感性取决于细胞的含水量，肿瘤组织较正常组织可能更加敏感[64]。

制冷剂

有几种制冷剂可作为冷源，它们一般是液体形式，在一个恒定温度下蒸发（蒸发热）时带走热量。一些研究表明，破坏病变需要核心温度为 -20℃~-40℃，温度降至 -40℃，或冷却速度达到 -100℃/min 时将导致 90% 的细胞死亡。

在肺科最常用的 2 种冷却剂是液氮和氧化亚氮（N_2O）。N_2O 是气管支气管冷冻治疗最常用的制冷剂。当 N_2O 在冷冻探针的金属尖端扩张，从高压力降至大气压时产生焦耳-汤姆逊效应，在探针尖端形成气雾。这种扩张使液体温度下降，产生液滴，在大气压下温度可下降并稳定在 -89℃。

冷冻设备

冷冻机器由三部分组成：控制台、冷冻探针、连接控制台和高压气瓶到探针的输送管线。冷冻探针有硬质、半硬质和可弯曲几种，硬质和半硬质探针只能在硬质气管镜使用，可弯曲探针可通过可弯曲光学支气管镜和硬质气管镜的工作孔道。冷冻探针的功效部分依赖于探针的直径，所以如果使用支气管镜，需要选择操作孔道尽可能大的支气管镜（2.6~3.2mm）。光学设备不会被冷冻破坏，但是冷冻时整个支气管镜都会降温，当探针有损坏时这种情况会更糟糕，会导致逆向冻结支气管镜。

观察冻结的情况一直是个难题[65]，没有理想的方法。经验性的方法依赖术者的经验，术者根据冻结组织的颜色的改变和一致性，以及结冻的长度来判断。在临床研究中[66]，使用硬质、半硬质或可弯曲冷冻探针时，每个冻融周期大约为 30 秒，由于硬质探针有加热系统，可迅速解冻，而可弯曲探针依靠体温解冻，因此冻融周期时间将会增加。

适应证

冷冻治疗适用于气管支气管阻塞性病变，选择的标准和激光、APC 或电凝术相似（表 15.1 和表 15.2），但不适用于紧急治疗。另外，冷冻治疗可用于取出异物、血凝块或黏液栓。

支气管镜检查

内镜下治疗可通过支气管镜的工作孔道插入可弯曲冷冻探针[57]，当见到探针的前端时，使之直接接触到肿瘤区域,并使探针前端距离支气管镜插入末端约4mm,踩下踏板启动冷冻的30秒内在探针前端会形成一个冰球,在每个区域或紧邻的区域完成1~3次冻融周期,每次1分钟。探针前端可垂直接触、切线位接触或直接插入肿物内。组织在温度降至-30℃~-40℃结冻,冷冻导致的组织破坏很容易观察到。松开踏板使探针停止工作,每个冷冻循环结束时,观察直至冰球完全融化再将探针前端从病变移开。对于浸润性病变,冷冻治疗可从侧向切线位接触病变。

最适合冷冻治疗的病变类型是良性或恶性息肉样病变,探针的金属尖端可以置于肿瘤表面或插入其中,产生最大的冷冻范围。每点3个冻融周期,探针移动5~6mm,在另一相邻的点继续另外3个冻融周期。不需要常规使用糖皮质激素。冷冻的止血作用一般可以有效地控制出血。

预后

Walsh等报道了冷冻治疗对于呼吸困难、咯血、咳嗽、喘鸣的治疗作用[67],在这项研究中,连续观察了33例患者,共接受81次冷冻治疗,比较了治疗前后的症状、肺功能、胸部影像和气管镜发现的变化。大部分患者全部症状得到改善,呼吸困难完全缓解。同样,Maiwand等报道了冷冻治疗600例患者的研究结果[68],78%的患者的情况有主观改善。这些患者中64%咳嗽

减轻,66%呼吸困难改善,65%咯血好转,70%喘鸣好转[69]。Homasson等的报道中80%的患者治疗后咯血停止,50%的患者呼吸困难减轻[54]。Mathur等在一项病例较少的经纤维支气管镜冷冻治疗的研究中有相似的发现[57,70],58%的患者有客观的肺功能改善,在Walsh的研究中也显示了肺功能随着症状改善而出现的变化[67]。

为了使冷冻治疗有即刻的效果,避免第二次清理的过程影响气道再通,Hetzel等对60例外生性肿瘤患者尝试使用冷冻再通冻切技术[71]。当肿瘤组织冻结在探针前端时,将探针连同肿瘤组织一起从气道回撤移除,83%的患者治疗成功或部分治疗成功,6例患者出现出血需要APC治疗。他们将经验扩大到更大的一组患者,在225例有症状的气道狭窄患者中[72],91.1%的患者获得再通,16.4%的患者因出血需要APC治疗,8.0%的患者需要支气管塞止血。可弯曲的冷冻探针确实有即刻的治疗效果,但安全性仍存在问题,对于缺乏经验者这将是潜在的危险。这种方法还有助于获得较大的活检标本[73]。

现有的经支气管肺活检技术因标本挤压和标本量小,常不足以诊断弥漫性肺病,所以冷冻治疗还被用于经支气管肺活检。在一项研究中选择了41例弥漫性肺病患者接受经支气管肺活检,首先通过支气管镜使用常规的活检方法,然后在透视下定位冷冻探针到达位置,探针降温后肺组织冻结在探针前端,回撤探针以取得肺组织。活检钳取得的标本平均面积为5.82mm²(0.58~20.88mm²),冷冻取得的标本为15.11mm²(2.15~54.15mm²,$P<0.01$)。有2例患者出现气胸,经过胸管引流后解决。经支气管冷冻活检可以获得较大的外周肺组织标本,但是还需要进一步的试验观察此项技术的并发症情况,以及与VATS技术进行比较。

目前人们又对早期肺癌的治疗重新有了兴趣,法国的GECC(冷冻外科研究组)[74]报道了36例患者共有44处病变(原位肿瘤或微侵袭肿瘤),42%的患者曾因耳、鼻、咽喉或支气管恶性肿瘤接受治疗。平均随访时间32个月,治疗后1年,88.8%的患者的肿瘤达到临床或组织学上的完全控制,平均生存时间为30个月。

冷冻治疗–放射治疗

与激光治疗一样,冷冻治疗可以缓解支气管阻塞,防止局部并发症等导致死亡的主要原因。一些研究提示冷冻治疗与体外放射治疗有协同作用,可能与血流改变有关[68]。在2个相似的前瞻性研究中,Vergon

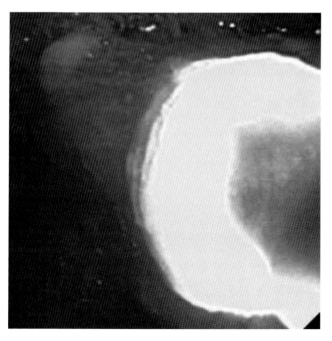

图 15.3 冷冻探针的使用。(见彩插)

等[75]和 Homasson[54]使用冷冻治疗联合放射治疗,以肿瘤 50%被破坏认为治疗满意。Vergon 的研究中有 29例有症状但因为局部的或功能性的原因无法切除的阻塞性病变的患者,每例接受 1~2 次冷冻治疗,16 例治疗效果满意,13 例肿瘤持续存在,治疗效果不满意。21 例患者接受了 65Gy 放疗剂量,另外 8 例全身情况较差的患者接受 45Gy 放疗剂量。在冷冻治疗不满意组中,患者很快因局部并发症死亡,中位生存时间 5个月。冷冻治疗满意组生存时间明显延长,中位生存时间为 11 个月。

良性气管支气管病变

冷冻治疗良性病变,尤其是肉芽组织可收到良好的效果。肉芽组织对低温非常敏感,100%可以获得良好的治疗效果,数月甚至数年没有复发。当良性肿瘤失去手术机会时,冷冻治疗可以获得良好的结果,如类癌、圆柱瘤、喉气管乳头状瘤都曾治疗成功。

移除异物

冷冻治疗可成功地移除异物,如取出易碎的或生物性异物,如药丸、花生、牙齿、鸡骨头等。冷冻在移除血凝块、黏液栓和坏死物时也是非常有用的。

未来的工作

局部冷冻治疗对于肺癌是一种有效的姑息性治疗方法。此外,冷冻可以作为一种辅助性治疗方法,如联合化疗。Forest 描述了这几种治疗方法的生物学作用的区别,以及联合应用的好处[76-80]。因为冷冻治疗后会发生血管改变,已有关于肿瘤内血管生成的研究。肿瘤患者分别接受冷冻治疗或长春瑞滨化疗,或两者联合,比较每组的肿瘤生长因子和治疗/控制比,冷冻联合化疗组瘤体明显缩小,治疗/控制比更低,证实了联合治疗的好处。这些研究有助于全面了解冷冻治疗的作用。

结论

冷冻治疗支气管腔内病变安全有效,这项技术尤其适用于肺癌和气道阻塞的患者。超过 1/3 的患者的症状和呼吸功能得到改善,都得益于这项安全、简便、廉价、并发症很少的技术。

(裴迎华 肖华 译)

参考文献

1 Einstein A. Zur quantientheoric der strahlung. *Physikalishe Zeitschrift* 1917; **18**: 121–8.

2 Schawlow AL, Townes CH. Infrared and optical masers. *Phy Rev* 1958; **112**: 1940–9.

3 Maimon TI-I. Stimulated optical radiation in ruby. *Nature* 1960; **187**: 493–4.

4 Herd RM, Dover JS, Amdt KA. Lasers in dermatology. *Dermatol Clin* 1997; **15**: 355–73.

5 Dumon MC, Dumon JF. Laser bronchoscopy. In: Feinsilver SH, Fein AM, eds. *Textbook of Bronchoscopy*. Baltimore, Williams & Wilkins; 1995: 393–9.

6 Prakash UBS, Offord KP, Stubbs SE. Bronchoscopy in North America: The ACCP survey. *Chest* 1991; **100**: 1668–75.

7 Ramser ER, Beamis JF. Laser bronchoscopy. *Clin Chest Med* 1995; **16**: 415–26.

8 Eichenhorn MS, Kvale PA, Miks VM, *et al.* Initial combination therapy with YAG laser photoresection and irradiation for inoperable non-small cell carcinoma of the lung. *Chest* 1986; **89**: 782–5.

9 Gelb AF, Epstein JD. Neodymium-yttrium-aluminum-garnet laser in lung cancer. *Ann Thorac Surg* 1987; **43**: 164–7.

10 Macha HN, Becker KO, Kemmer HP. Pattern of failure and survival in endobronchial laser resection. *Chest* 1994; **105**: 1668–72.

11 Kvale PA, Eichenhom MS, Radke JR, *et al.* YAG laser photoresection of lesions obstructing the central airways. *Chest* 1985; **87**: 283–8.

12 Ross DJ, Mohsenifar Z, Koemer SK. Survival characteristics after neodymium: YAG laser photoresection in advanced stage lung cancer. *Chest* 1990; **98**: 581–5.

13 Stanopoulos IT, Beamis JF, Martinez FJ, *et al.* Laser bronchoscopy in respiratory failure from malignant airway obstruction. *Crit Care Med* 1993; **21**: 386–91.

14 Toty L, Personne C, Colchen A, *et al.* Bronchoscopic management of tracheal lesions using the neodymium yttrium aluminum garnet laser. *Thorax* 1981; **36**: 175–8.

15 Madden BP, Kumar P, Sayer R, *et al.* Successful resection of obstructing airway granulation tissue following lung transplantation using endobronchial (Nd: YAG) therapy. *Eur J Cardiothorac Surg* 1997; **12**: 480–5.

16 Brutinel WM, Cortese DA, Edell ES, *et al.* Complications of Nd: YAG laser therapy. *Chest* 1988; **94**: 903–4.

17 Sacco 0, Fregonese B, Oddone M, *et al.* Severe endobronchial obstruction in a girl with relapsing polychondritis: Treatment with Nd YAG laser and endobronchial silicon stent. *Eur Respir J* 1997; **10**: 494–6.

18 Witt C, John M, Martin H, *et al.* Bechet's syndrome with pulmonary involvement-combined therapy for endobronchial stenosis using neodymium-YAG laser, balloon dilation and immunosuppression. *Respiration* 1996; **63**: 195–8.

19 Cahill BC, Harmon KR, Sumway SJ, *et al.* Tracheobronchial obstruction due to silicosis. *Am Rev Respir Dis* 1992; **145**: 719–21.

20 Shah H, Garbe L, Nussbaum E, *et al.* Benign tumors of the tracheobronchial tree. Endoscopic characteristics and role of laser resection. *Chest* 1995; **107**: 1744–51.

21 Hetzel MR, Nixon C, Edmondstone WM, *et al.* Laser therapy in 100 tracheobronchial tumors. *Thorax* 1985; **40**: 341–5.

22 Desai SJ, Mehta AC, VanderBrug Medendorp S, *et al.* Survival experience following Nd: YAG laser photoresection for primary bronchogenic carcinoma. *Chest* 1988; **94**: 939–44.

23 Mehta AC, Lee FYW, DeBoer GE. Flexible bronchoscopy and the use of lasers. In: Wang KP, Mehta AC, eds. *Flexible Bronchoscopy*. Cambridge: Blackwell Science; 1995: 274.

24 Cavaliere S, Venuta F, Foccoli P, *et al.* Endoscopic treatment of malignant airway obstructions in 2,008 patients. *Chest* 1996; **110**: 1536–42.

25 Strauss AA, Strauss SF, Crawford RA. Surgical diathermy of carcinoma of the rectum, Its clinical end results. *JAMA* 1935; **104**: 1480–4.

26 Hooper RG, Jackson FN. Endobronchial electrocautery. *Chest* 1985; **87**: 712–14.

27 Hooper RG, Jackson FN. Endobronchial electrocautery. *Chest* 1988; **94**: 595–8.

28 Homasson JP: Endobronchial electrocautery. *Semin Respir Crit Care Med* 1997; **18**: 535–43.

29 Petrou M, Kaptan D, Goldstraw P. Bronchoscopic diathermy resection and stent insertion: A cost effective treatment for tracheobronchial obstruction. *Thorax* 1993; **48**: 1156–9.

30 Sutedja C, Van Kralingen K, Schramet FMNH, *et al.* Fiberoptic bronchoscopic electrosurgery under local anesthesia for rapid palliation in patients with central airway malignancies: A preliminary report. *Thorax* 1994; **49**: 1243–6.

31 Carpenter RJ, Neel T, Sanderson DR. Comparison of endoscopic cryosurgery and electrocoagulation of bronchi. *Trans Am Acad Ophthalmol Otolaryngol* 1977; **84**: 313–23.

32 Sutedja C, Schramel PMNH, Smit HJF, *et al.* Bronchoscopic electrocautery as an alernative for Nd: YAG laser in patients with intraluminal tumor. *Eur Resp* 1996; **9** (Suppl 23): 258–9s.

33 Lavandier M, Carre T, Rivoire B, *et al.* High frequency electrocautery in the management of tracheobronchial disorders. *Respir Crit Care Med* 1996; **75**: A477.

34 Yankauer S. Two cases of lung tumor treated bronchoscopically. *N Y Med J* 1922; **21**: 741–2.

35 Grund KE, Storek D, Farin G. Endoscopic argon plasma coagulation (APC) first clinical experiences in flexible endoscopy. *Endosc Surg Allied Technol* 1994; **2**: 42–46.

36 Crosta C, Spaggiari L, De Stefano A, *et al.* Endoscopic argon plasma coagulation for palliative treatment of malignant airway obstructions: early results in 47 cases. *Lung Cancer* 2001; **33**: 75–80.

37 Morice RC, Ece T, Ece F, Keus L. Endobronchial argon plasma coagulation for treatment of hemoptysis and neoplastic airway obstruction. *Chest* 2001; **119**: 781–7.

38 Vonk-Noordegraaf A, Postmus PE, Sutedja TG. Bronchoscopic treatment of patients with intraluminal microinvasive radiographically occult lung cancer not eligible for surgical resection: a follow-up study. *Lung Cancer* 2003; **39**: 49–53.

39 Reichle G, Freitag L, Kullmann HJ, *et al.* [Argon plasma coagulation in bronchology: a new method—alternative or complementary?] *Pneumologie* 2000; **54**: 508–16.

40 Platt RC. Argon plasma electrosurgical coagulation. *Biomed Sci Instrum* 1997; **34**: 332–7.

41 Colt HG. Bronchoscopic resection of Wallstent-associated granulation tissue using argon plasma coagulation. *J Bronchol* 1998; **5**: 209.

42 Reddy C, Majid A, Michaud G, *et al.* Gas embolism following bronchoscopic argon plasma coagulation: a case series. *Chest*

2008; **134**: 1066–9.

43 Breasted JH. *The Edwin Smith Surgical Papyrus*. Chicago: University of Chicago Oriental Institute; 1930: 3, 217.

44 Arnott J. *On the Treatment of Cancer by Regulated Application of an Anaesthetic Temperature*. London: J. Churchill; 1851.

45 Arnott J. *On the Treatment of Cancer by Congelation and an Improved Mode of Pressure*. London: J. Churchill; 1855.

46 Grana L, Kidd J, Swenson O. Cryogenic techniques within tracheobronchial tree. *J Cryosurg* 1969; **2**: 62.

47 Thomford NR, Wilson WH, Blackburn ED, Pace WG. Morphological changes in canine trachea after freezing. *Cryobiology* 1970; **7**: 19–26.

48 Skivolocki WP, Pace WG, Thomford NR. Effect of cryotherapy on tracheal tumors in rats. *Arch Surg* 1971; **103**: 341–3.

49 Neel HB, Farrell KH, DeSanto LW, *et al.* Cryosurgery of respiratory structures 1. Cryonecrosis of trachea and bronchus. *Laryngoscope* 1973; **83**: 1062–71.

50 Gorenstein A, Neel HB, Sanderson DR. Transbronchoscopic cryosurgery of respiratory strictures. Experimental and clinical studies. *Ann Otol Rhinol Laryngol* 1976; **85**: 670–8.

51 Carpenter RJ, Neel HB, Sanderson DR. Cryosurgery of bronchopulmonary structures. An approach to lesions inaccessible to the rigid bronchoscope. *Chest* 1977; **72**: 279–84.

52 Gage AA. Cryotherapy for cancer. In: Rand R, Rinfret R, Rinfret A, Von Leden H, eds. *Cryosurgery*. Springfield, Ill: Thomas Charles C. Publisher; 1968: 376–87.

53 Sanderson DR, Neel HB, Payne WS, Woolner LB. Cryotherapy of bronchogenic carcinoma. Report of a case. *Mayo Clin Proc* 1975; **50**: 435–7.

54 Homasson JP, Renault P, Angebault M, *et al.* Bronchoscopic cryotherapy for airway strictures caused by tumors. *Chest* 1986; **90**: 159–64.

55 Maiwand MO. Cryotherapy for advanced carcinoma of the trachea and bronchi. *Br Med J* 1986; **293**: 181–2.

56 Astesiano A, Aversa S, Ciotta D, *et al.* Distruzione crioterapica dei tumori invasivi tracheobronchiali. Casistica personale. *Min Med* 1986; **77**: 2159.

57 Mathur PN, Wolf KM, Busk MF, *et al.* Fiberoptic bronchoscopic cryotherapy in the management of tracheobronchial obstruction. *Chest* 1996; **110**: 718–23.

58 Fahy GM, Saur J, Williams RJ. Physical problems with the vitrification of large biological systems. *Cryobiology* 1990; **27**: 492–510.

59 Gage AA, Guest K, Montes M, *et al.* Effect of varying freezing and thawing rates in experimental cryosurgery. *Cryobiology* 1985; **22**: 175–82.

60 Smith JJ, Fraser J. An estimation of tissue damage and thermal history in cryolesion. *Cryobiology* 1974; **11**: 139–47.

61 Miller RH, Mazur P. Survival of frozen-thawed human red cells as a function of cooling and warming velocities. *Cryobiology* 1976; **13**: 404–14.

62 Gage AA. Critical temperature for skin necrosis in experimental cryosurgery. *Cryobiology* 1982; **19**: 273–82.

63 Rand RW, Rand RP, Eggerding FA, *et al.* Cryolumpestomy for breast cancer: an experimental study. *Cryobiology* 1985; **22**: 307–18.

64 Rubinsky B, Ikeda M. A cryomicroscope using directional solidification for the controlled freezing of biological tissue. *Cryobiology* 1985; **22**: 55.

65 Homasson JP, Thiery JP, Angebault M, *et al.* The operation and efficacy of cryosurgical, nitrous oxide-driven cryoprobe. Cryoprobe physical characteristics : their effects on cell cryode-

struction. *Cryobiology* 1994; **31**: 290–304.

66 Le Pivert PJ, Binder P, Ougier T. Measurement of intratissue bioelectrical low frequency impedance : a new method to predict per-operatively the destructive effect of cryosurgery. *Cryobiology* 1977; **14**: 245–50.

67 Walsh DA, Maiwand MO, Nath AR, *et al.* Bronchoscopic cryotherapy for advanced bronchial carcinoma. *Thorax* 1990; **45**: 509–13.

68 Maiwand MO, Homasson JP. Cryotherapy for tracheobronchial disorders. *Clin Chest Med* 1995; **16**: 427–43.

69 Homasson JP. Cryotherapy in pulmonology today and tomorrow. *Eur Resp J* 1989; **2**: 799–801.

70 Sheski FD, Mathur PN. Endobronchial cryotherapy for benign tracheobronchial lesions. *Chest* 1998; **114**: 261–2s.

71 Hetzel M, Hetzel J, Schumann C, *et al.* Cryorecanalization: a new approach for the immediate management of acute airway obstruction. *J Thorac Cardiovasc Surg* 2004; **127**: 1427–31.

72 Schumann C, Hetzel M, Babiak AJ, *et al.* Endobronchial tumor debulking with a flexible cryoprobe for immediate treatment of malignant stenosis. *J Thorac Cardiovasc Surg* 2010; **139**: 997–1000.

73 Franke KJ, Szyrach M, Nilius G, *et al.* Experimental study on biopsy sampling using new flexible cryoprobes: influence of activation time, probe size, tissue consistency, and contact pressure of the probe on the size of the biopsy specimen. *Lung* 2009;

187: 253–9.

74 Deygas N, Froudarakis ME, Ozenne G, *et al.* Cryotherapy in early superficial bronchogenic carcinoma. *Eur Respir J* 1998; **12** (Suppl 28): 266S.

75 Vergnon JM, Schmitt T, Alamartine E, *et al.* Initial combined cryotherapy and irradiation for unresectable non-small cell lung cancer. *Chest* 1992; **102**: 1436–40.

76 Forest V, Peoc'h M, Campos L, *et al.* Effects of cryotherapy or chemotherapy on apoptosis in a non-small-cell lung cancer xenografted into SCID mice. *Cryobiology* 2005; **50**: 29–37.

77 Forest V, Campos L, Péoc'h M, *et al.* [Development of an experimental model for the study of the effects of cryotherapy on lung tumours]. *Pathol Biol* (Paris) 2005; **53**: 199–203.

78 Forest V, Peoc'h M, Ardiet C, *et al.* In vivo cryochemotherapy of a human lung cancer model. *Cryobiology* 2005; **51**: 92–101.

79 Forest V, Peoc'h M, Campos L, *et al.* Benefit of a combined treatment of cryotherapy and chemotherapy on tumour growth and late cryo-induced angiogenesis in a non-small-cell lung cancer model. *Lung Cancer* 2006; **54**: 79–86.

80 Forest V, Hadjeres R, Bertrand R, Jean-François R. Optimisation and molecular signalling of apoptosis in sequential cryotherapy and chemotherapy combination in human A549 lung cancer xenografts in SCID mice. *Br J Cancer* 2009; **100**: 1896–902.

第 16 章

可弯曲支气管镜在支气管腔内近距离放射治疗、定标放置和射频消融中的应用

Michael A. Jantz

数据统计分析显示,2010 年美国约有 222 520 人确诊、157 300 人死于肺和支气管恶性肿瘤[1]。放射治疗是许多患者治疗方案中的一部分,尤其是对于那些确诊时已经为Ⅲ期或Ⅳ期的患者。近距离放射治疗(联合或不联合外放射治疗)可用于治疗支气管腔内的肺癌和肺外恶性肿瘤的支气管腔内转移。对部分因为肺储备功能较差或存在其他合并症而无法手术的早期肺癌或孤立性转移瘤患者,影像学引导的放射治疗将发挥重要的治疗作用。有些影像学引导的放射治疗系统需要通过定标来示踪肿瘤,而使用支气管镜来放置定标的技术正在不断地发展。射频消融也被用于治疗无法手术的早期肺癌以及肺转移瘤患者。虽然通过支气管镜进行射频消融的经验十分有限,但是通过联合支气管镜导航技术进行该治疗拥有广阔的前景。本章将就以上内容进行系统回顾。

近距离放射治疗

大多数的肺癌患者均有局部进展或远处转移,因而不适合接受根治性手术。许多患者肿瘤位于中央气道,会导致呼吸困难、咳嗽、咯血、肺不张和(或)阻塞性肺炎。21%~74% 的患者可以通过外放射治疗有效治疗肺不张[2,3]。近 50% 的患者在外放射治疗后肿瘤会出现复发[4]。大部分的这类患者不适合再次外放射治疗。支气管腔内近距离放射治疗可用于缓解支气管阻塞症状和提高局部控制,同时对原位癌具有根治性疗

效。近距离放射治疗因其作用范围局限,可应用于已经接受最大剂量外放射治疗的患者。近距离放射治疗可联合外放射治疗或其他支气管镜技术,如激光、电凝、冷冻和支架植入,缓解恶性气道阻塞。

近距离放射治疗(brachytherapy)一词,来源于希腊语"brachys",意思是"短的",即将一枚高度活性的放射源放置到肿瘤内部或肿瘤附近的部位。本章将讨论支气管腔内近距离放射治疗,与之相对的是在外科手术中将放射源植入肿瘤床或经皮植入瘤体内(间隙近距离放射治疗)。1922 年,Yankauer 描述了通过硬质支气管镜置入氡胶囊治疗 2 例肺癌患者[5]。20 世纪 60 年代,钴 60 粒子被广泛用作放射源。除氡 222 和钴 60 以外,其他用作支气管腔内近距离放射治疗的放射源还有铯 137、金 198、碘 125、钯 103。医务人员的辐射暴露风险和使用硬质支气管镜进行植入操作的需求,妨碍了支气管腔内近距离放射治疗的广泛应用。20 世纪 80 年代,两项重大进展使之重新引起了大家的兴趣。首先是可弯曲支气管镜的发展使得后装导管可以置入到每个肺段;其次是高度活性放射源铱 192 和用于将铱 192 粒子导入导管的遥控后装机的发展。

与传统的外放射治疗比较,近距离放射治疗的优势在于对肿瘤产生高剂量照射而对正常组织损伤较小。放射性同位素遵循反平方法则,即放射剂量率根据放射源中心距离的平方降低。放射吸收剂量的标准单位是格雷(Gy)。支气管腔内放射治疗可以分为三种剂量率范围:低剂量率(LDR)定义为低于 2Gy/h,中剂量率(IDR)为 2~12Gy/h,高剂量率(HDR)为超过

12Gy/h。LDR 近距离放射治疗通常需要治疗 8~48h,而 HDR 放射治疗可以在数分钟内完成治疗。

有以下情况的患者通常应该考虑接受近距离放射治疗:

1.组织学诊断为恶性疾病。

2.具有显著的支气管腔内肿瘤导致的症状,如气急、咯血、咳嗽和(或)阻塞性肺炎。

3.近端气道受累,如气管、主支气管或叶支气管。

4.导管能够进入,且最好能进入超过支气管腔内的阻塞段。

5.因为肿瘤分期或肺功能的原因无法接受手术切除。

6.在预期生存时间内能通过缓解症状获益,一般要求大于 3 个月。

支气管腔内近距离放射治疗的潜在适应证包括无法切除的肺癌、复发性肺癌和肿瘤气道转移。接受治疗的病灶必需位于近端气道并且支气管镜下可见。支气管镜操作者必需可以将导管导入阻塞段,如能超过病灶更佳。虽然近距离放射治疗也能用于治疗气道外压性病变,但气道腔内肿瘤导致的阻塞是更普遍的适应证。气道外压性病变更好的治疗方法是支架植入。对于接近完全阻塞的支气管病变,需要使用支气管再通技术,如激光、电凝或球囊扩张,使导管能通过阻塞段。联合使用激光切除和腔内放射治疗有高风险并发症,已经引起人们的关注。所以,有的作者建议在激光再通 1~2 周后再行近距离放射治疗,也有一次性完成两种治疗的报道[6-8]。

缓解肿瘤阻塞气道的症状是近距离放射治疗的首要适应证。近距离放射治疗也被作为外放射治疗的补充疗法,用于非小细胞肺癌的根治性放射治疗。近距离放射治疗可在外放射治疗前、中和后期进行。在大支气管阻塞导致肺不张时,近距离放射治疗可以减少范围巨大的外放射治疗对正常肺组织的放射剂量。一项研究显示,近距离放射治疗平均减少了 32% 的正常组织辐射剂量[9]。另外,对于支气管原位癌的患者,腔内近距离放射治疗可以达到治愈的疗效。

支气管腔内近距离放射治疗的禁忌证包括气道-食管、气道-纵隔和支气管胸膜瘘。近距离放射治疗一般不推荐用于无症状的患者,除非是出于根治的目的。对大气道阻塞并有呼吸衰竭倾向的患者,在近距离放射治疗前首先要用其他支气管镜技术进行预处理。这些技术包括机械性肿瘤切除、激光治疗、电凝、冷冻和(或)支架植入。气管重度病变的患者必须在近距离放射治疗前进行预处理,否则放射治疗后水肿可能将气道完全阻塞。

LDR 近距离放射治疗使用包装在尼龙袋中的低活性铱 192 粒子串。目标支气管定位后后装导管由放射肿瘤学家手动置入。导管和粒子要留置 24~72 小时。虽然 LDR 近距离放射治疗不需要昂贵的设备,但其主要的缺点包括患者需要住院治疗和忍受留置导管带来的不适。HDR 近距离放射治疗使用高活性铱 192 源。一套 HDR 遥控后装近距离放射治疗系统包括放射源储存装置、放射源驱动装置和治疗计划计算机系统。放射源通过计算机控制缆绳在后装导管内移动,会按预先计划在相应停驻点停留一定的时间,以按计划释放相应的剂量。停驻点的数量和间隔距离由计算机设定,以产生与肿瘤形状相符的最佳放射剂量。治疗在防护室内进行。HDR 近距离放射治疗的治疗时间很短,为 5~20 分钟。虽然设备费用较高,HDR 有高度舒适性、可用于门诊患者、医务人员无放射暴露的优点。这些优点使 HDR 在大部分中心替代了 LDR。

技术和治疗计划

近距离放射治疗方案包括每次放射治疗剂量、放射治疗次数和放射治疗深度,后者是指预计放射剂量参考面距离放射源的半径。在给定的放射治疗疗程中,生物学效应不仅取决于总剂量,同时也受单次剂量、剂量率和治疗总时间的影响[10]。对于给定的放射治疗总剂量,单次分割剂量大的较单次剂量小的作用更强。但是,随着单次剂量的增加,对延迟反应组织的生物学效应的增强速度比对肿瘤细胞的增加率要更快[10]。不同中心 HDR 近距离放射治疗的剂量和分割方案各不相同。治疗模式从单次 15Gy,到治疗 4~5 次每次 4Gy 都有。对于控制肿瘤而言,超过 30~40Gy 的总剂量是不必要的,并且会有较高的致命性咯血的风险[11]。2 次治疗的间隔为 1~3 周,通常间隔 1 周。美国近距离放射治疗学会(American Brachytherapy Society)建议当单独作为缓解症状的治疗时,方案为 7.5Gy×3 或 10Gy×2 或 6Gy×4,间隔均为 1 周,剂量的参考距离都是距放射源 1cm 处[12]。当近距离放射治疗作为外放射治疗缓解症状的辅助治疗时, 方案为 7.5Gy×2 或 5Gy×3 或 4Gy×4,间隔 1~2 周,距离为 1cm。若为根治性治疗,建议方案为 HDR 近距离放射治疗 5Gy×3 或 7.5Gy×2,距离 1cm,联合外放射治疗 60Gy(分 30 次)或 45Gy(分 15 次)。如果将 HDR 近距离放射治疗单独用于既往未接受放射治疗的患者,推荐方案是 5Gy×5 或 7.5Gy×3,

距离 1cm。对于 LDR 近距离放射治疗，美国近距离放射治疗学会建议方案是：当作为主要治疗手段时，距离 1cm 处总剂量 30Gy；当联合外放射治疗作为辅助治疗时，距离 1cm 处总剂量 20Gy[12]。预设的深度和照射次数需要根据前期的放射治疗或部位不同而有所减小，比如左上叶支气管。如果患者接受了放射治疗增敏的化疗，需要考虑减少近距离放射治疗剂量。腔内放射治疗照射范围至少要超出肿瘤两端边界 1cm。

支气管腔内近距离放射治疗首先需要复习相关的影像学资料。支气管镜是标准的检查步骤，可以根据操作者的经验选择局部麻醉和镇静剂。支气管镜通常经鼻进入，以使导管在患者转运和治疗时不易移位。值得注意的是，在咽部和导管插入部位需要更充分的局部麻醉，以减小咳嗽反射和导管脱落的风险。支气管镜要观察到目标肿瘤近端，如有可能尽量观察到其远端。处理气管隆嵴部位复杂的肿瘤时，留置多根导管有助于提高疗效。完成对肿瘤的观察并确定需要置入导管的数量后，在直视下将 5~6F 导管通过支气管镜工作孔道插入至支气管腔内肿瘤的远端(图 16.1)。导管腔内可以放置一根放射显影的内

定位缆，以帮助在荧光屏下确定导管的位置。由支气管镜操作者或助手缓慢向前送导管，同时以相同的速度缓慢退出支气管镜，退镜完毕后将导管固定在鼻部。然后再次进入支气管镜确认导管位置正确。当管腔内有定位缆时，也可用 X 线透视来确认导管的位置(图 16.1)。导管位置确认后将其用胶带最终固定在鼻部。当需要置入更多的导管时，反复重复该过程，新增的导管通常置入不同的肺段。导管远端一般位于肿瘤远方 2cm 的位置，或直接楔入远端某一支小支气管中。如果支气管镜下不能看到肿瘤远端就要通过之前的胸部 X 线片或 CT 来确定放射治疗靶区的远端位置。当患者是在支气管镜室而不是在放射治疗室放置导管时，将导管放置的深一些是有好处的，这样能减少转运过程中的导管脱落。当使用 LDR 近距离放射治疗时，也要将导管楔入远端支气管中，以保证长时间治疗的稳定性。不能使用暴力将导管插入远端支气管，以免造成气胸。注意，当管腔接近完全阻塞时，需要使用再通技术以帮助置入导管(图 16.1)。虽然有多种外鞘、球囊和固定笼装置可用于将导管固定在气道中央、避免在支气管黏膜形

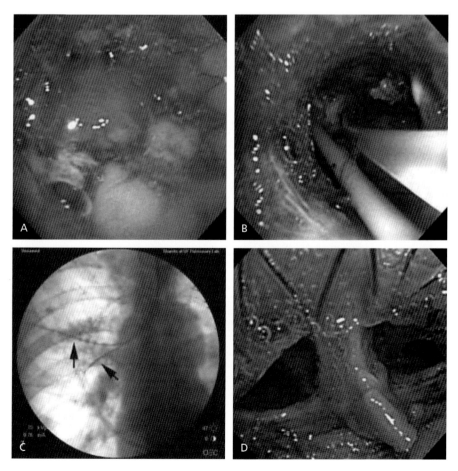

图 16.1　放置近距离放射治疗导管。(A)支气管支架末端肿瘤复发。(B)氩等离子凝固术解除阻塞后置入两根近距离放射治疗导管。(C)将定位缆插入导管后的 X 线透视。(D)支气管镜随访中见气道内的支架。(见彩插)

成放射治疗"热点",但大部分中心通常不采用此类技术。

用支气管镜完成导管置入并将患者转运到肿瘤放射治疗部门后,首先将模拟放射粒子组成的不透射线的标志线插入导管,然后通过正侧位放射显像确认导管位置放置正确,制订治疗计划。通过专用软件制订治疗计划(图 16.2)。移除模拟放射粒子,载入活性放射源并按前面制订的计划停留一定的时间。每次治疗完成后,拔除导管,患者可以出院回家。治疗过程中潜在的早期并发症包括咳嗽、支气管痉挛、支气管分泌物增加、肿瘤损伤后的出血和导管/导丝刺破肺组织导致的气胸。

恶性疾病的疗效

目前已有大量 HDR 相关的随机对照试验研究的报道。Huber 及其同事评价了 HDR 的两种不同治疗计

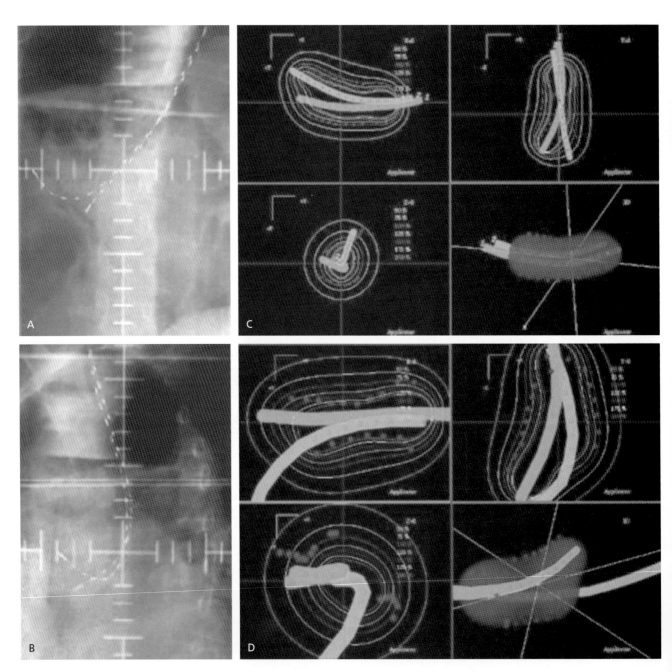

图 16.2 治疗计划。(A,B)带有两根内置模拟定位缆的计划胸部 X 线图像。(C,D)带有等剂量分布线和等剂量区域图的治疗计划。(Figures courtesy of Robert Zlotecki, MD, Professor of Radiation Oncology, University of Florida, Gainesville FL.)(C,D 见彩插)

划,肺癌患者被随机分到两个 HDR 治疗组,治疗方案分别为 3.8Gy/w×4 次(1 组,44 例)和 7.2Gy/3w×2 次(2 组,49 例)[13];1 组中 88.9% 的患者和 2 组中 92.7% 的患者既往接受过治疗,包括外放射治疗(分别为 47.2% 和 39.0%)。1 组中的 12 例患者和 2 组中的 7 例患者因为死亡或病情恶化未完成全部治疗。KPS 评分变化很小,1 组由 60.7 分提高至 63.8 分,2 组由 60.0 分提高至 65.7 分。两组中位生存时间相似,分别为 19 周和 18 周。1 年生存率 1 组为 11.4%,2 组为 20.4%。两组致命性咯血的发生率分别为 22% 和 21%。1 组 18.2% 的患者和 2 组 22.4% 的患者需要进一步治疗。

Huber 及其同事还主持了一项随机对照研究比较单纯外放射治疗和外放射治疗联合近距离放射治疗治疗无法手术的非小细胞肺癌[14]。单纯外放射治疗组(42 例)每周治疗 4~5 次,总量 50Gy 后再加强 10Gy。外放射治疗联合近距离放射治疗组(56 例)在前述外放射治疗剂量的基础上,在外放射治疗开始前 1 周和结束后 3 周分别给予 4.8Gy 近距离放射治疗。25 例患者(44.6%)未接受第二次近距离放射治疗。作者认为出现这个偏差的主要原因是,治疗在门诊进行,部分患者住的非常远,当外放射治疗结束后因为症状已完全缓解,所以未回来接受第二次近距离放射治疗。两组的 KPS 评分都没有变化。总的中位生存时间外放射治疗组为 28 周,联合治疗组为 27 周(P=0.42)。按方案治疗的患者中,外放射治疗组中位生存时间为 33 周,联合治疗组为 43 周(P=0.08)。对于鳞癌亚组(68 例),外放射治疗组有趋势能改善中位生存时间(40 周比 33 周),但无显著差异。致命性出血在单纯放射治疗组中为 6 例,在联合治疗组中为 11 例。

Langendijk 及其同事报道了另一项比较外放射治疗联合 HDR 近距离放射治疗和单纯外放射治疗治疗无法手术的非小细胞肺癌的随机对照研究[15]。接受外放射治疗的患者中,如果功能状态评分不超过 2 分并且没有锁骨上淋巴结侵犯(79%),治疗剂量为 60Gy;如果功能状态评分为 3 分或有锁骨上淋巴结侵犯(21%),接受 30Gy 的姑息治疗。近距离放射治疗的患者在第 1 天和第 8 天分别接受 7.5Gy 的照射。48 例患者随机进入单纯外放射治疗组,47 例随机进入联合治疗组。在放射治疗前有肺不张的亚组中,单纯外放射治疗组 26 例中有 9 例(35%)获得改善;联合治疗组 30 例中有 17 例(57%)改善。单纯外放射治疗组和联合治疗组气急的反应率分别为 37% 和 46%(P=0.29),咳嗽的反应率分别为 38% 和 24%,咯血发生率分别为

82% 和 86%,中位生存时间分别为 8.5 个月和 7.0 个月(P=0.21)。单纯外放射治疗组有 6 例患者(13%)因为大咯血死亡,而联合治疗组有 7 例患者(15%)因大咯血死亡。

Sur 及其同事再一次报道了比较单纯外放射治疗和外放射治疗联合近距离放射治疗治疗局部进展的非小细胞肺癌的随机对照研究,并于近期以摘要形式更新了数据[16,17]。共 65 例患者,首先分 10~20 次接受总剂量 30~40Gy 的外照射,然后随机分组。一组继续接受 10 次外照射总量 20Gy;另一组每周接受 1 次 6Gy 的近距离放射治疗,共 2 周。无症状生存时间在单纯外放射治疗组 129 天,在联合治疗组 77 天(P=0.009)。1 年生存率接近,分别为 29.4% 和 29.7%。

Stout 及其同事进行随机研究比较了 HDR 支气管腔内近距离放射治疗和外放射治疗用于无法手术的非小细胞肺癌姑息治疗的情况[18]。49 例患者接受 1cm 处剂量 15Gy 的近距离放射治疗,50 例患者接受总剂量 30Gy 的外放射治疗 10~12 次。8 周后由医师评估两组的症状缓解情况,分别为:气急 59% 和 78%,咳嗽 50% 和 67%,咯血 78% 和 89%,胸痛 61% 和 80%,乏力 57% 和 74%,纳差 63% 和 78%。虽然从临床医师评估的症状缓解情况来看似乎外放射治疗组更有优势,但结果没有统计学差异。8 周后患者自我评价症状缓解情况,近距离放射治疗组和外放射治疗组分别为:气急 38% 和 49%,咳嗽 45% 和 65%,咯血 71% 和 90%,胸痛 43% 和 77%(P<0.05),乏力 30% 和 65%(P<0.05),纳差 43% 和 77%(P<0.05)。外放射治疗组的总体缓解率更高,医师评估为 91% 比 76%(P=0.09),患者评估为 83% 比 59%(P=0.029)。近距离放射治疗组 51% 的患者接受了序贯外放射治疗,其间隔的中位时间是 125 天(15~511 天);而外放射治疗组 28% 的患者需要接受序贯近距离放射治疗,其间隔中位时间是 304 天(98~1037 天)。外放射治疗组的中位生存时间为 287 天,近距离放射治疗组为 250 天;两组 1 年生存率分别为 38% 和 22%(P=0.04)。

Mallick 及其同事进行随机研究比较了三种不同剂量的 HDR 近距离治疗在伴或不伴外放射治疗的情况下治疗进展期非小细胞肺癌的情况[19]。15 例患者接受 2 次近距离放射治疗,每次 8Gy,再联合 30Gy 外放射治疗;15 例患者接受单次 10Gy 近距离放射治疗,再联合 30Gy 外放射治疗;15 例患者接受单次 15Gy 的近距离放射治疗,不联合外放射治疗。阻塞评分分别下降 57.7%、55.8% 和 44.4%(P=0.54)。总的症状反应

率为：气急91%、咳嗽84%、咯血94%和阻塞性肺炎83%。三组间气急、咳嗽、咯血和阻塞性肺炎的好转率相当，但单独近距离放射治疗组咯血缓解的速度更快。欧洲癌症研究与治疗组织患者生活质量测定量表(EORTC QLQ-C30)全身健康状态评分的改善率三组相当，肺癌患者生活质量量表(QLQ-LC13)评分也是同样结果。所有患者总的QLQ-C30评分从35分提高到76分，QLQ-LC13评分从30分降为10分。

大量非随机研究评估了HDR近距离放射治疗不同剂量方案、HDR近距离放射治疗伴或不伴外放射治疗的差异。Muto及其同事进行的一项研究中，320例Ⅲ A或ⅢB期非小细胞肺癌分别接受10Gy×1次治疗(84例)、7Gy×2次治疗(47例)或5Gy×3次(189例)[20]。所有患者同时接受60Gy外放射治疗。气急改善率分别为80%、85%和94%；咳嗽改善率分别为58%、72%和89%；咯血改善率分别为100%、99%和99%。平均生存时间是9.7个月，各组间无差异。随访6个月时，伴或不伴支气管狭窄的放射性支气管炎的发生率分别为：10Gy×1次组80%，7Gy×2次组48%，5Gy×3次组17%。致命性大咯血的发生率分别为2.5%、6.5%和3.2%。支气管食管瘘的发生率为1%~2%。Mallick及其同事使用HDR近距离放射治疗联合外放射治疗或单独使用HDR近距离放射治疗治疗了95例ⅢA或ⅢB期非小细胞肺癌患者[21]。65例患者接受近距离放射治疗8Gy×2次，联合总剂量30Gy外放射治疗10次；15例患者接受近距离放射治疗剂量8Gy×1次，联合总剂量30Gy外放射治疗10次；15例患者只接受1次15Gy近距离放射治疗。阻塞评分的变化分别是57%、54%和44%($P=0.066$)。总体反应率分别为：气急93%、咳嗽81%、咯血97%和阻塞性肺炎91%。各组间气急、咳嗽、阻塞性肺炎症状缓解率相似，单独近距离放射治疗组咯血的缓解率稍低(83.3%比100%，$P=0.04$)。总体EORTC QLQ-30评分由35分改善为67分；QLQ-LC13评分由30分降为10分。症状无进展的中位时间由6个月延长至11个月。Skowronek及其同事根据患者的临床分期和ECOG评分对648例局部进展期非小细胞肺癌患者采用两种不同的剂量方案进行HDR近距离放射治疗[22]。303例患者每周1次7.5Gy，共3次；345例患者(大部分ECOG评分大于2分)接受单次10Gy治疗。接受7.5Gy×3次治疗的患者有生存时间改善的趋势，但是多变量分析无显著差异。Mantz及其同事用配对分析的方法比较因医学条件限制无法手术的非小细胞肺癌患者，接受HDR近距离放射治

疗联合外放射治疗和单独外放射治疗的差异[23]。39例患者接受近距离放射治疗(分2~4次，总剂量10~30Gy)联合外放射治疗(总剂量54.0~75.6Gy)。每例患者配对2例单独外放射治疗的患者，其分期和外放射治疗剂量相同。随访5年，近距离放射治疗联合外放射治疗组局部控制率为58%，而单独外放射治疗组为32%。3年总体生存率分别为15%和9%。早期和晚期的并发症无差异。

有文献报道了一些近距离放射治疗的病例描述性研究，见表16.1。所有研究中，气急改善率为24%~100%，咳嗽改善率为24%~88%，咯血控制率高于气急和咳嗽，为69%~100%。肺不张和阻塞性肺炎的改善率差异很大，影像学反应的范围是20%~85%。中位生存时间根据治疗目的为姑息性还是根治性不同，为5~21个月。如表16.1所示，一些研究中，生存时间会因患者有无接受前期治疗、是否联合外放射治疗、近距离放射治疗剂量/分割方案的不同而不同。部分研究除评估症状外还评估了近距离放射治疗后的体力状态评分。Nori等以近距离放射治疗治疗了32例恶性气道狭窄的患者[49]。17例患者以近距离放射治疗作为外放射治疗的补充(1组)，15例患者用于治疗外放射治疗后支气管腔内复发(2组)。大部分患者接受3~4次HDR近距离放射治疗，每次剂量4~5Gy。治疗1个月后评估，平均ECOG状态评分从2.2分改善至1.2分。治疗前有14例患者的评分为3~4分，然而在治疗后有5例患者的评分显著降低。1组中位生存时间为17.7个月，2组为7.5个月。Hernandez等采用HDR近距离放射治疗治疗29例足量外放射治疗后复发的支气管肿瘤患者[41]。患者每2周接受1次7.5~10Gy照射，共3次。其中26例患者完成治疗。24%的患者ECOG评分(入组时平均为1.9分)改善，42%无改变，34%加重。Mehta等采用HDR近距离放射治疗治疗31例原发和转移性肺癌患者，剂量为每2天1次4Gy，共4次[52]，ECOG评分由2.1分改善为1.6分。Cotter等评估了65例有气道阻塞的原发性肺癌患者的状态评分变化[56]。患者接受55~66Gy外放射治疗联合中剂量率近距离放射治疗(135~300cGy/h，17例)或HDR近距离放射治疗(15~74cGy/s，48例)。总的内部照射剂量为2.7~10Gy。66%的患者ECOG评分改善。接受照射总剂量小于70Gy的患者改善率为39%(5/13)；接受总剂量70~84Gy的患者改善率为72%(13/18)；接受总剂量大于85Gy的患者为74%(20/27)。所有患者的平均生存时间为12.4个月，根据放射治疗总剂量分层无

表 16.1　高剂量率近距离放射治疗的描述性病例研究

作者,发表时间	例数	治疗*	症状改善(患者例数)					状态评分	中位生存时间†
			总数	咳嗽	气急	咯血	肺不张/肺炎		
Manali 等. 2010[24]	34	7.1Gy×1~3±EBRT	56%						7.8个月
Hauswald 等. 2010[25]	41	5Gy×1~5	58%						6.7个月
Ozkok 等. 2008[26]	158	5~7.5Gy q1w×2~3+EBRT		57%	85%	88%			6~11个月
Hennequin 等. 2007[27]	106	5~7Gy qw×6							21.4个月
Escobar-Sacristán 等. 2004[28]	81	5Gy q1w×4	85%	88%(30/34)	75%(18/24)	96%(23/24)			
Gejerman 等. 2002[29]	41	5~7.5Gy q1~2w×1~5±EBRT	72%						5.2个月
Anacak 等. 2001[30]	30	5Gy q2w×3+EBRT		43%(12/28)	80%(12/15)	95(20/21)			11个月
Petera 等. 2001[31]	67	5~7.5Gy q1~2w×1~5±EBRT		52%(23/44)	59%(29/51)	76%(13/17)	50%(27/54)		5.0~8.2个月
Harms 等. 2000[32]	55	5Gy×2~5±EBRT	75%						5, 20个月
Kelly 等. 2000[33]	175	15Gy q2w×1~3	66%						6个月
Marsiglia 等. 2000[34]	34	5Gy q1w×6							(2年:78%)
Taulelle 等. 1998[35]	189	8~10Gy q1w×3~4		54%	54%	74%			7个月
Ofiara 等. 1997[36]	30	8Gy q2w×3		46%(11/24)	33%(8/24)	79%(11/14)	43%(9/21)		
Ornadel 等. 1997[37]	117	15Gy×1±LR		59%	73%	73%		75%改善	
Nomoto 等. 1997[38]	39	6Gy q1w×3+EBRT 或 10Gy×1							8个月
Pérol 等. 1997[39]	19	7Gy q1w×3~5							28个月
Delclos 等. 1996[40]	81	15Gy@6~7.5mm q2w×1~3	84%(68/81)						5个月

（待续）

表 16.1(续)

作者,发表时间	例数	治疗[*]	症状改善(患者例数)					状态评分	中位生存时间[†]
			总数	咳嗽	气急	咯血	肺不张/肺炎		
Hernandez 等. 1996[41]	29	7.5~10Gy q2w×1~3		24% (7/29)	24% (7/29)	69% (11/16)	28% (5/18)	24% 改善	
Macha 等. 1995[42]	365	5Gy q2w×1~6							5~9 个月
Trédaniel 等. 1994[43]	51	7Gy in 2 fx over 2days q2w×3	70% (21/30)	85%	55%	85%			5 个月, 未达到
Chang 等. 1994[44]	76	7Gy q2w×3± EBRT		79% (37/47)	87% (47/54)	95% (20/21)	88% (15/17)		5 个月
Goldman 等. 1993[45]	19	15Gy×1	89% (17/19)	37% (7/19)	89% (17/19)	100% (6/6)	69% (9/13)		
Gollins 等. 1994[46]	406	10~20Gy×1± EBRT		45% (172/380)	45% (172/380)	84% (128/152)	43% (89/207)		4.3~6.6 个月
Speiser 和 Spratling, 1993[47]	342	7.5~10Gy @ 0.5~1cm q1w×3±EBRT		85%	86%	99%			5.6~9.5 个月
Pisch 等. 1993[48]	39	10Gy q 2w×1~2		80% (16/20)		93% (13/14)	20% (3/15)		
Nori 等. 1993[49]	32	5Gy q1w×3± EBRT		86% (6/7)	100% (10/10)	100% (15/15)	44%	ECOG≥2 的患者 11/14 改善	7.5, 17.5 个月
Bedwinek 等. 1992[50]	38	6Gy q1w×3	76% (29/38)				64% (9/14)		6.5 个月
Gauwitz 等. 1992[51]	24	15Gy@ 6mm q2w×3	88% (21/24)				83% (15/18)		7.4 个月
Mehta 等. 1992[52]	31	4Gy@ 2cm×4 over 2d	79%[1]	73% (19/26)	75% (18/24)	100% (10/10)	85% (12/14)	ECOG 2.1→1.6	
Sutedja 等. 1992[53]	31	10Gy q2w×1~3±LR			82% (18/22)				3, 7 个月
Aygun 等. 1992[54]	62	5Gy q1w×3~5+EBRT							10, 20 个月
Burt 等. 1990[55]	50	15~20Gy×1		50% (9/18)	64% (21/33)	86% (24/28)	33% (11/24)		

EBRT, 外放射治疗;LR,激光切除;ECOG,美国东部肿瘤协作组;q,每个;w,周。

[*] 如无特殊提示为距离 1cm 处剂量。

[†] 中位生存时间会因不同病例组治疗剂量不同而不同,或因根治性治疗和姑息性治疗不同而不同。

显著差异。

　　一些研究还评估了近距离放射治疗后肺功能的变化。Goldman 等评估了 19 例患者 HDR 放射治疗后肺功能、通气、灌注的变化[45]。患者接受 15Gy 距离 1cm 单次照射。6 周后肺功能检查示,FEV_1 从 1.45L 增加至 1.61L(分别占预计值 55.5% 和 62.3%),FVC 从 2.17L 增加至 2.48L(分别占预计值 63.9% 和 74.0%)(P 均 < 0.05)。肺总量、残气容积、弥散量无明显改变。6 周后

肺同位素扫描示，病变侧肺通气量从 17.0% 增加至 27.7%，灌注从 15.1% 增加至 21.9%($P<0.005$)。平均 5 分钟步行距离从 305m 增加至 329m($P<0.01$)。主支气管阻塞的患者较叶支气管阻塞患者改善更显著。Macha 等评估了 40 例主支气管阻塞患者 HDR 近距离放射治疗后的肺功能变化，剂量为每 2 周 1 次 5Gy，共 1~6 次[42]，FEV_1 从 1.50L 增加至 2.15L，FVC 从 2.61L 增加至 3.41L。Mehta 等评估了 LDR 近距离放射治疗治疗 38 例患者的肺功能变化[57]，平均 FEV_1 从 1.47L 增加至 1.88L，FVC 从 2.21L 增加至 3.09L。

近距离放射治疗可用于不能耐受手术患者的根治性治疗。Macha 等治疗 14 例支气管腔内局限性病变的患者，其中包含 11 例术后支气管残端阳性患者，剂量为 5Gy×4 次[42]，平均生存时间为 23 个月。Tredanidel 等治疗 29 例病变局限于支气管壁和支气管腔的肺癌患者[43]。患者连续 2 天每次照射 7Gy，每 15 天重复治疗，最多照射 6 次。18/25 例患者内镜下显示病变组织完全消失。随访 23 个月未获得平均总体生存时间。Perol 等使用 HDR 近距离放射治疗治疗 19 例病灶直径<1cm 的支气管腔内局限性 NSCLC 患者[39]。患者每周照射 1 次 7Gy，共 3~5 次。1 年后 16 例患者接受了支气管镜评估，组织学证据表明其中 12 例（75%）患者肿瘤得到控制。1 年的总生存率为 78%，2 年为 58%，中位生存期为 28 个月。18 例患者中的 10 例出现治疗支气管的局部纤维狭窄，其中 12 例照射 5 次的患者有 8 例发生狭窄。接受 5 次照射的患者中有 2 例出现支气管壁坏死。Hennequin 等治疗 106 例病变局限于支气管的肺癌患者，其中 43 例为术后复发、27 例为外放射治疗后复发、36 例为呼吸功能不耐受其他治疗，每周照射 1 次，共 6 次，首次剂量 7Gy，后续每次 5Gy[27]。随访 5 年，局部控制率、总生存率、病因特异性生存率分别为 51.6%、24%、48.5%。2 例患者死于咯血，3 例患者死于支气管坏死。Marsiglia 等治疗 34 例早期支气管腔内 NSCLC 患者，每周照射 1 次，每次 5Gy，2 年局部控制率为 85%，生存率为 78%[34]。Aygun 等以 HDR 近距离放射治疗治疗 19 例 I 期 NSCLC 患者，每周照射 1 次，每次 5Gy，共 3~5 次，联合 50~60Gy 外放射治疗，中位生存时间为 20 个月[54]。此结果与此前影像检查显示的学阴性肺癌接受外放射治疗联合 LDR 近距离放射治疗的结果相似[58,59]。

近距离放射治疗还可用于非支气管源性恶性肿瘤支气管腔内转移的姑息性治疗。在一项研究中治疗了 11 例支气管腔内转移瘤的患者，治疗方案为每周 1

次 5~6Gy，共 3~4 周[60]。8 例患者的阻塞症状和体征得到改善。支气管镜评估提示 3 例患者完全缓解，5 例患者部分缓解（阻塞下降≥60%）。在另一项研究中，37 例气道内转移的患者接受单次 10~15Gy 的照射[61]。42% 的患者气急好转，50% 咳嗽好转，67% 咯血好转。生存时间为 9~1145 天，平均 280 天。其中无明显管腔外转移的患者生存时间更长。这两项研究没有专门对各类采用近距离放射治疗的病例进行系统的评价，但其他的一些近距离放射治疗的研究也包含了腔内转移瘤的患者。

近距离放射治疗需要联合进行支气管镜辅助进行操作。Chella 等进行了一项随机研究，其中 15 例 NSCLC 患者仅接受单纯掺钕钇铝石榴石（Nd:YAG）激光治疗，14 例患者在 Nd:YAG 激光切除治疗后接受 HDR 近距离放射治疗[62]。近距离放射治疗剂量是每周 5Gy（在 0.5cm 距离），总剂量 15Gy，放射治疗在激光治疗 15~18 天后开始。单纯激光治疗组中位生存时间在单纯激光治疗组为 7.4 个月，激光联合 HDR 近距离放射治疗组为 10.3 个月（$P=$ns）。两组 Speiser 阻塞评分好转程度相似。治疗有反应的患者，单纯激光治疗组无症状时间在激光治疗组为 2.8 个月，联合治疗组为 8.5 个月（$P<0.05$）。两组肺功能改善相似：FEV1 分别为 1.35~2.16L、1.43~2.32L；FVC 分别为 2.08~3.34L、2.11~3.47L。单纯激光治疗组进行了 15 次进一步的支气管镜介入处理，而联合治疗组只进行了 3 次。Jang 等回顾性研究了 67 例原发性肺癌和 13 例转移癌患者的治疗结果[63]，其中 22 例接受激光切除、37 例采用 HDR 近距离放射治疗，21 例进行联合治疗。近距离放射治疗的主要方案是单次照射，平均剂量 12.5Gy。激光治疗组中位生存时间为 111 天，近距离放射治疗组为 115 天，联合治疗组为 264 天。近距离放射治疗组与联合治疗组之间有统计学差异，而激光治疗组与联合治疗组之间无统计学差异。Shea 等报道了一项研究，回顾性观察了 33 例单纯接受 Nd:YAG 激光治疗的鳞癌患者和 13 例接受 Nd:YAG 激光联合 LDR 近距离放射治疗的患者[64]。平均生存时间分别为 16.4 周和 40.8 周（$P=0.001$）。其他作者认为使用激光联合近距离放射治疗即使在未控制的病例中，也可以增加无进展生存时间[7,37]。Kohek 等采用 HDR 近距离放射治疗治疗 79 例原发性肺癌患者[65]。患者每次照射 5Gy，总剂量 5~25Gy（平均 11.6Gy）。26 例完全阻塞或接近完全阻塞的患者接受 Nd:YAG 激光治疗，以使放射治疗导管可以通过。48 例患者在近距离放射治疗后进行了外放射

治疗,剂量 50~70Gy。79 例患者中,58 例平均 KPS 评分得以改善,由 68.2 分提高至 77.2 分。气急症状的缓解率为 67%(41/61),咯血为 86%(6/7),咳嗽为 70%(50/71)。41 例有肺不张的患者中,影像学证实有 29 例复张(70%)。48 例接受外放射治疗的患者,中位生存时间为 13 个月;31 例未接受外放射治疗的患者为 6 个月(P<0.01)。Ornadel 等评价了采用 HDR 近距离放射治疗治疗的 117 例初次治疗后复发导致气道阻塞患者的情况[37]。多数患者接受单次 15Gy 照射,仅 4 例患者接受了再次照射。51 例患者在近距离放射治疗前进行了 Nd:YAG 激光治疗。54%的患者 ECOG 评分至少改善 1 分 (P=0.0417)。50%患者气急改善 (P=0.0063)。平均 FEV_1 从 1.30L 增加至 1.38L (P=0.0504),平均 FVC 从 1.92L 增加至 2.06(P=0.041)。中位生存时间为 12 个月。Macha 等评价了 HDR 近距离放射治疗治疗 56 例气管或主支气管恶性阻塞的患者,剂量为每次 7.5Gy,共 3 次[66]。29 例主支气管阻塞患者在置入导管前接受了 Nd:YAG 激光治疗。尽管无法区分激光治疗在其中起了多大的作用,20 例接受肺功能检查的患者的肺功能得到显著改善,FEV_1 平均值由 1.62L 增加至 2.13L;FVC 平均值由 2.61L 增加至 3.31L(P 均<0.001)。44 例患者的严重呼吸困难得到控制(79%)。影像学显示 25 例肺不张的患者中 22 例有复张的证据(88%)。

近距离放射治疗也可以联合光动力疗法(PDT)。Freitag 等对 32 例无法手术或复发的腔内 NSCLC 患者,在完成 PDT 治疗 5~6 周后使用 HDR 近距离放射治疗[67]。方案为 PDT 6 周后每周 1 次 4Gy,共 5 次。24 例患者 PDT 后完全缓解(75%),且除 1 例患者外其余患者在近距离放射治疗后均完全缓解(97%)。6 例患者复发,间隔时间为 6~26 个月。治疗 2~3 个月后通常会出现一些不需要介入治疗的支气管瘢痕。未发现其他并发症。Weinberg 等以 PDT 和 HDR 近距离放射治疗治疗 9 例 NSCLC 患者[68]。7 例患者在接受 PDT 后每周进行 1 次 5Gy (距离 0.5cm) 放射治疗, 共 3 次;2 例患者仅接受 PDT。两种治疗间隔时间为 9~63 天。7 例患者获得局部控制。8 例患者出现支气管瘢痕和(或)局部组织良性反应。

Allison 等还报道了 HDR 近距离放射治疗同步植入支架[69]。10 例Ⅲ期 NSCLC 患者化疗和外放射治疗后复发并有气道内症状,在同一次支气管镜操作中接受了自膨胀金属支架植入和 HDR 近距离放射治疗。患者接受每周 1 次 6Gy(0.5cm 距离)照射,共 3 次。所

有患者 KPS 评分得到改善且获得局部控制,生存时间 4~18 个月。未发现并发症。

经支气管镜近距离放射治疗已经被用于周围型小肺癌的治疗。Kobayashi 等采用 CT 引导 HDR 近距离放射治疗治疗 2 例外周肺癌患者[70]。第 1 例患者,左上肺腺癌,大小 2.3cm×2.2cm,首先使用 CT 引导支气管镜下将钡粒子植入脏层胸膜下的外周支气管,来标记病变的位置。9 天后,再次使用支气管镜在透视下将 5F 植入钡粒子标记的位置。然后进行 8Gy 近距离放射治疗照射。治疗间隔 1 周重复 2 次。第 2 例患者,右上叶腺癌,大小 2.6cm×1.8cm,接受单次 15Gy 治疗。该例患者的近距离放射治疗导管在 CT 引导下经支气管镜直接置入,而未植入钡粒标记。分别随访 18 个月和 10 个月,显示疗效甚佳。Imamura 等使用透视和 CT 引导经支气管近距离放射治疗治疗 7 例外周 T1~T2 期肺癌[71]。第 8 例患者因为无法到达肿瘤治疗未成功。近距离放射治疗方案包括 5Gy×5 次,7Gy×3 次,12.5Gy×2 次。另外该研究中还有 5 例患者采用经皮近距离放射治疗。结果显示 3 例患者达到完全缓解,4 例患者达到部分缓解,5 例患者为稳定。在治疗后 12~32 个月有 3 例患者复发,其中包括唯一的 1 例 T2 期患者和 1 例适形外放射治疗后补救性近距离放射治疗的患者。接受经支气管近距离放射治疗患者的结果与经皮近距离放射治疗未进行单独统计。Harms 等报道 1 例使用导航支气管镜联合近距离放射治疗治疗右上肺癌的患者[72]。导航支气管镜使用 superDimension 系统(superDimension Ltd,以色列,荷兹利亚)将工作导管引导到肿瘤部位。然后使用支气管腔内径向超声(EBUS)探头(Olympus Co.,日本,东京)确认导管的位置。经工作导管置入 6Fr 近距离放射治疗导管,然后移除工作导管。在超过 1 周的治疗过程中,进行 3 次治疗,每次 5Gy,治疗期间保留导管。患者对导管耐受良好,治疗前的影像学检查提示导管未移位。反复支气管镜活检示未复发。本报道的研究者工作于海德堡大学,他还与德克萨斯大学的 Tyler 合作,使用相似方法治疗了 32 例外周肺癌患者[73]。具体方法是使用电磁导航支气管镜置入导管、外周 EBUS 探头确认定位。患者接受 HDR 近距离放射治疗的总剂量是 15~30Gy。海德堡大学在治疗期间将近距离放射治疗导管在体内留置最多达 8 天;而德克萨斯大学的 Tyler 在 2 周的治疗中分别 2 次置入放射治疗导管。1 例患者置入导管失败,1 例患者发生气胸,但不需要治疗。进行超过 2 年的随访后组织学证实,32

例患者中 27 例完全缓解。

良性疾病的疗效

HDR 近距离放射治疗也被用于治疗肺移植和良性疾病支架植入后的气道内肉芽组织阻塞。Kennedy 等使用 3Gy 近距离放射治疗治疗 2 例左主支气管支架(Wallstent; Boston Scientific Corp, 马萨诸塞, 内蒂克)植入后反复肉芽生长, Nd:YAG 激光和球囊扩张治疗无效的患者[74]。患者分别在肺移植 3 个月和 4 个月后植入支架, 在支架植入后的 4 个月和 7 个月分别接受近距离放射治疗。在近距离放射治疗前, 1 例患者每 10~14 天需要进行支气管镜治疗狭窄, 另 1 例患者每 28~35 天需要接受支气管镜治疗。其中 1 例患者在初次近距离放射治疗 3 周后再次接受 3Gy 近距离放射治疗, 以处理复发的肉芽。分别在治疗后 6 个月和 7 个月随访显示, 2 例患者均无肉芽组织生长。Halkos 等治疗了 4 例气道狭窄患者, 每次 3Gy, 共 2~4 次, 治疗时间为 1~30 个月[75]。患者在移植后 4~12 个月因吻合口狭窄植入支架。2 例为硅酮支架, 1 例金属支架(Wallstent), 1 例先植入金属支架(Wallstent)后植入硅酮支架。患者还接受了 Nd:YAG 激光治疗、电消融治疗和球囊扩张治疗。近距离放射治疗在移植后 9 个月至 5 年进行。3 例患者治疗成功, 1 例患者在 4 次近距离放射治疗后仍无效, 死于肺炎和呼吸衰竭。Madu 等治疗 5 例反复肉芽组织阻塞的患者, 其中 4 例为肺移植吻合口狭窄, 1 例为留置气管切开套管继发气管反复肉芽增生[76]。初次出现狭窄的时间范围是 1~10 个月, 曾接受的治疗包括支架植入、球囊扩张、支气管腔内注入皮质激素、Nd:YAG 激光治疗、电凝、局部使用丝裂霉素 C。肺移植患者接受每周 1 次 7Gy, 共 2~3 次近距离放射治疗, 气管切开后肉芽增生患者接受每周 1 次 5Gy, 共 2 次近距离放射治疗。中位随访时间 12 个月, 近距离放射治疗后接受介入治疗的平均次数由 11 次(6~17 次)下降至 3 次(0~7 次)。4 例肺移植患者近距离放射治疗后 FEV1 均有增加。Kramer 等采用 HDR 近距离放射治疗治疗 7 例患者, 1 例在后续行支气管镜下支架植入术中死亡, 考虑颅内气体栓塞所致; 6 例为良性声门下/气管狭窄 Wallstent 金属支架植入后肉芽增生[77]。5 例患者因肉芽反复增生需要进行反复治疗。比较有意思的是, 2 例患者是预防性治疗。在 Nd:YAG 激光切除肉芽组织后, 进行单次 10Gy 近距离放射治疗。随访时间为 4~30 个月, 2 例患者无肉芽增生, 4 例患者有轻度肉芽增生, 1 例患

者在近距离放射治疗 5~30 个月后有反复中度肉芽增生。1 例患者出现放射性坏死。2 例预防性治疗的患者中, 1 例无肉芽增生, 1 例为轻度肉芽增生。该研究者还进行了另一项包括 115 例良性气管狭窄患者的治疗研究, 33 例患者植入金属支架(Wallstnet 和 SMART 镍钛合金支架; Cordis Corp, 新泽西州, 布里奇沃特), 其中 28 例反复肉芽增生的患者接受了单次 10Gy HDR 近距离放射治疗。所有患者在近距离放射治疗后需要的支气管镜下治疗次数均减少, 但报道未提供详细情况。未发现并发症。Tendulkar 等治疗 8 例支架植入后支气管腔内难治性肉芽增生的患者, 其中肺移植后吻合口狭窄 6 例, 气管支气管软化 1 例, 韦格纳肉芽肿 1 例[78]。患者接受 1~2 次高剂量率近距离放射治疗, 每次 7.1Gy。近距离放射治疗距肺移植的时间为 7~50 个月, 距最后一次支气管镜下治疗的时间为 1~215 天。近距离放射治疗后最初 6 个月内, 6 例患者反应为好到很好, 2 例患者反应为稳定到差。6 个月内的平均支气管镜治疗次数从治疗前的 3.1 次下降至 1.8 次, FEV1 从占预计值 36% 提高至 46%。在 1 年后仍存活的 4 例患者中, 只有 1 例维持很好的疗效。值得注意的是, 该患者在近距离放射治疗前 1 天接受了肉芽电凝治疗。作者推测在使用介入技术清除肉芽组织 24~48 小时后进行近距离放射治疗可能效果较好。并发症为: 1 例患者在近距离放射治疗后 5 个月出现吻合口裂开, 1 例患者在近距离放射治疗后 4 个月因支气管动脉瘘出现致命性咯血。

并发症

支气管腔内近距离放射治疗的治疗过程普遍较易耐受, 很少出现急性并发症。大部分急性并发症与植入导管的支气管镜操作以及近距离放射治疗导管留置期间的咳嗽相关。最常见的威胁生命的并发症是大咯血。大咯血的发生率为 0~32%, 大部分报道为 3%~10%。很多患者会有肿瘤进展, 很难区分大咯血是近距离放射治疗的并发症还是肿瘤进展的结果。已有研究报道发展为大咯血的危险因素包括肿瘤位于上叶、支气管腔内肿瘤的长度、既往接受放射治疗、既往接受激光治疗、单次放射治疗剂量较大和治疗前有咯血病史。Bedwinek 等分析了 38 例既往接受外放射治疗的患者, 12 例(32%)在治疗后 2~56 周出现致命性肺出血, 剂量为每次 6Gy, 共 3 次[50]。此并发症发生于右上叶和右主支气管接受治疗的患者。其他研究者也注意到上叶接受治疗发生大咯血的风险较高。出现这种

情况可能是因为右肺动脉紧邻右主支气管和右上叶支气管前壁,左肺动脉紧邻左主支气管和左上叶支气管前壁。近距离放射治疗导管进出上叶支气管处形成的夹角会使导管贴近管壁,沿支气管壁和邻近肺动脉产生一个"热区"。Ornadel 等以 HDR 近距离放射治疗 117 例患者,其中 51 例之前接受过 Nd:YAG 激光治疗[37]。11 例患者出现致命性大咯血。接受过 Nd:YAG 激光治疗的患者更易发生致命性咯血,因为激光治疗仅用于会导致肺不张的严重腔内病变或有严重呼吸窘迫的患者,所以也可能存在肿瘤相关因素的干扰。在一项 406 例接受单次 15~20Gy HDR 近距离放射治疗的研究中,Gollins 等发现 32 例(8%)患者在治疗后 7 天到 26 个月死于大咯血[11]。Cox 多变量回归分析显示,较高的近距离放射治疗剂量(20Gy 比 15Gy)、近距离放射治疗部位既往接受过激光治疗和同一部位接受第二次近距离放射治疗会增加致命性大咯血的风险。同一部位同时接受近距离放射治疗和外放射治疗回归分析无统计学差异(P=0.08)。25 例可评估的死于大咯血的患者中,20 例(80%)有肿瘤残留或复发的证据。Hennequin 等回顾了 149 例患者的并发症情况,治疗剂量是每次 HDR 近距离放射治疗 4~7Gy, 共 2~6 次[79]。近距离放射治疗 1~48 周后 11 例(7.4%)发生咯血,其中 10 例是致死性的。除 1 例以外的其余患者都有疾病进展。单变量分析显示,姑息性治疗(相对于根治性治疗)和支气管腔内肿瘤的长度与咯血显著相关。在该研究中肿瘤部位、治疗范围参数和相关的支气管镜下治疗与咯血不相关。多变量分析显示,仅治疗组有统计学差异。在 Hara 等的研究中,36 例 HDR 近距离放射治疗的患者中有 7 例出现致命性咯血[80]。当导管和邻近大血管的气管支气管壁直接接触时,局部治疗失败、肿瘤持续存在、激光治疗与大咯血显著相关。近距离放射治疗分割方案和总剂量、治疗支气管段的长度、既往或联合外放射治疗与大咯血不相关。在 Carvalho 等的研究中,84 例患者中的 8 例(9.5%)在 HDR 近距离放射治疗后的 0.5~8 个月出现致命性大咯血[81]。与致命性大咯血相关的唯一因素是放射治疗范围较大。Langendijk 等回顾 938 例接受外放射治疗和(或)HDR 近距离放射治疗的患者[82]。致命性大咯血的发生率在外放射治疗患者中是 4.3%(18/421),在接受外放射治疗且符合近距离放射治疗条件的患者中为 13.1%(55/419),在同时接受外放射治疗和近距离放射治疗的患者中为 25.8%(16/62),在仅接受近距离放射治疗的患者中为 15.4%(2/13),在外放

射治疗复发后接受近距离放射治疗的患者中为 43.4%(10/23)。多因素分析显示,单次剂量(15Gy 比 10Gy 或 7.5Gy)(RR 5.3)、位于上叶(RR 2.7)、放射治疗前有咯血(RR 2.1)与接受近距离放射治疗患者致命性大咯血相关。包含大咯血在内并发症的报道总结见表 16.2。

放射性支气管炎和狭窄也是近距离放射治疗的并发症(见表 16.2)。最初由 Speiser 和 Spratling 于 1993 年报道[85]。在他们的研究中,患者接受 HDR 近距离放射治疗,如果患者接受治疗剂量为 10Gy(距放射源 5mm)×3 次,其发生率为 9%;如果患者接受剂量为 10Gy(距放射源 1cm)×3 次,其发生率为 12%;如果患者接受剂量为 7.5Gy(距放射源 1cm)×3 次,其发生率为 13%。增加其发生率的危险因素包括根治性治疗、既往接受激光治疗、联合外放射治疗和生存期较长。由 Speiser 和 Spartling 提出,并由美国近距离放射治疗协会修订的分级系统见表 16.3。所有的病例中 3 级或 4 级放射性支气管炎的发生率为 49%。Gollins 等的并发症分析显示,支气管镜随访发现 55% 的患者出现不同程度的黏膜反应[11]。支气管镜检查发现在 6 个月内大部分患者发生了不同程度的纤维增生,超过了放射治疗相关改变的发生率。但是,在 406 例患者中只有 2 例需要接受支气管镜介入治疗。Hennequin 等的研究中纳入了 149 例患者,其中 13 例(8.7%)发生了放射性支气管炎[79]。2 例患者因纤维蛋白碎屑和继发感染出现致命性气管完全阻塞。单变量分析显示,根治性治疗、肿瘤位于气管或主支气管、近距离放射治疗剂量和接受治疗的肿瘤体积与发生放射性支气管炎相关。多变量分析显示仅肿瘤位置有统计学意义。Taulelle 等治疗 189 例患者,每次 8~10Gy,共 3~4 次,12 例(13%)患者出现支气管狭窄[35]。Muto 等的研究比较了用不同的近距离放射治疗剂量分割方案联合外放射治疗,3 级或 4 级放射性支气管炎的发生率在单次 10Gy 的患者中为 24%;7Gy×2 次的患者中为 13%;5Gy×3 次的患者为 17%;5Gy(距放射源 0.5cm)×3 次的患者为 8%[20]。放射性支气管炎及狭窄可用的治疗见表 16.4。

其他潜在的并发症包括气道瘘、气道坏死、气管/支气管软化、气胸、放射性肺炎和支气管痉挛[20,28,34,35,39,40,41,44,52,53,55,59]。

前述讨论表明,近距离放射治疗是缓解气道腔内肿瘤症状的有效方法。对既往接受过外放射治疗的肿瘤气道浸润或复发阻塞的患者,强烈推荐近距离放射治疗。根据 Huber 等[26]和 Langendijk 等[27]的随机对照

表 16.2　高剂量率近距离放射治疗并发症

作者,发表时间	例数	治疗*	之前/联合EBRT	之前激光治疗	大咯血	放射性支气管炎（任何程度）	III/IV级放射性支气管炎	瘘	气道狭窄
Manali 等.2010[24]	34		68%	26%	3%	21%			
Hauswald 等. 2010[25]	41	5Gy×1~5	100%		15%	5%		5%	
Weinberg 等. 2010[68]	9	5Gy@ 5 mm q1w×3+PDT	36%	11%	0%	78%		0%	22%
Ozkok 等. 2008[26]	158	5~7.5Gy q1w×2~3	100%		11%	5%			
Carvalho 等. 2007[81]	84	5~7.5Gy×1~5	55%	24%	10%				
Hennequin 等. 2007[27]	106	5~7Gy q1w×6	47%			8%	4%		
Escobar-Sacristan 等. 2004[28]	81	5Gy q1w×4	63%	2%	0%		1%	1%	1%
Mantz 等.2004[23]	39	4~9Gy q1w×2~4	100%	0%	0%				2.60%
Langendijk 等. 2001[15]	47	7.5Gy q1w×2	100%	0%	15%				4%
Hara 等.2001[80]	36	总剂量 4~45Gy	81%	22%	19%				
Anacak 等. 2001[30]	30	5Gy q2w×3	100%		11%	70%	7%		13%
Petera 等. 2001[31]	67	5~7.5Gy q1~2w×1~5	84%		3%	7%	1.5%	1.5%	4%
Muto 等. 2000[20]	84	10Gy×1	100%	5%	2.5%	80%	37%	1%	
	47	7Gy×2			6.5%	48%	13%	2%	
	50	5Gy×3			5.5%	22%	17%	3%	
	139	5Gy@ 5mm×3			2.5%	16%	8%	0%	
Stout 等.2000[18]	49	15Gy×1	0%	0%	8%				
Marsiglia 等. 2000[34]	34	5Gy q1w×6	0%			3%			
Kelly 等. 2000[33]	175	15Gy q2w×1~3	NS	11%	5%			0.5%	0.5%
Taulelle 等. 1998[35]	189	8~10Gy q1w×3~4	62%	14%	7%	22%	6%	1.6%	6%
Hennequin 等.1998[79]	149	4~7Gy×2~6	75%	6%	7%	9%			1%
Langendijk 等. 1998[82]	98	7.5Gy×2 或 10~15Gy×1	87%	NS	29%				
Ornadel 等.1997[37]	117	15Gy×1	79%	44%	9%				
Huber 等. 1997[14]	56	4.8Gy×2	100%	16%	19%				
Pérol 等. 1997[39]	19	7Gy q1w×3~5		0	11%	56%	11%		
Nomoto 等. 1997[38]	39	6Gy q1w×3+EBRT 或 10Gy×1	NS		8%				
Delclos 等.1996[83]	81	15Gy@ 6~7.5mm q2w×1~3	100%	NS	1%		2%	1%	2%
Gollins 等. 1996[11]	406	15Gy×1	20%	2%	6%	44%	13%	0%	2%
		20Gy×1			16%	60%	20%		
Hernandez 等.1996[41]	29	7.5~10Gy q2w×1~3	100%	10%	4%	0%			0%
Gustafson 等. 1995[84]	46	7Gy q1w×3	30%	0	7%				
Huber 等. 1995[13]	44	3.8Gy q1w×4	47%	33%	22%				
	49	7.2Gy q3w×2	39%	46%	21%				
Macha 等. 1995[42]	365	5Gy q2w×1~6	Most	Most	21%			2%	
Trédaniel 等. 1994[43]	51	7Gy in 2 fx over 2d q2w×3	63%	8%	10%	14%			
Chang 等.1994[44]	76	7Gy q2w×3	80%	3%	4%				
Speiser 和 Spratling 1993[85]	47	10Gy@	41%	24%	4%	9%	9%		
	144	5mm×3			7%	12%	9%		
	151	10Gy×3 7.5Gy×3			9%	13%	2%		

（待续）

表 16.2(续)

作者,发表时间	例数	治疗 *	之前/联合 EBRT	之前激光治疗	大咯血	放射性支气管炎 (任何程度)	Ⅲ/Ⅳ级放射性支气管炎	瘘	气道狭窄
Cotter 等. 1993[56]	65	HDR 或 IDR 总剂量 6~35Gy	100%	23%	1.5	8%		5%	1.5%
Pisch 等.1993[48]	39	10Gy q2w×1~2	85%	22%	%		0%		6%
Bedwinek 等.1992[50]	38	6Gy q1w×3	100%	45%	3%			0%	0%
Sutedja 等. 1992[53]	31	10Gy q2w×1~3	100%	0	32%		4%	10%	
Gauwitz 等.1992[51]	24	15Gy @6mm q2w×3	100%		30%	4%			
Aygun 等. 1992[54]	62	5Gy q1w×3~5	100%	42%	4%			0%	1.7%
Khanavkar 等. 1991[86]	12	8Gy@ 5mm q1~2w×2~8	92%		15% 50%			17%	

EBRT,外放射治疗;PDT,光动力疗法;IDR,中剂量率;HDR,高剂量率;q,每个;w,周。

* 如无特殊提示为距离 1cm 处剂量。Adapted from: Yao MS, Koh WJ. Endobronchial brachytherapy. *Chest Surg Clin North Am* 2001; 11: 813 – 27[10].

表 16.3　ABS 修订的放射性支气管炎和狭窄分级

分级	表现
Ⅰ级	黏膜轻度炎症水肿伴轻度白色环形伪膜。无明显管腔阻塞。不需干预。
Ⅱ级	白色纤维渗出伪膜,导致咳嗽和(或)阻塞,需要治疗干预。
Ⅲ级	以明显黏膜渗出为特征的重度炎症反应。需要多次进行清理或其他干预措施以恢复管腔通畅。
Ⅳ级	严重纤维化产生环形狭窄,导致管腔直径缩小。
Ⅴ级	坏死,气管和(或)支气管软化,或与肿瘤侵犯无关的治疗相关严重出血。

From: Nag S, Kelly JF, Horton JL, Komaki R, Nori D. Brachytherapy for carcinoma of the lung. *Oncology* 2001; 15: 371 – 81[12].

表 16.4　放射性支气管炎可能的疗法

分级	治疗
Ⅰ级	观察
Ⅱ级	激素—口服和(或)吸入 支气管扩张剂 麻醉性镇咳剂
Ⅲ级	多次支气管镜清理
Ⅳ级	清理 球囊或硬镜扩张 激光切除 氩等离子体凝固术/电凝 冷冻 植入支架

Modified from: Speiser BL, Spratling L. Radiation bronchitis and stenosis secondary to the high dose rate endobronchial irradiation. *Int J Radiat Oncol Biol Phys* 1993; 25: 598 – 97 [85].

研究,在外放射治疗的基础上增加近距离放射治疗并不能改善症状控制、功能状态评分或生存率。Stout 等的随机研究比较了支气管腔内近距离放射治疗和外放射治疗[18],研究显示作为控制非小细胞肺癌相关症状的初始治疗,外放射治疗优于近距离放射治疗。Nd: YAG 激光治疗联合或不联合近距离放射治疗的生存率相同,但联合治疗组无症状进展时间和支气管镜下治疗的需求量更优。近距离放射治疗可用于支气管腔内局部早期肺癌的根治性治疗。关于近距离放射治疗用于治疗支架植入后复发性肉芽组织增生的数据令人振奋,但需要更多的研究以确定其作用。随着导航支气管镜技术的出现,对无法手术的外周肺癌患者的治疗展现了诱人的前景,当然同样需要更多的数据来证实其价值。因为不同剂量和治疗方案的随机、对照研究病例数太少,近距离放射治疗的理想剂量和分割方式尚不清楚。临床医师需要警惕近距离放射治疗致命性咯血的风险,以及因放射性支气管炎导致近期气道阻塞和因放射治疗相关纤维狭窄导致远期气道阻塞的风险。

定标植入技术

很多早期肺癌患者因慢性阻塞性肺病(COPD)等肺部基础疾病、严重心脏疾病或其他并发症，或因个人意愿拒绝手术，而无法接受根治性外科切除术。一项综述显示，传统外放射治疗的 5 年生存率为 6%~31%，平均为 21%[87]。影像学引导的放射治疗，包括立体定向体部放射治疗（SBRT）和调强放射治疗（IMRT），可以对局部肿瘤传递聚焦的高剂量射线。SBRT 治疗 I 期肺癌的 2~5 年局部控制率为 78%~100%，2~5 年总生存率为 47%~86%[88]。对于立体定向放射治疗和调强放射治疗而言，确定目标边界主要的干扰来自呼吸导致的目标运动，称为肿瘤治疗过程中的运动。包括呼吸控制、呼吸门、机载成像系统和实时肿瘤跟踪等多种技术可用于更精确地引导肺癌的放射治疗[88,89]。一些实时肿瘤跟踪系统，比如带有同步技术的射波刀(Accuray Inc., 加利福尼亚，森尼韦尔)，将金或铂质的感知标记作为定标，植入肿瘤内或贴近肿瘤的位置，使系统能够追踪肿瘤的运动并调节照射剂量[90-93]。通常需要 3 枚定标，每枚位于不同的平面内，相距 2cm。一些医师也会再增加 1~2 枚定标，以标识边界。早期，定标是通过 CT 引导经皮植入的。因为植入定标需要穿刺多次，在重度肺气肿的患者中报道气胸发生率达 6%~25%[91-93]。因为经皮穿刺带来的问题，并且导航支气管镜技术的发展使得经支气管镜到达外周小病灶成为可能，因此通过支气管镜放置定标受到越来越多的关注。

现有多种不同的定标和支气管镜放置技术。Harada 等在透视导航下通过操作孔植入聚四氟乙烯导管，然后使用硬质弹性导丝将 1~2mm 的球形金标放置到位[94]。共报道了 20 例患者，16 例为周围型肺癌，4 例肺癌靠近中央。这些患者中 1 例中央型肺癌患者定标无法植入，14 例定标保持在原位，5 例定标从植入部位漏出，其中包括 3 例中央型肺癌患者。在该作者的一项随访观察中，57 例周围型肺癌患者使用相同的技术植入 154 枚球形金标[95]。154 枚定标中，在植入 0~5 天后进行 CT 检查能发现 122 枚(79%)；这些定标中的 115 枚在整个治疗过程中（6~15 天，中位时间 10 天)都能观察到；104 枚(占最初植入的 68%)在以后的随访中(16~181 天，中位时间 44 天)都能观察到。一些患者咳出定标，还有患者定标移位被腹部 X 线发现。

更多植入周围的定标观察到轻度移位。1 例患者出现气胸，但不需干预即好转。该技术还观察到了学习曲线。医师操作次数小于 20 次，20~50 次和超过 50 次的固定率分别为 58%、64% 和 75%(P=0.05)。

Reichner 等使用矩形金标(编号 351-1；BestMedical International Inc., 弗吉尼亚州，斯普林菲尔德)[96]。定标通过 19/21G 的王氏经支气管穿刺针(MW-319；CONMED Corp., 纽约州，尤蒂卡)中的 19G 针进行放置。将针尖在无菌手术润滑液中浸泡一下，有助于将定标放入针内。带有定标的 19G 针再次收回鞘管后，通过可弯曲支气管镜进入鞘管。到达选定的部位后，伸出 19G 针，穿刺进入肿瘤。然后通过 21G 针释放定标。操作过程在透视单独引导下进行。共在 15 例肺癌或肺部转移性肿瘤的患者中植入 54 枚定标，平均每例患者 3.6 枚。部位包括右上叶、左下叶、气管旁 2 组及 4 组淋巴结区域、气管隆嵴下、左肺门、左主支气管和中间支气管。12 枚定标在释放前滑入气道；其中 7 枚使用活检钳取回，其余的可能被咳出了。未发生气胸。1 枚植入隆嵴下淋巴结的定标释放后进入肺动脉，但未发生不良后果。

后续的研究使用导航支气管镜和(或)外周 EBUS 探头放置定标。Anantham 等使用 superDimension 电磁

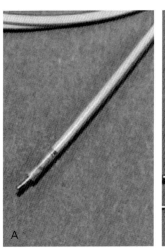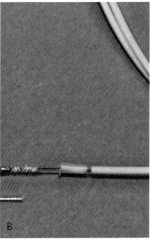

图 16.3 (A)金粒子定标安装在微生物取样毛刷的头端蜡封上。(B)推出毛刷释放定标。(From: Anantham D, Feller-Kopman D, Shanmugham LN, Berman SM, DeCamp MM, Gangadharan SP, Eberhardt R, Herth F, Ernst A. Electromagnetic navigation bronchoscopy-guided fiducial placement for robotic stereotactic radiosurgery of lung tumors: a feasibility study. *Chest* 2007; 132: 930‐5. Reproduced with permission of American College of Chest Physicians, Copyright 2007.)

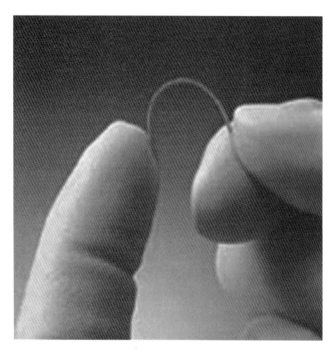

图 16.4　Visicoil 定标。

导航支气管镜系统，成功地在 9 例外周 T1/T2 期肺癌和 8 例转移癌患者中植入定标[97]。定标是直径 0.8mm，长 5mm 的金粒子（型号 SMG0242-025;Alpha-Omega Services, Inc., 加利福尼亚, 贝尔弗劳尔）。定标被嵌入微生物取样毛刷（编号 1650; BostonScientific Corp., 马萨诸塞, 内蒂克）的头端蜡封（图 16.3）。成功导航到肿瘤位置后，从鞘管内取出定位探头，植入带有定标的毛刷。当毛刷到达鞘管的末端后，推送毛刷释放定标。然后重复该程序，将定标释放到靠近肿瘤的不同区域。每例患者植入 4~6 枚定标。8 例患者中，7 例部分定标被直接植入到肿瘤内。在 1 周后的放射治疗计划阶段，39 枚定标中的 35 枚保持在原位。1 例患者操作后出现 COPD 急性发作，未观察到气胸。

Kupelian 等介绍了他们使用 SuperDimension 导航系统在 8 例患者中通过支气管镜植入定标，及在 15 例患者中经皮植入定标的经验[98]。支气管镜植入时，使用双腔王氏经支气管穿刺针携带 0.8mm×3mm 硬质金质标记或 1cm 长 Viscoil 金质植入物（IBA Dosimetry, 田纳西州, 巴特莱特）（图 16.4）。所有患者在 16~188 天内都保持定标在位。1 例患者同时进行了支气管镜活检和定标植入，出现了气胸。15 例经皮定标植入的患者中，有 8 例出现气胸。作者通常使用 1~2cm 长的 Visicoil 植入物作为较大的可弯曲定标，因为可以嵌入气道或肿瘤内，并且其大小和相容性可防止移动，所以这种定标比较稳固。

Harley 及其同事使用外周 EBUS 探头联合 SuperDimension 导航支气管镜系统为选定的 43 例患者植入定标[99]。将 20MHz EBUS 探头（UM-S20-20R; Olympus Corp.）置入导航鞘管后，两者共同进入目标支气管。发现外周病灶后，退出探头，将导航鞘管留在肿瘤内或附近的位置。如果外周病变不易探及，就使用电磁导航系统。在刷检针套管（NB-120; CONMED Corp., 纽约州, 尤蒂卡）或王氏 19/21G 经支气管穿刺针（MW-319; CONMED）的前端带上 0.8mm×5mm 或 0.8mm×3mm 金标（351-2, 351-1; Best Medical International, 弗吉尼亚州, 斯普林菲尔德）。用骨蜡将定标封闭在释放系统内，防止在释放前丢失。刷检针和穿刺针置入引导鞘管或延长的工作孔道中，到达末端后即使用毛刷或王氏针的内针在透视引导下释放定标。然后在透视下使用细胞刷（Cellebrity 1601; Boston Scientific Corp., 马萨诸塞, 内蒂克）进一步推送，以确保定标嵌入远端气道或肺实质内。9 例患者肿瘤位于中央，34 例患者肿瘤位于外周，大小为 0.9~6.5cm。共释放了 161 枚定标（平均每例患者 3.7 枚）。2 周后 CT 扫描制订计划时，在 39 例患者（90.6%）的肿瘤内或肿瘤旁共发现了 139 枚定标。30 例患者（69.7%）的所有定标都没有遗失或明显移位。定标从目标肿瘤部位平均移位 1.67cm（0.5~4.56cm）。1 例患者发生需要置入猪尾巴管的轻度气胸。

最近 Schroeder 等报道使用弹簧圈作为定标[100]。他们做的最初 4 例患者使用的是 1mm×5mm 直金质定标（CyberMark MT-NW-887-853; CivcoMedical Solutions, 爱荷华州, 奥兰治城）（图 16.5）。后续的 56 次定标植入使用的是 3mm×3.3mm 金字塔形铂质血管栓塞弹簧圈（VortX-18; Boston Scientific Corp., 马萨诸塞, 内蒂克）（图 16.6）。当将 SuperDimension 电磁导航支气

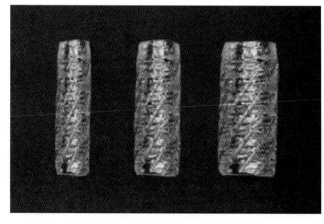

图 16.5　Civco 定标。（Photo courtesy of Civco.）（见彩插）

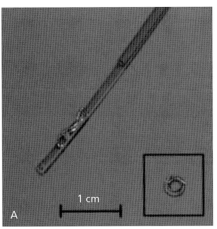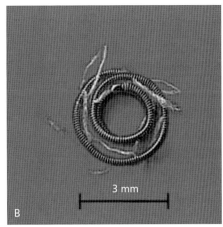

图 16.6 (A)弹簧圈定标拉直后植入生物取样毛刷头端。(B)附有促进血栓形成的纤维的金字塔形弹簧圈定标释放后的放大图。(Reprinted from: Schroeder C, Hejal R, Linden PA. Coil spring fiducial markers placed safely using navigation bronchoscopy in inoperable patients allows accurate delivery of CyberKnife stereotactic radiosurgery. *J Thorac Cardiovasc Surg* 2010; 140: 1137‑42, with permission from Elsevier.)(见彩插)

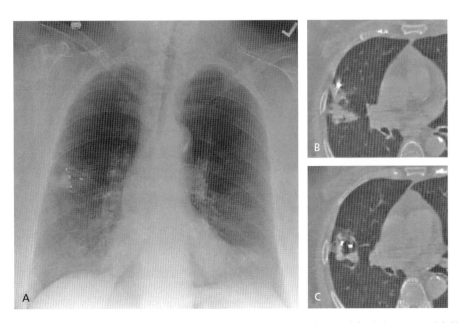

图 16.7 可见不透射线的定标位于肺部病灶内或病灶周围。(A)电磁导航支气管镜术后的胸部平片。(B,C)对应的 CT 片。(Reprinted from: Schroeder C, Hejal R, Linden PA. Coil spring fiducial markers placed safely using navigation bronchoscopy in inoperable patients allows accurate delivery of CyberKnife stereotactic radiosurgery. *J Thorac Cardiovasc Surg* 2010; 140: 1137‑42 with permission from Elsevier.)

管镜系统的延长工作导管置入到位后,通过导管使用微生物标本毛刷导管(编号 130;CONMED)释放定标。在植入定标前先将导管前端的蜡封去除,植入定标后以无菌的黏质润滑油临时进行封闭。每次植入完成后,引导工作导管到肿瘤附近的其他区域。共有 52 例患者进行了 60 次定标植入。1~2 周后放射治疗计划时,17 枚直定标中仅有 8 枚仍在位,4 例患者中的 2

例需要再次植入。共植入 217 枚弹簧圈定标,其中 215 枚(99%)在放射治疗计划时仍在位(图 16.7)。肿瘤平均直径为 23.7mm(8~53mm)。3 例患者出现气胸,其中 2 例与同时进行经支气管活检有关。作者建议使用弹簧圈,因为其对周围肺组织的弹力和金属圈上附带的聚酯纤维,使其能更坚固地嵌入周围组织。

McGuire 等介绍了另一种植入定标的方法[101]。作者使用的定标是 0.75mm 的 Visicoil 金质定标圈,通常长 20mm,有时也有使用 10mm 或 30mm 的。一种方法使用 MW-319 19/22G 的王氏穿刺针(CONMED)。在导航支气管镜的引导下,延长工作导管被导入病灶部位,通过导管进入王氏针,透视引导下将针尖插入病灶。21G 内针已被去除,仅留 19G 针和鞘管。Visicoil 定标从后方置入鞘管,使用 0.66mm 的导丝(ChoICE PT Extra Support; Boston ScientificCorp., 马萨诸塞, 内蒂克)推送定标通过鞘管。然后在维持导丝推力的同时缓慢收回针尖,释放定标。第二种方法是,在将延长工作导管放置到位后,通过导管进入一根成角的 Benton-Hanafee-Wilson Glidecath 导管(一种血管内造影导管)(Boston Scientific Corp., 马萨诸塞, 内蒂克)到达病灶。Visicoil 定标装入导管近端,通过 0.66mm 导丝推送通过导管,在透视引导下将定标推出导管。Glidecath 导管能朝向不同的方向,利用导管的自然成角,可以在肿瘤的不同平面上放置定标。作者认为后一种方法更优。报道中没有数据比较两种方法的成功率和移位率。

从上述文献可以推测,目前还没有用于肺癌和肺转移瘤影像引导放射治疗的定标的"金标准";也没有通过

支气管镜植入定标的标准方法。本文作者使用的方法与 Harley 等的[81]相似,即使用王氏穿刺针或 Olympus 引导鞘管(Olympus Co., 日本, 东京)和活检钳联合 Broncus LungPoint 虚拟导航支气管镜系统(Broncus Technologies Inc., 加利福尼亚州, 芒廷维尤)和外周 EBUS 探头(图 16.8 至图 16.10)。线圈定标较直定标不易移位,但更昂贵。使用导航支气管镜系统和(或)外周 EBUS 探

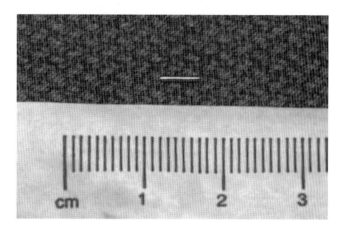

图 16.8 阿尔法–欧米茄定标(型号 SMG0242-025;Alpha-Omega Services, Inc., 加利福尼亚,贝尔弗劳尔)。

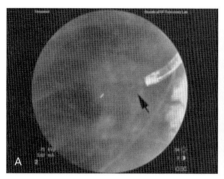
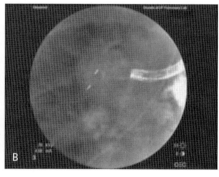

图 16.9 将定标植入肺门肿块内。(A)定标在肺门肿块内,同时经支气管穿刺针穿入肺门肿块内(箭头)。(B)在肺门肿块内植入第 2 枚定标。

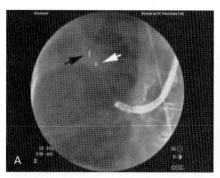
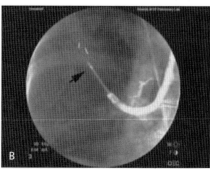
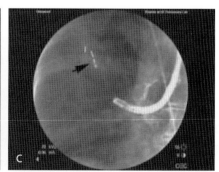

图 16.10 将定标植入外周结节的周围。(A)引导鞘管的末端靠近结节(白箭头),放置定标(黑箭头)。(B)从引导鞘管末端(箭头)伸出的活检钳和定标,以及另外 2 枚定标。(C)靠近引导鞘管末端的第 3 枚定标(箭头)。

头将定标植入更外周的部位，能减少直定标的移位率。定标需要嵌入外周小气道或肺实质内，以降低遗失率。对于淋巴结和中央型肿块，定标可以通过标准的经支气管穿刺针直接植入病灶内，使用凸阵式或径向支气管镜超声探头进行定位也都可行。可以通过 EBUS 经支气管穿刺针直接释放的定标是该类方法中最吸引人的。正如前文所述，经典的方法是放置 3 枚定标，也有一些医师因为有移位可能而愿意放置更多定标。因为大约植入 5 天后开始出现纤维化反应[102]，大部分定标似乎是在植入 1 周内丢失的，所以在定标植入 1 周后应该进行 CT 扫描以计数移位情况。随着外周肿瘤定位技术的进步和潜在气胸发生率的下降，支气管镜下定标植入将会在许多情况下取代经皮定标植入。

射频消融

　　射频消融(RFA)近来被作为原发肺癌或肺转移癌患者无法接受手术或放射治疗的替代治疗方法[103,104]。RFA 时，射频发生器从置入肿瘤内的主动电极向接地电极发出交流电流。高频交流电使组织内的离子随电流一起震荡。这种离子的高速震荡使组织摩擦生热。当组织加热至超过 50℃时，会使蛋白变性和凝固坏死。组织加热至超过 105℃时，会导致碳化并产生小气泡。组织过热导致的碳化和空腔会增加组织阻抗，进而减少电流并减轻凝固坏死。组织温度 60℃~105℃是 RFA 推荐的温度。肺内的肿瘤比较适合行 RFA，其原因是肺实质内肿瘤的周围都是充满气体的肺组织，就像绝缘体一样将热量封闭在肿瘤内同时又保护了周围的正常结构。这被称为"烤炉效应"[105]。RFA 在 CT 引导下通过经皮穿刺进行操作，需要全麻或深度镇静。常用的 RFA 系统使用单针电极，或有 3 根平行探针的簇状电极，或有 7~9 根可张开尖头以增加治疗面积的电极。目前的 RFA 系统可以根据治疗组织内的温度和(或)阻抗检测来判断治疗效果，并进行反馈。2010 年发表的对有关 RFA 的文献调查发现，在单独评价原发肺癌的研究，平均随访时间 40.4 个月时，总生存率为 58.3%；平均随访时间为 89.8 个月时，肿瘤特异性生存率为 82.1%(58%~100%)[106]。在单独研究肺转移瘤的研究中，平均随访时间 25.4 个月时，总生存率为 65.5%；平均随访时间 72.3 个月时，肿瘤特异性生存率为 75.2%(55%~90%)。最常见的并发症是气胸，发生率 28.3%(0~90%)；胸腔积液，发生率 14.8%(0~87%)；胸痛，发生率 14.1%(0~100%)[106]。其他报道的并发症包括咯血、肺炎、肺脓肿、支气管胸膜瘘、血胸和 ARDS[103,104,106]。

　　Tsushima 等指导了一项在羊身上进行的可行的支气管镜引导的 RFA 研究[107]。使用了自行设计的带有 4mm 作用尖端的标准非冷却电极和带有 4mm 作用尖端的内冷却电极。冷却电极的输出功率设置为 30W、60 秒和室温水，产生了一个 40mm×45mm 大小的灼伤

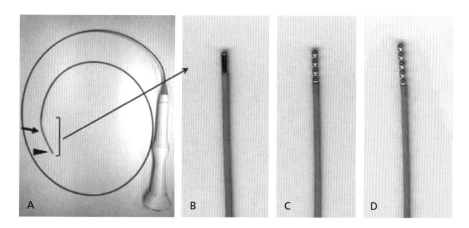

图 16.11　内冷却射频消融(RFA)电极。(A)电极轴(长箭头)和电极尖端(短箭头)。电极头部产生输出功率并测量尖端温度和阻抗。使用了三种尖端：5mm 圆柱形作用尖端(B)；带 4 枚珠子的 8mm 作用尖端电极(C)；带 5 枚珠子的 10mm 作用尖端电极(D)。(From: Tanabe T, Koizumi T, Tsushima K, Ito M, Kanda S, Kobayashi T, Yasuo M, Yamazaki Y, Kubo K, Honda T, Kondo R, Yoshida K. Comparative study of three different catheters for CT imaging-bronchoscopy-guided radiofrequency ablation as a potential and novel interventional therapy for lung cancer. *Chest* 2010; 137: 890‑7. Reproduced with permission of American College of Chest Physicians, Copyright 2010.)

病灶，当使用冷水冷却时产生了一个 20mm×15mm 大小的灼伤病灶。其后紧接着进行了一项 CT 引导支气管镜下 RFA 的预实验，研究有 10 例 T1 期非小细胞肺癌患者，并于治疗后接着进行标准的手术切除和分析[108]。研究中使用了三种电极：一种是 5mm 作用尖端的内冷却电极，一种是带 4 枚珠子的 8mm 作用尖端电极，一种带 5 枚珠子的 10mm 作用尖端电极。所有电极的直径都是 1.67mm（图 16.11）。RFA 之前，电极置入肿瘤的位置通过低剂量胸部 CT 进行确认。每例患者进行 3 次 RFA 治疗。带 5 枚珠子的 10mm 作用尖端电极取得了满意的结果，其输出功率为 20W、作用时间 50 秒，产生的消融区域范围为 13mm×8mm~16mm×12mm。但组织学检查发现，周围区域仍带有少量肿瘤细胞。

现在，支气管镜下 RFA 的潜力仍不明确。导航支气管镜技术及外周 EBUS 的进步，使确定外周癌症病灶进行 RFA 成为很有吸引力的想法。通过支气管镜置入 RFA 电极的并发症发生率，尤其是气胸可能将显著降低。电极能够产生足够的治疗区域，但是因为其需要通过支气管镜操作孔道置入，所以需要我们去开发与其相适应的延长工作导管或引导鞘管。

（董宇超 肖华 译）

参考文献

1 National Cancer Institute. *SEER Stat Fact Sheets: Lung and Bronchus*. http://seer.cancer.gov/statfacts/html/lungb.html. (Accessed April 2011.)

2 Reddy SP, Marks JE. Total atelectasis of the lung secondary to malignant airway obstruction. Response to radiation therapy. *Am J Clin Oncol* 1990; **13**: 394–400.

3 Chetty KG, Moran EM, Sassoon CS, *et al*. Effect of radiation therapy on bronchial obstruction due to bronchogenic carcinoma. *Chest* 1989; **95**: 582–4.

4 Perez CA, Stanley K, Grundy G, *et al*. Impact of irradiation technique and tumor extent in tumor control and survival of patients with unresectable non-oat cell carcinoma of the lung: report by the Radiation Therapy Oncology Group. *Cancer* 1982; **50**: 1091–9.

5 Yankauer S. Two cases of lung cancer treated bronchoscopically. *NY Med J* 1922; **21**: 741–2.

6 Mehta M, Shahabi S, Jarjour N, *et al*. Effect of endobronchial radiation therapy on malignant bronchial obstruction. *Chest* 1990; **97**: 662–5.

7 Miller JI Jr, Phillips TW. Neodymium: YAG laser and brachytherapy in the management of inoperable bronchogenic carcinoma. *Ann Thorac Surg* 1990; **50**: 190–6.

8 Kohek PH, Pakisch B, Glanzer H. Intraluminal irradiation in the treatment of malignant airway obstruction. *Eur J Surg Oncol* 1994; **20**: 674–80.

9 Bastin KT, Mehta MP, Kinsella TJ. Thoracic volume radiation sparing following endobronchial brachytherapy: a quantitative analysis. *Int J Radiat Oncol Biol Phys* 1993; **25**: 703–7.

10 Yao MS, Koh WJ. Endobronchial brachytherapy. *Chest Surg Clin North Am* 2001; **11**: 813–27.

11 Gollins SW, Ryder WD, Burt PA, *et al*. Massive haemoptysis death and other morbidity associated with high dose rate intra-luminal radiotherapy for carcinoma of the bronchus. *Radiother Oncol* 1996; **39**: 105–16.

12 Nag S, Kelly JF, Horton JL, *et al*. Brachytherapy for carcinoma of the lung. *Oncology* (Williston Park) 2001; **15**: 371–81.

13 Huber RM, Fischer R, Haŭtmann H, *et al*. Palliative endobronchial brachytherapy for central lung tumors. A prospective, randomized comparison of two fractionation schedules. *Chest* 1995; **107**: 463–70.

14 Huber RM, Fischer R, Hautmann H, *et al*. Does additional brachytherapy improve the effect of external irradiation? A prospective, randomized study in central lung tumors. *Int J Radiat Oncol Biol Phys* 1997; **38**: 533–40.

15 Langendijk H, de Jong J, Tjwa M, *et al*. External irradiation versus external irradiation plus endobronchial brachytherapy in inoperable non-small cell lung cancer: a prospective randomized study. *Radiother Oncol* 2001; **58**: 257–68.

16 Sur R, Ahmed SN, Donde B, *et al*. Brachytherapy boost vs teletherapy boost in palliation of symptomatic, locally advanced non-small cell lung cancer: preliminary analysis of a randomized, prospective trial. *J Brachy Intl* 2001; **17**: 309–15.

17 Sur R, Donde B, Mohuiddin M, *et al*. Randomized prospective study on the role of high dose rate intraluminal brachytherapy (HDRILBT) in palliation of symptoms in advanced non small cell lung cancer (NSCLC) treated with radiation alone. *Int J Radiat Oncol Biol Phys* 2004; **60** (Suppl 1): S205.

18 Stout R, Barber P, Burt P, *et al*. Clinical and quality of life outcomes in the first United Kingdom randomized trial of endobronchial brachytherapy (intraluminal radiotherapy) vs. external beam radiotherapy in the palliative treatment of inoperable non-small cell lung cancer. *Radiother Oncol* 2000; **56**: 323–7.

19 Mallick I, Sharma SC, Behera D, *et al*. Optimization of dose and fractionation of endobronchial brachytherapy with or without external radiation in the palliative management of non-small cell lung cancer: a prospective randomized study. *J Cancer Res Ther* 2006; **2**: 119–25.

20 Muto P, Ravo V, Panelli G, *et al*. High-dose rate brachytherapy of bronchial cancer: treatment optimization using three schemes of therapy. *Oncologist* 2000; **5**: 209–14.

21 Mallick I, Sharma SC, Behera D. Endobronchial brachytherapy for symptom palliation in non-small cell lung cancer—analysis of symptom response, endoscopic improvement and quality of life. *Lung Cancer* 2007; **55**: 313–8.

22 Skowronek J, Kubaszewska M, Kanikowski M, *et al*. HDR endobronchial brachytherapy (HDRBT) in the management of advanced lung cancer—comparison of two different dose schedules. *Radiother Oncol* 2009; **93**: 436–40.

23 Mantz CA, Dosoretz DE, Rubenstein JH, *et al*. Endobronchial brachytherapy and optimization of local disease control in medically inoperable non-small cell lung carcinoma: a matched-pair analysis. *Brachytherapy* 2004; **3**: 183–90.

24 Manali ED, Stathopoulos GT, Gildea TR, *et al*. High dose-rate endobronchial radiotherapy for proximal airway obstruction due to lung cancer: 8-year experience of a referral center. *Cancer Biother Radiopharm* 2010; **25**: 207–13.

25 Hauswald H, Stoiber E, Rochet N, *et al*. Treatment of recurrent

bronchial carcinoma: the role of high-dose-rate endoluminal brachytherapy. *Int J Radiat Oncol Biol Phys* 2010; **77**: 373–7.

26 Ozkok S, Karakoyun-Celik O, Goksel T, *et al.* High dose rate endobronchial brachytherapy in the management of lung cancer: response and toxicity evaluation in 158 patients. *Lung Cancer* 2008; **62**: 326–33.

27 Hennequin C, Bleichner O, Trédaniel J, *et al.* Long-term results of endobronchial brachytherapy: A curative treatment? *Int J Radiat Oncol Biol Phys* 2007; **67**: 425–30.

28 Escobar-Sacristán JA, Granda-Orive JI, Gutiérrez Jiménez T, *et al.* Endobronchial brachytherapy in the treatment of malignant lung tumours. *Eur Respir J* 2004; **24**: 348–52.

29 Gejerman G, Mullokandov EA, Bagiella E, *et al.* Endobronchial brachytherapy and external-beam radiotherapy in patients with endobronchial obstruction and extrabronchial extension. *Brachytherapy* 2002; **1**: 204–10.

30 Anacak Y, Mogulkoc N, Ozkok S, *et al.* High dose rate endobronchial brachytherapy in combination with external beam radiotherapy for stage III non-small cell lung cancer. *Lung Cancer* 2001; **34**: 253–9.

31 Petera J, Spásová I, Neumanová R, *et al.* High dose rate intraluminal brachytherapy in the treatment of malignant airway obstructions. *Neoplasma* 2001; **48**: 148–53.

32 Harms W, Schraube P, Becker H, *et al.* Effect and toxicity of endoluminal high-dose-rate (HDR) brachytherapy in centrally located tumors of the upper respiratory tract. *Strahlenther Onkol* 2000; **176**: 60–6.

33 Kelly JF, Delclos ME, Morice RC, *et al.* High-dose-rate endobronchial brachytherapy effectively palliates symptoms due to airway tumors: the 10-year M. D. Anderson cancer center experience. *Int J Radiat Oncol Biol Phys* 2000; **48**: 697–702.

34 Marsiglia H, Baldeyrou P, Lartigau E, *et al.* High-dose-rate brachytherapy as sole modality for early-stage endobronchial carcinoma. *Int J Radiat Oncol Biol Phys* 2000; **47**: 665–72.

35 Taulelle M, Chauvet B, Vincent P, *et al.* High dose rate endobronchial brachytherapy: results and complications in 189 patients. *Eur Respir J* 1998; **11**: 162–8.

36 Ofiara L, Roman T, Schwartzman K, Levy RD. Local determinants of response to endobronchial high-dose rate brachytherapy in bronchogenic carcinoma. *Chest* 1997; **112**: 946–53.

37 Ornadel D, Duchesne G, Wall P, *et al.* Defining the roles of high dose rate endobronchial brachytherapy and laser resection for recurrent bronchial malignancy. *Lung Cancer* 1997; **16**: 203–13.

38 Nomoto Y, Shouji K, Toyota S, *et al.* High dose rate endobronchial brachytherapy using a new applicator. *Radiother Oncol* 1997; **45**: 33–7.

39 Pérol M, Caliandro R, Pommier P, *et al.* Curative irradiation of limited endobronchial carcinomas with high-dose rate brachytherapy. Results of a pilot study. *Chest* 1997; **111**: 1417–23.

40 Delclos ME, Komaki R, Morice RC, *et al.* Endobronchial brachytherapy with high-dose-rate remote afterloading for recurrent endobronchial lesions. *Radiology* 1996; **201**: 279–82.

41 Hernandez P, Gursahaney A, Roman T, *et al.* High dose rate brachytherapy for the local control of endobronchial carcinoma following external irradiation. *Thorax* 1996; **51**: 354–8.

42 Macha HN, Wahlers B, Reichle C, von Zwehl D. Endobronchial radiation therapy for obstructing malignancies: ten years' experience with iridium-192 high-dose radiation brachytherapy afterloading technique in 365 patients. *Lung* 1995; **173**: 271–80.

43 Trédaniel J, Hennequin C, Zalcman G, *et al.* Prolonged survival after high-dose rate endobronchial radiation for malignant airway obstruction. *Chest* 1994; **105**: 767–72.

44 Chang LF, Horvath J, Peyton W, Ling SS. High dose rate afterloading intraluminal brachytherapy in malignant airway obstruction of lung cancer. *Int J Radiat Oncol Biol Phys* 1994; **28**: 589–96.

45 Goldman JM, Bulman AS, Rathmell AJ, *et al.* Physiologic effect of endobronchial radiotherapy in patients with major airway occlusion by carcinoma. *Thorax* 1993; **48**: 110–14.

46 Gollins SW, Burt PA, Barber PV, Stout R. High dose rate intraluminal radiotherapy for carcinoma of the bronchus: outcome of treatment of 406 patients. *Radiother Oncol* 1994; **33**: 31–40.

47 Speiser BL, Spratling L. Remote afterloading brachytherapy for the local control of endobronchial carcinoma. *Int J Radiat Oncol Biol Phys* 1993; **25**: 579–87.

48 Pisch J, Villamena PC, Harvey JC, *et al.* High dose-rate endobronchial irradiation in malignant airway obstruction. *Chest* 1993; **104**: 721–5.

49 Nori D, Allison R, Kaplan B, *et al.* High dose-rate intraluminal irradiation in bronchogenic carcinoma: technique and results. *Chest* 1993; **104**: 1006–11.

50 Bedwinek J, Petty A, Bruton C, *et al.* The use of high dose rate endobronchial brachytherapy to palliate symptomatic endobronchial recurrence of previously irradiated bronchogenic carcinoma. *Int J Radiat Oncol Biol Phys* 1992; **22**: 23–30.

51 Gauwitz M, Ellerbroek N, Komaki R, *et al.* High dose endobronchial irradiation in recurrent bronchogenic carcinoma. *Int J Radiat Oncol Biol Phys* 1992; **23**: 397–400.

52 Mehta M, Petereit D, Chosy L, *et al.* Sequential comparison of low dose rate and hyperfractionated high dose rate endobronchial radiation for malignant airway occlusion. *Int J Radiat Oncol Biol Phys* 1992; **23**: 133–9.

53 Sutedja G, Baris G, Schaake-Koning C, van Zandwijk N. High dose rate brachytherapy in patients with local recurrences after radiotherapy of non-small cell lung cancer. *Int J Radiat Oncol Biol Phys* 1992; **24**: 551–3.

54 Aygun C, Weiner S, Scariato A, *et al.* Treatment of non-small cell lung cancer with external beam radiotherapy and high dose rate brachytherapy. *Int J Radiat Oncol Biol Phys* 1992; **23**: 127–32.

55 Burt PA, O'Driscoll BR, Notley HM, *et al.* Intraluminal irradiation for the palliation of lung cancer with the high dose rate micro-Selectron. *Thorax* 1990; **45**: 765–8.

56 Cotter, GW, Lariscy C, Ellingwood KE, Herbert D. Inoperable endobronchial obstructing lung cancer treated with combined endobronchial and external beam irradiation: a dosimetric analysis. *Int J Radiat Oncol Biol Phys* 1993; **27**: 531–5.

57 Mehta MP, Shahabi S, Jarjour NN, Kinsella TJ. Endobronchial irradiation for malignant airway obstruction. *Int J Radiat Oncol Biol Phys* 1989; **17**: 847–51.

58 Fuwa N, Kodaira T, Tachibana H, *et al.* Long-term observation of 64 patients with roentgenographically occult lung cancer treated with external irradiation and intraluminal irradiation using low-dose-rate iridium. *Jpn J Clin Oncol* 2008; **38**: 581–8.

59 Saito M, Yokoyama A, Kurita Y, *et al.* Treatment of roentgenographically occult endobronchial carcinoma with external beam radiotherapy and intraluminal low-dose-rate brachytherapy: second report. *Int J Radiat Oncol Biol Phys* 2000; **47**: 673–80.

60 Stranzl H, Gabor S, Mayer R, *et al.* Fractionated intraluminal HDR 192Ir brachytherapy as palliative treatment in patients with endobronchial metastases from non-bronchogenic prima-

ries. *Strahlenther Onkol* 2002; **178**: 442–5.

61　Quantrill SJ, Burt PA, Barber PV, Stout R. Treatment of endobronchial metastases with intraluminal radiotherapy. *Respir Med* 2000; **94**: 369–72.

62　Chella A, Ambrogi MC, Ribechini A, *et al*. Combined Nd-YAG laser/HDR brachytherapy versus Nd-YAG laser only in malignant central airway involvement: a prospective randomized study. *Lung Cancer* 2000; **27**: 169–75.

63　Jang TW, Blackman G, George JJ. Survival benefits of lung cancer patients undergoing laser and brachytherapy. *J Korean Med Sci* 2002; **17**: 341–7.

64　Shea JM, Allen RP, Tharratt RS, *et al*. Survival of patients undergoing Nd: YAG laser therapy compared with Nd: YAG laser therapy and brachytherapy for malignant airway disease. *Chest* 1993; **103**: 1028–31.

65　Kohek PH, Pakisch B, Glanzer H. Intraluminal irradiation in the treatment of malignant airway obstruction. *Eur J Surg Oncol* 1994; **20**: 674–80.

66　Macha HN, Koch K, Stadler M, *et al*. New technique for treating occlusive and stenosing tumours of the trachea and main bronchi: endobronchial irradiation by high dose iridium-192 combined with laser cannalisation. *Thorax* 1987; **42**: 511–15.

67　Freitag L, Ernst A, Thomas M, *et al*. Sequential photodynamic therapy (PDT) and high dose brachytherapy for endobronchial tumour control in patients with limited bronchogenic carcinoma. *Thorax* 2004; **59**: 790–3.

68　Weinberg BD, Allison RR, Sibata C, *et al*. Results of combined photodynamic therapy (PDT) and high dose rate brachytherapy (HDR) in treatment of obstructive endobronchial non-small cell lung cancer (NSCLC). *Photodiagnosis Photodyn Ther* 2010; **7**: 50–8.

69　Allison R, Sibata C, Sarma K, *et al*. High-dose-rate brachytherapy in combination with stenting offers a rapid and statistically significant improvement in quality of life for patients with endobronchial recurrence. *Cancer J* 2004; **10**: 368–73.

70　Kobayashi T, Kaneko M, Sumi M, *et al*. CT-assisted transbronchial brachytherapy for small peripheral lung cancer. *Jpn J Clin Oncol* 2000; **30**: 109–12.

71　Imamura F, Ueno K, Kusunoki Y, *et al*. High-dose-rate brachytherapy for small-sized peripherally located lung cancer. *Strahlenther Onkol* 2006; **182**: 703–7.

72　Harms W, Krempien R, Grehn C, *et al*. Electromagnetically navigated brachytherapy as a new treatment option for peripheral pulmonary tumors. *Strahlenther Onkol* 2006; **182**: 108–11.

73　Becker HD, McLemore T, Harms W. Electromagnetic navigation and endobronchial ultrasound for brachytherapy of peripheral lung cancer-experience and long term results at two centers. *Am J Respir Crit Care Med* 2009; **179**: A6167.

74　Kennedy AS, Sonett JR, Orens JB, King K. High dose rate brachytherapy to prevent recurrent benign hyperplasia in lung transplant bronchi: theoretical and clinical considerations. *J Heart Lung Transpl* 2000; **19**: 155–9.

75　Halkos ME, Godette KD, Lawrence EC, Miller JI Jr. High dose rate brachytherapy in the management of lung transplant airway stenosis. *Ann Thorac Surg* 2003; **76**: 381–4.

76　Madu CN, Machuzak MS, Sterman DH, *et al*. High-dose-rate (HDR) brachytherapy for the treatment of benign obstructive endobronchial granulation tissue. *Int J Radiat Oncol Biol Phys* 2006; **66**: 1450–6.

77　Brenner B, Kramer MR, Katz A, *et al*. High dose rate brachytherapy for nonmalignant airway obstruction: new treatment option. *Chest* 2003; **124**: 1605–10.

78　Tendulkar RD, Fleming PA, Reddy CA, *et al*. High-dose-rate endobronchial brachytherapy for recurrent airway obstruction from hyperplastic granulation tissue. *Int J Radiat Oncol Biol Phys* 2008; **70**: 701–6.

79　Hennequin C, Tredaniel J, Chevret S, *et al*. Predictive factors for late toxicity after endobronchial brachytherapy: a multivariate analysis. *Int J Radiat Oncol Biol Phys* 1998; **42**: 21–7.

80　Hara R, Itami J, Aruga T, *et al*. Risk factors for massive hemoptysis after endobronchial brachytherapy in patients with tracheobronchial malignancies. *Cancer* 2001; **92**: 2623–7.

81　Carvalho H de A, Gonçalves SL, Pedreira W Jr, *et al*. Irradiated volume and the risk of fatal hemoptysis in patients submitted to high dose-rate endobronchial brachytherapy. *Lung Cancer* 2007; **55**: 319–27.

82　Langendijk JA, Tjwa MK, de Jong JM, *et al*. Massive haemoptysis after radiotherapy in inoperable non-small cell lung carcinoma: is endobronchial brachytherapy really a risk factor? *Radiother Oncol* 1998; **49**: 175–83.

83　Delclos ME, Komaki R, Morice RC, *et al*. Endobronchial brachytherapy with high-dose-rate remote afterloading for recurrent endobronchial lesions. *Radiology* 1996; **201**: 279–82.

84　Gustafson G, Vicini F, Freedman L, *et al*. High dose rate endobronchial brachytherapy in the management of primary and recurrent bronchogenic malignancies. *Cancer* 1995; **75**: 2345–50.

85　Speiser BL, Spratling L. Radiation bronchitis and stenosis secondary to high dose rate endobronchial irradiation. *Int J Radiat Oncol Biol Phys* 1993; **25**: 589–97.

86　Khanavkar B, Stern P, Alberti W, Nakhosteen JA. Complications associated with brachytherapy alone or with laser in lung cancer. *Chest* 1991; **99**: 1062–5.

87　Qiao X, Tullgren O, Lax I, *et al*. The role of radiotherapy in treatment of stage I non-small cell lung cancer. *Lung Cancer* 2003; **41**: 1–11.

88　Martin A, Gaya A. Stereotactic body radiotherapy: a review. *Clin Oncol* 2010; **22**: 157–72.

89　Chang JY, Dong L, Liu H, *et al*. Image-guided radiation therapy for non-small cell lung cancer. *J Thorac Oncol* 2008; **3**: 177–86.

90　Brown WT, Wu X, Fayad F, *et al*. Application of robotic stereotactic radiotherapy to peripheral stage I non-small cell lung cancer with curative intent. *Clin Oncol* 2009; **21**: 623–31.

91　van der Voort van Zyp NC, Prévost JB, Hoogeman MS, *et al*. Stereotactic radiotherapy with real-time tumor tracking for non-small cell lung cancer: clinical outcome. *Radiother Oncol* 2009; **91**: 296–300.

92　Collins BT, Vahdat S, Erickson K, *et al*, Anderson ED. Radical cyberknife radiosurgery with tumor tracking: an effective treatment for inoperable small peripheral stage I non-small cell lung cancer. *J Hematol Oncol* 2009; **2**: 1.

93　Le QT, Loo BW, Ho A, *et al*. Results of a phase I dose-escalation study using single-fraction stereotactic radiotherapy for lung tumors. *J Thorac Oncol* 2006; **1**: 802–9.

94　Harada T, Shirato H, Ogura S, *et al*. Real-time tumor-tracking radiation therapy for lung carcinoma by the aid of insertion of a gold marker using bronchofiberscopy. *Cancer* 2002; **95**: 1720–7.

95　Imura M, Yamazaki K, Shirato H, *et al*. Insertion and fixation of fiducial markers for setup and tracking of lung tumors in radiotherapy. *Int J Radiat Oncol Biol Phys* 2005; **63**: 1442–7.

96　Reichner CA, Collins BT, Gagnon GJ, *et al*. The placement of gold fiducials for CyberKnife stereotactic radiosurgery using a modified transbronchial needle aspiration technique. *J Bronchol* 2005; **12**: 193–5.

97 Anantham D, Feller-Kopman D, Shanmugham LN, *et al.* Electromagnetic navigation bronchoscopy-guided fiducial placement for robotic stereotactic radiosurgery of lung tumors: a feasibility study. *Chest* 2007; **132**: 930–5.

98 Kupelian PA, Forbes A, Willoughby TR, *et al.* Implantation and stability of metallic fiducials within pulmonary lesions. *Int J Radiat Oncol Biol Phys* 2007; **69**: 777–85.

99 Harley DP, Krimsky WS, Sarkar S, *et al.* Fiducial marker placement using endobronchial ultrasound and navigational bronchoscopy for stereotactic radiosurgery: an alternative strategy. *Ann Thorac Surg* 2010; **89**: 368–73.

100 Schroeder C, Hejal R, Linden PA. Coil spring fiducial markers placed safely using navigation bronchoscopy in inoperable patients allows accurate delivery of CyberKnife stereotactic radiosurgery. *J Thorac Cardiovasc Surg* 2010; **140**: 1137–42.

101 McGuire FR, Kerley M, Ochran T, *et al.* Radiotherapy monitoring device implantation into peripheral lung cancers: A therapeutic utility of electromagnetic navigational bronchoscopy. *J Bronchol* 2007; **14**: 189–92.

102 Imura M, Yamazaki K, Kubota KC, *et al.* Histopathologic consideration of fiducial gold markers inserted for real-time tumor-tracking radiotherapy against lung cancer. *Int J Radiat Oncol Biol Phys* 2008; **70**: 382–4.

103 Casal RF, Tam AL, Eapen GA. Radiofrequency ablation of lung tumors. *Clin Chest Med* 2010; **31**: 151–63.

104 Abbas G, Pennathur A, Landreneau RJ, Luketich JD. Radiofrequency and microwave ablation of lung tumors. *J Surg Oncol* 2009; **100**: 645–50.

105 Roy AM, Bent C, Fotheringham T. Radiofrequency ablation of lung lesions: practical applications and tips. *Curr Probl Diagn Radiol* 2009; **38**: 44–52.

106 Chan VO, McDermott S, Malone DE, Dodd JD. Percutaneous radiofrequency ablation of lung tumors: Evaluation of the literature using evidence-based techniques. *J Thorac Imaging* 2011; **26**: 18–26.

107 Tsushima K, Koizumi T, Tanabe T, *et al.* Bronchoscopy-guided radiofrequency ablation as a potential novel therapeutic tool. *Eur Respir J* 2007; **29**: 1193–200.

108 Tanabe T, Koizumi T, Tsushima K, *et al.* Comparative study of three different catheters for CT imaging-bronchoscopy-guided radiofrequency ablation as a potential and novel interventional therapy for lung cancer. *Chest* 2010; **137**: 890–7.

第 17 章

异物误吸及可弯曲支气管镜检查

Erik Folch, Atul C. Mehta

引言

可弯曲支气管镜检查是诊断气道异物的"金标准",适用于成人异物取出术[1]。

异物误吸多见于特定年龄段的人群,好发于幼儿和老年人。因为症状不典型,除胸部 X 线片检查外,详细询问病史和体格检查至关重要。通常,只有通过可弯曲支气管镜直视下方能确诊。大部分吸入异物的成人病例,初次支气管镜检查操作中即可取出异物。

每个异物误吸的病例均不相同。包括吸入的异物种类、吸入后的反应及不同部位。吸入异物的物理特性、临床表现和支气管镜检查者的操作能力决定了预后。异物取出成功率较高,并发症极少,对于操作者而言很有成就感。但是,如术前准备不充分可能导致灾难性的后果。

对于儿童患者,医师多使用硬质支气管镜取异物,单独使用硬质支气管镜或采取可弯曲支气管镜辅助的方式取出异物。然而,近些年已有数据支持儿科患者也可采用可弯曲支气管镜取出异物。本章重点介绍目前可弯曲支气管镜在儿童和成人患者异物取出术中的作用。

危险因素

异物误吸(FBA)多见于 5 岁以下儿童和老年人。

两组的危险因素也有区别。儿童误吸多因儿童对物品的好奇而将其含在嘴里,更有趣的是使用门齿用力将物品推送至咽后壁,诱发吞咽反射导致误吸。

儿童还容易在大笑、讲话、哭泣或玩耍时误吸口腔里含有的食物。成人有所不同,好发于养老院的老人、精神病院的患者、使用镇静剂和患有帕金森症的患者,且容易因误吸导致死亡[2]。很不幸的是,因窒息导致的死亡事件仍在发生,发生场所包括家中(41%)、饭店(29%)、养老院或精神病院(14%)[2]。据报道,美国 2007 年大约有 3700 个病例(1.2 人/10 万人)因窒息致死,占同年意外死亡病例的 3%(国家安全委员会,伤害事件 2009,网址:www.nsc.org)。成人吸入异物的其他危险因素见表 17.1。发生 FBA 的儿童,80%在 3 岁以下,男女比例为 1.7:1~2.4:1,男性更多发。1936 年,Jackson 报道了使用内镜技术取出异物使 FBA 死亡率从 24%降至 2%[3]。

表 17.1　成人异物误吸的危险因素

酒精中毒
使用镇静剂或安眠药
牙列不良
高龄
智能缺陷
帕金森症
原发神经源性疾病吞咽功能障碍或精神异常
创伤引起意识丧失
癫痫
全身麻醉

临床表现

高度疑似是判断患者是否存在危险的关键；一旦疑似误吸，采取预防性措施即可避免出现严重的并发症，这在儿童患者中尤为重要。异物吸入的临床表现取决于异物的类型、影响的部位、患者的年龄和整体状态。约 1/3 的异物靠近声门，随后会发生窒息样发作。这些通常是比较大的异物，易阻塞喉腔，清醒的患者即刻出现剧烈的咳嗽、窒息、声音嘶哑和呕吐感。对于儿童患者，目击者讲述或报道称窒息样发作是最为常见的症状。有的儿童会出现濒死状态，胸片可发现不透光异物或单侧肺过度充气。成人患者中，根据笔者的经验和一些回顾性分析，异物的慢性吸入多表现为慢性咳嗽，没有窒息样发作的病史[4]。急性发作的患者表现为突然出现的窒息状态、难治性咳嗽、伴或不伴呕吐，不常见的症状如咳嗽、气促和喘鸣（见表 17.2）[5]。需要重视的是约 39% 的 FBA 患者可以没有异常体征[6]，还有 6%~38% 的患者 X 线摄影表现正常[6-12]。

值得注意的是，部分患者在就医前可能在不知情的情况下咳出或咽下部分异物。根据目击者所描述的误吸的临床表现，有近 50% 患儿有窒息样发作，但气道中并没有异物。究竟是无意识咳出去，或是从未误吸还是将异物咽下不得而知。影响的部位，成人多见于右下叶支气管。儿童并非如此，儿童左主支气管与气管隆嵴的分叉与成人不同，角度更大[13]。

表 17.2　异物误吸的症状和体征

窒息样发作的病史
慢性咳嗽
单侧肺呼吸音降低
肺不张
单侧过度充气
反复发作的肺炎
单侧或双侧的喘鸣
咯血
气胸
纵隔气肿
皮下气肿
支气管扩张
肺脓肿
胸膜炎性胸痛

异物的类型

异物的类型多分为有机或无机两大类。有机异物产生的炎症反应更明显。例如，花生或青草在吸入后的数小时内即可出现明显的宿主反应。这就意味着在临床上更难取出，且更容易发生出血和肉芽组织增生等并发症。儿童最常见的异物是食物颗粒，包括花生、种子、谷物和坚果[6,14]。在儿童中常见的无机异物有玩具、塑料或金属物品的一小部分。这些异物导致机体的炎症反应小，局部滞留可达数周至数年。有趣的是，很多病例报道患儿由于其他原因行支气管镜检查却发现了气道异物[15]。成人异物中肉类最常见，近 30% 的肉类异物位于声门或声门下[2]。这类异物比较大，易完全阻塞上气道的狭窄处或声门下，更具危险性。幸运的是可以通过体位引流（Trendelenburg 位）、患者强有力的咳嗽咳出。使用马吉尔（Magill）钳和其他直视的喉镜检查器械同样有效。

成人误吸的其他常见食物包括：坚果、南瓜子[16]、瓜子[17,18]和西瓜子[18]。文献报道最常见的无机吸入异物有：假牙固定器、牙齿充填物、硬币、别针、耳塞、玻璃、气管切开套管的碎片[19]和药片等。文化、生活方式和饮食习惯的差异也会导致吸入异物的种类不同。最近一篇葡萄牙的文献报道了进餐过程中误吸蜗牛[20]。在美国，曾有健康的年轻人误吸钉子和针。也有误吸飞镖的报道[21,22]。在伊斯兰国家，成人常误吸祈祷用的串珠和针[18,23,24]。

影像学评价

一旦怀疑 FBA 首先应行胸部平片检查。如前所述，大部分吸入物是透 X 线的，限制了普通平片诊断 FBA 的作用。然而，通过吸气相和呼气相摄片可能发现一些线索，如气体陷闭、肺不张、纵隔移位或肺部的浸润影。已有研究显示，异常胸片提示 FBA 的敏感性 70%~82%，特异性为 44%~74%，阳性预测值为 72%~83%，阴性预测值为 41%~73%[8,9]。我们可以得出结论，发现不透 X 线的异物即可明确诊断；但是多数情况下胸片正常或仅有细微的异常，需结合病史以做出诊断。只要鉴别诊断考虑到异物的可能，必须行支气管镜检查以确诊。儿童一旦发现纵隔气肿需要考虑可能吸入异物[25]。颈部侧位片发现声门下显影或肿胀提示喉气管的异物[26]。X 线片发现钙化的异物提示异物长期滞留或支气管结石,例如植物性制品到一定时间可以钙化[27]。支气管结石是支气管内存在的钙化物,多继发于淋巴结钙化外压邻近的气道或突破至气道内。淋巴结钙化多见于组织胞浆菌病、结核、结节病或真菌感染(图 17.1)。

慢性阻塞的患者,胸部 CT 可发现 FBA 的迟发并发症包括支气管狭窄、支气管扩张、支气管腔内的肿块或肉芽组织增生。有报道称,使用磁共振成像(MRI)可确定花生误吸[28-30]。花生内的脂肪成分在 MRI T1 加权相可产生高信号。CT 提示相应气道内黏液呈现低密度、泡沫状,有力咳嗽后可以移位[31]。采用虚拟支气管镜技术对 60 例可疑异物吸入的儿童进行观察[32],虚拟支气管镜技术或多层螺旋 CT 虚拟支气管镜发现 40 例存在异常,提示有异物吸入。38 例患儿行硬质支气管镜检查,其中 33 例取出异物,5 例患儿存在其他原因导致的支气管狭窄,2 例患者自愿随访。作者总结了虚拟支气管镜技术的优点,包括可发现是否存在异物,也可在支气管镜检查前明确异物的部位。此外,7 例虚拟支气管镜检查阴性的患者,硬质支气管镜检查也均为阴性,明显提高了阴性预测值。然而,虚拟支气管镜技术不能用于治疗,且大部分医院没有该设备,

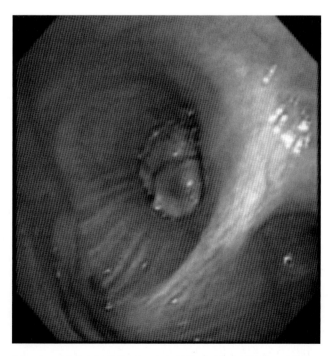

图 17.1 硬质支气管镜下见支气管结石,该病例继发于慢性组织胞浆菌病。(见彩插)

可能会延误治疗。

特别要注意的是,误吸经常被误诊为伪膜性喉炎、反复发作的喉炎、哮喘、原发气道肿瘤,导致不必要的诊断延误和误治[33,34]。在成人,FBA 常被误诊为恶性肿瘤[35]、哮喘[36]、结核、反复发作的肺炎和其他疾病。

异物误吸的并发症

FBA 的并发症可分为急性和慢性。急性并发症包括窒息、气胸、纵隔气肿、肺不张、肺萎陷乃至死亡。慢性并发症包括阻塞性肺炎、支气管扩张、肺脓肿、渐进性呼吸衰竭、支气管狭窄、肉芽组织增生和咯血。因儿童气道的内径更窄,更容易出现症状,诊断要早于成人[5]。尽管如此,仍有 12%~26% 的儿童被延误诊断[37]。这些儿童通常被误诊、误治为哮喘、肺炎、伪膜性喉炎或反复发作的喉炎[7,33]。

异物吸入后的治疗措施

只要考虑误吸异物,就要密切观察至确诊、取出异物或排除该诊断。即便病情稳定的患者,也可能因异物移位、发生如出血或气胸等并发症出现突然的病情变化[38,39]。

组织对异物反应的程度可能会导致异物长时间滞留在气道内[10,14,40]。延迟取异物需要合理的理由如人员协作、器械准备或转至有能力处理 FBA 的机构。需要注意的是,最初 24 小时内支气管黏膜仅有轻微的炎症、充血和肉芽组织形成[10]。但炎症反应的程度主要取决于吸入异物的成分。坚果、花生和青草更有刺激性。

异物的治疗包括三种方法:体位引流、硬质支气管镜技术和可弯曲支气管镜技术。

体位引流和其他非内镜下治疗的措施

吸入支气管扩张剂和体位引流不推荐作为误吸异物的首选治疗;一小部分患者异物向近端移位可能会出现心跳呼吸骤停[41]。延误行支气管镜检查增加出现并发症的风险,如肺炎、肺不张和心跳呼吸骤停,减少了成功取出异物的可能性。至少有一项临床研究描述了使用支气管扩张剂和体位引流治疗 FBA 出现了心跳呼吸骤停,其他采用此方法的研究也报道称住院时间延长和出现更多的并发症[40-42]。

另一种方法也很少采用，患者咳嗽时辅助拍背。尽管有成功的案例报道，但都不会比硬质支气管镜和可弯曲支气管镜下操作更安全和有效。

硬质支气管镜技术

硬质支气管镜于 1897 年由 Killian 医师发明，他在工作中用硬质内镜移除了一块猪骨头。1936 年，Chevalier Jackson 报道称使用硬质支气管镜取异物，死亡率由 24% 降至 2%，成功率达 98%[3]。近期大部分研究报道使用硬质支气管镜取异物成功率为 95%~99%[14-18,38,43,44]。硬质支气管镜取异物的几个优势包括：使用标准或喷射式通气保证足够的通气，视野好，吸引能力强，可以选择多种异物钳如四叉钩、网篮、冷冻探头和不同规格的球囊。使用什么器械取决于异物的类型和异物阻塞的部位，通常需要联合使用多种器械。硬质支气管镜对于取尖锐的异物也非常好用。然而，也有多篇文献报道成功地使用可弯曲支气管镜取出针状异物[23,24]。

全麻下采用合适的技术行硬质支气管镜检查是很安全的。但是全美国仅有 7% 的肺科医师熟练掌握硬质支气管镜操作技术。

可弯曲支气管镜技术

1968 年，Ikeda 发明了可弯曲支气管镜。可弯曲的系统使支气管镜操作可在局麻下进行，并且能更好地观察远端气道。最初操作的安全性担心也逐渐被大家理解并接受[45]。由于技术的发展和医师经验的积累，可弯曲支气管镜操作技术已被肺科医师熟练掌握，成为肺科医师最常用的诊断手段[46]。评价成人是否有异物误吸，首先就需要行可弯曲支气管镜诊断。诊断性支气管镜检查必须十分仔细，因为有时异物表面覆盖血液或肉芽组织，或已成碎片位于不止一个远端的气道，不易显露。

一旦明确了异物的类型、大小、部位，即可准备取异物。

准备取异物，需要准备相应的器械，包括硬质支气管镜。用于可弯曲支气管镜取异物的器械包括：可弯曲的异物钳、鼠齿钳、圈套器、输尿管取石网（Dormia basket）、渔网网篮（fishnet basket）、冷冻探头、球囊导管（Fogarty）、磁性取出器等。这些将在下面介绍。

通常，医师可在局部麻醉下通过可弯曲支气管镜成功取出异物，避免硬质支气管镜操作给患者带来的不便，包括额外的费用和第二次操作带来的风险。几

项报道均已证实使用可弯曲支气管镜取异物的可靠性。这些报道显示取异物的成功率达 90% 以上[47-49]。其他一些报道也描述了通过可弯曲支气管镜诊断和取出牙齿、挡风玻璃、耳塞、针、钉子、鱼骨、坚果和硬币[23,24,50-55]。表 17.3 列出了使用可弯曲支气管镜取异物的相关研究。

围绕究竟使用可弯曲支气管镜或硬质支气管镜取异物讨论激烈，其实主要取决于医师个人的偏好、个人的专长和当时能选择的器械和技术。可以这么说，30 年前被列为禁忌和基本不可能做的工作，现在已成为常规。举个例子，当年经鼻可弯曲支气管镜技术仅被推荐用于行气管插管术[45]。笔者认为可弯曲支气管镜技术已成为诊断成人异物和取出成人异物重要的手段。但对初诊医师而言，自控和理解操作失败可能带来的潜在风险非常重要，当自己没有把握时，最好是将患者情况稳定后，转至可以行可弯曲支气管镜和硬质支气管镜检查的机构进行治疗，并非每个偶尔开展支气管镜气道检查和经支气管肺活检的肺科医师，都能很好地处理操作失败可能带来的后果。关于硬质支气管镜，笔者认为其作用是适当的补充，无论何时计划取异物都应备好硬质支气管镜。

使用可弯曲支气管镜取异物

为了成功取出气道异物，推荐以下基本支气管镜检查技术：

表 17.3　使用可弯曲支气管镜取异物的病例报告

研究	患者数量	成功取出异物	成功率(%)
Hiller 等.[59]	7	6	86
Cunanan [75]	300	267	89
Clark 等.[76]	3	3	100
Nunez 等.[77]	17	12	71
Lan 等.[74]	33	32	97
Limper 等.[43]	23	14	61
Chen 等.[78]	43	32	74
Moura e sa 等.[79]	2*	2*	100
Al-Ali 等.[24]	16	9	56
Gencer 等.[23]	23	21	91
合计	426+	366+	86+

*77 例患者中有 2 例患者硬质支气管镜下异物无法取出。

第一条

病因不明或适应证有误盲目地行支气管镜检查易出现并发症。行任何支气管镜介入操作前,要仔细考虑整个操作过程的目的和结局。因为错误的原因行支气管镜检查容易出现并发症和失误。错误导致了失误。对于儿童气道异物而言,在局麻下用可弯曲支气管镜给儿童患者取异物是一个巨大的错误[8,56]。儿童气道较窄,误吸的异物很容易导致窒息。除此之外,儿童很难保证足够的镇静和配合治疗,增加了取异物的难度。误吸异物不是很明确时可使用可弯曲支气管镜帮助诊断。如发现异物,需要行硬质支气管镜检查取异物[8,57]。使用可弯曲支气管镜取儿童异物,也有成功的报道,但都是在全麻下进行[48]。此外,也有些病例,硬质支气管镜和可弯曲支气管镜可以转换。对于儿童病例取异物,可弯曲支气管镜操作是硬质支气管镜下操作的补充[58]。

第二条

做好准备能确保 50%的成功率。充分的准备是行支气管镜操作成功的必备条件。问题和并发症往往出现在走"捷径"上。所有需要用于取异物支气管镜的配件在术前必须准备好、测试好。取异物可能需要多种配件。术者必须做好处理困难情况和意外情况的准备,采用更多的技术以挑战复杂气道阻塞[58,59]。

仔细分析影像学资料非常重要。有时,请胸部影像医师帮助读片会使支气管镜的操作更快、更好。

第三条

支气管镜操作是需要两名以上医师的配合。试图一个人行支气管镜检查是容易犯的常见错误。需要其他人(如经过训练的助手)插入和处理支气管镜的配件(抓异物钳、网篮等),以便术者更好得专注于操控支气管镜、将附件置入需要到达的部位。

第四条

内镜操作得以顺利完成,需要一支严格训练的卓越的团队成员,有经验的术者知道支气管镜的顺利操作需要团队成员的共同努力。Baharloo 等报道了有经验的医护团队配合取异物花费时间更少,压力也更小[5]。支气管镜的团队必需分工明确。护士可以给镇静药和监测生命体征。医师的助手,需要熟练使用支气管镜的各种配件,辅助医师操作。除此之外,发生任何计划之外的并发症时需要胸外科医师和麻醉医师到达协助处理。

第五条

时间和责任心是基本的保障。大部分支气管镜技术不成功是由于医师还有其他任务要匆忙完成。不管什么时间取异物需要医师有足够的耐心。一次失败的操作会增加患者的风险,并且患者还需进行再次操作。如果 24 小时内异物没被取出,异物滞留气道时间延长促使组织的炎症反应加重[10,14,40]。当然,如果没有急性呼吸窘迫的表现,为了团队合作准备更为充分,延迟几个小时也是恰当的。

第六条

了解自己的不足。取异物是可弯曲支气管镜操作中最具挑战性的工作,这项工作可能需要委托给其他更有经验的团队完成。经验不足的医师取异物的并发症发生率要高些[5]。同样,不管是使用硬质支气管镜还是可弯曲支气管镜,取异物的成功率主要取决于术者的经验和技巧而不是器械本身。

第七条

每个病例都要视为教学或培训的机会。要由有经验的术者带教年轻医师。肺科低年资专科住院医师也应主动参与取气道阻塞物的操作中来。这样做,临床医师不仅是治好了患者,也确保了支气管镜操作技能的保持和完善。

麻醉和止痛

使用可弯曲支气管镜取异物,可以选择中等程度镇静下的局部麻醉。而选用硬质支气管镜取异物需在全麻下进行。清醒状态镇静取异物的好处是保留咳嗽反射,可以促进异物的咳出。通过支气管镜下的操作将异物移至气管内,一般要求患者将异物咳出。实际上中等程度镇静下使用可弯曲支气管镜取异物,没有安全的气道保障也带来了争议。需要担心的是异物掉下来卡在声门下狭窄段,也可能会导致窒息。就我们所知,目前文献还没有类似报道。如果发现类似情况,可以在支气管镜引导下或直接喉镜下紧急气管插管以保证气道安全。支气管镜室需配备喉镜、不同大小的气管插管以应对行支气管镜检查中突发的并发症。除紧急插管外,还有一种方案,即在可弯曲支气管镜下将异物推至远端气道解除上气道梗阻。

对于比较困难的病例，中等程度的镇静不够，最好还是选择全麻下硬质支气管镜取异物。如异物阻塞在远端气道，硬镜无法进入远端取不出，可以通过气管插管使用可弯曲支气管镜取出。异物的直径超过气管插管的直径，可将插管与支气管镜一起退出将异物取出[60,61]。然后再次迅速地将气管插管插入。还有一种方法，全麻下使用喉罩气管插管，深度镇静下保证气道安全再使用可弯曲支气管镜[62,63]。

使用磷丙泊酚（丙泊酚的前体）镇静行可弯曲支气管镜检查已被证实安全、有效[64]。有趣的是，磷丙泊酚并不是全身麻醉剂，有其特有的药代、药动学特性，不需要麻醉监护[65]。但其在介入支气管镜操作中的应用仍需关注。

可弯曲支气管镜的配件

使用可弯曲支气管镜取异物需配置多种器械。选用什么样的器械主要取决于异物阻塞的部位、异物的类型和局部组织的炎症反应程度。

抓取式异物钳

异物钳是处理气道阻塞使用最多的器械。设计了不同形状、不同大小、有齿、无齿、还有中空或中心有针的异物钳。异物钳有 W 形、鳄鱼状、鼠齿状、啮齿状和尖端有包裹的异物钳。选择异物钳的爪最好能完全包绕住异物。如异物比较硬，需选择硬的异物钳钳取以防滑脱，推荐使用鳄鱼钳、鼠齿钳、啮齿钳。如操作更加精细，可以选用 W 形或包齿钳。通常，抓取式异物钳适合取平或薄的无机物（如硬币、针、螺丝钉、回形针等）或硬的有机物（如骨头）。用抓取式异物钳钳取易碎的有机异物可能会将异物夹碎、散开。

球囊导管

可膨胀式球囊导管可能是最有用的，但并没有好好利用的取异物工具。Fogarty 导管（4~7 号）可通过支气管镜的工作孔道，注射 1~3mL 生理盐水球囊即可膨胀。球囊用来使异物移位，由远端气道退至近端气道（图 17.2）。其他专门设计的可膨胀式球囊导管也可在支气管镜下使用。下面将会逐步介绍如何使用球囊导管移除异物。

输尿管取石网 (Dormia basket)

将胃肠病医师和泌尿科医师用于取胆管和输尿管结石的网篮做了修改，也可用于取气道异物。篮筐

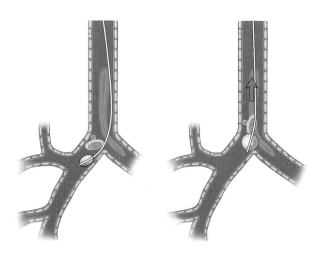

图 17.2 使用球囊导管（Fogarty）将异物移至近端气道。

的棱翼一般可通过 1.6mm 直径的聚四氟乙烯导管伸缩。该网篮可在气道内打开，将"翼"环绕套住异物。该设备适于取体积大的异物。

渔网网篮

网篮是根据息肉切除术的圈套器改制的。细网附着于圈套器钢丝，容易展开和收回，通常回缩至导管内很容易通过可弯曲支气管镜的工作孔道。圈套器向前，渔网缓慢释放包绕异物，慢慢收缩圈套器，将异物圈在渔网内。完成后，将异物和支气管镜一起退出。渔网也适合取体积大的异物。

三叉或四叉圈套器

圈套器通常是塞在导管里的，需要使用时释放圈套器的钢丝，包绕异物。术者勒紧手柄，叉的末端一起将异物抓紧。确保抓紧后，将异物、圈套器、可弯曲支气管镜一起小心退出。叉头很脆，不适合取硬和较实的异物。

磁铁取出器

磁铁取出器由可弯曲的套管、末端带有磁性的圆柱头组成。为通过支气管镜的工作孔道而特别设计的。小的、容易移动的金属异物如断裂的活检钳或细胞刷，可通过这种器械很容易地被移除[66,67]。

冷冻导管

支气管腔内冷冻治疗采用超低温用于治疗气道的良恶性疾病。冷冻探头黏附的特性可作为取异物的一种理想手段。冷冻设备包括致冷剂（如 N_2O 或液氮）

快速减压或遵循 Joule-Thompson 定律，冷冻探头的温度迅速降至 (-15℃~-40℃)(图 17.3)。将冷冻探头直接与异物接触，异物被黏附在探头上(冷冻黏附)，术者即可将黏附了异物的冷冻探头和可弯曲支气管镜一起退出。这项技术特别适用于移除血栓、黏液栓、有机异物和小的无机异物[68]。根据我们的经验，这是移除有机异物最好的设备。最近我们联合使用硬质支气管镜、儿科可弯曲支气管镜、儿科冷冻探头，成功地取出 2 岁患儿气道内的碎花生。支气管镜专家一定要注意保证清晰的视野以防冷冻探头接触周边黏膜，导致正常组织损伤。

使用可弯曲支气管镜取异物

使用可弯曲支气管镜取异物分三步进行：松动异物、钳夹固定异物、取出异物。

一旦计划取异物，由于鼻腔较窄，可弯曲支气管镜一般经口插入[69]。先要彻底检查气道的情况，从健侧开始，最后检查怀疑误吸的部位。彻底、仔细地检查确认只有一个异物，没有碎片分散到其他气道。看到异物后，取异物前需观察异物的形状、结构与周边的关系。支气管镜下不一定能看到异物的全貌，在检查过程中需要结合影像学资料确定没看到的那部分异物的位置。然后根据异物的大小、形状、位置和密度确定取异物的支气管镜配件。

使用可弯曲支气管镜，一定需注意不要将异物推至气道的远端。通常，我们可以使用 Fogarty 球囊将异物挪动至近端到达气管，在取异物前尽可能地固定异物[50,70]。Fogarty 球囊导管要放置于异物的远端，充盈球囊将异物从段支气管退回到气管内(图 17.2)。异物在

气管内，很容易取出。异物到了气管上段，我们让患者取坐位，用力将异物咳出。取小的软的异物采用这样的方法比较好。我们的病例中成功率约为 90%。

通过支气管镜的工作孔道将异物取出是错误的概念。实际上，基本没有这样的病例。取异物的关键在于利用支气管镜的配件将异物牢牢地抓紧或包绕住。只要异物被圈套或夹紧，可将支气管镜、抓取的器械、异物从气道中作为一个整体同时退出。退镜过程中，操作者一直要注意确保异物置于气道中央。

组织对异物的反应也是影响取异物的一个重要因素。如异物包埋在大量肉芽组织中，取异物非常困难。取异物前需清理包绕的肉芽组织。出现这样的情况，最好在全麻下进行。大的异物可使用激光切成小块[71,72]或将周边的肉芽组织汽化[73]。其他方法，如支气管镜下电凝术清理异物周边的肉芽组织。一些作者建议取异物前使用短期的糖皮质激素[11,57]。

咯血是取异物比较罕见的并发症。硬质支气管镜下操作咯血更容易控制，如果操作过程中小心谨慎一些，咯血很少见。Rees 回顾了 2500 例取异物的病例，其中仅 1 例出现了咯血[72]。担心咯血倾向并不是放弃可弯曲支气管镜技术而选择硬质支气管镜技术用于取气道异物的理由[70,74]。

出现咯血时，我们通常在支气管镜下缓慢注入 1:10 000 肾上腺素促使局部血管收缩、减少血流、最终形成血栓。也可使用 4℃冰盐水局部灌注止血。冰盐水导致低温的血管收缩也会形成血栓。

取尖锐的异物难度较大，取这种异物的关键是要先找到异物的尖锐头端，再去移动、取出。尖锐头端周边有空隙，即可抓紧异物并取出。

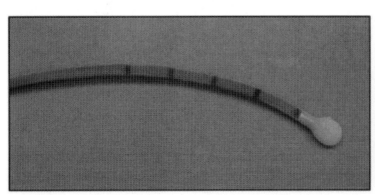
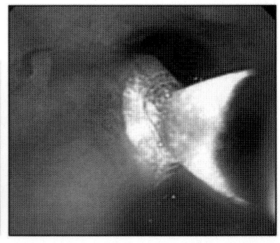

图 17.3 冷冻探头用于治疗气道良性疾病。(见彩插)

因为异物尖锐部分会刺到黏膜导致咳嗽,故使用选定的器械抓取异物的体部或钝头端往往会增加取异物的难度。

典型病例

为更好地阐述如何取异物,下面将介绍我们科最近取异物的病例。

既往体健的 34 岁男性患者,偶然胸片发现不透光的异物,由当地急诊转入(图 17.4A)。患者主诉近 3 周有干咳症状,与牙科检查时间吻合。由于儿童时期的创伤、牙齿卫生差,牙科操作拔除了所有的牙齿。手术过程很顺利,当天就出院。牙科手术后就出现了咳

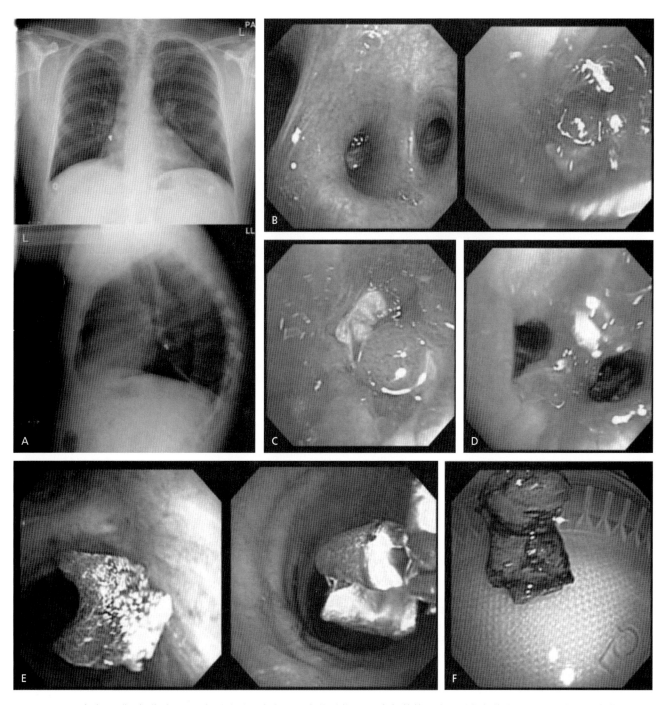

图 17.4　(A)胸片(正位+侧位片)显示右下叶后基底段不透光的异物。(B)支气管镜下发现异物部位右下叶后基底段被肉芽组织阻塞。(C)支气管镜下右下叶后基底段异物表面覆盖脓性分泌物。(D)清除肉芽组织,确定异物。(E)使用 Fogarty 球囊移动异物,活检钳钳取异物;(F)确定异物是牙科充填物。(见彩插)

嗽,持续3周没有改善,患者当地医院急诊就诊。

在设备齐全的支气管镜室准备行支气管镜检查,除利多卡因(最大剂量6mg/kg)局部麻醉外,给患者静脉注射咪达唑仑和吗啡,达到中度的静脉诱导镇静水平。

患者达到适度的镇静状态后,开始支气管镜检查,从健侧开始依次检查所有气道。检查到疑似误吸的支气管腔内相应部位,并没有发现异物,考虑可能是肉芽组织增生(图17.4B)。使用4号Fogarty球囊探查,一个腔内发现肉芽组织增生。随后使用活检钳清理肉芽组织,吸除异物表面覆盖的脓性分泌物(图17.4C),确定了异物(图17.4D)。轻柔地使用Fogarty球囊探查,发现异物形状不规整,使用活检钳钳取(图17.4E),取出后证实异物是牙科充填物(图17.4F)。

最后,支气管镜检查已吸除所有脓性分泌物,解决了阻塞情况。患者当天出院回家。

(董宇超 肖华 译)

参考文献

1 Rafanan AL, Mehta AC. Adult airway foreign body removal. What's new? *Clin Chest Med* 2001; **22**: 319–30.

2 Mittleman RE, Wetli CV. The fatal cafe coronary. Foreign-body airway obstruction. *JAMA* 1982; **247**: 1285–8.

3 Jackson C, Jackson CL. *Diseases of the Air and Food Passages of Foreign-body Origin*. Philadelphia: Saunders; 1936.

4 al-Majed SA, Ashour M, al-Mobeireek AF, *et al.* Overlooked inhaled foreign bodies: late sequelae and the likelihood of recovery. *Respir Med* 1997; **91**: 293–6.

5 Baharloo F, Veyckemans F, Francis C, *et al.* Tracheobronchial foreign bodies: presentation and management in children and adults. *Chest* 1999; **115**: 1357–62.

6 McGuirt WF, Holmes KD, Feehs R, Browne JD. Tracheobronchial foreign bodies. *Laryngoscope* 1988; **98**: 615–8.

7 Mantor PC, Tuggle DW, Tunell WP. An appropriate negative bronchoscopy rate in suspected foreign body aspiration. *Am J Surg* 1989; **158**: 622–4.

8 Martinot A, Closset M, Marquette CH, *et al.* Indications for flexible versus rigid bronchoscopy in children with suspected foreign-body aspiration. *Am J Respir Crit Care Med* 1997; **155**: 1676–9.

9 Hoeve LJ, Rombout J, Pot DJ. Foreign body aspiration in children. The diagnostic value of signs, symptoms and pre-operative examination. *Clin Otolaryngol Allied Sci* 1993; **18**: 55–7.

10 Wiseman NE. The diagnosis of foreign body aspiration in childhood. *J Pediatr Surg* 1984; **19**: 531–5.

11 Banerjee A, Rao KS, Khanna SK, *et al.* Laryngo-tracheo-bronchial foreign bodies in children. *J Laryngol Otol* 1988; **102**: 1029–32.

12 Pasaoglu I, Dogan R, Demircin M, *et al.* Bronchoscopic removal of foreign bodies in children: retrospective analysis of 822 cases.

13 Cleveland RH. Symmetry of bronchial angles in children. *Radiology* 1979; **133**: 89–93.

14 Steen KH, Zimmermann T. Tracheobronchial aspiration of foreign bodies in children: a study of 94 cases. *Laryngoscope* 1990; **100**: 525–30.

15 Prakash UBS, ed. *Bronchoscopy*. New York, NY: Raven Press; 1994: 433–41.

16 Daniilidis J, Symeonidis B, Triaridis K, Kouloulas A. Foreign body in the airways: a review of 90 cases. *Arch Otolaryngol* 1977; **103**: 570–3.

17 Abdulmajid OA, Ebeid AM, Motaweh MM, Kleibo IS. Aspirated foreign bodies in the tracheobronchial tree: report of 250 cases. *Thorax* 1976; **31**: 635–40.

18 Elhassani NB. Tracheobronchial foreign bodies in the Middle East. A Baghdad study. *J Thorac Cardiovasc Surg* 1988; **96**: 621–5.

19 Yapici D, Atici S, Birbicer H, Oral U. Manufacturing defect in an endotracheal tube connector: risk of foreign body aspiration. *J Anesth* 2008; **22**: 333–4.

20 Santos Costa A, Afonso A. [Endobronchial *Helix pomatia*. A very rare foreign-body aspiration]. *Rev Port Pneumol* 2008; **14**: 415–19.

21 Clancy MJ. Bronchoscopic removal of an inhaled, sharp, foreign body: an unusual complication. *J Laryngol Otol* 1999; **113**: 849–50.

22 Vander Salm TJ, Ellis N. Blowgun dart aspiration. *J Thorac Cardiovasc Surg* 1986; **91**: 930–2.

23 Gencer M, Ceylan E, Koksal N. Extraction of pins from the airway with flexible bronchoscopy. *Respiration* 2007; **74**: 674–9.

24 Al-Ali MA, Khassawneh B, Alzoubi F. Utility of fiberoptic bronchoscopy for retrieval of aspirated headscarf pins. *Respiration* 2007; **74**: 309–13.

25 Burton EM, Riggs W Jr, Kaufman RA, Houston CS. Pneumomediastinum caused by foreign body aspiration in children. *Pediatr Radiol* 1989; **20**: 45–7.

26 Esclamado RM, Richardson MA. Laryngotracheal foreign bodies in children. A comparison with bronchial foreign bodies. *Am J Dis Child* 1987; **141**: 259–62.

27 Shepard JA. The bronchi: an imaging perspective. *J Thorac Imaging* 1995; **10**: 236–54.

28 Imaizumi H, Kaneko M, Nara S, *et al.* Definitive diagnosis and location of peanuts in the airways using magnetic resonance imaging techniques. *Ann Emerg Med* 1994; **23**: 1379–82.

29 Kitanaka S, Mikami I, Tokumaru A, O'Uchi T. Diagnosis of peanut inhalation by MRI. *Pediatr Radiol* 1992; **22**: 300–1.

30 O'Uchi T, Tokumaru A, Mikami I, *et al.* Value of MR imaging in detecting a peanut causing bronchial obstruction. *AJR Am J Roentgenol* 1992; **159**: 481–2.

31 Marom EM, Goodman PC, McAdams HP. Focal abnormalities of the trachea and main bronchi. *AJR Am J Roentgenol* 2001; **176**: 707–11.

32 Cevizci N, Dokucu AI, Baskin D, *et al.* Virtual bronchoscopy as a dynamic modality in the diagnosis and treatment of suspected foreign body aspiration. *Eur J Pediatr Surg* 2008; **18**: 398–401.

33 Atmaca S, Unal R, Sesen T, *et al.* Laryngeal foreign body mistreated as recurrent laryngitis and croup for one year. *Turk J Pediatr* 2009; **51**: 65–6.

34 Barben J, Berkowitz RG, Kemp A, Massie J. Bronchial granuloma—where's the foreign body? *Int J Pediatr*

Thorac Cardiovasc Surg 1991; **39**: 95–8.

Otorhinolaryngol 2000; **53**: 215–9.

35 Oka M, Fukuda M, Takatani H, *et al.* Chronic bronchial foreign body mimicking peripheral lung tumor. *Intern Med* 1996; **35**: 219–21.

36 Matsuse H, Shimoda T, Kawano T, *et al.* Airway foreign body with clinical features mimicking bronchial asthma. *Respiration* 2001; **68**: 103–5.

37 Fitzpatrick PC, Guarisco JL. Pediatric airway foreign bodies. *J LA State Med Soc* 1998; **150**: 138–41.

38 Kosloske AM. Bronchoscopic extraction of aspirated foreign bodies in children. *Am J Dis Child* 1982; **136**: 924–7.

39 Kosloske AM. Tracheobronchial foreign bodies in children: back to the bronchoscope and a balloon. *Pediatrics* 1980; **66**: 321–3.

40 Law D, Kosloske AM. Management of tracheobronchial foreign bodies in children: a reevaluation of postural drainage and bronchoscopy. *Pediatrics* 1976; **58**: 362–7.

41 Bose P, El Mikatti N. Foreign bodies in the respiratory tract. A review of forty-one cases. *Ann R Coll Surg Engl* 1981; **63**: 129–31.

42 Cotton EK, Abrams G, Vanhoutte J, Burrington J. Removal of aspirated foreign bodies by inhalation and postural drainage. A survey of 24 cases. *Clin Pediatr* 1973; **12**: 270–6.

43 Limper AH, Prakash UB. Tracheobronchial foreign bodies in adults. *Ann Intern Med* 1990; **112**: 604–9.

44 Hsu W, Sheen T, Lin C, *et al.* Clinical experiences of removing foreign bodies in the airway and esophagus with a rigid endoscope: a series of 3217 cases from 1970 to 1996. *Otolaryngol Head Neck Surg* 2000; **122**: 450–4.

45 Zavala DC, Rhodes ML, Richardson RH, Bedell GN. Editorial: Fiberoptic and rigid bronchoscopy: the state of the art. *Chest* 1974; **65**: 605–6.

46 Colt H, Prakash UBS, Offord KP. Bronchoscopy in North America: Survey by the American Association for Bronchology, 1999. *J Bronchol* 2000; **7**: 8–25.

47 Debeljak A, Sorli J, Music E, Kecelj P. Bronchoscopic removal of foreign bodies in adults: experience with 62 patients from 1974–1998. *Eur Respir J* 1999; **14**: 792–5.

48 Swanson KL, Prakash UBS, McDougall JC. Airway foreign bodies in adults. *J Bronchol* 2003; **10**: 107–11.

49 Surka A, Chin R, Conforti J. Bronchoscopic myths and legends: airway foreign bodies. *Clin Pulm Med* 2006; **3**: 209–11.

50 Heinz GJ 3rd, Richardson RH, Zavala DC. Endobronchial foreign body removal using the bronchofiberscope. *Ann Otol Rhinol Laryngol* 1978; **87**: 50–2.

51 Mehta AC, Grimm M. Breakage of Nd-YAG laser sapphire contact probe inside the endobronchial tree. *Chest* 1988; **93**: 1119.

52 Fieselmann JF, Zavala DC, Keim LW. Removal of foreign bodies (two teeth) by fiberoptic bronchoscopy. *Chest* 1977; **72**: 241–3.

53 Klayton RJ, Donlan CJ, O'Neil TJ, Foreman DR. Letter: Foreign body removal via fiberoptic bronchoscopy. *JAMA* 1975; **234**: 806.

54 Lee M, Fernandez NA, Berger HW, Givre H. Wire basket removal of a tack via flexible fiberoptic bronchoscopy. *Chest* 1982; **82**: 515.

55 Rohde FC, Celis ME, Fernandez S. The removal of an endobronchial foreign body with the fiberoptic bronchoscope and image intensifier. *Chest* 1977; **72**: 265.

56 Nussbaum E. Flexible fiberoptic bronchoscopy and laryngoscopy in infants and children. *Laryngoscope* 1983; **93**: 1073–5.

57 Bolliger CT, Mathur PN. *Interventional Bronchoscopy*. Basel, New York: Karger; 2000.

58 Gibson WS Jr, Vrabec DP. Encounters with challenging bronchial foreign bodies: impromptu adaptation of technique. *Ann Otol Rhinol Laryngol* 2000; **109**: 86–8.

59 Hiller C, Lerner S, Varnum R, *et al.* Foreign body removal with the flexible fiberoptic bronchoscope. *Endoscopy* 1977; **9**: 216–22.

60 Downey RJ, Libutti SK, Gorenstein L, Mercer S. Airway management during retrieval of the very large aspirated foreign body: a method for the flexible bronchoscope. *Anesth Analg* 1995; **81**: 186–7.

61 Verea-Hernando H, Garcia-Quijada RC, Ruiz de Galarreta AA. Extraction of foreign bodies with fiberoptic bronchoscopy in mechanically ventilated patients. *Am Rev Respir Dis* 1990; **142**: 258.

62 Hirai T, Yamanaka A, Fujimoto T, *et al.* Bronchoscopic removal of bronchial foreign bodies through the laryngeal mask airway in pediatric patients. *Jpn J Thorac Cardiovasc Surg* 1999; **47**: 190–2.

63 McGrath G, Das-Gupta M, Clarke G. Bronchoscopy via continuous positive airway pressure for patients with respiratory failure. *Chest* 2001; **119**: 670–1.

64 Silvestri GA, Vincent BD, Wahidi MM, *et al.* A phase 3, randomized, double-blind study to assess the efficacy and safety of fospropofol disodium injection for moderate sedation in patients undergoing flexible bronchoscopy. *Chest* 2009; **135**: 41–7.

65 Jantz MA. The old and the new of sedation for bronchoscopy. *Chest* 2009; **135**: 4–6.

66 Saito H, Saka H, Sakai S, Shimokata K. Removal of broken fragment of biopsy forceps with magnetic extractor. *Chest* 1989; **95**: 700–1.

67 Mayr J, Dittrich S, Triebl K. A new method for removal of metallic-ferromagnetic foreign bodies from the tracheobronchial tree. *Pediatr Surg Int* 1997; **12**: 461–2.

68 Weerdt S De, Noppen M, Remels L, *et al.* Successful removal of a massive endobronchial blood clot by means of cryotherapy. *J Bronchol* 2005; **12**: 23–4.

69 Mehta AC, Dweik RA. Nasal versus oral insertion of the flexible bronchoscope: pro-nasal insertion. *J Bronchol* 1996; **3**: 224–8.

70 Mehta AC, Dasgupta A. Bronchoscopic approach to tracheobronchial foreign bodies in adults pro-flexible bronchoscopy. *J Bronchol* 1997; **4**: 173–8.

71 Boelcskei PL, Wagner M, Lessnau KK. Laser-assisted removal of a foreign body in the bronchial system of an infant. *Lasers Surg Med* 1995; **17**: 375–7.

72 Rees JR. Massive hemoptysis associated with foreign body removal. *Chest* 1985; **88**: 475–6.

73 Hayashi AH, Gillis DA, Bethune D, *et al.* Management of foreign-body bronchial obstruction using endoscopic laser therapy. *J Pediatr Surg* 1990; **25**: 1174–6.

74 Lan RS, Lee CH, Chiang YC, Wang WJ. Use of fiberoptic bronchoscopy to retrieve bronchial foreign bodies in adults. *Am Rev Respir Dis* 1989; **140**: 1734–7.

75 Cunanan OS. The flexible fiberoptic bronchoscope in foreign body removal. Experience in 300 cases. *Chest* 1978; **73** (5 Suppl): 725–6.

76 Clark PT, Williams TJ, Teichtahl H, *et al.* Removal of proximal and peripheral endobronchial foreign bodies with the flexible fibreoptic bronchoscope. *Anaesth Intensive Care* 1989; **17**: 205–8.

77 Nunez H, Perez Rodriguez E, Alvarado C, *et al.* Foreign body aspirate extraction. *Chest* 1989; **96**: 698.

78 Chen CH, Lai CL, Tsai TT, *et al.* Foreign body aspiration into the lower airway in Chinese adults. *Chest* 1997; **112**: 129–33.

79 Moura e Sa J, Oliveira A, Caiado A, *et al.* Tracheobronchial foreign bodies in adults—experience of the Bronchology Unit of Centro Hospitalar de Vila Nova de Gaia. *Rev Port Pneumol* 2006; **12**: 31–43.

第 **18** 章

支气管镜在咯血中的应用

Sunit R. Patel, James K. Stoller

引言

咯血是声门以下出血并咳出的过程[1]。咯血是临床常见的症状[2]。6.8%的肺科门诊患者[3]和11%的肺科住院患者就诊原因是咯血[4]。38%的普胸外科手术患者[5]及15%的肺科门诊患者存在咯血症状[6]。多种心肺疾病和血液系统疾病均可导致咯血,所以咯血的病因诊断存在较大的变化[7-11]。引起咯血最常见的病因是慢性支气管炎、支气管扩张症、支气管肺癌和结核[4,7,8,12-15]。然而多年来,由于引起咯血的病因一直在变化,这导致了咯血诊断的困境[4,7,16,17]。

评估咯血患者时应关注下述四个方面:排除是否存在肺癌;明确病变是否可治疗;明确出血部位以及是否需要进一步的介入治疗[6];如果出血持续存在、再发或大咯血,需决定进行何种治疗以及何时进行治疗。在这方面,支气管镜(特别是可弯曲支气管镜)已经成为诊断和治疗咯血的公认标准[18]。同时,多数医学中心的支气管镜检查,显示10%~30%的原因是咯血[7,15,19,20]。例如,1989年美国胸科医师协会(ACCP)对871名支气管镜医师进行的调查表明,81.1%的受访者表示,咯血是支气管镜检查最常见的五个原因之一。总体上,咯血是进行支气管镜检查的第二大原因[21]。

在此背景下,本章回顾了咯血的定义、病理生理机制、鉴别诊断以及系统的治疗方法,并进一步强调了支气管镜在咯血的诊断和治疗中的应用。

咯血的定义和特征

根据严重程度的分级:大咯血和非大咯血

咯血症状根据病情轻重不同,从痰中带血至大咯血导致窒息和休克均可存在。因为对于咯血的管理是基于其严重程度的,所以多数学者将咯血分为大咯血(存在潜在致命风险)和非大咯血[1,11,22,23]。虽然目前关于非大咯血没有明确的定义,但一般是指少量到中等量咯血,界定为痰中带血和每日15~30mL的咯血[1,23,24]。较大量的咯血一般是指咯血量比大咯血小,但是比血痰要多[11]。

表18.1总结了一些关于大咯血的定义。这些定义均从咯血量(如24小时咯血600mL)和咯血引起的严重并发症(如咯血引起的窒息)两方面来进行描述[2,25-31]。关于大咯血的定义,24小时内咯血可达100~1000mL。一般24小时内咯血小于100mL都认为是非大咯血[26,27]。关于大咯血最宽松的定义是分别由Amirana[25]、Bobbrowitz[26]及其同事提出来的,他们将大咯血的标准制订到了1天至少1次100mL及其以上的咯血。Crocco及其同事[28]提出将大咯血的标准定为48小时内咯血600mL以上,而Corey和Hla[29]则将大咯血的标准制订到了24小时内咯血量至少1000mL。

有的作者已经将临床表现作为替代使用容量定义大咯血的方法。气道的解剖无效腔大多为100~200mL,大咯血带来的风险主要是咯出的血液阻塞了

表 18.1　大咯血的定义

大咯血
根据容量定义
≥100mL/24h[25,26]
>600mL/48h[27]
较大量咯血(≥200mL/24h)对大咯血(≥1000mL/24h)[28]
根据咯血后果定义
出现大量误吸
危及生命的气道阻塞、低血压和贫血
根据咯血量和速度定义
咯血量>1000mL 或速度≥150mL/h
广为接受的概念
24 小时咯血量≥600mL

Modified and reproduced with permission from: Stoller JK. Diagnosis and management of massive hemoptysis: a review. *Respir Care* 1992; 32: 564–581.

气道,从而导致危及生命的气道阻塞、血气交换异常以及血容量减少。最终,Holsclaw 及其同事[27,30]提出了操作性较强的大咯血的定义,符合以下三条的肺出血均可定义为大咯血:①咯血导致住院或死亡;②咯血导致实验室或临床的系统血容量减少;③咯血导致需要进行输血或输血浆。

Garzon 及其同事[27,31]提出大咯血不仅仅是通过窒息(因气道被阻塞)危及生命,同时也会因为大量失血导致低血压,此时失血量>1000mL 或失血速度≥150mL/h。虽然目前广为接受的大咯血的定义是 24 小时咯血量至少超过 600mL,但在临床实践中,精确计算咯血量比较困难[2]。同时,在临床中,咯血的频率同咯血量一样重要[37,39]。Crocco 及其同事[28]通过对 67 例 48 小时内咯血量超过 600mL 的患者进行观察,发现排除治疗因素,其死亡率与咯血频率相关。特别是 4 小时内咯血量达到 600mL 的患者,其死亡率为 71%,4~6 小时咯血量达到 600mL 的患者,其死亡率为 45%,而 16~48 小时内咯血量为 600mL 的患者,其死亡率约为 5%。

根据病因分类:特发性咯血

有时尽管做了很多的检查,甚至包括可弯曲支气管镜检查,仍不能明确咯血的原因。此类咯血就是特发性咯血或者隐源性咯血。该部分患者占咯血患者的

比例为 2%~18%[4,8–10,13,15,38]。特发性咯血的典型表现是只有咯血而无其他呼吸系统症状,同时胸片和支气管镜检查未见异常,支气管肺泡灌洗液也无感染或恶性肿瘤的证据[7,40]。幸运的是,经过 6 个月的随访,特发性咯血的预后通常尚可[40]。

根据病因分类:假性咯血

假性咯血是指血液来自下呼吸道以外,特别是患者不能明确描述血液的来源时,容易造成误诊[11]。在发生上消化道出血(呕血)时,有时由于血液误吸到气道再咯出,此时容易与真正的咯血混淆。而口腔[41]和鼻咽部[41,42]发生出血时,血液流向咽后壁,诱发咳嗽反射[8],也容易与咯血相混淆。假性咯血也发生在黏质沙雷菌肺炎的患者中,由于该细菌产生红色色素,导致痰液类似血液[43]。另外,服用利福平的患者,有时由于药物过量,其痰液由于药物的作用而类似咯血[44]。

根据频率分类:复发性咯血

复发性咯血的定义是反复咯血并且间隔小于 1 年[45]。

咯血和大咯血的鉴别诊断

表 18.2 是通过数项综述总结的关于咯血较为完整的鉴别诊断[8–11,38,46]。疾病的发生(如支气管扩张发生率的下降)和诊断技术的改进(如 1970 年出现的可弯曲支气管镜),导致咯血常见原因谱不断发生变化[2]。自古以来,咯血一直被认为是结核的症状,正如 Hippocratic 的名言:口吐脓血痰,患者就会逐渐消耗至死[4]。研究发现,1940~1950 年,最常见的咯血原因是结核、支气管扩张及支气管肺癌[5,12–15]。尽管如此,近期的研究发现,目前咯血最常见的原因是支气管炎,而结核和支气管扩张导致咯血病例在逐渐减少[16,17]。

大咯血占咯血患者的少数(咯血住院患者 4.8%~6.7%发生大咯血)[4,29],同时导致大咯血的病因谱较窄(见表 18.3)。引起大咯血最常见的原因是支气管扩张、结核(活动性或非活动性)、支气管肺癌、肺脓肿及足分支菌病等[2,28,31,33,34,47–49]。与导致普通咯血的病因不同(咯血的病因中,结核和支气管扩张所占比重已经逐渐降低)[16,17],大咯血的病因在过去 30 年中,未发生明显的变化。

表 18.2　咯血的鉴别诊断

肺疾病

感染

　肺脓肿

　肺炎(细菌和非细菌性)

　足分支菌病(如曲菌)*

　结核(活动或非活动性)和其他分枝杆菌感染*

　实质性真菌感染(包括肺孢子菌、毛霉菌、组织胞浆菌、隐球菌等)

　寄生虫感染(阿米巴病、蛔虫病、肝吸虫病、包虫病、钩虫的侵扰、肺吸虫病、血吸虫病等)

　其他(放线菌、诺卡菌、病毒等)

肿瘤

　支气管肺癌*

　原发肺外的肺转移瘤

　支气管腺瘤(包括类癌)

　其他(肉瘤、错构瘤、葡萄胎等)

气管支气管疾病

　急性气管支气管炎*

　慢性支气管炎*

　气道异物

　气管食管瘘或气管血管瘘

　支气管黏液阻塞

　支气管扩张(包括囊性纤维化)*

　支气管结石症

　气管吻合口肉芽肿或气管裂开(如肺移植患者)

　支气管毛细血管扩张症

原发性疾病

　肺隔离症

　支气管囊肿

肺血管疾病

　肺栓塞/梗死

　肺静脉静脉曲张

　肺动脉瘤

　脂肪栓塞/肿瘤栓塞

　动静脉畸形(包括 Osler-Weber-Rendu 综合征)

　肺出血综合征(Goodpasture 综合征、特发性肺含铁血黄素沉着症、韦格纳肉芽肿)

　血管炎(白塞综合征、Churg-Strauss 综合征、Henoch-Schonlein 紫癜、系统性红斑狼疮、类风湿关节炎、硬皮病、混合性冷球蛋白血症、混合性结缔组织病、IgA 肾病)

　支气管动脉破裂

药物/毒物相关

　毒物/烟雾吸入

　阿司匹林

　抗凝药物

　溶媒

　青霉胺

　偏苯三酸酐

　吸入异腈

　糖蛋白 $IIb/IIIa$ 抑制剂

　血栓溶解剂(贝伐单抗)

　可卡因

外伤性

　闭合性胸部外伤(挫伤、血肿)

　穿透性肺损伤

　支气管断裂

其他少见病

　淀粉样变

　子宫内膜异位症(月经咯血)

　尘肺

　外源性过敏性肺泡炎

　胃内容物吸入

心血管疾病

　左心功能衰竭*

　二尖瓣狭窄*

　上腔静脉综合征

　锁骨下动脉瘤

　心肌梗死后综合征

　先天性心脏病

　主动脉和室壁瘤

　心导管检查

　冠状动脉旁路移植术

血液系统疾病

　血友病

　血小板减少症

　弥散性血管内凝血

　白血病

医源性

　支气管镜检查(包括激光治疗)

　肺活检及外科手术

　肺动脉导管相关性

　气管插管

特发性

* 常见原因。

表 18.3 大咯血的原因

研究	患者				大咯血的原因,%(例数)					
	定义	总数	活动性	非活动性	肺癌	支气管扩张	肺脓肿	二尖瓣	曲菌球	未知因素	其他
Crocco 1968[27]	>600mL/48h	67	49%(33)	24%(16)	8%(5)	10%(7)	9%(6)	—	—	—	—
Garzon 1974[46]	≥600mL/24h	62	26%(16)	47%(29)	3.2%(2)	11.3%(7)	6.5%(4)	—	—	—	6.5%(4)
McCollum 1975[46]	存在窒息风险	15	33%(5)		6.7%(1)*	20%(3)	—	—	13.3%(2)	6.7%(1)	20%(3)
Yang 1978[47]	>200mL/24h	20	25%(5)	25%(5)	15%(3)	15%(3)	—	5%(1)	5%(1)	10%(2)	—
Garzon 1982[30]	>1000mL/6h	24	29%(7)	17%(4)	13%(3)	17%(4)	8%(2)	—	—	8%(2)	8%(2)
Conlan 1983[30]	NS	123	38%(47)	4.9%(6)	30%(37)	4.9%(6)	—	3.3%(4)	—	18.7%(23)	—
Ulfacker 1985[45]	NS	75	76%(57)	—	—	1.3%(1)	2.6%(2)	—	16%(12)	—	3.9%(3)

*转移性。

NS,无特指。

Modified and reproduced with permission from: Stoller JK. Diagnosis and management of massive hemoptysis: a review. *Respir Care* 1992; 32: 564‑581.

咯血的病理生理学

临床中管理好咯血需要肺部血管解剖知识,总结如下。肺出血的来源包括肺动脉循环系统,一个低压循环系统(正常肺动脉收缩压为 15~20mmHg,舒张压为 5~10mmHg),支气管动脉循环系统(其分支于主动脉,压力等同于体循环压力),以及支气管静脉(通过全身静脉系统进入右心)[2]。支气管动脉是气道(从主支气管到终末细支气管)和肺的支撑结构(如胸膜、肺内淋巴组织、大的肺血管及神经)的主要供血血管[11,50]。肺循环系统主要供给肺实质包括呼吸性细支气管[11,50]。如图 18.1 所示,支气管循环和肺循环是相通的,支气管动脉血通过肺泡毛细血管网进入肺静脉最后汇入左心,与此同时,支气管动脉血灌注肺内支气管和肺组织后通过支气管和肺的吻合口汇入腔静脉和右心[2,51]。尸体解剖报告显示位于支气管动脉和肺静脉分支之间的吻合口负责正常的肺内右向左的分流,有时可能是大咯血的来源[51]。动脉 X 线造影结果显示,在活动性咯血的患者(92%的患者)中,出血点位于支气管循环系统[51],支气管动脉的扩张、侧支循环形成以及活动性的出血点在造影中得到证实[51]。另外,肺循环也有可能是咯血的来源,比如由于 Swan-Ganz 动脉导管置入所造成的动脉破裂、肺动脉瘤以及肺动脉血管炎[27]。

咯血的发病机制

咯血的发病机制取决于原发病的位置和类型[13],本章只讨论一些咯血的共同发病机制,对于不同疾病造成咯血的作用机制不做深入讨论,读者如果需要了解更多信息,可以参考其他文献[10,11,13,37]。

在肺结核患者中,出血可能是几种因素共同造成的结果[52]。首先急性渗出性肺炎可能造成邻近支气管血管的坏死或者黏膜溃疡[13]。在支气管结核中,咯血可能是由于支气管黏膜溃疡形成和支气管扩张引起[11]。在未愈的和纤维化的器质性疾病中,对于支气管扩张的气道壁上的肉芽组织的刺激也可以造成出血[11]。未愈的淋巴结结石也会刺激支气管壁甚至侵入支气管腔,如果有血管经过这里,就会造成咯血,这类咯血往往会伴随着"咳石症"[53]。慢性的非活动性的纤维结核

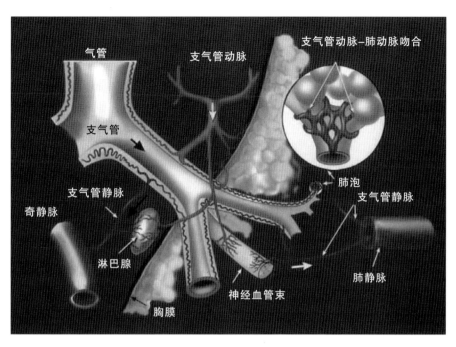

图 18.1　肺供血系统图，血流灌注肺内支气管和支撑结构后回到右心，而肺内血流则通过肺静脉返回左心。（Reproduced by permission from Oeffebach ME, Charau NB, Lakshminarayan S. State of the art: the bronchial circulation-small but vitality tribute of the lung. *Am Rev Respir Dis* 1987; 135: 467.）（见彩插）

球也是大咯血的好发因素，虽然对于确切的出血来源还存在争议，但是这类出血的确切机制都是 Rasmssen 动脉瘤[52-56]的破裂，也就是扩张的肺动脉穿过由于结核造成的厚壁空洞，从而引起出血。

在支气管肺癌患者中，已有研究表明癌变部位的支气管动脉血供增加[57]。癌症患者所出现的组织坏死、黏膜侵犯或者血管侵犯最终都有可能导致咯血[10,11,13]。大约有 10% 的支气管肺癌患者会有大咯血[58]。肺癌患者中超过 80% 的大咯血患者都与鳞状细胞癌侵犯气道、阻塞气道有关[37]。超过 80% 的肺癌都会侵犯到气道，造成血管损伤，最终可能导致出血或者新生物阻塞气道[59]。

支气管扩张也是大咯血的好发因素之一（表 18.3）。Liebow 等对支气管扩张的患者开展尸体解剖，病理研究显示其支气管动脉扩张和迂曲明显以及支气管肺动脉吻合口数量增加[60]。这些研究假定病变区域的毛细血管床由于炎症反应导致该区域的血供增加，最终导致毛细血管负荷增大，血管增粗。另外，由于低氧血症和炎症所造成的肺动脉毛细血管床的破坏可能会导致支气管肺动脉的开放，引起支气管向肺动脉的分流[37,61]。长期炎症和感染也会导致支气管壁上附着的毛细血管扩张[37]。

足分支菌病，一般都由真菌感染引起，肺结核、结节病、肺脓肿、肺梗死以及支气管扩张所造成的空腔都会因细菌腐生而形成真菌感染。推论这类疾病患者的咯血可能是由于对空腔（真菌感染腔）的机械性损伤，造成抗凝剂和胰蛋白酶酵素的释放，真菌感染相关内毒素的释放会造成血管的损伤，或者 III 型的过敏反应也会造成血管的破裂[62,63]。

在急性左心衰竭和二尖瓣狭窄的患者中，痰中带血的原因主要是由于肺静脉或毛细血管的破裂，或者血管内压力增加和肺静脉高压所导致的支气管肺动脉吻合口的扩张[10,57,64]。在急性和慢性支气管炎中，出血源于对充血黏膜的刺激[10,13]。

最后，肺脓肿造成的咯血机制尚不明确，但是可能是因为长期的炎性反应造成支气管和肺循环的坏死[27,65]。

咯血的诊断

对于咯血的患者来说，评估出血的原因和明确出血点十分重要，支气管镜检查可以实现这两个目的。

支气管镜检查前的评估

表 18.4 列出了支气管镜检查之前所需要进行的常规评估。在大咯血患者中，寻找出血部位应该与诊断性的治疗(包括开放气道、输血以及气道介入治疗)同时进行[10]。

病史和体格检查可以排除呕血以及其他假咯血的可能，帮助更快地明确咯血的部位。Lyons[8]在一项综述中列出了咯血与呕血的区别，咯血是指肺内咳出的血，碱性，血液中混有脓液、生物体和巨噬细胞；呕血是指呕出的血，有时血液中会混有气泡，酸性(除非出血量特别大时，血液中和了胃酸的酸性)，血液中可能混有食物残渣。另外，咯血时肺部听诊会有气过水声，分泌物会滞留在肺内，甚至可以通过听诊大致确认哪一个区域出血，而上消化道出血时会有恶心呕吐的症状[4,27]。表 18.5 列举的内容可能有助于对咯血做出正确的诊断[7,10,11,23,46,66]。

体格检查也可以为咯血的诊断提供依据 (表 18.6)[10,11,45,66]。最后，实验室检查结果可以有助于确认出血的原因[10,11,45]。全血细胞计数可以提示是否存在感染、慢性失血(肺含铁血黄素沉积症)或者血液系统的疾病。凝血功能可以提示是否有潜在的血液系统疾病的可能。心电图可以提示患者是否存在肺动脉高压、二尖瓣狭窄、局部缺血性心脏病以及左心功能不全。尿常规检验可以提示患者是否存在全身性疾病或者肾肺综合征(古德帕斯丘综合征和韦格纳肉芽肿等)。最后，收集患者的痰液可以对痰液进行培养(细胞学、抗酸、结核指标、真菌及细菌培养)，另一方面还可以对痰液中的血细胞进行分类提取，但是由于操作比较繁琐，现在还没有在临床使用。

胸片可以明确出血的部位和原因[7]，在进行支气管镜检查前，需要进行胸部正位片及侧位片检查[10,66]。

其他的回顾性研究也指出[11,45,66,67]，胸片浸润影的特征及部位都可以反应出血的原因及部位。如果胸片提示有浸润影，一些典型的疾病如恶性肿瘤、肺结核、足分支菌病、支气管扩张以及肺脓肿应当首先考虑[27]。单侧肺浸润可以提示出血的部位[4]，但是不能对后续的诊断提供强有力的证据。当患者的胸片存在不正常表现时，需要与之前的胸片进行比较[45]，因为典型的浸润影也有可能是因为血液误吸或者慢性炎症造成的，与最

表 18.4 支气管镜检查前评估 *

病史和体格检查±鼻咽部的评估
血常规、尿常规以及凝血常规(凝血素时间，部分凝血酶原时间)
胸片(正位片和侧位片)
痰液检查(细胞学、抗酸以及细菌培养)
心电图
动脉血气分析(中量到大量的咯血)

*评估因人而异。

表 18.5 明确咯血原因的依据

提示	可能的诊断
年轻人	腺瘤，支气管扩张，动静脉血管畸形
年龄>40 岁，吸烟，胸片异常	支气管肺癌
1 周内每天有少量的咯血	
1 年内多月出现反复咯血	腺瘤，支气管扩张
血尿	古德帕斯丘综合征，韦格纳肉芽肿，结节性动脉炎
月经期内出血	子宫内膜异位症(月经性咯血)
发热，排痰性咳嗽	慢性支气管炎，支气管扩张，肺结核，真菌病，肺脓肿
乳腺癌、结肠癌、肾癌病史	癌症支气管转移
呼吸困难，急性肋膜炎性胸痛，小腿肿胀	肺栓塞合并梗死或者肺炎
体位相关，端坐呼吸或者夜间阵发性呼吸困难	充血性心力衰竭，二尖瓣狭窄
风湿热病史	二尖瓣狭窄
抗凝史	抗凝药过量引起的凝血障碍或者肺栓塞时抗凝药物量过小
深静脉血栓形成病史	肺栓塞
不孕，糖尿病，吸收不良	囊性细胞纤维化
近期手术	医源性咯血 (支气管镜检查，Swan-Ganz 导管置入术)
痰液性状	
混有坚韧的白色物质	支气管结石症
红色泡沫样	左心衰竭
铁锈样棕色痰	肺炎
混有脓性分泌物	肺脓肿，支气管扩张
旅游史	
美国西南部	球孢子菌病
美国中西部山谷	组织胞浆菌病
远东地区	肺吸虫病
南美洲，非洲及远东地区	血吸虫病
药物服用史	阿司匹林，抗凝剂，氯吡格雷，溶栓药，抗血管生成药

表 18.6　有助于明确咯血原因的体格检查

体格检查发现	可能的诊断
嘴唇、皮肤和口腔黏膜毛细血管扩张	Osler-Weber-Rendu 病
瘀斑,有瘀点	血液系统疾病
杵状指	非小细胞支气管癌,支气管肺癌,肺脓肿
呼吸急促,静脉炎,胸膜摩擦音	肺栓塞伴血栓形成
鼻中隔溃疡形成	韦格纳肉芽肿
心脏舒张期隆隆声,开放性锐音,S1 和 P2 听诊区心音高调	二尖瓣狭窄
P2 听诊区心音高,三尖瓣全收缩期心音低	肺动脉高压
单侧喘鸣音	支气管腺瘤,恶性上皮肿瘤
可触及的颈椎不等三角	支气管肺癌
锁骨上淋巴结	淋巴瘤
局部的喘鸣音,干啰音和爆裂音	局部出血,支气管扩张,血块形成造成的气道狭窄
胸膜杂音	动静脉血管畸形
淋巴结肿大,恶病质,皮肤有紫罗兰色的损伤	Kaposi 肉瘤

近的咯血并无关系[45]。然而,超过 30% 的患者胸片并无异常[11],需要更多的检查来明确病因[10]。一些可能引起咯血但是胸片并无异常的疾病包括:支气管炎、支气管扩张、支气管结石、局部感染、血管瘤、肺梗死、主动脉支气管动脉瘘以及一些未造成支气管完全阻塞的支气管病变[27,66]。

除了支气管镜,一些其他的检查也可以用来明确诊断。比如,怀疑存在二尖瓣狭窄或者先天性心脏病时可以行超声心动图检查;怀疑肺栓塞时可以行肺通气/灌注扫描甚至肺血管造影;怀疑有 Good-Pasture 综合征时可以检查抗肾小球基底膜抗体、抗肾小球细胞质抗体以及肾活检。

明确出血部位:支气管镜检查的作用

如果明确了出血的原因在肺部,那么必须尽快地明确出血部位,尤其是近期咯血或者大量咯血的患者,只有明确了出血部位,才能够进行合适的治疗[2],

明确出血部位也有利于下一步的病因诊断,比如灌洗和活检。有研究表明,使用了有效的方法以后,明确出血部位的比例达到 75%~93%[38,68],出血来源被明确的比例达 95%[69]。Pursel 和 Lindskog 对 105 例咯血患者进行统计分类,比较了不同的确定出血部位方法的准确率[4]。其中,患者的自我评估准确率最低,有 10% 的患者进行了自我评估,但是错误率达到了 30%;43% 的患者进行了临床测试,错误率为 2%;60% 的患者拍摄了胸片,错误率为 0;支气管镜检查的准确率最高(86%),但是只有 20% 的受试者进行了支气管镜检查。

对于咯血患者(不管是大咯血与否)来说,支气管镜检查是明确出血部位最准确的方法[11,46],所以了解支气管镜检查非常重要。

支气管镜检查的适应证

虽然支气管镜厂家的指南上认为咯血时不适合行支气管镜检查,但是普遍认为支气管镜检查适用于咯血及胸片提示有浸润影的患者(团块影,渗出,空洞,肺不张)。对于这类患者来说,支气管镜检查的阳性率达到 80%[20,70-76],其中 1/3 的患者诊断为恶性肿瘤[70]。

对于胸片正常或者非局限性影像学改变的咯血患者来说,是否行支气管镜检查存在争议。当患者存在以下临床表现时(特别是怀疑为肺癌时),支气管镜检查的阳性率会提高,包括年龄 >40 岁、出血持续时间超过 1 周、痰中带血量大于 30mL、吸烟史大于 40 包/年以及男性患者[69-71,77,78]。如果患者不存在上述临床特征,是否需要行支气管镜检查尚且存在争议。虽然有些研究认为这类患者应该先行痰细菌培养以及耳鼻喉镜检查[70-72,77-79],也有研究认为所有的患者都需要行支气管镜检查,因为有 4%~22% 的咯血患者胸片正常或者不存在局部影像学改变[20,73,80-82]。比如,Poe 等对 196 例患者进行支气管镜检查,其中 6% 的患者诊断为支气管肺癌,另外有 17% 的患者发现支气管有异常改变[78]。O'Neil 等对 119 例患者进行了支气管镜检查,发现其中 5% 的患者为恶性肿瘤[70]。Lee 在一项回顾性研究中对 478 例咯血但胸片无异常的患者进行了支气管镜检查,其中 2.1% 的患者诊断为恶性肿瘤,支气管镜检查的阳性率为 4.2%[83]。Lederle 及其同事对 106 例年龄大于 40 岁,咯血但是胸片无异常或者无局部浸润影的患者进行了支气管镜检查,发现其中 4.7% 的患者为支气管肺癌[84]。这一系列的研究表明,与支气管肺癌有关的临床表现有大于 20 包/年的吸烟史以及中心性的磨玻璃样改变,但是痰中带血量不多。近年来,一些罕见的支气管肺癌在小于 40 岁的患者中被发现，对于这类患者来说，也需要行支气管镜检查。例如，Snider 发现在 955 例患者中，有 5% 的患者最终诊断为支气管肺癌，且年龄都小于 45 岁[72]，Cortese 及其同事也发现，有 5.5% 的放射性相关肺癌的患者年龄小于 50 岁[85]。基于这些研究，笔者认为，所有的咯血患者都应该行支气管镜检查，除非咯血原因特别明确。比如，在急性支气管炎的患者中，痰中带少量血丝，行支气管镜检查似乎太过谨慎，但是感染患者中，长时间的或者新发的咯血需要行支气管镜检查来明确原因。

对于已经进行过一次支气管镜检查但仍原因不明的咯血患者，是否需要再次行支气管镜检查也存在争议。Adelman 及其同事[40]对 67 例咯血但胸片无异常或无局限性改变的患者的临床转归进行统计，这些患者都进行了纤维支气管镜检查，但是没有明确诊断。在接下来 6 年的随访中，85% 的患者病情稳定，也没有发现活动性肺结核和支气管肺癌的证据，9 例患者死于其他脏器的疾病，只有 1 例患者在支气管镜检查和临床诊断都没有明确诊断的 20 个月之后，被诊断为支气管肺癌。

咯血的患者中，有 57% 的患者在 1 周以内得到控制，90% 的患者在 6 周内得到控制，只有 4.5% 的患者会反复咯血。笔者认为，这些患者的预后是非常好的。笔者也同意之前硬质支气管镜在咯血中应用的研究结果[9,86]，大部分的研究肯定了单次支气管镜检查在反复咯血中的应用。同时，也有研究表明了多次支气管镜检查在反复咯血中的应用。Gong[87]对 14 例患者进行了 6 年随访，其中 10 例患者进行了 2 次支气管镜检查，3 例患者进行了 3 次支气管镜检查，有 1 例患者不定期地进行了 5 次支气管镜检查。对于支气管肺癌患者来说，支气管镜检查最后的确诊率可以达到 17.6%。虽然支气管镜检查的合理次数以及合理的时间节点尚不确定，但是第二次的支气管镜检查可以明显提高诊断的阳性率，并且为临床医师的诊断提供更好的依据。在另外的一个研究中，Balamugesh 等对他们在 3 年内进行的 2220 例支气管镜检查进行了统计，其中有 132 例（6.3%）是重复检查，在这之中，又有 88 例检查是为了明确诊断，结果发现 41 例（46.6%）检查都有阳性的结果，有的明确了诊断，有的则明确了出血部位[88]。基于这些研究以及 Adeleman 等的报道，不明原因的咯血在 6 周内有 90% 会得到控制[40]，笔者认为如果最初诊断不明原因的咯血患者在 6 周内再次出现咯血，可以再行一次支气管镜检查。虽然说支气管镜

检查普遍适用于咯血的患者，某些情况下也可能不需要行支气管镜检查。比如：患者有慢性支气管炎病史，偶尔会有轻微的痰中带血丝，特别是支气管炎急性发作时[11,18]；急性下呼吸道感染的患者[11]；最近已经通过支气管镜检查明确了出血部位的患者[11]；患者有心脏和肺血管的疾病，如充血性心力衰竭和肺血栓栓塞症[11]。尽管支气管镜检查的适应证很宽泛，也需要对每例患者进行评估，并不是每例咯血的患者都需要进行支气管镜检查。

支气管镜检查的时机

何时进行支气管检查，早期（急性出血 48h 内）还是晚期存在争议。表 18.7 列出了 3 个早期行支气管镜检查和晚期行支气管镜检查的研究[4,20,89]，3 个检查的结果都显示早期行支气管镜检查可以增加明确出血部位的概率。尽管如此，对于支气管镜检查的阳性率进行仔细分析后发现，虽然相对于晚期行支气管镜检查来说，早期行支气管镜检查可以更好地明确出血部位（34% 比 11%），但是支气管镜检查的时机对于出血原因以及患者的管理影响不大[20]。尽管存在这些争议，我们还是建议尽早地行支气管镜检查来明确出血部位，因为可能会有大咯血的发生，并且尽早行支气管镜检查也能减少陈旧性的血栓因为咳嗽以及重力作用而重新分布的概率[46]。

仪器的选择

可弯曲支气管镜适用于非大咯血的患者，因为它可以在局部麻醉下进行，并可在门诊和床旁进行检查，大多数患者的耐受性较好，可以提供肺亚段支气管清晰的视野，也可以窥见上叶支气管[7,46,74]。

对于大咯血的患者，使用硬质支气管镜或可弯曲支气管镜存在争议，许多研究中也没有给出准确的结论。目前来看，选择取决于操作者的经验。许多外科医师偏向于使用硬质支气管镜，而许多内科医师则偏向于可弯曲支气管镜。硬质支气管镜最大的优点是增加了吸入容积，提供更大的腔隙供填充材料进入，完成灌洗并且保持气道通畅[6]。

然而，硬质支气管镜会减小视野范围，要求有操作手术室并在全身麻醉下进行。Neff 总结说，在急诊大咯血的患者中，硬质支气管镜检查看起来比可弯曲支气管镜更有优势。其实，选择哪种支气管镜并不重要，重要的是内外科医师的交流与协作[90]。

如果给近期有大咯血的患者使用可弯曲支气管

表 18.7　对咯血患者早期行支气管镜检查和晚期行支气管镜检查的对照文献总结

研究	出血部位阳性率(%)			
	数量	支气管镜	晚期	早期
Pursel, 1961[4]	105	硬质	52	86
Smiddy, 1973[66]	71	可弯曲	NS	93
	(active)			
Gong, 1981[20]	129	可弯曲	11	34
Bobrowitz, 1983[26]	25	可弯曲	NS	86
Rath, 1973[73]	31	可弯曲	NS	68
Corey, 1987[28]	59	NS	NS	39
Saumench, 1989[85]	36	可弯曲	50	91

NS, 没有说明。

Modified and reproduced by permission from: Stoller JK. Diagnosis and management of massive hemoptysis: a review. *Respir Care* 1992; 32: 564－581.

镜，需要使用大内径的气管插管进行经口气管插管，保证气道畅通且可弯曲支气管镜可以通过[37]。如果气管镜前端模糊需要清洗，气管插管也可以保证气管镜可以快速地退出和重新插入[37,91]。除了保持气道畅通以外，大内径的吸引导管也可以经过气管插管清除血块[92]。可弯曲支气管镜可以对每个亚段支气管进行冲洗，观察有无新鲜出血来明确出血部位[37]。

1998 年，ACCP[92]进行了一项共有 230 名医师参与的投票，结果显示其中 79%支持经气管插管使用可弯曲支气管镜，这个比例由 10 年前类似投票中的 48%上升至 79%[32]。如果使用可弯曲支气管镜，则需要选择大内径的支气管镜(2.6mm 的通道，甚至最新的治疗性支气管镜，吸引通道可达到 3.2mm)[91]。有时，如果可弯曲支气管镜吸引的速度不足以应对出血的速度，可以将可弯曲支气管镜经硬质支气管镜进入气道，这样既安全(开放气道、保证吸引量)而且可操作性强[36,44]。这个经验后来也被用在气管支气管肿瘤的激光介入治疗中[18,93,94]。

如果在检查的过程中需要不间断地进行通气，不管是硬质支气管镜还是可弯曲支气管镜，都可以使用高频喷射通气，既可以保证通气，又可以同时进行支气管镜检查、吸引以及定位。

可弯曲支气管镜进入的方法

如果明确出血部位位于声门下，那么经鼻腔或者经口腔进入气道都可以。如果怀疑上气道也有可能是出血的来源，那么上气道和支气管树一样，都需要被

评估。Selecky[7]指出支气管镜经鼻进入时对鼻咽后壁有一个独特的视角，操作者需要将镜头插入端弯曲 180°来查看鼻腔后壁和部分甲骨。如果怀疑上气道有出血且支气管镜经鼻进入，那么双侧鼻道都需要进行评估。

支气管镜检查发现

虽然对于咯血患者来说，支气管镜检查是诊断和确认出血部位的最好方法，但是它并不一定能够准确地找到出血点。比如，Smiddy 和 Elliot[68]对 71 例咯血患者进行可弯曲支气管镜检查，其中明确找到出血部位的占 46.5%，明确出血位于支气管叶段内的占 38%，明确多个出血部位的占 8.45%，还有 7.0%的患者未找到出血部位。为了提高支气管镜检查的阳性率，需要评估每个支气管镜可以到达的部位，最好可以到达亚段支气管[18]。有时，选用小内径的支气管或者小儿支气管镜可以提高诊断率，因为可以到达更远的支气管树[93]。在上文中也讨论过[37]，在支气管叶段内注入无菌的生理盐水也有助于明确出血的来源。根据潜在的临床表现，所有的不正常表现都需要活检、刷检或者进行灌洗以留取足够的标本进行检验[7]。支气管镜检查时，需要对黏膜和可见的血管特别注意，因为显而易见的血管、支气管炎性改变以及微小的黏膜改变都是有价值的发现[18]。在 1988 年 ACCP 对于咯血的调查中[32]，要求临床医师对支气管镜检查的发现及其对临床诊断的意义进行评分，虽然特异性的诊断(如肺癌)比非特异性的结果更有用，但是超过 80%的人认为支气管镜

检查下非特异性的发现(支气管炎性改变、正常气道、局部的或者弥漫性的支气管内出血)都对临床诊断有作用。

　　对于合并有肾功能不全的咯血患者,Kallay 及其同事对这类患者支气管镜检查的作用进行了评估[95]。在 34 例患者中, 有41%的患者明确了咯血的病因,24%的患者在支气管镜下将出血来源明确在一侧肺。通常当感染存在时, 支气管镜检查的结果会影响29%的患者的临床治疗。总的来说,这些患者的生存率为47%, 但是这与支气管镜检查有没有明确出血病因学、有没有明确出血部位以及支气管检查有没有影响治疗方案无关。研究者认为,对于肾功能不全的咯血患者来说,支气管镜检查的意义不大,当然,对于很小一部分患者来说,支气管镜检查可能增加他们的出院率。

支气管镜检查以外的诊断技术

　　如果支气管镜检查不能够明确出血来源,就需要采用其他的手段来明确病因,比如支气管动脉造影术和胸部 CT。有两项研究将支气管镜检查和支气管动脉造影术的诊断价值进行了对比。Saumench 及其同事[89]将 36 例咯血患者纳入了这两项技术对比的研究中,36 例患者均接受了支气管动脉造影术, 诊断率为55.5%;相比较而言,有 25 例患者进行了支气管镜检查,明确出血部位者达68%,而且,在支气管镜检查没有明确诊断的 8 例患者中,只有 2 例通过动脉造影术最后明确诊断。与其他的研究一样,作者认为动脉造影术只在准备行支气管动脉栓塞术时有优势。在另外一个研究中,Katoh 及其同事[96]对 7 例咯血患者进行研究,他们将损伤定位在第 2~5 级支气管,其中有膨胀性损伤以及弥漫性损伤, 支气管镜检查发现了其中 5 例患者的膨胀性损伤。这 5 例患者中,有 1 例患者经动脉造影术后确认为动脉瘤,另外 4 例患者的膨胀性病变皆为血管。另外 2 例患者在支气管镜下表现为弥漫性的支气管损伤,经支气管动脉造影术后明确为血管的梗阻。这些支气管内的损伤在支气管动脉栓塞术之后都治愈或者好转。然而,有些研究认为,某些支气管动脉的损伤, 在支气管镜下可能会被误认为肿瘤,如果行活检术,会造成严重的出血[97,98]。

　　Dieulafoy 病是一种以黏膜下动脉畸形为特点的血管畸形[99-101]。虽然这种畸形更常见于胃黏膜,但是最近也有报道 Dieulafoy 病有可能发生在支气管黏膜,因为其随时都有造成大咯血的可能,所以必须注意。支气管镜检查如果发现黏膜上有数毫米直径大小的隆起时,需要怀疑 Dieulafoy 病(避免活检术)。很少有研究对气道内的 Dieulafoy 病有价值。在最近的一项研究中,81 例隐源性咯血的患者, 有 9 例患者最终诊断为 Dieulafoy 病,其中 5 例最终行外科手术治疗才控制住咯血[100]。

　　许多研究比较了胸部 CT 和支气管镜检查在咯血患者中的诊断价值。Haponik 及其同事[102]对 12 例由于各种原因造成咯血的患者分别行胸部平片、胸部 CT 和支气管镜检查。32 例患者中,15 例(47%)患者的胸部 CT 提供了有用的信息,其中 10 例患者的胸部平片未见异常。只有 2 例患者在支气管镜检查明确诊断后发现胸部 CT 无异常, 也只有 1 例患者的后续治疗受到了胸部 CT 的影响。所以,研究者认为虽然胸部 CT 可以增加诊断的阳性率,但在咯血患者中并没有发挥它应有的临床作用[102]。Naidich 及其同事[103]在一项回顾性研究中纳入了 58 例咯血患者, 分别对他们的胸部 CT、平片以及支气管镜检查结果进行比较。胸部 CT 提示了包括中央气道在内的局部改变有 18 例(31%),有支气管扩张的有 10 例(17%)。支气管镜下也发现 18 例(31%)患者有局部病变,这些患者的胸部 CT 均有提示。58 例患者中有 24 例最终诊断为恶性肿瘤,胸部 CT 均有提示,但是支气管镜检查发现有 3 例患者正常(12.5%),而活检都发现了恶性肿瘤细胞。21 例患者中有 11 例(52%)为非小细胞肺癌,CT 为肺癌的分期及是否存在纵隔淋巴结转移提供了依据,但是支气管镜检查就只能对剩下的 3 例患者进行小块的活检来明确病理。24 例患者中,只有 6 例(25%)患者的胸部 CT 没有提供比平片和支气管镜检查更多的信息。由于胸部 CT 不会提供错误的信息,所以研究者认为胸部 CT 在咯血患者的诊断治疗中有意义。这些患者中,有 10 例患者进行了胸部增强 CT 扫描,但是 CT 发现并没有与其他的诊疗手段进行比较。Millar 的研究团队[104]对 40 例有咯血史但是支气管镜检查和胸部平片未见异常的患者进行了胸部 CT 检查,其中有 20 例(50%)发现了异常,7 例(18%)患者提示有支气管扩张。该研究还纳入了 93 例即将因为支气管肿瘤而进行外科手术的患者,对手术之外的一侧肺行 CT 检查,其相对危险度为 7.75。所以,该研究者认为,对原因不明的咯血患者,如果胸片提示无异常,那么在行支气管镜检查前最好先行胸部 CT 检查以明确异常部位及是否存在支气管扩张,这样对支气管镜检查也有引导作用。在另外一项研究中,Magu 等对 30 例咯血但是胸片正常的患者进行 CT 检查,发现其中 53% 的患者的 CT 可以提供有用的诊断信息[105]。Set 等也对 91 例咯血患者进行评估,他们通过胸部 CT 和支气管镜检查来明确患者是否存在肺癌,胸部 CT 和支气管镜检查均发现了 27 例肺癌,还有 7 例患者胸部 CT 提示但支气管镜检查并未发现[106]。胸部 CT 对于支气管炎、黏膜化生以及乳头状瘤所造成的黏膜改变不敏感,所以作者认为对于咯血患者应先行支气管镜检查,如不能诊断,可以再行胸部 CT 检查,特别是怀疑恶性肿瘤时[106]。最后,Mcguiness 等[107]对 57 例咯血患者进行统计,咯血原因分别为支气管扩张（25%）,肺结核（16%）,肺癌（12%）,肺曲霉病（12%）,支气管炎（12%）。作者发现胸部 CT 和支气管镜检查有相辅相成的作用,胸部 CT 可以用来诊断患者是否患有支气管扩张及肺曲霉病,支气管镜检查可以用来判断患者是否存在黏膜损伤及支气管炎。这项研究中,只有 51% 的患者通过支气管镜检查明确诊断,所以为了明确诊断及治疗,胸部 CT 检查必不可少。

近年来,高分辨率螺旋 CT 血管造影术提高了咯血出血部位的诊断率[108]。比如,Yoon 等[108]的一项研究中纳入了 22 例咯血的患者,其中 1 例患者支气管动脉造影术提示 31 条支气管动脉都有可能是出血的来源,最后行 16 排 CT 血管造影术来明确诊断。研究结果提示超过 41% 胸片正常的咯血患者,CT 显示存在异常[109],所以他们认为胸片正常的咯血患者应该常规行胸部 CT 检查[109]。

多排螺旋 CT 的迅速发展允许对气管进行三维重建,这样也有了虚拟支气管镜检查的可能[110]。初步的经验证实,虚拟支气管镜可以满足可弯曲支气管镜大部分的作用需求[111],当然这还需要更进一步的研究来证实。

最后,支气管造影术(如在气管内滴入亲脂性的染料)可以用来明确出血部位,但是最新的进展逐渐将支气管造影术淘汰了[112]。高分辨率 CT 可以提高诊断支气管扩张的敏感性,已经慢慢取代了支气管造影术[103]。

总的来说,胸部平片和支气管镜检查还是咯血患者首选的评估方案,如果怀疑有肺癌或者初步检查之后难以明确出血来源,可以行胸部 CT 检查。

支气管镜在咯血中的治疗作用

随着支气管镜下局部治疗技术的发展,支气管镜在咯血中的应用有了很大的改变[113]。这些技术被用来治疗大咯血或者危及生命的咯血,有时也会与外科治疗相互协作。支气管镜下局部治疗为临床提供充足的时间来考虑患者需要行栓塞治疗还是外科手术治疗。支气管镜诊疗技术包括肺隔离和气道控制技术、支气管内球囊压迫或支气管镜下填塞、冰盐水注入、激光治疗、电凝止血、近距离放射治疗、使用血管收缩剂和促凝血剂等。下文介绍了几种支气管镜的诊疗技术,其他技术比如激光和近距离放射治疗在本书的其他章节中有介绍。

肺隔离和气道控制

咯血患者保持气道通畅需要内科医师对患者进行插管,保护健侧肺,隔离患侧肺,对出血部位进行填塞,或者应用不同的气管内或者药物的干预方法来达到止血的目的,下文介绍了几种可以达到这些目的的方法。

如果存在活动性出血,在支气管镜寻找出血部位的过程中,需要使用硬质支气管镜或者大口径的气管插管来保持气道畅通,可弯曲支气管镜也可以辅助进行气管插管、更换气管插管。如果需要观察喉头及上气道,避免发生拔管后喉头水肿或者上气道梗阻的可能性,还可以在支气管镜引导下拔除气管插管[114]。对于气道管理来说,可弯曲支气管镜的外径 5mm 比较合适,而成人气管插管的内径至少需要 8mm[114],这也保证了保留在气道内的插管内径可以为 7mm,且支气管镜可以进入。气管插管时,尽量不要使用外径 6mm 的可弯曲支气管镜,除非用来引导气管插管。

双腔气管插管

大咯血抢救时,必须防止健侧肺不被血液阻塞影响通气[115-120],有一个办法就是在支气管镜引导下置入双腔气管插管[115,116]。有效的双腔气管插管包括 Carlen 插管[115](1949 年发明,由于现在内径更小的插管发明而渐渐没落),Roberthaw 插管[118](包括左侧和右侧两种型号）,可回收的聚乙烯材料制成的 Robertshaw 套管

（包括 Mallinckrodt 气管插管、Rusch 气管插管及 Sheridian 气管插管）[115]。最新的一些双腔气管插管还在呼吸机适配器上附带了模块，这样保证了在支气管镜检查时不会有气道压力的降低[115]。目前的双腔插管有 5 种型号：28F，35F，37F，39F 和 41F，型号的选择取决于患者。大口径的气管插管可以保证插管不会进入左侧支气管太远，同时又能保证密封性，太小的气管插管需要很大的气囊压力来维持密封，会对气囊周边的黏膜造成损伤[115]。总的来讲，成人男性患者可以选用 41F 的插管，女性患者选用 39F 的插管[119]。可弯曲支气管镜在双腔插管中发挥两个作用，一个是协助困难气道的插管，另一个是插管完成后确认插管位置。由于双腔导管的内径较小，治疗用的支气管镜一般难以通过。如果需要通过支气管镜进行插管，那必须将双腔导管的近端剪短 7cm 以完成操作[120]。如果患者使用了小于 39F 的双腔导管[115,116]，那么必须准备一根儿科用支气管镜，因为最细的成人支气管镜的外径也要 4.9mm，双腔导管的管径太小难以通过[115]。

Dellinger[114]对支气管镜引导下双腔导管的插入有一个很好的描述。首选，通过支气管镜或者喉镜置入套管，充盈气囊后进行通气或者间断通气，然后支气管镜通过内腔，将内腔固定于左主支气管（图 18.2）。一般情况下，内腔都放在左主支气管，因为左主支气管长而细，右主支气管短且粗，同样的气囊压力在左

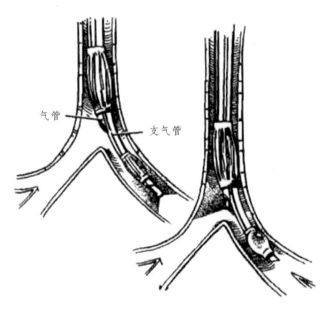

图 18.2　支气管引导下双腔导管置入术（左侧型），详见内文。(Reproduced by permission from Dellinger RP. Fiber optic bronchoscopy in adult airway management. Crit Care Med 1990; 18: 884.)

主支气管比较合适但在右主支气管就不能够达到密封的作用，且右主支气管太短，内腔很容易越过右上叶支气管。内腔植入后，支气管镜通过内腔可以很清楚地看到左主支气管，且可以看到蓝色气囊就位于腔外，气囊的压力不宜太大，且插管不宜靠近主支气管末梢[113]。

支气管镜下球囊压迫止血

对于未插管的患者，当出现危及生命的大咯血时，可以通过支气管镜置入另外一种导管来进行球囊压迫止血[121-125]。球囊压迫止血就是通过纤维支气管镜或者硬质支气管镜置入 Fogarty 球囊（段支气管使用 4F，左主支气管可以用 14F）（图 18.3）[2]，压迫出血部位达到止血的目的。球囊在肺内保存 24~48h 后可被去除。还有一种方法就是从可弯曲支气管镜外围置入球囊达到压迫止血的目的[126]。

1974 年，Hiebert[121]报道了 1 例活动性咯血的患者，在硬质支气管镜下难以止血，迫不得已之下，他们在右主支气管置入了 Fogarty 球囊进行填塞压迫止血，最后成功止血并且挽救了患者的生命。此后，又有多个此技术成功应用的临床报道[122-125]。Saw 及其同事[123]报道了 10 例成功应用球囊压迫填塞止血的病例，而且在之后 9 个月的随访中没有患者因为咯血死亡，也没有出现再次出血的情况（外科手术除外）。Swersky 的团队[125]则对 4 例患有囊性纤维病和大咯血的患者进行了球囊压迫填塞止血，出血都得到了控制，虽然之后有 3 例患者出现再次出血。目前这些研究中都没有报道过支气管内压迫填塞止血的并发症。

最近，Valipour 等[127]报道了他们在 57 例咯血患者中通过支气管置入氧化纤维素网来进行止血，有 56 例患者见效。

总之，虽然报道的病例并不多，但是普遍认为支气管内球囊压迫填塞止血可以达到止血的作用且没有副作用，所有该技术得到了广泛应用[2]。球囊压迫填塞可以有效地防止血液进入健侧肺，可以在行下一步有效治疗之前先维持患者的稳定[37]。

选择性支气管插管

如果只能明确出血部位位于某一侧肺而不是某个叶段，Garzon 和 Gourin[128,129]认为可以采用选择性支气管插管或者球囊导管填塞的方式来达到止血的目的。当右侧肺出血时，可以在支气管镜引导下将气管插管固定在左主支气管，这样既能维持通气，又能防

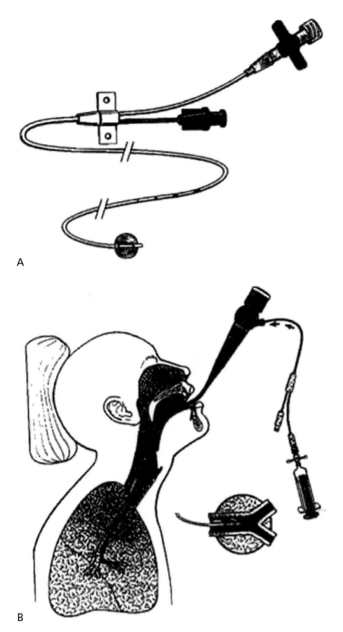

图 18.3　(A)Fogarty 球囊充气状态下。(B)Fogarty 球囊通过可弯曲支气管镜置入气道,充气压迫止血的状态。

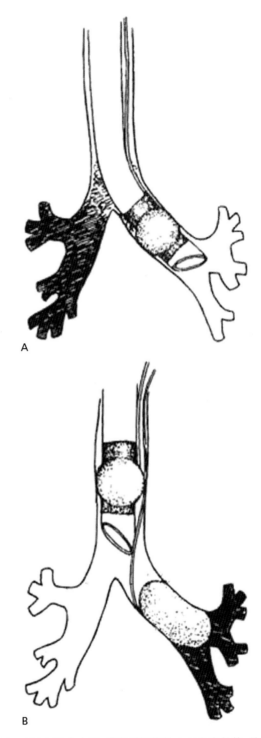

止血液从右肺进入左肺(图 18.4A)。由于解剖结构的不对称,如果在右主支气管内置入气管插管,则很有可能越过右上叶支气管,只能保证右中叶及右下叶的通气[37]。因此,当左侧出血时,为了达到止血的目的,可以先在左主支气管内置入一个 Fogarty 球囊进行填塞,然后再进行气管插管,插管位于气管内,保证了右肺的通气(图 18.4B)。在 Garzon 和 Gourin[128]的研究中,他

图 18.4　(A)右肺出血时,将气管插管送入左主支气管,维持左肺通气,同时防止右肺血液进入左肺。(B)左肺出血时,先在左肺放入一个 Fogarty 球囊压迫填塞,再进行气管插管,维持右肺的通气。(Reproduced by permission from: Gourin A, Garzon A. Control of hemorrhage in emergency pulmonary resection for massive hemoptysis. *Chest* 1975; 68: 120 - 121.)

们对 25 例患者进行单侧肺麻醉,之后在 18 例患者中置入了支气管插管或者 Fogarty 球囊,术后只有 3 例患者胸片提示有血液进入另一侧肺,只有 1 例患者死亡(死于呼吸衰竭和肾衰竭)。选择性支气管内插管的有效性使得外科手术和栓塞术更加安全[113]。如果有外科治疗的指征,可先行保守治疗[113]。这项技术也保证了在对健侧肺保证通气的同时,实现对出血的一侧肺注入冰生理盐水止血。当存在支气管血管瘘时,可以作为一线的治疗方案[113]。还有一种技术就是置入带气囊的导管,这种导管一般都用于单肺通气或者胸外科手术造成的肺萎陷时,可以通过支气管镜来固定导管的位置,这样可以防止出血部位的血液涌出,且允许对出血进行吸引[27]。

支气管镜直接压迫填塞止血

如果在支气管镜检查的过程中出现难以控制的咯血,可以用可弯曲支气管镜直接阻塞段或亚段支气管进行填塞止血[37,45]。这是一种暂时的止血方法,可以使血液形成血凝块达到止血的目的,也防止血液流入其他正常的区域。如果出血在近端,且在行硬质支气管镜检查时,则可以使用硬质支气管镜的工具进行止血,可以用支气管镜的一侧直接压迫出血部位并且保持气道畅通[18]。

局部使用血管收缩药和促凝药

经支气管镜向气道内注入肾上腺素(1:20000)可以起到局部血管收缩的作用,在减少血液流速的同时也可以促进末梢血管形成血栓,从而达到止血的目的[18,130,131]。局部使用肾上腺素对于支气管镜检查中出现的血管瘤活检后的出血或者黏膜的急性出血有作用[114,130]。采用气囊压迫填塞止血后,也建议使用肾上腺素滴注[125]。比如,Poe 等在一项对 4273 例患者的回顾性研究中发现,有 2.8% 的患者在活检之后出现出血,局部使用肾上腺素有很好的止血作用[132]。尽管如此,局部使用肾上腺素在大咯血中是否有用尚不确定。血管加压素是另一种可以用在咯血中的血管紧张剂。Worth 及其同事[133]比较了在肺内出血时气管内滴入血管加压素和静脉使用血管加压素的疗效差别,其中 11 例患者接受了静脉使用 1mg 血管加压素治疗,16 例患者在出血部位滴注了同剂量的血管加压素,结果发现同样有效。Ramon 等[134]报道在一项急性咯血的研究中,20 例患者中的 14 例静脉使用了血管加压素,取得了良好的效果。最后,有研究显示,雾化使用血管加压素在 3 例轻中度咯血患者的姑息治疗过程中有效果[135]。

经支气管镜注入促凝剂也可以起到止血的作用,已报道的止血药包括 Bosmin[136]、蛇毒凝血酶[137]、凝血酶[138]、纤维蛋白原凝血酶[139,140]、纤维蛋白原前体[119]。Tsukamoto 及其同事[139]在一项研究中,对 19 例患者使用了凝血酶(5~10mL,1000U/mL 溶液),并且对疗效进行了记录:基本有效(2 周内未再次咯血)14 例(74%),部分有效(治疗后 24h 到 2 周内再次出现咯血)1 例,无效 4 例(21%);其他的 14 例患者使用了纤维蛋白原凝血酶(5~10mL 2% 纤维蛋白原溶液),基本有效 11 例(79%),部分有效 3 例(21%)。Bense[141]指出局部使用的促凝剂都含有纤维蛋白前体细胞(纤维蛋白原、纤连蛋白、XII 因子、抑肽酶),加入无水氯化钙和凝血酶之后就会被激活。基于这个原理,Bense 发明了一个外径 2mm 的四通道导管,通过这 4 个导管注入药物,从而达到止血的效果,运用这个技术,作者成功地挽救了 4 例其他技术无法治愈的咯血[141]。虽然助凝剂在大咯血中的应用已经很广泛,但是没有研究能够对这项技术进行标定。还需要考虑的是,大咯血时,持续不断的出血可能会在血凝块形成之前冲走血中的纤维蛋白胶[18]。

支气管镜下冰盐水灌洗

因为在治疗上消化道出血中,有一个沿用很久的方法就是注入冰生理盐水,所以冰盐水也被用于咯血患者。比如,Conlan 和 Hurwitz[142]在研究中对 12 例大咯血患者通过硬质支气管镜分次注入 50mL 的冰盐水(4℃),达到了止血的效果。总共需要的盐水量约为 500mL(300~750mL)。气道内注入冰盐水达到止血目的的机制可能是低温的冰水引起血管收缩,减慢出血速度,促进末梢血管血栓形成。

支气管镜下激光治疗、电凝止血及其他相关介入技术

在之前的章节中讨论过,通过可弯曲支气管镜或者硬质支气管镜进行掺钕钇铝石榴石(Nd:YAG)激光疗法,可以治疗由于气道肿瘤所导致的咯血。同样,内镜下氩等离子凝固术,一种不接触性的电凝术,也可以在肺部肿瘤引起的咯血中达到止血的效果[143]。Morrice 等对 60 例由于咯血气道内损伤导致咯血或者气道梗阻的患者进行氩等离子凝固术治疗,在之后 97 天的随访中都发现咯血得到了良好的控

制[130]。

电凝止血也可以作为支气管镜下治疗咯血的方法之一。Gerasin 和 Shafirovsky[143]在可弯曲支气管镜采用高频电圈套下对 14 例气管支气管肿瘤的患者进行电凝治疗,9 例良性气道肿瘤被成功切除,另外 5 例恶性气道肿瘤患者有 3 例成功地恢复了气道通畅,其中有 1 例患者因甲状腺癌气道转移而导致出血,通过电凝止血成功止血。与激光治疗相比,电凝止血有费用低、实用性强、更快地通过电圈套切除肿瘤、对于肿瘤新生物内存在软骨结构的也可以进行圈套切除等优势。但是,对于肿瘤新生物基底太大、气道被完全阻塞者或者段支气管内的肿瘤,电凝治疗不能够起到很好的效果[144]。在电凝治疗过程中,需要注意以下两点:①电凝头必须伸出并距离支气管镜插入末端一定距离;②防止电流过大或压力过高导致圈套器对肿瘤进行快速切割但没有起到很好的止血效果,从而导致出血。一些新的高频电设备,包括新的接地极、单电极和双电极探头的出现,使得在治疗良性和恶性气道肿瘤中,电凝治疗相比于激光来说更加便宜和安全[144]。

其他一些新的支气管镜介入治疗方法,包括冷冻治疗和光动力疗法,由于它们对气道的影响的延迟性,在大咯血的治疗中无效。

采用硅胶塞在大咯血时进行暂时的支气管内栓塞术

采用硅胶塞通过支气管镜对出血部位进行临时性填塞,这样可以在行支气管动脉栓塞术时防止大出血[145]。在支气管动脉栓塞术完成后可以取出硅胶塞,这项既经济又简单的技术仅需借助活检钳即可完成栓子的置放和取出,但在广泛应用之前还需积累更多的应用经验。

总之,虽然很多支气管镜下的诊疗技术都可以用在咯血中,但是尚缺乏更多的对照性研究来说明首先运用哪一种手段更好。笔者认为,对于非大咯血的患者,可以采用气道内局部注入肾上腺素来止血,后续可采用支气管内球囊压迫填塞止血;对于大咯血患者,紧急的处理措施包括静脉使用血管加压素、患侧卧位以及支气管插管维持患者生命体征的稳定,后续可采用经支气管动脉栓塞术或者外科手术止血。

(张伟 秦浩 陈长明 译)

参考文献

1 Marini J. Hemoptysis. In: *Respiratory Medicine for the House Officer*, 2nd edn. Baltimore: Williams and Wilkins; 1987: 223–5.
2 Stoller JK. Diagnosis and management of massive hemoptysis: a review. *Respir Care* 1992; **32**: 564–81.
3 Chaves AD. Hemoptysis in chest clinic patients. *Am Rev Tuberc* 1951; **63**: 144–201.
4 Pursel SE, Lindskog GE. Hemoptysis: a clinical evaluation of 105 patients examined consecutively on a thoracic surgical service. *Am Rev Respir Dis* 1961; **84**: 329–36.
5 Abbott OA. The clinical significance of pulmonary hemorrhage: a study of 1316 patients with chest disease. *Dis Chest* 1948; **14**: 824–42.
6 Johnston RN, Lockhart W, Ritchie RT, Smith DM. Hemoptysis. *Br Med J* 1960; **1**: 592–5.
7 Selecky PA. Evaluation of hemoptysis through the bronchoscope. *Chest* 1978; **73**: 741–5.
8 Lyons HA. Differential diagnosis of hemoptysis and its treatment. *ATS News* 1976; 26–30.
9 Barrett R J, Tuttle WM. A study of essential hemoptysis. *J Thorac Cardiovasc Surg* 1960; **40**: 468–74.
10 Wolfe JD, Simmons DH. Hemoptysis: diagnosis and management. *West Med* 1977; **127**: 383–90.
11 Irwin RS, Curley FJ. Hemoptysis. In: Rippe JM, Irwin RS, Alpert JS, *et al.*, eds. *Intensive Care Medicine*, 2nd edn. Boston: Little Brown; 1991: 513–24.
12 Jackson CR, Diamond S. Hemorrhage from the trachea, bronchi, and lungs of non-tuberculosis origin. *Am Rev Tuberc* 1942; **46**: 126–38.
13 Souders CR, Smith AT. The clinical significance of hemoptysis. *N Engl J Med* 1952; **247**: 790–3.
14 Heller R. *The significance of hemoptysis tubercle*. 1946; **26**: 70–4.
15 Moersch H J. Clinical significance of hemoptysis. *JAMA* 1952; **148**: 1461–5.
16 Johnston H, Reisz G. Changing spectrum of hemoptysis: underlying causes in 148 patients undergoing diagnostic flexible bronchoscopy. *Arch Intern Med* 1989; **149**: 1666–8.
17 Santiago S, Tobias J, William AJ. A reappraisal of the causes of hemoptysis. *Arch Intern Med* 1991; **151**: 2449–51.
18 Prakash UBS. Bronchoscopy. In: Bone RC, Dantzker DR, George RD, Matthay RA, Reynolds HY, eds. *Pulmonary and Critical Care Medicine*, Vol. 1. St. Louis: Mosby-Year Book; 1993: P(5), 1–18.
19 Kahn MP, Whitcomb ME, Snider GL. Flexible fiberoptic bronchoscopy. *Am J Med* 1976; **61**: 151–5.
20 Gong H, Salvatierra C. Clinical efficacy of early and delayed fiberoptic bronchoscopy in patients with hemoptysis. *Am Rev Respir Dis* 1981; **124**: 221–5.
21 Prakash UBS, Offord KP, Stubbs SE. Bronchoscopy in North America: the ACCP survey. *Chest* 1991; **100**: 1668–75.
22 Howard W, Rosario EJ, Calhoon SL. Hemoptysis: causes and practical management approach. *Postgrad Med* 1985; **77**: 53–7.
23 Karlinsky JB, Lau J, Goldstein RH. Hemoptysis. In: *Decision Making in Pulmonary Medicine*. Philadelphia: B. C. Decker; 1991: 10–11.
24 Clausen JL. Hemoptysis. In: Nordew RA, Moser KM, eds. *Manual of Clinical Problems in Pulmonary Medicine*. Boston: Little, Brown; 1991: 67–71.

25　Amirana M, Prater R, Tirschwell P, *et al.* An aggressive surgical approach to significant hemoptysis in patients with pulmonary tuberculosis. *Am Rev Respir Dis* 1968; **97**: 187–92.

26　Bobrowitz FD, Ramkrishna S, Shim YS. Comparison of medical vs. surgical treatment of major hemoptysis. *Arch Intern Med* 1983; **143**: 1343–6.

27　Comforti J. Management of massive hemoptysis. In: Simoff MJ, Sterman DH, Ernst A, eds. *Thoracic Endoscopy: Advances in Interventional Pulmonology.* Blackwell Future; 2006: 23, 330–43.

28　Crocco JA, Rooneyn, Pankushen DS, *et al.* Massive hemoptysis. *Arch Intern Med* 1968; **121**: 495–8.

29　Corey R, Hla RM. Major and massive hemoptysis: reassessment of conservative management. *Am J Med Sci* 1987; **294**: 301–9.

30　Holsclaw DS, Grand R J, Shuachman H. Massive hemoptysis in cystic fibrosis. *J Pediatr* 1970; **76**: 829–38.

31　Garzon AA, Cerruti MM, Golding ME. Exsanguinating hemoptysis. *Thorac Cardiovasc Surg* 1982; **84**: 829–33.

32　Haponik EP, Chin R. Hemoptysis: clinician's perspective. *Chest* 1990; **97**: 469–75.

33　Gourin A, Garzon AA. Operative treatment of massive hemoptysis. *Ann Thorac Surg* 1974; **18**: 52–60.

34　Conlan AA, Hurwitz SS, Krige L, *et al.* Massive hemoptysis: a review of 123 cases. *J Thorac Cardiovasc Surg* 1983; **85**: 120–4.

35　Bone RC. Massive hemoptysis. In: Sahn S, ed. *Pulmonary Emergencies.* New York: Churchill Livingston; 1982: 225–36.

36　Rogers RM (Moderator). The management of massive hemoptysis in a patient with pulmonary tuberculosis. *Chest* 1976; **70**: 519–26.

37　Winter SM, Ingbar DH. Massive hemoptysis: pathogenesis and management. *J Intensive Care Med* 1988; **3**: 171–88.

38　Ozgul MA, Turna A, Yildiz A, *et al.* Risk factors and recurrence patterns in 203 patients with hemoptysis. *Tuberk Toraks* 2006; **54**: 243–8.

39　Wedzicha JA, Pearson MC. Management of massive hemoptysis. *Respir Med* 1990; **84**: 9–12.

40　Adelman M, Haponik EP, Bleecker ER, Britt EJ. Cryptogenic hemoptysis. *Ann Intern Med* 1985; **102**: 829–34.

41　Steirnberg C. Hemoptysis of undetermined etiology. *Tex State Med* 1964; **60**: 630–3.

42　Thomson SC. Hemoptysis from the throat (hemoptysis not of pulmonary origin). *Ann Otol Rhinol Laryngol* 1928; **37**: 209–12.

43　Gale D. Overgrowth of *Serratia marcescens* in respiratory tract simulating hemoptysis. *JAMA* 1957; **164**: 1328–30.

44　Newton RW, Forest ARW. Rifmpicin over dosage—"the red man syndrome." *South Med J* 1975; **20**: 55–7.

45　Israel RH, Poe RH. Hemoptysis. *Clin Chest Med* 1987; **8**: 197–205.

46　Ingbar D. A systematic workup for hemoptysis. *Contemporary Int Med* 1989; (**Aug**): 60–70.

47　Uflacker R, Kaemmerer A, Picon PD, *et al.* Bronchial artery embolization in the management of hemoptysis: technical aspects and long-term results. *Radiology* 1985; **157**: 637–44.

48　McCollum WB, Mattox KL, Gninn GA, Beall AC. Immediate operative treatment for massive hemoptysis. *Chest* 1975; **67**: 152–5.

49　Yang CT, Berger HW. Conservative management of life-threatening hemoptysis. *Mt Sinai J Med* 1978; **45**: 329–33.

50　Remy J, Arnaud A, Pardou H, *et al.* Treatment of hemoptysis by embolization of bronchial arteries. *Radiology* 1977; **122**: 33–9.

51　Deffebach ME, Charau NB, Lakshminarayan S. State of the art: the bronchial circulation-small but a vital attribute of the lung. *Am Rev Respir Dis* 1987; **135**: 463–81.

52　Thompson JR. Mechanisms of fatal pulmonary hemorrhage in tuberculosis. *Dis Chest* 1954; **25**: 193–205.

53　Dixon GP, Donnerberg RL, Schonfeld SA, Whitcomb MI. Advances in the diagnosis and treatment of broncholithiasis. *Am Rev Respir Dis* 1984; **129**: 1028–30.

54　Auerhach O. Pathology and pathogenesis of pulmonary arterial aneurysm in tuberculosis cavities. *Am Rev Tuberc* 1939; **39**: 99–115.

55　Plessinger VA, Jolly PN. Rasmussen's aneurysms and fatal hemorrhage in pulmonary tuberculosis. *Am Rev Tuberc* 1949; **60**: 589–603.

56　Rasmussen V. Hemoptysis, especially when fatal, in its anatomical and clinical aspects. *Edinburgh Med J* 1868; **14**: 385–486.

57　Wood DA, Miller M. Role of dual pulmonary circulation in various pathologic conditions of the lungs. *J Thorac Surg* 1938; **7**: 649–54.

58　Miller RR, McGregor DH. Hemorrhage from carcinoma of the lung. *Cancer* 1980; **46**: 200–5.

59　American Cancer Society. *Cancer Facts and Figures 2002.* http: / www.cancer.org

60　Liebow AA, Hales MR, Lindskog GE. Enlargement of the bronchial arteries and their anastomoses with the pulmonary arteries in bronchiectasis. *Am J Pathol* 1949; **25**: 211–20.

61　Tadavarthy SM, KIngman J, Casjaneda-Zninga WR, *et al.* Systemic pulmonary collaterals in pathological states. *Radiology* 1982; **144**: 55–9.

62　Joynson DHM. Pulmonary aspergilloma. *Br J Clin Pract* 1977; **31**: 207–21.

63　Varkey B, Rose HD. Pulmonary aspergilloma: rational approach to treatment. *Am J Med* 1976; **61**: 626–31.

64　Ferguson PC, Kobilak RE, Deitrick JE. Varices of bronchial veins as a source of hemoptysis in mitral stenosis. *Am Heart J* 1944; **28**: 445–9.

65　Thoms NW, Wilson RF, Puro HE, Arbula A. Life-threatening hemoptysis in primary lung abscess. *Ann Thorac Surg* 1972; **14**: 347–57.

66　Strickland B. Investigating hemoptysis. *Br J Hosp Med* 1986; **35**: 246–51.

67　Soll B, Selecky PA, Chang R, *et al.* The use of the fiberoptic bronchoscope in the evaluation of hemoptysis. *Am Rev Respir Dis* 1977; **115**: 165–8.

68　Smiddy JR, Elliot RC. The evaluation of hemoptysis with fiberoptic bronchoscopy. *Chest* 1973; **64**: 158–62.

69　Shamji PM, Vallieres E, Todd ER, Sach H J. Massive or life-threatening hemoptysis. *Chest* 1991; **100**: 78S.

70　O'Neil KM, Lazarus AA. Hemoptysis: indications for bronchoscopy. *Arch Intern Med* 1991; **151**: 171–4.

71　Weaver L J, Solliday N, Cugell DW. Selection of patients for fiberoptic bronchoscopy. *Chest* 1979; **76**: 7–10.

72　Snider GL. When not to use the bronchoscope for hemoptysis. *Chest* 1979; **76**: 1–2.

73　Zavala DC. Diagnostic fiberoptic bronchoscopy. *Chest* 1975; **68**: 12–19.

74　Mitchell DM, Emerson C J, Collyer J, Collins JV. Fiberoptic bronchoscopy ten years on. *Br Med J* 1980; **281**: 360–3.

75　Rath GS, Schaff JT, Snider GL. Flexible fiberoptic bronchoscopy: techniques and review of 100 bronchoscopies. *Chest* 1973; **63**: 689–93.

76 Peters J, McClung H, Teague R. Evaluation of hemoptysis in patients with a normal chest roentgenogram. *West J Med* 1984; **141**: 624–6.

77 Jackson CV, Savage PJ, Quinn DL. Role of fiberoptic bronchoscopy in patients with hemoptysis and a normal chest roentgenogram. *Chest* 1985; **87**: 142–4.

78 Poe RH, Israel RH, Marin MG, *et al.* Utility of fiberoptic bronchoscopy in patients with hemoptysis and a non-localizing chest roentgenogram. *Chest* 1988; **92**: 70–5.

79 Heimer D, Bar-Ziv J, Scharf SM. Fiberoptic bronchoscopy in patients with hemoptysis and non-localizing chest roentgenographs. *Arch Intern Med* 1985; **145**: 1427–8.

80 Kallenbach J, Song E, Zwi S. Hemoptysis with no radiologic evidence of tumors: the value of early bronchoscopy. *S Afr Med J* 1981; **59**: 556–8.

81 Richardson RH, Zavala DC, Mukerjee PK, Bedell GN. The use of fiberoptic bronchoscopy and brush biopsy in the diagnosis of suspected pulmonary malignancy. *Am Rev Respir Dis* 1974; **109**: 63–6.

82 Heaton RW. Should patients with hemoptysis and normal chest x-ray be bronchoscoped? *Postgrad Med J* 1987; **63**: 947–9.

83 Lee CJ, Lee CH, Lan RS, *et al.* The role of fiberoptic bronchoscopy in patients with hemoptysis and a normal chest roentgenogram. *Changgeng Yi Zue Za Zhi* 1989; **12**: 136–40.

84 Lederle FA, Nichol KL, Parenti CM. Bronchoscopy to evaluate hemoptysis in older men with nonsuspicious chest roentgenograms. *Chest* 1989; **10**: 43–7.

85 Cortese DA, Parvolero PC, Bergstrach EJ, *et al.* Roentgenographically occult lung can a ten-year experience. *J Thorac Cardiovasc Surg* 1983; **86**: 373–80.

86 Douglas DE, Carr DT. Prognosis in idiopathic hemoptysis. *JAMA* 1952; **150**: 764–5.

87 Gong H Jr. Repeat fiberoptic bronchoscopy in patients with recurrent unexplained hemoptysis. *Respiration* 1983; **44**: 225–33.

88 Balamugesh T, Aggarwal AN, Gupta D, *et al.* Profile of repeat fiberoptic bronchoscopy. *Indian J Chest Disease Allied Sci* 2005; **47**: 181–5.

89 Saumench J, Escarrabil J, Padro I, *et al.* Value of fiberoptic bronchoscopy and angiography for diagnosis of the bleeding site in hemoptysis. *Ann Thorac Surg* 1989; **48**: 272–4.

90 Neff JA. Hemoptysis. *West J Med* 1977; **127**: 411–12.

91 Imgrund SP, Goldberg SK, Walkenstein MD, *et al.* Clinical diagnosis of massive hemoptysis using the fiberoptic bronchoscope. *Crit Care Med* 1985; **13**: 438–43.

92 Haponik EF, Fein A, Chin R. Managing life-threatening hemoptysis: has anything really changed? *Chest* 2000; **118**: 1431–5.

93 George PJM, Garrett CPO, Nixon C, *et al.* Laser treatment for tracheobronchial tumors: local or general anesthesia? *Thorax* 1987; **42**: 656–60.

94 Prakash UBS. The use of the pediatric fiberoptic bronchoscope in adults. *Am Rev Respir Dis* 1985; **132**: 715–17.

95 Kallay N, Dunagan D, Horman A, *et al.* Hemoptysis in patients with renal insufficiency: the role of flexible bronchoscopy. *Chest* 2001; **119**: 788–94.

96 Katoh O, Yamada H, Hiura K, *et al.* Bronchoscopic and angiographic comparison of bronchial arterial lesions in patients with hemoptysis. *Chest* 1987; **91**: 486–9.

97 Takeuchi Y, Namikawa S, Kusagawa M, *et al.* Bronchofiberscopic findings of bronchial artery lesions: a report of two cases. *J Jpn Soc Bronchology* 1985; **7**: 71–6.

98 Flick MK, Wasson K, Dunn LJ, Block AJ. Fatal pulmonary hemorrhage after transbronchial lung biopsy through the fiber optic bronchoscope. *Am Rev Respir Dis* 1975; **111**: 853–6.

99 Kuzucu A, Gurses I, Soysal O, *et al.* Dieulafoy's disease: a cause of massive hemoptysis that is probably under diagnosed. *Ann Thorac Surg* 2005; **80**: 1126–8.

100 Savale L, Parrot A, Khalil A, *et al.* Cryptogenic hemoptysis: From a benign to a life-threatening pathogenic vascular condition. *Am J Respir Crit Care* 2007; **175**: 1181–5.

101 Loschhorn C, Nierhoff N, Mayer R, *et al.* Dieulafoy's disease of the lung: A potential disaster for the bronchoscopist. *Respiration* 2006; **73**: 562–5.

102 Haponik EF, Britt EJ, Smith PI, Bleecker ER. Computed chest tomography in the evaluation of hemoptysis: impact on diagnosis and treatment. *Chest* 1987; **91**: 80–5.

103 Naidich DP, Font S, Ettenger NA, Arranda C. Hemoptysis: CT bronchoscopic correlations in 58 cases. *Radiology* 1990; **177**: 357–62.

104 Millar AB, Boothroyd AB, Edwards D, Hetzel M. The role of computed tomography (CT) in the investigation of unexplained hemoptysis. *Respir Med* 1992; **86**: 39–44.

105 Magu S, Malhotra R, Gupta KB, Mishra DS. Role of computed tomography in patients with hemoptysis and normal chest roentgenogram. *Indian J Chest Allied Sci* 2000; **42**: 101–4.

106 Set PA, Flower CD, Smith IE, *et al.* Hemoptysis: comparative study of the role of CT and fiberoptic bronchoscopy. *Radiology* 1993; **189**: 667–80.

107 McGuiness G, Beacher JR, Harkin TJ, *et al.* Hemoptysis: prospective high resolution CT/bronchoscopic correlation. *Chest* 1994; **105**: 982–3.

108 Yoon YC, Lee RS, Jeong YL, *et al.* Hemoptysis: bronchial and nonbronchial systemic arteries at 16-detector row CT. *Radiology* 2005; **234**: 292–8.

109 Tsoumakidou M, Chrysofakis G, Tsiligranni I, *et al.* A prospective analysis of 184 hemoptysis cases—Diagnostic impact of chest x-ray computed tomography, bronchoscopy. *Respiration* 2006; **73**: 808–14.

110 Yung RC, Lawler LP. Advances in diagnostic bronchoscopy and advanced airway imaging. In: *Thoracic Endoscopy: Advances in Interventional Pulmonology*. Blackwell Future 2006; 4, 44–75.

111 Kourelea S, Vontetsianos T, Maniatis V, *et al.* The application of virtual bronchoscopy in the evaluation of hemoptysis. Comparative evaluation with real fiberoptic bronchoscopy. *Information Technology Application in Biomedicine, 2000. Proceedings. IEEE EMBS International Conference*; 2000: 246–9.

112 Shephard JO, McLoud TC. Imaging the aneurysm: computed tomography and magnetic resonance imaging. *Clin Chest Med* 1991; **12**: 151–68.

113 Conlan AA. Massive hemoptysis: diagnostic and therapeutic implications. *Surg Ann* 1985; **17**: 337–55.

114 Dellinger RP. Fiberoptic bronchoscopy in adult airway management. *Crit Care Med* 1990; **18**: 882–7.

115 Strange C. Double-lumen endotracheal tubes. *Clin Chest Med* 1991; **12**: 497–506.

116 Shivaram U, Finch P, Nowak P. Plastic endobronchial tubes in the management of life-threatening hemoptysis. *Chest* 1987; **92**: 1108–10.

117 Bjork VO, Carlens E. The prevention of spread during pulmonary resection by the use of a double-lumen catheter. *J Thorac Surg* 1951; **20**: 151–4.

118 Robertshaw FL. Low resistance double-lumen endobronchial tubes. *Br J Anaesth* 1962; **34**: 576–9.

119 Brodsky JB. Isolation of the lungs. *Probl Anesth* 1990; **4**: 264–9.

120 Shulman MS, Brodsky JB, Levesque PR. Fiberoptic bronchoscopy for tracheal and endobronchial intubation with a double-lumen tube. *Can J Anaesth* 1987; **34**: 172–5.

121 Hiebert CA. Balloon catheter control of life-threatening hemoptysis. *Chest* 1974; **66**: 308–9.

122 Gottlieb LS, Hillberg R. Endobronchial tamponade therapy for intractable hemoptysis. *Chest* 1975; **67**: 482–3.

123 Saw EC, Gottlieb LS, Yokoyama T, Lee BC. Flexible fiberoptic bronchoscopy and endobronchial hemoptysis. *Chest* 1976; **70**: 589–91.

124 Faloney JP, Balchum OJ. Repeated massive hemoptysis: successful control using multiple balloon-tipped catheters for endobronchial tamponade. *Chest* 1978; **74**: 683–5.

125 Swersky RB, Chang JB, Wisoff BG, Gorvoy J. Endobronchial balloon tamponade of hemoptysis in patients with cystic fibrosis. *Ann Thorac Surg* 1979; **27**: 262–4.

126 Thompson AB, Teschler H, Rennard S. Pathogenesis, evaluation and therapy for massive hemoptysis. *Clin Chest Med* 1992; **13**: 69–82.

127 Valipour A, Kreuzer A, Koller H, *et al*. Bronchoscopy-guided topical hemostatic tamponade therapy for the management of life-threatening hemoptysis. *Chest* 2005; **127**: 2118.

128 Garzon AA, Gourin A. Surgical management of massive hemoptysis: a ten-year experience. *Ann Surg* 1978; **187**: 267–71.

129 Gourin A, Garzon AA. Control of hemorrhage in emergency pulmonary resection for massive hemoptysis. *Chest* 1975; **68**: 120–1.

130 Morice RC, Ece T, Ece F, Keus L. Endobronchial argon plasma coagulation for treatment of hemoptysis and neoplastic airway obstruction. *Chest* 2001: **19**: 781–7.

131 Zavala DC. Pulmonary hemorrhage in fiberoptic transbronchial biopsy. *Chest* 1976; **70**: 584–8.

132 Poe CA, Pacht ER. Complications of fiberoptic bronchoscopy at a university hospital. *Chest* 1995; **107**: 430–2.

133 Worth H, Breuer HWM, Charchut S, *et al*. Endobronchial versus intravenous application of Glypressin for the therapy and prevention of lung bleeding during bronchoscopy. *Am Rev Respir Dis* 1987; **135**: AI08.

134 Ramon PH, Wallaert B, Devollez M, *et al*. Traitement des hemoptysis graves par la terlipressine. *Rev Mal Resp* 1989; **6**: 365–8.

135 Anovar D, Schaad N, Mazzocato C. Aerosolized vasopressin is a safe and effective treatment for mild to moderate recurrent hemoptysis in palliative care patients. (letter). *J Pain Symptom Manage* 2005; **29**: 427–9.

136 Kaneko M, Ono R, Yoneyama T, Ikada S. A case of aortitis syndrome with massive hemorrhage following a transbronchial biopsy. *J Jpn Soc Bronchology* 1980; **3**: 73–80.

137 Nakano S. Use of Reptilase with an endoscope against bronchial hemorrhage. *Chin Rep* 1986; **20**: 229–35.

138 Kinoshita M, Shiraki R, Wagai F, *et al*. Thrombin instillation therapy through the fiberoptic bronchoscope in cases of hemoptysis. *Jpn J Thorac Dis* 1982; **20**: 251–4.

139 Tsukamoto T, Sasaki H, Nakamura H. Treatment of hemoptysis patients by thrombin and fibrinogen-thrombin infusion therapy using a fiber optic bronchoscope. *Chest* 1989; **96**: 473–6.

140 Takagi O, Kohda Y, Yamazaki K, *et al*. Effect on bronchial bleeding by local infusion of fibrinogen and thrombin solution. *J Jpn Soc Bronchology* 1983; **5**: 455–64.

141 Bense L. Intrabronchial selective coagulative treatment of hemoptysis. *Chest* 1990; **97**: 990–6.

142 Conlan AA, Hurwitz SS. Management of massive hemoptysis with the rigid bronchoscope and cold saline lavage. *Thorax* 1980; **35**: 901–4.

143 Gerasin VA, Shafirovsky BB. Endobronchial electrosurgery. *Chest* 1988; **93**: 270–4.

144 Jantz M, Silvestvi G. Fire and ice: Laser bronchoscopy, electrocautery and cryotherapy. In: Simoff MJ, Sterman DM, Ernst A, eds. *Thoracic Endoscopy: Advances in Interventional Pulmonology*. Blackwell Futura; 2006: 8, 134–54.

145 Dutau H, Palot A, Han A, *et al*. Endobronchial embolization with a silicon spigot as a temporary treatment for massive hemoptysis. A new bronchoscopic approach of the disease. *Respiration* 2006; **73**: 830–2.

第 19 章

可弯曲支气管镜技术和支架应用

Ko-Pen Wang, Atul C. Mehta, J. Francis Turner Jr

概述和历史

自本书第 2 版出版发行后,又有不少关于气道支架用于治疗各种良恶性气道疾病的介绍,如本章中所述,支架在基本材料和应用方面的理念基本没有太大的变化。在本章中,笔者将通过文献回顾并结合多年来的临床经验,来讨论各种支架在良恶性疾病应用中的适应证、各种材质支架气道内植入后的特性和并发症。

历史上,希波克拉底(公元前 460~370)第一次提出了支架的概念, 他将一根芦苇杆放入气管来治疗 1 例窒息的患者。现代支气管镜操作医师仿效了希波克拉底的原创性工作,采用各种技术植入气道支架。希波克拉底之后约 2000 年后,英国牙医 Charles R. Stent 制造出了用于牙科专用的模型和夹板,用于支撑牙齿移植和吻合术,此后人们就用他的名字(stent)来定义支架[1]。Stent 其实与几世纪前希波克拉底气道支架的理念是一样的。1870 年后,有关通过气道内植入假体来帮助治疗窒息患者,缓解气急、减轻痛苦,改善功能的文献开始陆续有所报道[2-6]。

随着人类采用支架治疗呼吸系统疾病的发展演变,支架材料也随之不断革新。早期支架采用的材料是橡胶或金属(银),后逐渐被硅胶、合金以及由聚合物和金属合金组成的混合材料(hybird stent)的支架替代(图19.1)。1965 年,Montgomery 率先采用橡胶硅酮材质的 T 型管治疗声门下区气管狭窄,他所用的 T 型管是一种中空的,具有颈部侧枝管的支架,侧枝管可以从气管切开颈部瘘口处伸出来[7]。1990 年,Jon Franceau Dumon 从 Montgomery 的设计中获得灵感,开创性地设计出了用于主气道外压性狭窄的专用的硅酮支架[8]。Dumon 医师后续成功完成了首例改进的 Mongomery T 型管的植入方法并公布于众,最终使这种气道硅酮支架产品化。一些研究者们也正结合目前临床应用的各种支架,如橡胶硅酮、合金或复合材料支架,进一步改进 Dumon 的原创设计,以推动气道支架的进一步发展。

工程学和材料

随着气道支架的广泛应用,人们开始逐渐理解各种不同材料支架的属性及其与气道壁之间相互作用的重要性。气道是具有弹性的结构,可随着呼吸产生透壁压力[9]。

在本书第 4 章喉和气管的应用解剖概述中,我们了解到,成人正常的气管长度,至气管隆嵴处为 10~14cm,气管由 18~22 个 C 型软骨环组成,气管软骨环之间由膜状结构连接。气管平均直径为 25mm,左右主支气管平均直径约 16mm,右主支气管长约 2cm,左主支气管长约 5cm。除了需要了解气道存在解剖和气道压力上的个体差异外,气道的纤毛黏液运输作用也需考虑[10]。

各种疾病可导致气道纤毛黏液运输异常,而咳嗽有效帮助清除气道分泌物和异物[11]。在植入支架的患者中,随着支架植入时间的延长,从气道解剖和生理学角度而言,支架与气道将产生复杂的负面互相作用和影响,这就迫使目前应用的支架在工艺和材料方面

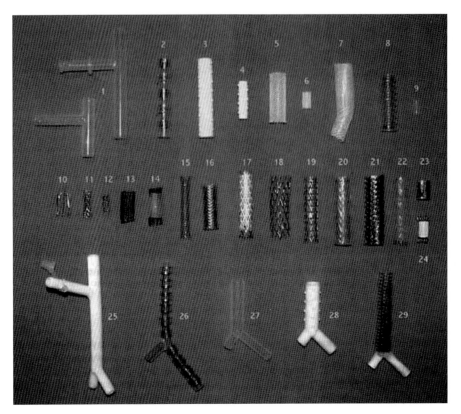

图 19.1　目前临床应用的各种气道支架。(1)Montgomery T 型管；(2)Orlowski 气管支架；(3)Dumon 气管硅酮支架；(4)Dumon 支气管硅酮支架；(5)Polyflex 气管支架；(6)Polyflex 支气管支架；(7)Polyflex 残端封堵支架；(8)Noppen 气管支架；(9)Hood 支气管支架；(10)Gianturco 支架；(11)Palmaz 支架；(12)钽 Strecker 支架；(13)非覆膜 Ultraflex 支架；(14)覆膜金属支架；(15)非覆膜 Wallstent 支架；(16)覆膜 Wallstent 支架；(17~24) 典型气道支架；(25)Westaby T-Y 型支架；(26)Orlowski Y 型支架；(27)Hood Y 型支架；(28)Dumon Y 型硅酮支架；(29)Rusch 动力型支架。(Reproduced with permission from: Freitag L. Tracheobronchial stents. In: Bolliger CT, Mathur PN, eds. *Interventional Bronchoscopy*,. Basel, Switzerland: Karger; 2000: 176.)(见彩插)

急需改进。而 Freitag[12]认为，支架目前的改进与发展方向也已经考虑到生物力学的影响。

1.维持气道稳定。任何一种气道支架，在设计上首先需具备维持气道开放的能力，能够对抗气道压力。此外，支架的植入需要适合不同类型的狭窄，如外压性和腔内型的气道狭窄[12,13]。

2.生物相容性。应该选用无刺激的支架材料，以便于支架植入和重建黏膜纤毛功能为目标。

3.便于植入和释放。支架释放方式为自膨胀释放，支架不易异位，能够贴合病变气道不规则形状所导致的不同直径和长度。此外，支架还应便于调整和移除。

4.可荷载治疗性药物。支架的设计应允许个性化荷载化学治疗或放射性药物，以对恶性疾病进行持续治疗。

显而易见，符合以上所有条件的理想支架尚未面世。目前主要是根据患者个人的适应证、并发症、特殊解剖结构以及介入呼吸病医师自身技术水平来选择支架的材料、大小和植入方式。

适应证

支架植入适用于多种良性和恶性疾病。30%的肺癌患者在其被确诊之初，就会有因肿瘤而导致的中央性气道阻塞[14]。而在植入任何气道支架之前，应慎重考虑导致患者气道异常的原因是否可以通过手术治愈[15]。

一旦明确患者不存在手术可治愈的可能性，其支架植入的适应证则应按照下表中良性或恶性疾病来进行，此表是 Mehta 等关于气道支架的总结(表 19.1)。

良性阻塞：

声门下区狭窄[16-19]

感染后

表 19.1 大气道狭窄的姑息性介入治疗的选择

新生物	危急	气道腔内	激光,支架
		黏膜下	支架
		外压性	支架
	择期	气管腔内	
		向管腔内生长	激光、冷冻、光动力
		黏膜下	立体放射治疗、近距离放疗和治疗
		外压性狭窄	立体放射治疗,支架
气管狭窄		纤维性狭窄	激光,支架和球囊扩张
		非纤维性狭窄	支架
		炎症后狭窄	综合治疗,支架
气道软化			支架

Reproduced with permission from: Mehta AC, Dasgupta A. Airway stents. *Clin Chest Med* 1999; 20: 139–151.

插管后

声门下和喉囊肿(或膜状狭窄)

气管环

声门下血管瘤

膜状狭窄

气管软化

第一软骨环闭锁

创伤

全身性疾病(胶原血管性疾病,如 Sjögren 综合征)

气管支气管良性疾病:

创伤后

感染后

全身性疾病

肺移植术后

气管支气管软化

良性肿瘤

主动脉瘤外源性压迫

脊柱侧后凸致气管扭曲

食管支架导致的大气道阻塞

先天性气管食管瘘

恶性肿瘤:

外源性压迫

黏膜下层疾病导致的内源性压迫

气管食管瘘[20]

禁忌证

气管支架植入的绝对和相对禁忌证与以下因素有关:

1. 患者状况;
2. 阻塞的程度和持续时间;
3. 狭窄的部位;
4. 人员配置和设备。

患者状况

气管支架植入的绝对禁忌证非常少见。能够通过外科重建手术治愈的良恶性疾病是支架植入的绝对禁忌证。同样,那些不能被移动且期望短期内生存的患者需要进一步的干预和姑息性治疗。然而,这并不妨碍对病情严重的患者使用支架以及综合治疗。在一篇由 Colt 和 Harrell 完成的回顾性综述中,对 1994~1996 年的 32 例需要机械性通气的患者进行了综合治疗[21]。在这 32 例患者中,有 15 例进行了支架植入(其中,9 例为恶性疾病,6 例为良性疾病)。在这项研究中,通过支架植入和包括硬质支气管镜在内的综合治疗,52.6%的患者可以使机械性通气立即停止。在随访过程中,只有 5 例患者被提到出现支架移位或肉芽组织,而且这 5 例患者都有良性气道疾病和高位气管病变。更多的研究支持这一观点:气管支架植入术适用于治疗恶性气道阻塞和终末期疾病[22-25]。Monnier 表示,在其研究的 40 例不能手术的气管癌患者中,术后第 1、30 和 90 天,临床和内镜下的呼吸困难指数改善显著。与此同时,平均 Karnofsky 评分也从 40 分上升至 70 分[23]。2001 年,Vonk-Noordegraaf 等的后续研究发表。该研究评估了支架植入术对于 14 例因中央气道阻塞而即将窒息的患者的姑息性治疗价值。总体而言,这项研究中患者的平均生存时间为 11 周,14 例中有 12 例存活出院。Vonk-Noordegraff 的研究还纳入了患者的初级全科医师回顾性判断这种姑息性干预最终效益的评估,该研究的结论显示,尽管患者出现危及生命的窒息,支架的使用依然能使大部分(80%)的患者在家去世。全科医师陪伴着患者,并最后负责这些患者在家里的临终关怀。因此,最后得出的结论是,支架植入术对于 58%伴有窒息前兆的晚期癌症患者而言是有价值的。这项研究对荷兰患者意义重大。因为在荷兰,每例患者都有权正式地申请安乐死,而全科医师是身患绝症患者家庭护理工作的关键人员。

相对禁忌证更加取决于患者的病情和阻塞的程度。就当前技术而言,不能耐受镇静或全麻是支架植入术的相对禁忌证。

狭窄的程度和持续时间

在评估支架植入的可能性时,必须在支架植入前对阻塞的程度和植入后的效果进行评估。为保证植入成功,在植入支架前,必须确定好可扩张的气道管腔。这取决于介入呼吸病医师将支气管镜或球囊探头远端插入拟解除阻塞区域的能力。2007 年,Freitag 等在《欧洲呼吸杂志》(*European Respiratory Journal*)发表了中心气道狭窄的分类系统。这表明,狭窄可以通过狭窄类型(结构或动态)、狭窄程度(管腔阻塞的百分比)和与气管(或主支气管)的相对位置来描述[26](表 19.2~19.4;图 19.2)。当前狭窄分级系统主要优先考虑喉气管的狭窄,特别是在声门下区。有鉴于此,该文的作者提出了这一新的狭窄分类系统[27-32]。在准备植入支架

表 19.2　狭窄类型

狭窄	类型	特点
结构性狭窄	1	外部生长或腔内病灶
	2	外压性
	3	变形扭曲
	4	瘢痕/狭窄
动态或功能性狭窄	1	软骨破坏/软化
	2	膜部松弛

Reproduced with permission from: Freitag L,Ernst A,Unger M, et al. A proposed classification system of central airway stenosis. *Eur Resp J* 2007; 30: 7–12.

表 19.3　狭窄程度数字化分级

数字化分级	狭窄程度(%)
0	无狭窄
1	<25*
2	26~50*
3	51~75*
4	76~90*
5	90~完全阻塞

＊横截面减少面积。

Reproduced with permission from: Freitag L,Ernst A,Unger M, et al. A proposed classification system of central airway stenosis. *Eur Resp J* 2007; 30: 7–12.

表 19.4　依据部位评分系统

	部位
Ⅰ	气管上段 1/3
Ⅱ	气管中段 1/3
Ⅲ	气管下段 1/3
Ⅳ	右主支气管
Ⅴ	左主支气管

Reproduced with permission from: Freitag L,Ernst A,Unger M, et al. A proposed classification system of central airway stenosis. *Eur Resp J* 2007; 30: 7–12.

前,应当确定管腔,并扩张或压紧球囊。如果不能找到一个有用的管腔,抑或是管腔扩张的程度不能通过支架,应该放弃支架植入术[33]。还应当注意的是,试图打开管腔和支架植入前,还应评估气道对肺功能状态的影响。如果阻塞管腔的肺实质远端肺不张超过 4 周,其复张的可能性非常小[34,35]。如果目标管腔进入到放射性显影提示的肺脓肿中,再次开通管腔的效果需要重新考虑,或需开展肺脓肿的引流准备。

狭窄的部位

虽然没有绝对部位的禁忌证,但在声门下区植入支架具有挑战性。因为,这一区域接近声带所在位置。来自辛辛那提的 Cotton 指出,由于最初导致狭窄的原因多数来自于人工气道,故而声门下区在理想情况下不应植入支架。但有时支架也能起到塑形并固定皮瓣,支撑重建的喉气管结构并防止瘢痕挛缩形成的作用[36]。

与之相反,Simpson 等报道了在 60 例使用支架的患者中,84%的患者声门下区放置了硅胶支架,以进行内部支撑[37]。

此外,不同支架的调整已被使用。1984 年,Colt 等描述了经支气管镜在声门下植入支架同时采用经皮外固定的技术 [38]。来自英国的 Morris 则报道了 Montgomery T 型管在声门下区狭窄治疗的应用[39]。同时,Miyazawa 和我们团队都在声门下区使用了一些新的混合支架(图 19.3)[40]。

但对于位于段及以下支气管部分植入支架,疗效则应视其对患者潜在的受益或风险而批判性地看待。

人员配置和设备

所需设备取决于阻塞的类型、拟放支架部位和可

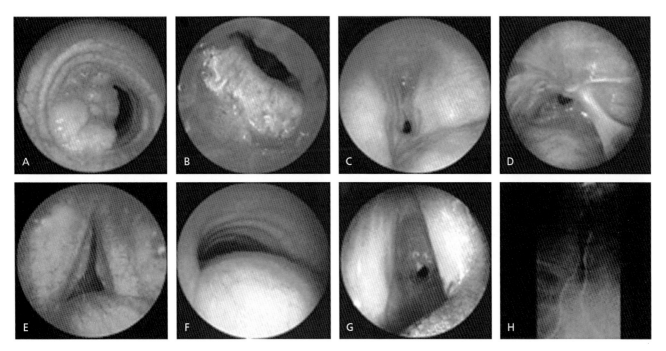

图 19.2　狭窄程度临床实例。(A)腔内生长的肿瘤或肉芽组织；(B)变形扭曲；(C)外压性狭窄；(D)瘢痕狭窄；(E)鞘状气管；(F)膜部隆起；(G)膜状狭窄；(H)狭长型狭窄(沙漏型狭窄)。(Reproduced with permission from: Freitag L, Ernst A, Unger M, et al. A proposed classification system of central airway stenosis. *Eur Respir J* 2007; 30: 7–12.)(见彩插)

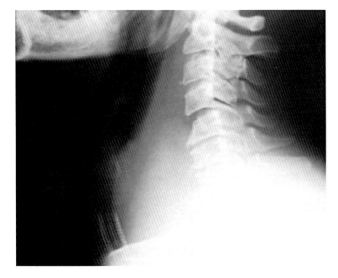

图 19.3　侧位胸部 X 线片显示镍钛金属支架(Ultraflex)位于声门下重度狭窄位置。

能的并发症。支架植入前就应该确定好相应的人员和设备。支气管镜检查者及其团队必须清楚，即使是自膨胀式金属支架也会有伴随的并发症。这些并发症需要马上使用重新复位的装置，如钳子、球囊，包括硬质支气管镜和各种钳子。因此，无论使用何种类型的支架，我们都建议由一个经过支架植入和支气管镜技术培训的团队来进行支架植入。这个团队应熟悉潜在的

不良反应，快速应对潜在的灾难性的并发症，如气道阻塞[34]。虽然对于自膨胀式金属支架，已经可以在清醒镇静下植入。然而，当气道阻塞的程度(较重)，特别是在中央气道时，可能需要更深的镇静，如采用全麻和肌肉松弛。因此，了解复杂的气道并且能与介入呼吸病医师对气道进行共同管理的麻醉医师是这个团队必不可少的成员。Conacher 在《英国麻醉杂志》(*British Journal of Anesthesia*)上推荐靶向控制的全静脉麻醉，特别是那些对该领域尚不熟悉的操作者[41]。联合麻醉技术经常被使用。将静脉镇静药和阿片类药物加入吸入麻醉药，通过不同的途径给药，如喉罩(LMA)、硬质支气管镜通气、自主呼吸以及喷射通气。

支架类型和置放需求

由于个体患者的需求不同、阻塞和狭窄的类型差异、不同操作人员的专业技术水平及设备各异，尚无理想的支架。当前主流的观点仍然是：针对不同患者选择不同支架。因此，支架的类型、植入技术以及所需的人员取决于患者本人的病情。以下介绍不同支架类型及植入技术，以期概括不同支架类型的适应证和局限性。这并不是针对个体患者病情的指南。支架类型

应在支气管镜检查者最初评估和特定情况下治疗时决定。

橡胶和硅酮支架

Montgomery T型管。1965年,T型管被用于声门下区气管狭窄的治疗。早期的支架是用丙烯酸制作的,但后来又逐渐为橡胶和硅酮所代替。早期Montgomery T型管被用来治疗声带水平以下的气管狭窄,需要外科气管切开术才能实施,现在也可在硬镜下完成。当气管切开后,T型管可通过气管切开的颈部切口或已经完成的颈部造瘘口植入,T型管远端支最先通过颈部气切瘘口进入气管,然后用钳子夹持T型管近端支,在内镜引导下通过硬镜异物钳钳夹拖拽将其放置在气管的合适位置[图19.1(1)和图19.4]。

T型管颈部支留置在颈部,用于吸痰和通气。如果T型管近端支气管及声门无梗阻,可封堵T型管颈部支以便于发音。说话功能恢复还需具有功能的声带和咽腔。T型管不太会沿气管切开部位移位。干燥的分泌物、反复性的切口感染或肉芽组织则有可能导致T型管阻塞(图19.5)。声带功能异常可能会发生,尤其当T型管气管近端支过于靠近声带及声门开口时。

Hood支架[图19.1(9)]。Hood支架是一种带有凸缘的硅酮管,可用于防止移位。这些分叉的硅酮支架气管直径14mm,需要借助硬质支气管镜来插入[41,42]。

Dumon支架[图19.1(3,4,28)]。Dumon支架(Nova Tech,Abayone,法国)1990年开始使用,是当前最为常

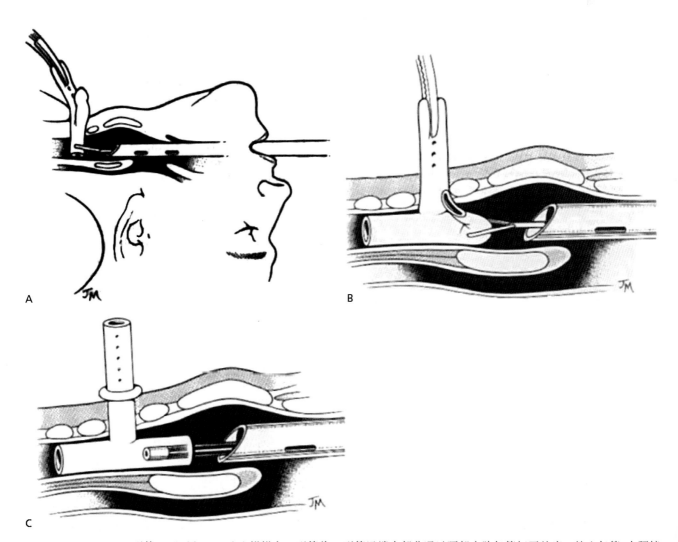

图19.4 Mongomery T型管。(A)用Kelly止血钳钳夹T型管将T型管远端支部分通过颈部皮肤气管切开处瘘口植入气管,在硬镜的辅助下将T型管远端支推向气管远端。(B)当T型管远端支就位后,固定硬镜于气管上端声门下区狭窄处,采用硬镜活检钳钳夹并上提T型管近端支。(C)当T型管完全打开后,硬镜小心后退并评估T型管近端支距离声门距离。(Reproduced with permission from: Colt HG. Silicone airway stents. In: Beamis JB, Mathur PN, eds. *Interventional Pulmonology.* New York, NY: McGraw-Hill; 1999: 100.)

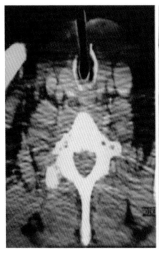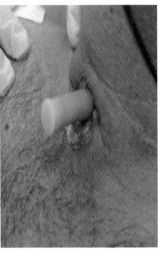

图 19.5　颈部 CT 显示 Montgomery T 型管颈部支,该患者 T 型管颈部支颈外段周边皮肤可见肉芽组织增生伴蜂窝织炎。

用的支架。这些硅酮支架有不同的长度和直径的规格,其外部设有硅酮钉状凸起,以防止移位。分叉的 Y 型 Dumon 支架也可应用于治疗气管支气管阻塞。Dumon 支架应用广泛,直筒状的 Dumon 支架主要利用表面的钉状凸起与气道壁之间的摩擦来固定,防止移位[43]。Dumon 支架的植入通常需要一个硬质支气管镜和 Dumon 支架植入专用的装置。而且,额外还会涉及 Hopkins 视频光源镜或胸管的使用。另外,也有用气管插管代替硬质支气管镜植入 Dumon 支架的报道[44]。

气管的硅酮支架的直径分别为 14mm、15mm 和 16mm,其长度分别为 40mm、50mm 和 60mm。左、右主支气管支架也有 10~13mm 的直径和 20~40mm 的长度。Dumon 支架的并发症相对少见,1987~1994 年,有 1574 例患者放置了 Dumon 支架, 发生移位的比例为 9.5%,分泌物发生阻塞的比例为 3.6%[45-48]。另外,更大规模的硅酮支架研究表明,因分泌物潴留导致并发症的比例为 3%~4%, 形成的肉芽组织的比例为 6%~20%,移位率高达 17%[49-52]。

自从 Montgomery T 型管和 Dumon 硅酮支架的原创性开发以来,支架在设计上的变化旨在防止偏移等并发症发生。有研究对 Reynders-Noppen Tyron 带螺纹气管支架与常规 Dumon 支架进行了比较 [图 19.1(8)][53]。该研究纳入了 46 例气管狭窄患者, 共植入 50 个支架,比较了与常规 Dumon 支架植入后的缓解程度和随访情况。结果表明,对于良性气管狭窄,带螺纹气管支架与常规 Dumon 支架相比, 其移位率明显降低(24% 比 5%),差异有统计学意义。

金属和合金支架

将金属用于气管支气管并无新意。早先 Canfield 和 Norton 就曾在气道内植入银管。随后,Harkins 又将钴铬合金金属支架推广应用于气管和支气管狭窄的治疗[6.54]。合金制成的金属支架的差异体现在其基本组成、生物力学性能、植入技术或并发症等方面。就这一点而言,下面介绍的金属支架是围绕其释放方式是否需要球囊扩张还是自膨胀展开。金属和合金支架能通过可弯曲支气管镜技术植入,已被越来越多地使用。

球囊膨胀金属支架和合金支架

Strecker 支架 (Boston Scientific National Natick, 马萨诸塞)(图 19.1[12])。Strecker 支架是一种钽丝网管,起源于人造血管[55]。这种支架在透视下植入,通过球囊膨胀在狭窄部位固定。Strecker 支架的并发症包括肉芽组织增生和肿瘤的生长侵入。

Palmaz 支架 (Johnson & Johnson, 新泽西州,沃伦)(图 19.1[11])。Palmaz 支架也是一个通过导管输送和透视定位的支架。Palmaz 钢支架也需要球囊扩张并趋于变硬。呼吸压力的改变(如严重的咳嗽)可以导致变形,支架不再会扩大到原来的直径,从而可能会导致继发的阻塞[56,57]。

自膨胀金属支架和合金支架

近年来,通过导管植入的自膨胀金属或合金支架因具有简便的输送系统,地发展和应用。

Gianturco 支架(Cook,Bjaeverskov,丹麦)(图 19.1[10])。Gianturco 支架的末端有一个带有金属钩的不锈钢圈,植入时通过一个释放器植入,具备自释放能力。该支架的缺点在于肿瘤增殖和穿孔。另外,金属钩也使这种特殊的支架难于调整位置或取出。

Wall 支架(Boston Scientific,马萨诸塞,内蒂克)(图 19.1[15,16])。Wall 支架由钴基合金丝编织而成,通过导丝、插入装置或可弯曲支气管镜的工作孔道来输送。目前已用于良性和恶性狭窄。Bolliger 指出其特别适用于沙漏状的狭窄[58,59]。Wall 覆膜支架是在具有钴基合金丝的 Wall 支架的主体上覆盖了聚氨酯膜。支架可通过导丝引导,具有自释放能力。聚氨酯覆盖在钴合金上不会减少支架的柔韧性或植入能力。聚氨酯膜被开发用于防止肉芽组织增生。Wall 覆膜支架在植入时也会出现类似移位的并发症而出现再狭窄。本书的第 2 版中,Wall 支架仍获得批准应用于肺部。但目前

Wall 支架已不生产。然而,部分从业者将市场上的这些"没有标签"的支架改为应用于胃肠病领域。

　　镍钛合金支架(Boston Scientific,马萨诸塞,内蒂克)(图 19.1[13,14])。镍钛合金支架具有形状记忆功能,在植入时能自释放及扩张,可以通过导丝引导和在 X 线透视下释放(图 19.6 和图 19.7)。镍钛合金支架植入后将自动扩大至预设的直径,与气道的上皮细胞接触,3~4 个月后纤毛上皮就会覆盖生长在支架内壁。最初植入时,虽然支架植入初期可以通过异物钳抓支架两端的调整环来使支架松动变小而避免上皮组织长入,但一旦上皮长入支架,这种调整方法则非常困难。

Hybird 支架

　　Hybrid 支架是指包含聚合物、金属或合金技术的混合支架。

　　Ultraflex (Microvasive Boston Scientific,马萨诸塞,内蒂克)。镍钛合金支架,有钽丝结构,也有聚氨酯膜被覆的覆膜类型。该覆膜的目的与其他覆膜支架相似,并已被临床应用来防止肿瘤增殖向腔内生长(图 19.8 和图 19.9)。Ultraflex 支架可使用导丝引导,通过可弯曲支气管镜植入。但支架金属丝网的末端仍可出现肉芽组织增生。

　　Polyflex 支架 (Boston Scientific,马萨诸塞,内蒂

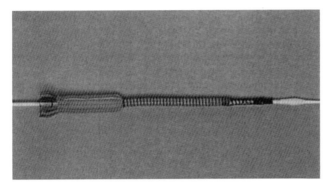

图 19.6　压缩附着在支架释放器上呈部分释放状态的 Ultraflex 金属支架。该支架可通过持续拉动支架释放丝线将支架从释放器近端开始逐步释放出来,支架释放后可移除塑料材质的支架释放器。

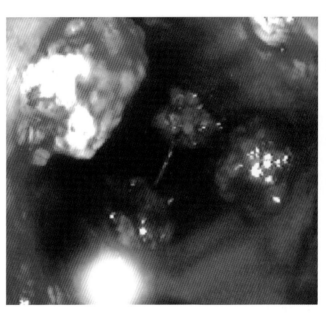

图 19.8　气管腔内同时具有管外外压及腔内生长特性的多发息肉样肿瘤转移灶。(Courtesy of Dr David Brickey.)

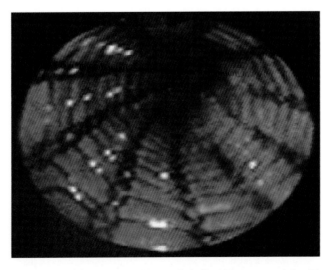

图 19.7　放置于声门下气管的已完全撑开的 Ultraflex 支架,图 19.3 胸片中可见该支架影。

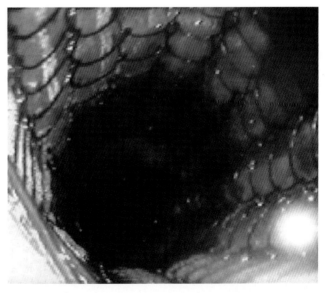

图 19.9　气管镜下氩气刀清除气管腔内多发息肉样转移灶并植入 Ultraflex 覆膜金属支架。(Courtesy of Dr David Brickey.)

克）。Polyflex 支架是一种硅酮和聚酯材料混合的支架。该支架的强度源自于聚酯纤维在支架的硅酮膜内交叉编织。Polyfiex 支架的植入需要硬质支气管镜或喉镜介导。

Dynamic（Freitag）支架（Boston Scientific，马萨诸塞，内蒂克）。Dynamic 支架是一种分叉的 Y 型硅酮支架，内部不锈钢材质模仿气管软骨沿气管前、侧表面与硅酮结合。支架接触气管膜部部分无金属，因而易弯曲，可模仿呼吸时气管膜部的运动。可以通过裁剪支架的气管支或支气管支的边缘来达到所需的支架长度（图 19.10）。在喉镜可视下经声门植入，支架通过硬质钳植入，这一技术是 Freitag 发明的。我们还能够利用一个霍普金斯视频光源镜和硬镜鳄鱼钳的组合装置，在可视下植入 Dynamic 支架（图 19.11 和图 19.12）。

硅酮支架与混合支架的使用不仅是为了保持气道通畅，也有助于封闭在气管、支气管壁形成的瘘管。图 19.13 所示，患者出现咳嗽、气短时的钡餐情况，尤其是吞食钡餐后，显示在气道中有钡剂显影。图 19.14 所示，患者支气管镜下可见气管食管瘘和左支气管食管瘘。支架是先前放置在食管的。图 19.15 所示，采用一枚 Dynamic 支架封闭了气管和左支气管瘘。随后，患者出院回家后姑息治疗。

并发症

支架相关并发症主要如下：
1. 支架的选择。
2. 植入和释放。

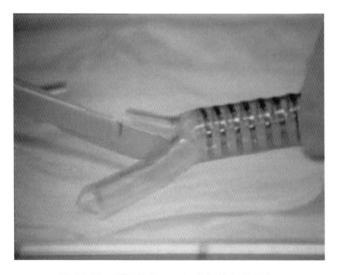

图 19.10　削短的 Dynamic 支架的左主分支。

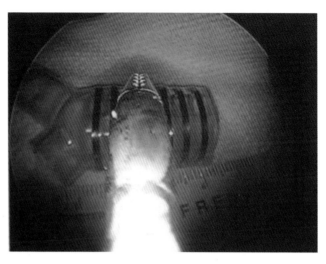

图 19.11　硬镜活检钳，背景视野中为一枚 Dynamic 支架。

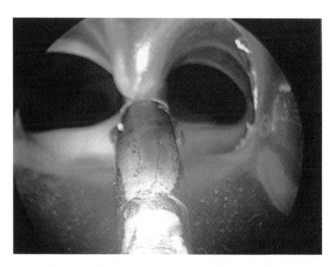

图 19.12　硬镜钳通过 Dynamic 支架内部钳夹支架左右主分支联合部，并关闭支架左右主支。在 0°视角的硬镜霍普金斯视频光源镜下可透过左右主支腔内观察到远端视野。

3. 移位。
4. 支架阻塞和继发感染。
5. 支架破坏和穿孔。
6. 支架的取出。

支架的选择

如前所述，理想的支架还没有被研发出来。因此，支架的选择必须遵循"不同情况，不同支架"的原则。如果患者所选支架因长度和直径不合适而出现异常，那么患者气道的阻塞只能部分缓解，也可能出现移位的风险。同样，如果将非覆膜支架用于有肿瘤增殖或瘘管的部位，可能会发生再次阻塞或持续误吸。纤毛

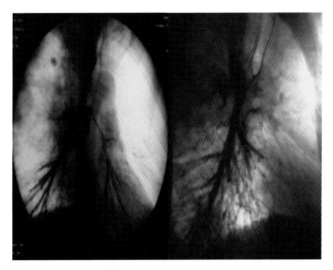

图 19.13 临床表现为餐后咳嗽伴气急患者的后前位及侧位钡餐造影胶片,显示钡剂进入气道后形成的气管支气管树样影。

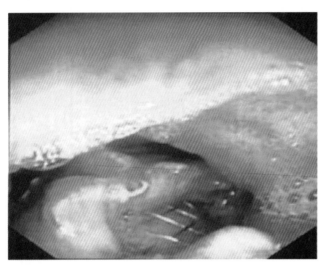

图 19.14 该患者支气管镜下可见气管食管及左侧支气管食管瘘,气道内可见之前放置的食管支架。

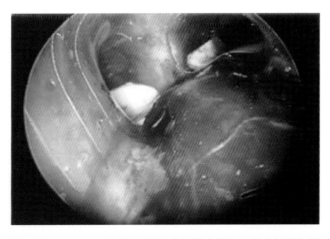

图 19.15 Dynamic 支架植入后,将气管食管和左侧支气管食管瘘口完全封闭。

摆动可以通过非覆膜支架的网眼显现出来。与非覆膜支架相反,硅酮支架和混合支架会破坏纤毛的正常摆动和运输,从而导致分泌物潴留。潴留的黏液干燥结痂后可导致支架管腔阻塞,最好的预防方法是雾化吸入生理盐水。非覆膜金属支架与下层黏膜的相互作用也受到关注。有鉴于这些自扩张的金属支架持久地压迫下层黏膜和表面的肿瘤,Hauck 等对支架植入后 1 周的支气管内组织学改变开展了一项前瞻性研究。平均随访 122 天后,他们发现再狭窄的数量低得令人惊讶[61]。在 1 周的随访研究中,支架对邻近的肿瘤的压力引起完整肿瘤细胞数量减少,出现较多坏死细胞和非肿瘤细胞。这可能是由于剪切应力造成浅表肿瘤区细胞活力下降,从而有助于保持支架的畅通。

植入和释放

虽然用硬质支气管镜容易植入和操控硅酮支架,但球囊扩张也是必要的。然而,当使用自扩张金属或混合支架时,操作可能更难,因此,需正确、谨慎选择支架,从而确保支架植入顺利。图 19.16 所示需要取出的金属支架。通过分次单独将松动的支架金属丝逐一取出,图中可在显著的位置看到异物钳,该支架最终被成功取出,但这个过程却需要耗费很长的时间,因为支架无法很容易地一次性取出。此外,一个选择不合适的支架可能导致气道肉芽组织增生和再狭窄。Kim 等进行了一项前瞻性研究,对 38 例良性气道狭窄

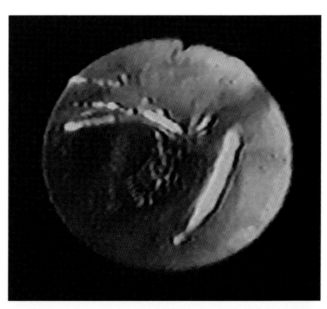

图 19.16 图片显示 1 枚需要移除的气道金属支架,内镜钳分次钳夹支架金属丝分次取出,彻底移除此支架耗时较长,因该枚金属支架已无法完整一次性取出。

患者植入了镍钛合金支架[62]。他们认为,支架过小会导致金属支架在气道壁过度摩擦;相反,支架过大则会造成过度的径向压力,从而损害黏膜微循环。这两种情况都可能会导致肉芽组织过度增生。

移位

当肿瘤瘤体产生的外源性力量被联合治疗所缓解时,此时腔内支架通常会发生移位。对于良性疾病(如气管软化),有报道表示其移位率高达20%[44,46-48,63,64]。移位在良性疾病中特别多见,例如肺结核后支气管狭窄或呼气性中央气道塌陷的移位率分别为51%和10%[65,66]。一项有关对混合硅酮支架(Polyflex)的研究发现,良性气道疾病在作者所在的医院植入该类型支架后,总的并发症发生率高达75%,故放弃临床使用该支架,尤其是因其移位率高达69%(11/16)[67]。

支架阻塞和继发感染

由于黏膜纤毛功能障碍和分泌物干燥结痂的影响,支架可能发生阻塞。雾化吸入生理盐水可能有助于防止分泌物的干燥结痂。然而,除非怀疑感染,否则不推荐常规使用抗生素。

所有类型的支架都可出现肿瘤和肉芽组织增殖。非覆膜金属支架的所有部位和混合支架裸露端都有可能出现肉芽和肿瘤增殖(图 19.17)。在 Thornton 等的回顾性分析中,40 例良性气道疾病患者通过植入支架进行治疗,CT 提示 11 例中有 10 例患者需要通过再次干预来保持支架通畅[68]。这些植入良性疾病中的支架 1 年后的通畅率为 60%,随后支架内阻塞速度明显

减慢,6.8 年后的通畅率为 46%,6.8 年后辅助通畅率为 90%。Thornton 认为,气道对金属支架的植入耐受性良好,对于部分良性疾病患者有益。

随着反复的气道移动和所承受的压力大幅波动,构成支架的材料可能会断裂,导致支架的完整性破坏。此外,支架的反复运动,特别是那些有锋利边缘的支架,可能会导致穿孔。这一情况见于 1 例由外院转诊至我中心接受了支架和辅助治疗后的患者(图 19.18)。这例患者因气管旁非小细胞肺癌出现内侵和外压的混合阻塞,植入了金属支架。随后的化疗和放疗导致肿瘤瘤体形成空洞和气管腔瘘管的形成,最终采用支架植入来封堵瘘管。

支架破坏和穿孔

如上所述,部分支架的使用,尤其是 Gianturco 和 Palmaz 支架,有并发气道壁穿孔和破坏的报道。后续的研究显示,支架治疗失败的主要原因是黏液堵塞,肉芽组织增生导致的再狭窄,支架断裂、移位和穿孔等[69,70]。

支架的取出

通常,硅酮支架或全覆膜混合支架可以通过可弯曲或硬质支气管镜容易地取出。但取出自膨胀金属支架(SEMS)具有挑战性,这取决于支架的类型及植入部位。早期的自膨胀金属支架模型类似于 Gianturco 支架,但因支架末端有尖锐的金属点而发生穿孔。随着时间的推移,这些尖点使支架支柱嵌入黏膜,并发生上皮化,进而导致其取出变得更加困难。故自膨胀金属支架的取出可能需要借助硬质支气管镜铲切取出

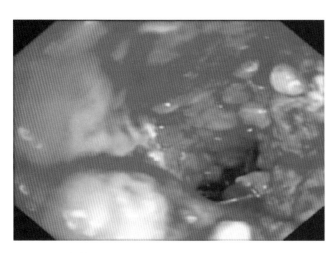

图 19.17　气管金属支架因肿瘤过度生长而受压狭窄,气管中上段腔内可见部分支架金属丝。

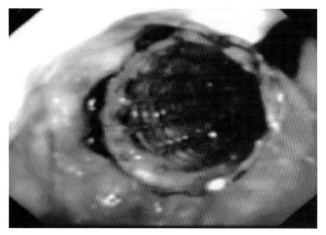

图 19.18　一枚金属支架在气管巨大瘘口旁,具体介绍请见文中。

或用硬镜异物钳分次钳夹取出,这将是一个费时的过程。新的自膨胀金属支架,如覆膜镍钛合金支架,两端的设计更圆。例如,Ultraflex 支架(Boston Scientific,马萨诸塞,内蒂克)的近端有一个荷包并设有调整丝线,让操作者可以易于抓住,从而使支架更容易取出。不同类型的自释放金属支架在良性疾病中的取出困难不一已被广泛报道。在某种程度上,FDA 已发出警告:不推荐自释放金属支架用于良性气道疾病[71]。Noppen 等报道取出这些支架的方法:钳夹拉起支架的收缩环,同时插入硬质支气管镜,使支架近端移入硬镜插入端腔内,然后钳子夹紧并旋转支架一起将支架拉出[70]。金属支架网眼之间的上皮增生、支架近端或远端的肉芽组织增生增加了支架取出的困难。有鉴于4~6 周后非覆膜支架内部会出现上皮化,Rampey 等介绍了在部分病例中采用一种支气管镜下和开放方法

来取出自释放金属支架的方法[72]。

特别评论

支架植入治疗良性气道病变可用于如下情况,包括瘢痕性狭窄、气管插管后、外伤或感染。事实上,王教授的团队介绍了一个需要多种支架联合治疗的患者。该患者吸入 35%的盐酸,结果出现多层次的气管狭窄[73](图 19.19)。支架在良性疾病中的应用已经在肺移植受者被评论。如上所述,硅酮支架因其易用性被频繁地使用。Cleveland Clinic 的 Mehta 团队报道了112 例自释放金属支架的回顾性分析,其中有 11 例肺移植后伴有气道并发症和 21 例各种良性疾病[74]。肺移植术后患者的中位随访时间为 329 天,各种气道良性

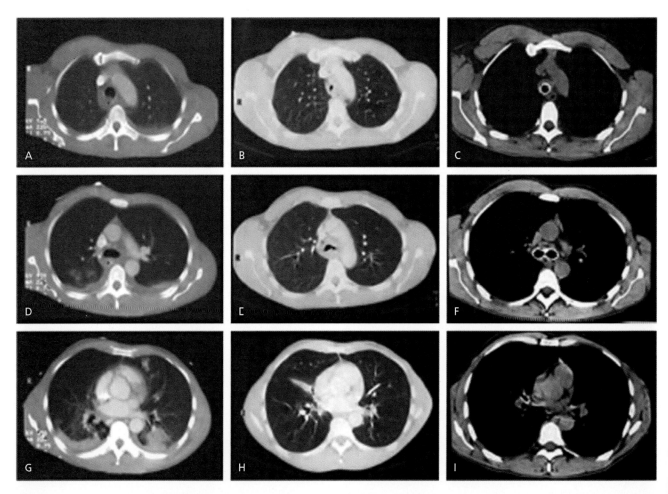

图 19.19　事故发生后即时的患者胸部 CT 影像(A,D,G),2 个月后的胸部 CT 图像(B,E,H),气道内植入多枚支架后的胸部 CT 图像(C,F,I)。典型发生狭窄的层面见气管下段(A,B,C),气管隆嵴(D,E,F)和右中/下叶支气管(G,H,I)。事故发生后两下叶即刻出现肺部炎症(G),后好转(H,I)。气管层面(B)和气管隆嵴层面(E)相比原先对应的部位(A,D)已明显狭窄,支架植入后维持了气道通畅(C,F)。(Reproduced with permission from: Rubin AE,Wang KP,Liu MC. *Chest* 2003; 123: 643-6.)

疾病患者的中位随访时间为 336 天。随后,27.3% 的肺移植患者和 47.6% 的良性疾病患者需要进一步干预形成的肉芽或改善气道通畅。没有黏液堵塞、慢性咳嗽、瘘管形成或致命性大咯血的记录。他们的结论是,对于不适合手术的中央气道阻塞患者,自释放金属支架是一个可以接受的替代治疗选择。随后,德国 Hanover 的 Gottlieb 等在回顾性研究中,详细地介绍了自释放金属支架在肺移植患者中的使用。研究人员回顾了 1998 年 1 月至 2008 年 2 月间的 111 例肺移植患者,因存在直径 <5mm 阻塞病灶或广泛的吻合口裂开而植入了自释放金属支架[75]。80% 的患者支架植入后获得了临床症状缓解。其中,短期(30 天)的并发症情况为:黏液堵塞(7 例)和移位(2 例)。中位随访时间为 777 天,65 例患者中有 52 例(80%)出现了晚期并发症,如再狭窄[34]、细菌定植[26]、支架破裂(6 例)、咯血(7 例)和肺不张(3 例)。1 例患者死于致命性大咯血,其尸检结果显示移植部位有侵入性曲霉菌病,支架没有出血。他们的结论是,自释放金属支架再狭窄率为 52%,高于其他研究(良性和恶性疾病的再狭窄率为 10%~47%)。这是由于该研究随访时间较长,使用的主要是非覆膜支架。对于使用自释放金属支架的肺移植患者,这些作者和其他团队都报道了较高的呼吸道细菌定植的发生率,该研究的呼吸道细菌定植的发生率为 77%,Burns 等报道呼吸道细菌定植的发生率为 56%[76]。相比之下,对于肺移植患者的硅酮支架植入术后,Noppen 等报道了其细菌定植的发生率为 80%[77]。有趣的是,Burns 等报道,虽然气道细菌定植如上所述的明显,但 1 年后的肺感染发生率实际上却降低了,考虑主要与气道通畅和肺功能改善有关。

尽管有这些并发症,气道支架的一般耐受性良好,可一直沿用多年。最近 Matsuo 和 Colt 的研究指出,硅酮支架植入后无需常规的支气管镜随访,重复的支气管镜检查应取决于患者是否有新的症状[78]。

总体而言,理想的支架尚未被研制出来。目前的定位技术是借助于可弯曲支气管镜和导丝,但这并不适合所有的情况。支架的植入或取出有时可能需要借助硬质支气管镜。可生物降解的支架以及可以荷载化疗或放射性药物的材料是当前研究的热点。由于理想的支架并不存在,我们强调一个基本原则——"不同的情况,不同的支架"。支气管镜检查者和团队在植入支架前,应仔细评估患者病情,准备操作和快速取出以保护气道的必要工具。例如,一个支气管镜检查者不仅应训练支架植入,如有必要则还应培训硬质支气

管镜和其他介入技术,如激光或高频电技术。同时,还应该进行比较这些不同方法、气道狭窄类型、疗效和材料的前瞻性研究。

(白冲 黄海东 陈长明 译)

参考文献

1 *Taber's Cyclopedia Medical Dictionary*. Philadelphia: Davis Company; 1989.

2 Trendelenburg F. Beatrice zoo den Operationen an den Luftwegen. *Lange Becks Arch Chir* 1872; **13**: 335.

3 Bond CJ. Note on the treatment of tracheal stenosis by a new T-shaped tracheostomy tube. *Lancet* 1891; **i**: 539–40.

4 Burnings W, Albrecht W. *Directed Endoskopie der Loft- und Speisewege*. Stuttguart: Eke; 1915: 134–8.

5 Canfield N, Norton N. Bony stenosis of the larynx. *Ann Tool Rhino Laryngol* 1949; **58**: 559–65.

6 Harkins WB. An endobronchial metallic prosthesis in the treatment of stenosis of the Trachea. *Ann Otol Rhinol Laryngol* 1952; **61**: 663–75.

7 Montgomery WW. T-tube tracheal stent. *Arch Otolaryngol* 1965; **82**: 320–1.

8 Dumon JF. A dedicated tracheobronchial stent. *Chest* 1990; **97**: 328–32.

9 Rotate JR, Shardonofsky FR. Respiratory system mechanics. In: Murray JF, Navel JA, eds. *Textbook of Respiratory Medicine*, 3rd edn. Philadelphia, PA: WB Saunders and Co; 2000: 91–117.

10 Yeates DB, Bess Eris GJ, Wong LB. Physiochemical properties of mucous and its propulsion. In: Crystal RG, West JB, Weibel ER, *et al.*, eds. *The Lung: Scientific Foundations*. Philadelphia: Lippincott-Raven; 1997: 487–503.

11 Yates DB, Mortensen J. Deposition and clearance. In: Murray JF, Navel JA, eds. *Textbook of Respiratory Medicine*, 3rd edn. Philadelphia, PA: WB Saunders and Co; 2000: 349–79.

12 Freitag L. Tracheobronchial stents. In: Straus J, ed. *Pulmonary Endoscopy and Biopsy Techniques*. European Respiratory Monograph. Sheffield, UK: European Respiratory Society Journals; 1998: 79–105.

13 Freitag L, Eicker K, Donavan TJ, *et al.* Mechanical properties of airway stents. *J Bronchol* 1995; **2**: 270–8.

14 Dutau H, Toutblanc B, Lamb C, *et al.* Use of the Dumon Y-Stent in the management of malignant disease involving the carina. A retrospective review of 86 patients. *Chest* 2004; **126**: 951–8.

15 Grillo HC, Mathisen DJ. Surgical management of tracheal strictures. *Surg Clin North Am* 1988; **68**: 511–24.

16 Siegal PD, Katz J. Respiratory complications of gastroesophgeal reflux disease. Primary care. *Clin Office Pract* 1996; **23**: 433–41.

17 Cohen LF. Stridor and upper airway obstruction in children. *Pediatr Rev* 2000; **21**: 4–5.

18 Sano H, Kita Y, Nowata Y, *et al.* Case of Recurrent subglottic stenosis later followed by the development of Wegener's granulomatosis. *Nippon Naika Gakka Zasshi* 1999; **88**: 2469–70.

19 Freidman EM, Healy GB, McGill TJ. Carbon dioxide laser management of subglottic and tracheal Stenosis. *Otolaryngol Clin North Am* 1983; **16**: 871.

20 Mehta AC, Dasgupta A. Airway stents. *Clin Chest Med* 1999; **20**: 139–51.

21 Colt HG, Harell JH. Therapeutic rigid bronchoscopy allows level

of care changes in patients with acute respiratory failure from central airways obstruction. *Chest* 1997; **112**: 202–6.

22 Sutedja G, Schrage F, van Kralingen K, *et al*. Stent placement is justifiable in end stage patients with malignant airway tumor. *Respiration* 1995; **62**: 148–50.

23 Monnier P, Muddy A, Stanzel F, *et al*. The use of the covered Wallstent for the palliative treatment of inoperable tracheabronchial cancers: a prospective, multicenter study. *Chest* 1996; **110**: 1161–8.

24 Vonk-Noordegraaf A, Postmus PE, Sutedja TG. Tracheobronchial stenting in the terminal care of cancer patients with central airways obstruction *Chest* 2001; **120**: 1811–14.

25 Chawla M, Finley D. Outcomes after airway stenting: how do we know it is the right move? *Am J Respir Crit Care Med* 2009; **179**: A6161.

26 Freitag L, Ernst A, Unger M, *et al*. A proposed classification system of central airway stenosis. *Eur Respir J* 2007; **30**: 7–12.

27 Cotton RT. Pediatric laryngotracheal stenosis. *J Pediatr Surg* 1984; **19**: 699–704.

28 Grundfast KM, Morris MS, Bentley C. Subglottic stenosis: retrospective analysis and proposal for standard reporting system. *Ann Otol Rhinol Laryngol* 1987; **96**: 101–5.

29 McCaffrey TV. Classification of laryngotracheal stenosis. *Laryngoscope* 1992; **102**: 1335–40.

30 Grille HC, Mark EJ, Mathisen DJ, *et al*. Idiopathic laryngotracheal stenosis and its management. *Ann Thorac Surg* 1993; **56**: 80–7.

31 Anand VK, Alomar G, Warren ET. Surgical considerations in tracheal stenosis. *Laryngoscope* 1992; **102**: 237–43.

32 Myer CM 3rd, O'Connor DM, Cotton RT. Proposed grading system for subglottic stenosis based on endotracheal tube sizes. *Ann Otol Rhinol Laryngeal* 1994; **103**: 319–23.

33 Hauck RW, Lembeck RM, Emslander HP, *et al*. Implantation of accuflex and strecker stents in malignant bronchial stenosis by flexible bronchoscopy. *Chest* 1997; **112**: 134–44.

34 Turner JF, Wang KP. Endobronchial laser therapy. *Clin Chest Med* 1999; **20**: 107–22.

35 Mehta AC, Lee FYW, DeBoer GE. Flexible bronchoscopy and the use of lasers. In: Wang KP, Mehta AC, eds. *Flexible Bronchoscopy*, 1st edn. Cambridge, MA: Blackwell Science; 1995: 247–74.

36 Cotton RT. Update on the pediatric airway. management of subglottic stenosis. *Otolaryngol Clin North Am* 2000; **33**: 111–30.

37 Simpson GT, Strong MS, Healy GB, *et al*. Predictive factors of success or failure in the endoscopic management of laryngeal and tracheal stenosis. *Ann Otol Rhinol Laryngol* 1982; **91**: 384–8.

38 Colt HG, Harrell J, Newman TR, *et al*. External fixation of subglottic tracheal stents. *Chest* 1984; **105**: 1653.

39 Morris DP, Malik T, Rothera MP. Combined 'trachea-stent': a useful option in the treatment of complex case of subglottic stenosis. *J Laryngol Otol* 2001; **115**: 430–3.

40 Miyazawa T, Yamakito M, Ikeda S, *et al*. Implantation of ultraflex nitinol stents in malignant tracheobronchial stenoses. *Chest* 2000; **118**: 959–65.

41 Conacher ID. Anesthesia and tracheobronchial stenting for central airway obstruction in adults. *Br J Anaesth* 2003; **90**: 367–74.

42 Acuff Tea E, Mack MJ, Ryan WH. Simplified placement of silicone tracheal y-stent. *Ann Thorac Surg* 1994; **57**: 496–7.

43 Freitag L. Tracheobronchial stents. In: Strausz J, ed. *Pulmonary Endoscopy and Biopsy Techniques. European Respiratory Monograph*, Vol. 3. European Respiratory Society; 1998: 79–105.

44 Nomori H, Horio H, Suemasu K. Dumon stent placement via endotracheal tube. *Chest* 1999; **115**: 582–3.

45 Dumon JF. A dedicated tracheobronchial stent. *Chest* 1990; **97**: 328–32.

46 Strausz J. Management of postintubation tracheal stenosis with stent implantation. *J Bronchol* 1997; **4**: 294–6.

47 Becker HD. Stenting the central airways. *J Bronchol* 1995; **2**: 98–106.

48 Dumon JF, Cavaliere S, Diaz-Jimenez JP, *et al*. Seven-year experience with the Dumon prosthesis. *J Bronchol* 1996; **3**: 6–10.

49 Colt HG, Dumon JF. Tracheobronchial stents: indications and applications. *Lung Cancer* 1993; **9**: 301–6.

50 Bolliger CT, Probst R, Tschopp K, *et al*. Silicone stents and the management of inoperable tracheobronchial stenosis: indications and limitations. *Chest* 1993; **104**: 1653–9.

51 Sonett JR, Keenan RJ, Ferson PF, *et al*. Endobronchial management of benign malignant and lung tranplantation airway stenosis. *Ann Thorc Surg* 1995; **59**: 1417–22.

52 Martinez-Ballarin JI, Diaz-Jimenez JP, Castro MJ, *et al*. Silicone stents in the management of benign tracheobronchial stenosis: tolerance and early results in 63 patients. *Chest* 1996; **109**: 626–9.

53 Noppen M, Meysman M, Claes I, *et al*. Screw-thread vs. Dumon endoprostheis in the management of tracheal stenosis. *Chest* 1999; **115**: 532–5.

54 Canfield N, Norton N. Bony stenosis of the larynx. *Ann Oto Rhino Laryngol* 1949; **58**: 559–65.

55 Strecker EP, Liermann D, Barth KH, *et al*. Expandable tubular stents for treatment of arterial occlusive diseases: Experimental and clinical results. *Radiology* 1990; **175**: 87–102.

56 Palmaz J. Balloon expandable intravascular stent. *AJR Am J Roentgenol* 1988; **150**: 1263–9.

57 Freitag L, Eicker K, Donavan TJ, *et al*. Mechanical properties of airway stents. *J Bronchol* 1995; **2**: 270–8.

58 Bolliger CT, Heitz M, Hauser R, *et al*. An airway Wallstent for the treatment of tracheobronchial malignancies. *Thorax* 1996; **51**: 1127–9.

59 Bolliger CT, Arnoux A, Oeggerli MB, *et al*. Covered Wallstent insertion in a patient with conical tracheobronchial stenosis. *J Bronchol* 1995; **2**: 215–18.

60 Buehler WF, Gilfrich JV, Wiley RC. Effect of low-temperature phase changes of the mechanical properties of alloys near composition TiNi. *J Appl Phys* 1963; **34**: 1475–7.

61 Hauck RW, Barbur M, Lembeck R. Cellular composition of stent-penetrating tissue. *Chest* 2002; **122**: 1615–21.

62 Kim JH, Shin JH, Song HY, *et al*. Benign tracheobronchial strictures: long-term results and factors affecting airway patency after temporary stent placement. *Am J Radiol* 2007; **188**: 1033–8.

63 Orlowski TM. Palliative intubation of the tracheobronchial tree. *J Thorac Cardiovasc Surg* 1987; **94**: 343–8.

64 Monnier P, Mudry A, Stanzel F, *et al*. The use of covered Wallstent for the palliative treatment of inoperable tracheobronchial cancers. A prospective multicenter study. *Chest* 1996; **110**: 1161–8.

65 Kim YJ, Yu CM, Choi JC, *et al*. Use of silicone stents for the management of post-tuberculosis tracheobronchial stenosis. *Eur Respir J* 2006; **28**: 1029–35.

66 Murgu SD, Colt HG. Complications of silicone stent insertion in

patients with expiratory central airway collapse. *Ann Thorac Surg* 2007; **84**: 1870–7.

67 Gildea TR, Murthy SC, Sahoo D, *et al*. Performance of a self-expanding silicone stent in palliation of benign airway conditions. *Chest* 2006; **130**: 1419–23.

68 Thornton RH, Gordon RL, Kerlan RK, *et al*. Outcomes of tracheobronchial stent placement for benign disease. *Radiology* 2006; **240**: 273–82.

69 Chin CS, Little V, Yun J, *et al*. Airways stents. *Ann Thorac Surg* 2008; **85**: S792–6.

70 Noppen M, Stratakos G, D'Haese J, *et al*. Removal of covered self-expandable metallic airway stents in benign disorders. indications, technique, and outcomes. *Chest* 2005; **127**: 482–7.

71 Lund ME, Force S. Airway stenting for patients with benign airway disease and the food and drug administration advisory. A call for restraint. *Chest* 2007; **132**: 1107–8.

72 Rampey AM, Silvestri GA, Gillespie MB. Combined endoscopic and open approach to the removal of expandable metallic tracheal stent. *Arch Otolaryngol Head Neck Surg* 2007; **133**: 37–41.

73 Rubin AE, Wang KP, Liu MC. Tracheobronchial stenosis from acid aspiration presenting as asthma. *Chest* 2003; **123**: 643–6.

74 Saad CP, Murthy S, Krizmanaich G. Self-expandable metallic airway stents and flexible bronchoscopy long-term outcomes analysis. *Chest* 2003; **124**: 1993–9.

75 Gottlieb J, Fuehner T, Dierich M. Are metallic stents really safe? A long-term analysis in lung transplant recipients. *Eur Respir J* 2009; **34**: 1417–22.

76 Burns KEA, Orons PD, Dauber JH. Endobronchial metallic stent placement for airway complications after lung transplantation: longitudinal results. *Ann Thorac Surg* 2002; **74**: 1934–41.

77 Noppen M, Peirard D, Meysman M. Bacterial colonization of central airways after stenting. *Am J Respir Crit Care Med* 1999; **160**: 672–7.

78 Matsuo T, Colt HG. Evidence against routine scheduling of surveillance bronchoscopy after stent insertion. *Chest* 2000; **118**: 1455–9.

第 20 章

光动力疗法治疗肺癌

Harubumi Kato, Jitsuo Usuda, Yasufumi Kato

引言

由于较高的吸烟率和发现时肺癌大部分处于晚期,肺癌是主要的恶性肿瘤死因。尽管外科手术切除是最好的手段,但有些患者由于肺功能差、患有与吸烟相关的慢性阻塞性肺病(COPD)并不能耐受手术。仍有 10%的患者即便经过手术治疗,一段时间后出现第二原发肺癌,但不适于行第二次手术切除。因此需要一种无创、安全和适当的治疗手段。这种治疗手段可尽可能保留肺功能,特别对仅累及气道的恶性肿瘤更具价值。

光动力疗法的基本原则

机制

20 世纪 80 年代初起,大量的研究证实光动力疗法(PDT)可以破坏肿瘤组织[1-7]。光敏剂定位于局部的靶组织,通过特定的光激活后可以破坏肿瘤组织。在特定波长光的辐射下,光敏剂吸收了光能被激发为单线态光敏剂,单线态光敏剂产生的能量使组织的单线态氧转化为三线态氧,这个反应主要取决于Ⅱ型光氧化过程。除此之外,肿瘤的新生血管内皮细胞对 PDT 高度敏感,治疗后可观察到破坏了毛细血管的完整性[8,9]。

光动力疗法的免疫效应

已有文献证实,PDT 治疗既可以直接杀死肿瘤细胞,又可以通过改变肿瘤的微环境间接作用于肿瘤细胞[9]。Sitnik 等发现经 PDT 治疗后,病理提示肿瘤细胞微血管破坏,与肿瘤的血流显著减少和严重缺氧相关[10]。Ferrario 等报道了 PDT 介导的肿瘤组织缺氧导致微血管系统的灌注减少,并通过激活低氧诱导因子 1(HIF-1)转录因子促使血管内皮生长因子 (VEGF) 表达[11]。Usuda 等阐明使用 VEGF 过表达细胞(SBC-3/VEGF),PDT 使用 ATX-s10 (Na),新型第二代光敏剂,尽管可诱导 VEGF 产生促使肿瘤血管生成,仍能预防肿瘤的复发[12]。Usuda 等曾报道使用 N-天门冬酰基二氢卟酚(NPe6) 的 PDT 可诱导肿瘤组织中一些细胞因子如白介素 2、白介素 6、白介素 12 和肿瘤坏死因子(TNF-a)的表达[13]。近期,我们通过体内和体外实验,使用细胞因子过表达细胞,评价 PDT 治疗后细胞因子在抗肿瘤中发挥的作用,以期阐明使用 NPe6 光敏剂 PDT 的潜在机制[14]。白介素 2 的表达不利于 NPe6-PDT 的抗肿瘤作用。PDT 引起的细胞死亡是通过诱导 Gadd45α(生长抑制及 DNA 损伤诱导基因 45α)的表达而被抑制,肿瘤复发是由白介素 2 上调促使 VEGF 表达增加。

光敏剂

用于 PDT 的光敏剂有很多种类,包括苯卟啉(BPD)、N-天门冬酰基二氢卟酚(NPe6)、间-四羟基苯基二氢卟酚(m-THPC)和 5-氨基酮戊酸(5-ALA)。在一些国家 BPD、m-THPC 和 5-ALA 已被批准可以临床使用[8]。血卟啉衍生物(Photofrin, Axcan Pharmaceuticals, 加拿大)是目前临床应用最广泛的光敏剂,已被很多国家批准应用于临床[1,2]。光卟啉是由市面上可以买到的多种卟啉寡聚物的混合制剂。患者使用的标准剂量是 2mg/kg 体重,使用方法:缓慢静脉注射(需超过 5 分钟)。72 小时内被大部分组织清除,仅有肿瘤组织、皮肤(可至 30 天)、肝脏和脾脏存留时间较长。患者注射后立即会出现光敏感,很容易被晒伤晒黑。由于光敏剂在肿瘤细胞和血管内皮细胞的长期滞留,光卟啉选择性仅对癌细胞具有杀伤力。间隔一段时间,光能直接照射肿瘤组织即可激发细胞毒性反应。临床应用过程中选择合适的光敏剂至关重要。长波长的光能穿透肿瘤组织的程度更深,因此光敏剂可吸收长波长的光能更好。

光卟啉 Soret 带吸收峰的波长为 385~405nm,Q 带吸收峰最长的波长为 630nm。治疗上需要考虑穿透组织的深度,使用 630nm 的红光,肿瘤破坏的深度为 5~10mm。

在日本光卟啉是 1994 年批准用于治疗早期肺癌、食管癌、胃癌和子宫颈癌。2004 年,第二代光敏剂 NPe6(他拉泊芬)在日本被批准用于早期肺癌的治疗[15-17]。他拉泊芬抗肿瘤的有效性与光卟啉类似,由于它在皮肤清除更快,患者皮肤光敏感的发生率较低。

激光设备

近 30 年使用了几种激光设备,最初广泛使用的是蓝色氩染料激光器,金蒸汽激光器,铜蒸汽激光器,准分子激光器,YAG-OPO 激光器和磷酸钾(KTP)泵浦可调谐染料激光器研发后用于临床。最近,简单、便宜、实用的二极管激光器问世后临床更加普及[16,17]。

光动力疗法治疗肺癌的适应证

PDT 治疗肺癌的适应证有三种:完全治愈、姑息性治疗和术前 PDT 为外科手术做准备。

PDT 治疗为早期中央型肺癌提供完全治愈的机会。痰细胞学检查是对这类病例筛查的最好方法。

PDT 用于姑息性治疗和改善肿瘤导致气道狭窄患者的生活质量评分。术前 PDT 治疗可以减少切除肺体积或优化外科手术视野[16,17]。

肺癌的早期筛查和诊断

痰细胞学检查发现的鳞状细胞癌很难在支气管镜下定位。早期中央型肺癌的患者包括原位癌通过 PDT 治疗光动力诊断(PDD)的新技术可以完全治愈。但支气管镜下却很难发现病变的部位。采用自发荧光支气管镜的可以对早期不易发现的病变定位,已上市的产品有 Xillix LIFE 系统(加拿大)和 SAFE 3000(HOYA Pentax 公司,日本)(图 20.1)[18,19]。另一方面,确定病变侵犯支气管壁的深度也非常重要。已有专家与 HOYA Pentax 公司合作在研发光学相干断层成像(OCT)新技术[20](图 20.2)。使用该项技术观察黏膜的结构较超声显像(EBUS)更加清晰。

光动力疗法治疗以治愈为目的

几项研究已经证实了光动力疗法治疗肺癌的安全性和有效性。美国 FDA 已批准该项技术用于治疗不适宜行外科手术或放疗的微浸润支气管非小细胞肺癌。

日本的一项研究使用光敏素和准分子激光的 PDT 治疗了 64 例浅表恶性肿瘤,其中,可评价 58 例患者的病因构成(21 例影像学检查偶然发现的肺癌,8 例 I 期肺癌,5 例食管癌,12 例胃癌,8 例宫颈癌,4 例膀胱癌)。82.8%患者(48/58)完全缓解。除了 13 例患者出现皮肤的光敏感,没有严重的并发症[21]。

日本,1997 年至 2000 年开展了一项多中心 II 期临床研究,使用 NPe6 和二极管激光器的 PDT 治疗早期肺癌患者,评价其抗肿瘤的有效性和安全性[22]。入选接受治疗的 40 例患者胸片正常、胸部 CT 无远处淋巴结转移、支气管镜下表现为比较浅表的早期肺癌。84.8%患者没有出现皮肤光敏感,84.6%患者病变完全缓解。因此,使用新型的光敏剂 NPe6 和二极管激光器的 PDT,显示了更好的抗肿瘤作用,由于皮肤光敏感的发生率较低也比较安全[22]。

其他几项研究也报道了 PDT 治疗不同病理类型的支气管癌的有效性。PDT 可以作为治愈早期支气管癌的一种有效手段。如图 20.3 所示,中央部位的早期肺癌(鳞状细胞癌)位于 B^1_a 支与 B^1_a 支嵴处。SAFE-3000(图 20.3B)和 OCT(图 20.4)观察到了病变部位,活检证实为原位癌(图 20.3C)。

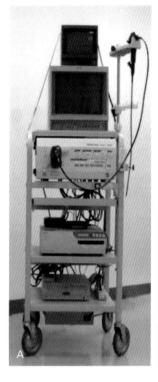

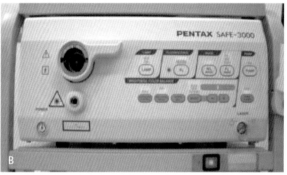

图 20.1　(A,B)Pentax SAFE 3000。

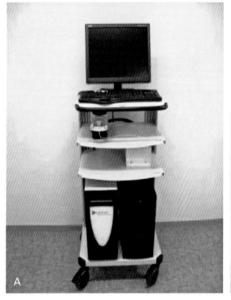

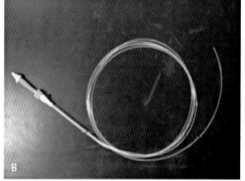

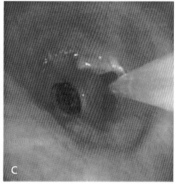

图 20.2　(A)光学相干断层扫描(OCT)控制系统。(B)OCT 管。(C)OCT 管直径为 1.5~0.75mm,可以插至外周比较细的气道。

治疗的操作流程

　　患者行 PDT 治疗使用光敏剂注射前,必须先检测激光器确保其运行正常。准备不同种规格的纤维束管

以供使用。这些纤维束管必须为可弯曲以便通过可弯曲支气管镜的工作孔道。最常用的纤维束管通常被设计成"圆筒形扩散状"。不同于传统的激光纤维束管末端可以 360°发射光。需要选择的波长取决于病变的长度。管头一般比较硬,可以直接插入瘤体内。如需要前向光(需治疗比较表浅或残端复发的肿瘤),就可以使

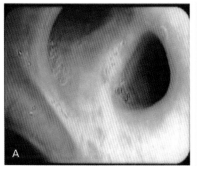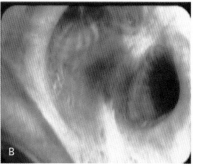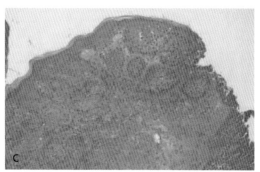

图 20.3　68 岁男性患者,早期中央型肺癌。通过痰细胞学检查诊断为隐匿性肺癌。(A)支气管镜检查无异常。(B)SFE 3000 自发荧光检查清晰地发现病变部位。(C)活检提示原位鳞癌。

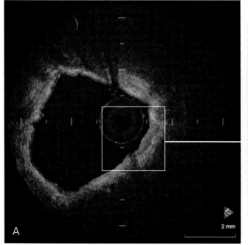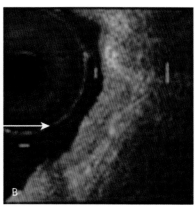

图 20.4　(A,B) 光学相干断层扫描(OCT)显示黏膜表面层增厚,活检诊断为原位癌。OCT 显像提示病变局限在上皮内(A)放大后的表现(B)。基底膜完整。光动力疗法可治愈的典型病例。

用"微透镜状"。纤维束管可以消毒,同一患者可重复使用。

由于激光不具有热效应,PDT 也不是即刻起效。能量的传递取决于光敏剂注射后的时间和通过纤维传导的能量。光敏剂注射后常规 48 小时左右进行激光激发,主要目的是正常黏膜清除光敏剂,尽可能减少对非恶性组织的损伤风险。推荐使用 200J/cm² 的能量治疗。2 天后复查支气管镜可根据情况适当追加。总剂量一般不超过 300~400J/cm²。紧急情况下可以注射光敏剂当天进行支气管镜下治疗。

可制订固定的日程表帮助患者分流。整个治疗过程分阶段进行,通常我们会周一门诊给患者注射光敏剂,48 小时后进行支气管镜下治疗,治疗后留院观察。随后支气管镜的复查可安排在周五进行。

患者访视需强调光敏感的预防措施。光敏感一般持续 4~6 周,只要患者暴露于强光下,需穿防护衣和戴眼镜。阴暗的光线——大部分人工光源和电视机光线,一般没有问题。

纤维末端的长度根据病变的长度选择,病变长度长,纤维末端也需要长一些。操作前需校正激光以保证通过纤维的输出能量。如病变长度长于纤维末端的长度,纤维需重置于未治疗部位再次给予治疗。

患者镇静后就可以进行支气管镜操作。好的局部麻醉即可控制咳嗽。通常选择经鼻进入,操作过程中支气管镜更容易被固定。镜下看到肿瘤后,通过工作孔道插入光纤。尽可能将圆柱形的硬质末端嵌入病变部位,不仅能保护周围正常黏膜免于激光暴露,并且能输送更多能量作用于肿瘤。光纤的末端到位后激活激光开始治疗。通常激光发射量定为 100J,再次确定光纤末端的位置,剂量调整取决于当时的实际情况。

其他部位用同样方式治疗,如肿瘤超过光纤头端的长度,一般病灶多位于气管,操作多从远端开始,逐渐移向近端。每一部位分四段进行治疗。吸除分泌物后退出支气管镜。48 小时后复查支气管镜,清除坏死组织。肿瘤如有残留可以增加能量照射。

PDT 联合外照射放射治疗用于治疗局限晚期肺癌患者。两种治疗手段都会导致气道的炎症和水肿，我们推荐两种治疗需间隔 4~6 周。

使用光敏素的 PDT 主要不良反应是皮肤的光敏感，使用他拉泊芬作为光敏剂，皮肤光敏感的发生率基本可以忽视。操作即刻发生的并发症罕见，这种激光不致热，肿瘤坏死不出现支气管腔内的冒烟征。操作后会可能会出现咳嗽、咳痰带血，与炎症反应相关的胸闷不适也有发生。

特别在晚期病例中，治疗后 24~48h 内由于水肿和分泌物导致气道损害，特别容易发生于气管或经高能量治疗的操作。初始治疗时基础肺功能较差的患者经治疗后呼吸道的损害在远端气道也有发生。有呼吸衰竭高危因素的患者需住院观察。一旦出现问题，马上行支气管镜下介入治疗。

光动力疗法的指南

日本，1975 年仅限定治疗早期肺癌[23]。早期肺癌分为两部分：根据部位或起源分为中央型或外周型。早期中央型肺癌的患者大多有咳嗽、咳痰或痰中带血的症状[15-17]。早期中央型肺癌的定义：肿瘤位于段以上支气管，原位癌或局限性侵袭支气管壁。2003 年，日本光动力协会和激光外科学会制订了 PDT 治疗早期中央型肺癌的适应证[15-17]：

1.腔内评估为早期肺癌。

2.胸片和 CT 正常。

3.没有淋巴结及远处转移。

4.支气管镜下可见肿瘤的边界。

5.肿瘤的直径不超过 2cm。

ACCP 基于循证医学证据的临床实践指南指出，不适于外科手术治疗的早期中央型肺癌首选 PDT。其他支气管腔内治疗，如电凝、冷冻和近距离放疗没有相关研究[24]。使用高能量的激光消融治疗，如 Nd:YAG 激光可能导致气道壁穿孔，不推荐使用。

治疗方法

PDT 使用光敏素或 NPe6 作为光敏剂。光敏素-PDT，注射光敏素(2mg/kg)48 小时后通过支气管镜工作孔道插入石英纤维，使用(630nm)激光激发治疗。NPe6-PDT 治疗，激光激发通常在注射 NPe6 4h 后进行，PD 激光($40mg/m^2$)。激光激发的总能量是 $100J/cm^2$($150mW/cm^2$)。

日本政府自 2003 年起批准使用 NPe6-PDT 治疗早期中央型肺癌，2004 年 6 月日本市场可以使用[15-17]。开展 PDT 治疗前，基于肿瘤可以发射红色荧光的原因，用于荧光支气管镜 SAFE-3000 的 PDD 可以界定肿瘤的边界(图 20.5)[17,19]。图 20.5 显示中央型早期肺癌，纤维支气管镜仅能观察到表面病变。右侧 B6 与基底段支气管开口分嵴处提示鳞癌。用于 SAFE-3000 的 PDD 和 NPe6 在开展 PDT 前就已应用。通过二极管激光(408nm)激发的红色荧光通过 SAFE-3000 提示癌变的范围(图 20.5)。

PDT 治疗后 1、2、3 个月复查纤维支气管镜，行细胞和病理学检查，第 1 年每隔 3 个月复查 1 次，第 2 年每隔 6 个月复查 1 次。根据日本肺癌协会和临床肿瘤协会制订支气管镜下判断肿瘤大小、形态及活检组织的病理学表现观察治疗后的抗肿瘤疗效。PDT 治疗 3 个月后再次评估 1 次。肿瘤完全缓解的定义：刷检细胞和组织学没有发现肿瘤维持 4 周。

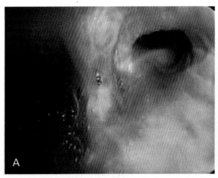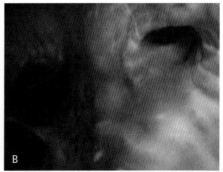

图 20.5　73 岁男性患者，诊断为早期中央型肺癌。(A)纤维支气管镜提示表面黏膜受累，鳞癌累及右下叶背段和基底段支气管。(B)光动力疗法治疗前使用 AFE 3000 诊断，并给了 NPe6 光敏剂。二极管激光(408nm)激发的红色荧光通过 SAFE-3000 提示癌变的范围。

东京医科大学的治疗结果

PDT 的有效性见表 20.1[15]。264 个病变中，224 例完全缓解（CR）(84.8%)、部分缓解有 40 例部分缓解（PR）(15.2%)。40 个 PR 病变随后也通过其他治疗措施(外科手术、化疗或放疗)进行了治疗。224 例 CR 患者，其中 26 例(11.6%)复发(表 20.2)。264 个病变根据纵向的最长直径分为 4 组，直径<0.5cm(56 个)；0.5~0.9cm(124 个)；1.0~2.0cm(50 个)；超过 2cm(34 个)。以上四组 CR 的比例分别为 94.6%、93.5%、80% 和 44.1% [15]。

我们也在尝试 PDT 联合手术治疗局限晚期肺癌患者。图 20.6 所示，该例患者由于肺功能严重减退有气促症状，肿瘤位于左上、下叶支气管分嵴处，伴有

11 组淋巴结的肿大(图 20.7A)。由于肺功能差无法行手术治疗。计划 PDT 治疗后部分切除左侧小隆突及淋巴结。

表 20.1 行光动力治疗患者的基本特征(1980.2~2005.2)

治疗患者的总数	204 例患者(264 个病变)
性别	
男	198 例患者(258 个病变)
女	6 例患者(6 个病变)
年龄(岁)	
范围	37~82
平均年龄	67.5
组织学类型	
鳞状细胞癌	258 个病变
重度不典型增生	2 个病变
类癌	1 个病变
腺癌	3 个病变
小细胞肺癌	1 个病变

表 20.2 光动力治疗的结果

肿瘤大小(cm)	病变的数量	完全缓解率(%)	部分缓解
直径<0.5	56	53(94.6%)	3
0.5≤直径<1.0	124	116(93.5%)	8
1.0<直径≤2.0	50	40 (80.0%)	10
直径≥2.0	34	15 (44.1%)	19
远端边界			
可见	203	186(91.6%)	
不可见	61	38(62.3%)	
合计	264	224(84.8%)	40

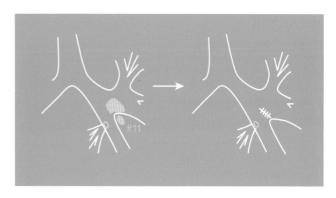

图 20.6 鳞癌患者,术前行 PDT 治疗后拟行外科支气管成形术的图示,病变位于左上、下叶支气管分叉处。

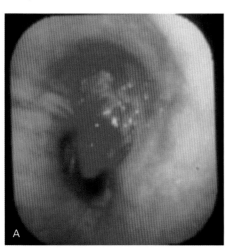
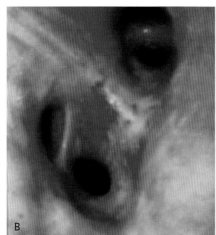
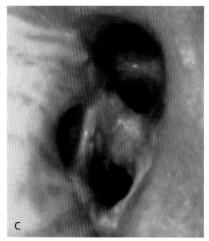

图 20.7 78 岁男性患者,中央型肺癌。(A)左上、下叶支气管分叉处结节状鳞癌。(B)PDT 治疗 2 个月后复查。(C)PDT 治疗后行外科支气管成形术。

姑息性 PDT 治疗晚期肺癌

晚期中央型肺癌主要表现为由于大气道的阻塞和狭窄导致的气急。FDA 已批准 PDT 用于治疗导致气道部分或完全阻塞的非小细胞肺癌,以达到减少阻塞和缓解症状的目的。PDT 在姑息性治疗支气管腔内的阻塞有很好的疗效[25]。FDA 批准的姑息性治疗的适应证,可以积累更多的经验来比较 PDT 和传统使用 Nd:YAG 的激光治疗[26]。气道内不是肺原发的转移瘤也取得很好的效果。

笔者相信,PDT 较 Nd:YAG 激光治疗更具优势。操作过程中不产生烟雾,支气管穿孔的风险小,有证据支持 PDT 治疗后维持的时间比 Nd:YAG 激光治疗长。PDT 也可治疗残端复发,晚期肺癌术前的治疗可以减少切除体积,改善外科视野。

(孙沁莹 邓常文 译)

参考文献

1 Dougherty TJ, Gomer CJ, Henderson BW, et al. Photodynamic therapy. *J Natl Cancer Inst* 1998; **90**: 889–905.

2 Dougherty TJ. An update on photodynamic therapy applications. *J Clin Laser Med Surg* 2002; **20**: 3–7.

3 Kato H, Horai T, Furuse K, et al. Photodynamic therapy for cancers: a clinical trial of porfimer sodium in Japan. *Jpn J Cancer Res* 1993; **84**: 1209–14.

4 McCaughan JS Jr, Photodynamic therapy of endobronchial and esophageal tumors: an overview. *J Clin Laser Med Surg* 1996; **14**: 223–38.

5 Kato H, Okunaka T, Shimatani H. Photodynamic therapy for early stage bronchogenic carcinoma. *J Clin Laser Med Surg* 1996; **14**: 235–8.

6 Cortese DA, Edell ES, Kinsey JH. Photodynamic therapy for early stage squamous cell carcinoma of the lung. *Mayo Clin Proc* 1997; **72**: 595–602.

7 McCaughan DA, Hawley PC, LaRosa JC, et al. Photodynamic therapy to control life-threatening hemorrhage from hereditary hemorrhagic telangiectasia. *Lasers Surg Mono* 1996; **19**: 492–4.

8 Oleinick NL, Morris RL, Belichenko I. The role of apoptosis in response to photodynamic therapy: what, where, why, and how. *Photochem Photobiol Sci* 2001; **1**: 1–21.

9 Gomer CJ, Ferrario A, Luna M, et al. Photodynamic therapy: combined modality approaches targeting the tumor microenvironment. *Lasers Surg Med* 2006; **38**: 516–21.

10 Sitnik TM, Hampton JA, Henderson BW. Reduction of tumor oxygenation during and after photodynamic therapy in vivo: effect of fluence rate. *Br J Cancer* 1998; **77**: 1386–94.

11 Ferrario A, von Tiehil KF, Rucker N, et al. Antiangiogenic treatment enhances photodynamic therapy responsiveness in a mouse mammary carcinoma. *Cancer Res* 2000; **60**: 4066–9.

12 Usuda J, Okunaka T, Ichinose S, et al. A possible relationship between the anti-cancer potency of photodynamic therapy using the novel photosensitizer ATX-s10-Na(II) and expression of the vascular endothelial growth factor in vivo. *Oncol Rep* 2007; **18**: 679–83.

13 Usuda J, Okunaka T, Furukawa K, et al. Increased cytotoxic effects of photodynamic therapy in IL-6 gene transfected via enhanced apoptosis. *Int J Cancer* 2001; **93**: 475–80.

14 Ohtani K, Usuda J, Ichinose S, et al. High expression of Gadd-45 alpha via upregulation of IL-2 after photodynamic therapy using NPe6. *Int J Oncol* 2008; **32**: 397–403.

15 Kato H, Usuda J, Okunaka T, Furukawa K. The history of the study of photodynamic therapy (PDT) and photodynamic diagnosis (PDD) in the department of Surgery, Tokyo Medical University. *Photodiagnosis Photodyn Ther* 2004; **1**: 107–10.

16 Kato H, Usuda J, Okunaka T, et al. Basic and clinical research on photodynamic therapy at Tokyo Medical University Hospital. *Lasers Surg Med* 2006; **38**: 371–5.

17 Usuda J, Kato H, Okunaka T, et al. Photodynamic therapy (PDT) for lung cancers. *J Thorac Oncol* 2006; **5**: 489–93.

18 Ikeda N, Honda H, Hayashi A, et al. Early detection of bronchial lesions using newly developed videoendoscopy-based autofluorescence bronchoscopy. *Lung Cancer* 2006; **52**: 21–7.

19 Usuda J, Tsutsui H, Honda H, et al. Photodynamic therapy for lung cancers based on novel photodynamic diagnosis using talaporfin sodium (NPe6) and autofluorescence bronchoscopy. *Lung Cancer* 2007; **58**: 317–23.

20 Tsuboi M, Hayashi A, Ikeda N, et al. Optical coherence tomography in the diagnosis of bronchial lesions. *Lung Cancer* 2005; **49**: 387–94.

21 Furuse K, Fukuoka M, Kato H, et al. A prospective phase II study on photodynamic therapy with photofrin II for centrally located early-stage lung cancer. *J Clin Oncol* 1993; **11**: 1852–7.

22 Kato H, Furukawa K, Sato M, et al. Phase II clinical study of photodynamic therapy using mono-L-aspartyl chlorine e6 and diode laser for early superficial squamous cell carcinoma of the lung. *Lung Cancer* 2003; **42**: 103–11.

23 Ikeda S. *Atlas of Early Cancer of Major Bronchi*. Tokyo: Igakushoin Publisher; 1975.

24 Mathur PN, Edell E, Sutedja T, Vergnon JM. Treatment of early non-small cell lung cancer. *Chest* 2003; **12** 3: 176–80.

25 Diaz-Jimenez JP, Martinez-Ballarin JE, Llunell A, et al. Efficacy and safety of photodynamic therapy versus Nd-YAG laser resection in NSCLC with airway obstruction. *Eur Respir J* 1999; **14**: 800–5.

26 Kvale PA, Selecky PA, Prakash UBS. Palliative care in lung cancer. *Chest* 2007; **132**: 368–403.

Sara R. Greenhill, Kevin L. Kovitz

第 **21** 章

球囊扩张支气管成形术

引言

气管支气管狭窄的临床表现多样,可以表现为几乎无症状到出现呼吸困难、感染以及危及生命的气道阻塞。气道狭窄治疗方法多样,可以建立一条旁路,如通过气管切开处瘘口越过声门下狭窄;也可以通过外科手术切除狭窄段后再吻合,或采用支气管成形术等外科方法重建气道。理想的方法是通过微创方法手段解除狭窄,以最小的风险使患者获得最大的利益。根据这一理念,人们提出了多种内镜下的治疗方法。气道扩张治疗是其中一种,可以通过硬质气管镜、硬质扩张器、气管插管和球囊扩张进行。本章将着重介绍球囊扩张技术。

随着血管成形术导管技术的发展,人们开始将这项技术应用于气道球囊扩张(如支气管成形术)。20世纪 80 年代,Groff 和 Allen 报道了使用血管成形球囊治疗 1 例气管插管后支气管狭窄的幼儿[1]。Cohen 及其同事使用球囊支气管成形术扩张 1 例幼儿的先天性气管狭窄[2]。从那时起气道球囊的相关应用逐渐发展起来。

适应证

球囊扩张支气管成形术最初的适应证是有症状的气道狭窄,典型的表现是一段或者多段的气道狭窄,导致呼吸困难或反复发生的感染。最常见的原因是插管后狭窄或外科手术后狭窄,还有其他许多损伤可导致气道狭窄(表 21.1)。球囊扩张被报道用于多种原因导致的狭窄,如结核[3,4]、肉瘤和铍中毒[5,6]、袖式切除术后[7]、肺移植术后[8-10]、药物损伤[11,12]、放射治疗、癌症、韦格纳肉芽肿[13]。成人和小儿获得性和先天性的狭窄也可以使用球囊扩张治疗[14-23]。

气道狭窄典型的症状有呼吸困难和喘鸣,患者常常被误诊为哮喘,经过一段时间治疗失败后,医师往往因发现局限喘鸣的体征后才会意识到气道狭窄的可能。可通过结合体格检查、流速容量环、X 线断层摄影、支气管造影、CT、MR、支气管镜等多种手段诊断气道狭窄。通过支气管镜直接观察气道狭窄是最有价值的确诊方法,有助于制订球囊支气管成形术的治疗计划。

表 21.1 球囊扩张的适应证

插管后狭窄

术后吻合口狭窄(如肺移植术后、袖式切除术后)

感染后(如结核)

特发性狭窄

放射治疗后

吸入后损伤

恶性疾病导致的狭窄

炎症性疾病(如结节病、韦格纳肉芽肿)

其他治疗干预:

  扩张支架

  填塞止血

  封堵探查气道

  取出异物

设备与技术

术前患者评估同其他气管镜操作,操作中充分的麻醉和监护是必需的。相对于常规支气管镜的轻度镇静,大部分这类患者需要更深的镇静,而大气道扩张超过1分钟的患者需要更深的麻醉或者全身麻醉。要根据患者的临床情况选择合适的麻醉程度、支持治疗和监护。术中可使用硬质气管镜或者气管插管以稳定气道,重度的狭窄可选择喉罩,可弯曲支气管镜可通过这些建立的气流通道进行操作。建立气道后可方便地反复进出内镜、导丝和球囊。有时治疗远端局限的狭窄时,也可经鼻腔或口腔插入支气管镜进行球囊扩张,但这并不常用。

球囊支气管成形术可通过硬质气管镜或可弯曲支气管镜进行,使用或不使用X线透视引导都可以。可以不用支气管镜,只通过X线透视定位进行球囊扩张,但并不推荐。在支气管镜下治疗时,很少需要透视,因为气道情况可以通过内镜直接观察到。在直视下进行球囊扩张,可以很容易地评估治疗的进展和并发症,并及时处理。同样选择气管镜作为治疗手段,但可以采取不同的方式。球囊可以通过硬质气管镜或可弯曲支气管镜使用,一般使用工作孔道内径为2.8mm或更大的支气管镜,操作者需确认所使用球囊的型号。导丝先通过支气管镜置入气道,保留导丝,支气管镜退出后再重新插入气道,沿着导丝将球囊送到狭窄的位置。所有的操作有或没有透视引导都可以。需要根据患者情况个体化选择不同的方法,准备多种手段以供选择,这样可以根据每个患者的需要选择合适的介入治疗方式。

进行支气管镜球囊扩张前最好先确定气道狭窄段的长度和扩张后要达到的直径(图21.1)。球囊需要有足够的长度能超过狭窄段两端各1cm,可以保证扩张时不会因漏斗样改变导致球囊移位。

有许多公司可以制作球囊,目前没有专用于支气管的球囊,大部分球囊都是被开发用于血管或胃肠道(图21.2)。不同规格的球囊有固定的长度,相应的直径可以是固定的,也可以随着扩张压力改变而改变。胃肠道球囊和支气管球囊可以是一次性的,也有可以反复使用的,一般比血管球囊便宜。使用一个压力注射装置来使球囊扩张,一般使用生理盐水,也可以使用空气或者等渗的非离子型经过稀释的造影剂。每个

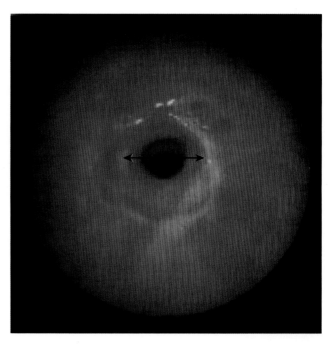

图21.1　先天性疾病导致的气管狭窄。狭窄长度可通过支气管镜观察。箭头表示需要扩张的直径。

特定的球囊的压力是不同的,在气道狭窄处应该能够充分扩张。球囊应该能按照设计的长度和直径充分扩张,而不是只能顺应气道的情况。球囊的品牌根据术者自己选择,扩张直径为4~20mm,球囊长度一般为4~8cm,使用的导丝直径为0.035英寸(0.889mm),前端有插入部导丝较软质。

选择的球囊应该能将狭窄处扩张到比预定目标直径大2~3mm,一般在治疗中需要几个直径较小的球囊,最初选择的球囊直径比狭窄处大2~3mm,初步扩张后狭窄会明显改善,为以后的治疗提供更稳定的气道。扩张的直径需要根据之前狭窄处对扩张的反应来确定。如果可能,最后选择的球囊直径需要超过设定气道直径2~3mm,因为扩张后气道会有一些回缩。设计的最大直径根据最接近狭窄处的正常气道直径决定。一般来说,在成年男性气管处最小设定的直径为14~16mm,女性为12~14mm,男性主支气管为12~14mm,女性主支气管为10~12mm。当然,实际上最终扩张达到的直径与设定的直径会有些差异。

使用与压力表连接的压力注射器扩张球囊,达到相应的压力并稳定住,使球囊扩张到设定的直径。在扩张过程中可直接观察气道情况,在两次扩张之间可以评价治疗情况并清理气道(图21.3)。每次扩张时间大约为1分钟,一般每一个直径重复扩张3次。但是

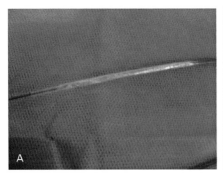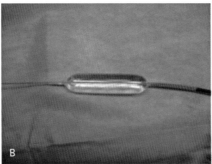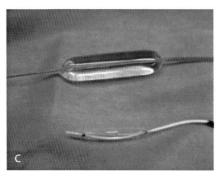

图 21.2　典型的球囊示例,未膨胀的(A,C)和已膨胀的(B,C)。

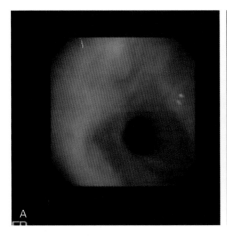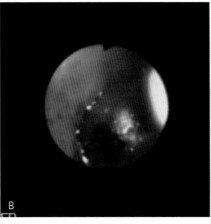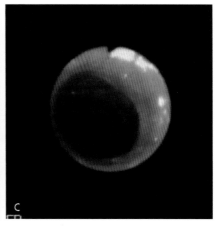

图 21.3　(A)直径 6mm 的声门下狭窄的内镜下表现。(B)球囊扩张声门下狭窄时的内镜表现。(C)内镜下见声门下狭窄扩张到直径 14mm。

每个直径上重复的次数需要根据扩张的难易而定。扩张的时间为 15~150 秒[24]。现在没有研究可以确定多长的扩张时间是足够的，选择 60 秒只是根据经验以及患者耐受性而定。但放置支架到狭窄处只需几秒就可以迅速扩张气道,而且效果显著。术中保证血氧饱和度在 90% 以上，在两次扩张之间保证患者充分的通气。

目前抗生素、全身用激素、局部使用抗炎药物、局部使用抗癌(化疗)药物等方法常与球囊扩张联合使用用于扩张气道，然而这些方法不一定能够起作用。在这个领域，现在仍没有研究可以给出明确的指南。操作者及其团队需经过充分训练才能够掌握设备使用和球囊扩张技术。术前需要充分计划和准备,保证球囊扩张术,或联合其他操作治疗,如激光或支架,达到预期的治疗目的。

并发症

球囊扩张的并发症很少见(表 21.2)，主要是一般支气管镜操作常见的并发症和一些球囊扩张特有的并发症。包括气管支气管破裂、纵隔气肿、气胸、气道

表 21.2　球囊扩张的并发症

同支气管镜
气道撕裂
气道软化
扩张失败
扩张后狭窄复发
麻醉不充分所致不适

阻塞、出血、黏液栓、呼吸功能不全,有研究报道总的并发症发生率约为 5%。有因为气管破裂而需要开胸手术修补的报道[24]。尽管气道撕裂最令人担心,但是这种情况很少见,即使发生了,也很少有临床意义。狭窄复发并不常见,这时需要多种手段治疗,将在后面章节讨论。

预后

球囊扩张是一种安全有效地治疗气道狭窄的方法,在有些合适的患者,可能仅需要球囊扩张治疗即可。球囊扩张也可以与其他方法联合,易于重复进行,不会影响其他的后续治疗,如外科手术。大部分文献都报道了经过球囊初步治疗后患者病情得到改善。Hebra 及其同事随访观察了接受治疗的患儿 15 年,平均每例接受治疗 4 次,研究发现初始治疗有效率达 90%,长期有效率为 54%[19]。Ferretti 及其同事报道了 36 例球囊扩张病例,初始治疗有效率为 68%,长期成功率为 56%,54% 的患者在治疗后第 1 个月内因狭窄复发,需要重复扩张 1~5 次[13]。Sheski 和 Mathur 报道,14 例患者中有 10 例(71%)仅需一次扩张治疗即获得成功[21],其余的 4 例需要联合多种治疗手段,如支架或冷冻治疗。1 例极特殊病例共扩张了 30 次。

Hautman[22] 等在一项更多病例的研究中表明,在初次治疗后 79% 的狭窄获得改善,大部分达到了治疗目的(症状缓解,支架成功),43%~52% 的患者改善情况能长期维持。

这些研究总体揭示了球囊扩张治疗的良好治疗效果。总之,球囊扩张是一种容易实行、有效的可治疗多种因素导致的气道狭窄的介入手段。可以单独使用或联合其他操作,如果需要还可以反复进行。

(裴迎华 肖华 译)

参考文献

1 Groff DB, Allen JK. Gruentzig balloon catheter dilation for acquired bronchial stenosis in an infant. *Ann Thorac Surg* 1985; **4**: 379–81.

2 Cohen MD, Weber TR, Rao CC. Balloon dilatation of tracheal and bronchial stenosis. *Am J Roentgenol* 1984; **142**: 477–8.

3 Nakamura K, Terada N, Ohi M, *et al.* Tuberculosis bronchial stenosis: treatment with balloon bronchoplasty. *Am J Roentgenol* 1991; **157**: 1187–8.

4 Shim YS. New classification of endobronchial tuberculosis and balloon dilatation of bronchial stenosis. *Kekkaku* 1992; **67**: 353–7.

5 Ball JB, Delaney JC, Evans CC, *et al.* Endoscopic bougie and balloon dilatation of multiple bronchial stenosis: 10-year follow-up. *Thorax* 1991; **46**: 933–5.

6 Chapman JT, Mehta AC. Bronchoscopy in sarcoidosis: diagnostic and therapeutic interventions. *Curr Opin Pulm Med* 2003; **9**: 402–7.

7 Fowler CL, Aaland MO, Harris FL. Dilatation of bronchial stenosis with Gruentzig balloon. *J Thorac Cardiovasc Surg* 1987; **93**: 308–15.

8 Keller C, Frost A. Fiberoptic bronchoplasty. *Chest* 1992; **102**: 995–8.

9 Carre P, Rousseau H, Lombart L, *et al.* Balloon dilatation and self-expanding metal Wallstent insertion. *Chest* 1994; **195**: 343–8.

10 Santacruz JF, Mehta AC. Airway complications and management after lung transplantation: ischemia, dehiscence, and stenosis. *Proc Am Thor Soc* 2009; **6**: 79–93.

11 Carlin BW, Harell JH, Moser KM. The treatment of endobronchial stenosis using balloon catheter dilatation. *Chest* 1998; **93**: 1148–51.

12 Lee P, Culver DA, Farver C, Mehta AC. Syndrome of iron pill aspiration. *Chest* 2002; **121**: 1355–7.

13 Ferretti G, Jouvan FB, Thony F, *et al.* Benign noninflammatory bronchial stenosis: treatment with balloon dilation. *Radiology* 1995; **196**: 831–4.

14 Brown SB, Hedlung GL, Glasier CM, *et al.* Tracheobronchial stenosis in infants: successful balloon dilation therapy. *Radiology* 1987; **164**: 475–8.

15 Philippart AI, Long JA, Grennholz SK. Balloon dilatation of postoperative tracheal stenosis. *J Pediatr Surg* 1988; **23**: 1178–9.

16 Bagwell CE, Talbert JL, Tepas JJ. Balloon dilatation of long-segment tracheal stenosis. *J Pediatr Surg* 1991; **26**: 153–9.

17 Elkerbout SC, van Lingen RA, Gerritsen J, Roorda RJ. Endoscopic balloon dilatation of acquired airway stenosis in newborn infants: a promising treatment. *Arch Dis Child* 1993; **68**: 37–40.

18 Skedros DG, Siewers RD, Chan KH, Atlas AB. Rigid bronchoscopy balloon catheter dilation for bronchial stenosis in infants. *Ann Otol Rhinol Laryngol* 1993; **102**: 266–70.

19 Hebra A, Powell DD, Smith CD, Othersen HB. Balloon tracheoplasty in children: results of a 15-year experience. *J Pediatr Surg* 1991; **26**: 957–61.

20 Rivron A, Treguier C, Bourdiniere J, *et al.* [Acquired tracheobronchial stenosis of the premature infant under artificial respiration; value of bronchography and endoscopic balloon dilatation: apropros of 7 cases.] *Ann Otolaryngol Chir Cervicofac* 1992; **109**: 1–5.

21 Sheski FD, Mathur PN, Long-term results of fiberoptic bronchoscopic balloon dilatation in the management of benign tracheobronchial stenosis. *Chest* 1998; **114**: 796–800.

22 Hautmann H, Gamarra F, Pfeifer KJ, Huber RM. Fiberoptic bronchoscopic balloon dilatation in malignant tracheobronchial disease. *Chest* 2001; **120**: 43–9.

23 Edwards RD, Wilkinson LM, Turner MA. Benign bronchial stenosis treated with balloon bronchoplasty and metal stents. *Scottish Med J* 1995; **40**: 19–20.

24 Kovitz KL, Conforti JF. Balloon bronchoplasty: when and how. *Pulmonary Perspectives* 1999; **16**: 1–3.

第 **4** 部分

特别注意事项

第 **22** 章

硬质支气管镜技术

J. Francis Turner Jr, Ko-Pen Wang

引言

Gustav Killian 被称为"支气管镜之父",虽然 Rosenheim 和 Mikulicz 之前也曾用过食管镜探查气道,但首次采用硬质内镜探查气管进行治疗性操作的还是 Killian[1](图 22.1)。1897 年 3 月 30 日,Killian 采用硬质支气管镜从一位德国农夫的右主支气管腔内成功取出了一块猪骨头,开创了硬质支气管镜操作的先河 [2]。在美国,支气管镜的操作始于 Chevalier Jackson,是他改良了当时的食管镜,并发明了硬质支气管镜,之后的 H. H. Hopkins 发明了"霍普金斯"光源透视镜,从而改善了硬质支气管镜的视野清晰度[3]。1970 年,随着 Ikeda 发明的可弯曲支气管镜应用于临床,硬质支气管镜的时代不再辉煌,现在不仅在美国,全世界呼吸内镜操作者都很少使用硬质支气管镜,硬质支气管镜使用率下降明显,在美国,大约 92% 的支气管镜操作者在临床中不会使用硬质支气管镜[4]。

但在某些情况下,硬质支气管镜较可弯曲支气管镜更有用,硬质支气管镜大的工作孔道更容易处理诸如大咯血、取异物和支架植入等情况,从而确保气道安全[5,6]。虽然目前激光治疗也可在可弯曲支气管镜下使用,但硬质支气管镜金属镜身结构相比可弯曲支气管镜橡胶的外皮,更有助于降低气道燃烧的风险[7]。此外,硬质支气管镜可用来直接清除腔内阻塞性病灶,缩短操作时间,提高了效率。同时,在使用硬质支气管镜操作时可以同时进行机械通气,较适合处理重度气管支气管狭窄的患者。Clot 和 Harell 综述了急诊硬质

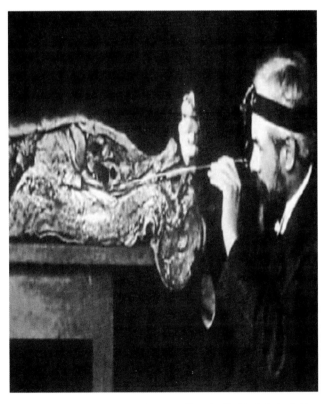

图 22.1 Gustov Killian 医师在尸体上操作硬质支气管镜。(Courtesy of Dr Heinrich Becker.)

支气管镜操作在重症 ICU 急性呼吸衰竭患者中的应用的相关文献[8],19 例中央型气道狭窄患者接受了急诊治疗性硬质支气管镜手术,52.6% 术后无需机械通气。7 例患者术后成功气管插管拔除,71.4% 的患者术后降低了护理等级,62.5%(20/32)术后可直接降低护理等级。硬质支气管镜操作下,可以采用较大的相关配件获得更多更大的活检组织。最后,硬质支气管镜

在处理操作并发症方面优势明显,可以确保气道通畅和及时控制出血。

硬质支气管镜的缺点包括,相比可弯曲支气管镜而言,对于远端气道应用有限以及大多数患者需全麻。此外,硬质支气管镜不适用于颈部不稳定、严重的颈项强直接或颞下颌活动受限的患者[7]。

设备

硬质支气管镜设备的设计立足于解决通气且型号相对统一。根据患者是成年还是儿童可选择不同型号金属管,一般情况下硬质支气管镜的内径最大为13.5mm。不同的硬质支气管镜生产商都参照让·弗朗索瓦·迪蒙(Jean-Francois Dumon)设计的硬质支气管镜并在他的基础上做一些改动,Jean-Francois Dumon有以他的名字命名的硬质支气管镜品牌,其最新型号是 Dumon-Harrell 通用硬质支气管镜 (Bryon Corp,沃本,马萨诸塞州)。虽然硬质支气管镜插入部远端管道内仅采用了一个微小的棒状发光装置照明,但内置于硬质支气管镜插入部管道内的霍普金斯光源透视镜可以提供足够的硬质支气管镜视野。图 22.2 为不锈钢材质的硬质支气管镜金属管(Storz 样品,Karl Storz 内镜,加利福尼亚州,卡尔佛城)、霍普金斯镜、硬质支气管镜活检钳和吸引导管(从硬质支气管镜机械通气接口斜行插入,在硬质支气管镜远端亮光下缘穿出)。图 22.3 为硬质支气管镜附属配件,用于活检和介入操作。霍普金斯光源透视镜可以通过硬质支气管镜管道,配合不同型号活检钳一起对腔内病灶开展诊治。硬质支气管镜插入部近端配有含透明玻璃的小帽,可以套在硬质支气管镜插入近端的孔道上封堵镜体,避免机械通气时气体外泄。一些玻璃小帽上有一个很小的"钥匙孔",是硬质支气管镜配件的插入通道。图 22.4 中物品分别为(顺时针方向):图片正上方为便携式光源,接在硬质支气管镜近端开口的 FLUVOG 转换接口,硬质支气管镜用高频电凝配件和接线,硬质支气管镜用吸引导管和呼吸机转换接口。FLUVOG 转换

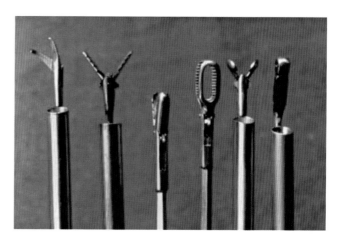

图 22.3 各种硬质支气管镜活检钳。(From: Turner JF, Ernst A, Becker HD. "How I do it" rigid bronchoscopy. *J Bronchol* 2000; 7: 172.)

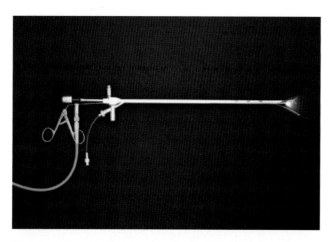

图 22.2 插入了霍普金斯可视光源镜、硬质支气管镜活检钳和专用软式吸引管的可进行机械通气的硬质支气管镜。(From: Turner JF, Ernst A, Becker HD. "How I do it" rigid bronchoscopy. *J Bronchol* 2000; 7: 172.)

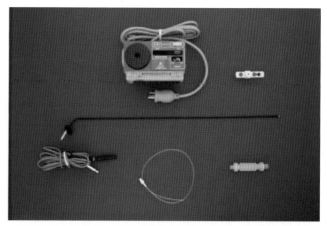

图 22.4 顺时针方向:便携式光源,FLUVOG 转换接口(接在硬质支气管镜近端开口),硬质支气管镜用电凝配件和接线,硬质支气管镜用吸引管和呼吸机转换接口。(From: Turner JF, Ernst A, Becker HD. "How I do it" rigid bronchoscopy. *J Bronchol* 2000; 7: 172.)

接口可以滑动,是一种三合一的多功能接口,如果选择玻璃镜片接口,不仅可以封闭镜体避免漏气,还便于观察气道内的情况。选择有小孔的玻璃接口,则可以可视下通过小孔植入硬质支气管镜配件进行操作。选择没有镜片的大孔道接口则可以植入多种硬质支气管镜配件和设备(如活检钳、可弯曲支气管镜)开展综合腔内介入诊疗。

适应证和禁忌证

目前常将硬质支气管镜和可弯曲支气管镜联合使用,这样可以充分发挥两者的优点。然而仍有一些情况硬质支气管镜更合适,具体如下。

因硬质支气管镜具备较大的工作孔道和大型号的钳子,所以通过硬质支气管镜可以获取更大的组织标本。对于上叶病灶,因硬质支气管镜无法弯曲,故单纯硬质支气管镜操作活检取病理非常困难,但硬质支气管镜结合可弯曲支气管镜,对于上叶病灶开展活检就非常容易了,可以取到更多的病理组织。回到硬质支气管镜适应证,成人或儿童的气道异物是传统的硬质支气管镜的适应证之一[9,10],在异物取出过程中,硬质支气管镜镜体可以保护气管、喉部肌肉和声门,从而避免异物损伤,尤其是在机械通气情况下开展的异物取出过程中。

其他的适应证还包括以下几个方面。

大咯血。大咯血会迅速导致患者通气困难和氧饱和度下降。此时,应用硬质支气管镜能更好地控制气道,改善通气。硬质支气管镜的工作孔道可以允许使用较大内径的吸引导管吸出血液,钳夹纱布填塞出血部位或支气管分支。

中央气道阻塞。采用硬质支气管镜可以直接对腔内肿瘤实施机械性切除,这项技术在过去已用于声门下狭窄的扩张治疗(图22.5)。

激光支气管镜。采用硬质激光支气管镜治疗气道疾病过程中无明火发生,可以改善通气,激光治疗过程中的烟和碎屑也可通过硬质支气管镜取出,从而改善通气(图22.6)。

支架的植入和取出。目前还没有适用于各种类型气道狭窄的理想的支架,由于不同气道狭窄和阻塞,医师及经验不同,硬件设备不同,选择支架仍然依据"不同需求,不同支架"的原则(图22.7)。故最终支架的类型,释放的技术和所需的医疗团队都会因患者的

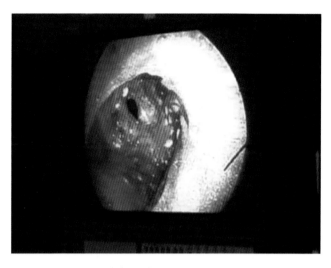

图22.5 通过硬质支气管镜观察到的位于硬质支气管镜远端的声门下气管狭窄区域。

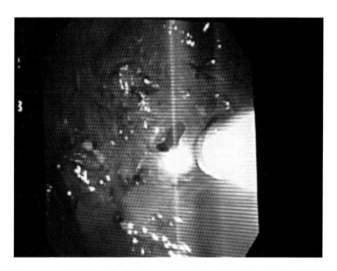

图22.6 对声门下气管狭窄区域实施经硬质支气管镜下激光消融治疗。

实际状况而发生变化。硬质支气管镜在硅酮和金属支架的置放和取出中依旧有用。

硬质支气管镜的禁忌证包括:

缺乏训练有素的人员。目前大多数支气管镜操作者都热衷于使用可弯曲支气管镜,患者在清醒镇静下开展操作。所以能够操作硬质支气管镜的训练有素的人员则明显减少。

颈椎不稳定。颈椎不稳定或因颈部先天畸形、关节炎或机械性融合术导致的颈椎固定,硬质支气管镜插入这些患者的上呼吸道非常困难或无法完成。

循环系统不稳定或非气道阻塞所致的低氧血症。心肌缺血,血流动力学不稳定或其他一些全麻高风险

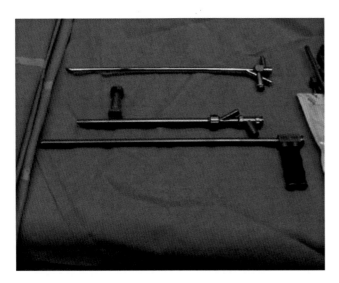

图 22.7　(由上至下)Storz 硬质支气管镜,Dumon 硅酮支架装载配件,Dumon 硬质支气管镜,Dumon 硅酮支架释放器。

患者,硬质支气管镜操作期间出现并发症的风险也很大。如果患者低氧血症或呼吸机依赖是因气道阻塞导致的,硬质支气管镜操作仍是适应证。

麻醉

硬质支气管镜操作通常在深度镇静或全麻下进行。采用机械通气的方式取决于支气管镜操作者、麻醉师的操作经验和相关的硬件设备。虽然硬质支气管镜也可在局麻及镇静下进行,但常用的方式是仍是辅助同步机械通气下深度清醒镇静和全麻。当患者应用麻醉抗焦虑剂或全麻患者接受麻醉诱导剂后,硬质支气管镜插入患者气道,进入气管后,硬质支气管镜近端侧面端口需连接机械通气管路,管路另一端可连接简易呼吸器、麻醉机或喷射通气呼吸机。喷射通气可以采用手动喷气阀(50psi 流速,吸入氧浓度为 100%)或高频喷射呼吸机。

通常采用吸入药物或静脉药物开展全麻硬质支气管镜操作。当采用麻醉气体、麻醉机通气时,须谨防气体从鼻腔、口腔和硬质支气管镜近端泄露出来,故需向学员介绍间歇喷射通气和填塞鼻腔及口腔的方法[11]。笔者个人比较喜欢采用喷射通气机开展硬质支气管镜操作,这样硬质支气管镜近端可以保持开放,允许可弯曲支气管镜和其他器械有足够大的空间进入。大多数介入呼吸病专业医师熟悉喷射通气机,喷射通气机通过文丘里原理实现通气,麻醉师需随时

监测氧饱和度。在行治疗性硬质支气管镜操作时尤其要注意吸入氧浓度,硬质支气管镜下开展激光等热治疗,高浓度氧有导致气道燃烧的可能[12]。纳塔利尼(Natalini)等通过联合应用一些辅助外部设备开展了间歇负压通气和外部高频振荡通气在硬质支气管镜操作中的研究[13-15]。

操作方法

患者肌松后,调整患者头部位置处于颈部后仰位,使从口腔通过口咽到声门在一条直线的位置上。右手握持硬质支气管镜的近端,调整硬质支气管镜插入端,使硬质支气管镜远端唇样突出的金属末端位于前位。若采用硬质支气管镜内植入霍普金斯光源视频镜 (图 22.2),在其引导下完成硬质支气管镜插入过程,则在插入前必须旋转校正视频图像位置,使电视视频图像和硬质支气管镜插入部末端图像一致 (即:硬质支气管镜远端唇样突出的金属末端位于 12 点钟位置)(图 22.8)。右手将霍普金斯光源视频镜与硬质支气管镜镜身固定,使其插入时稳定不滑动,光源视频镜的插入末端必须位于硬质支气管镜插入部唇样突起金属末端的内部,这样有利于插入过程。保持患者头部位于"嗅探"位置,确认硬质支气管镜插入部唇样突起调整至 12 点钟位置,左手中指、无名指和小指

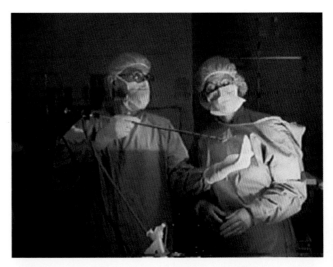

图 22.8　右手持硬质支气管镜近端部分,调整硬质支气管镜远端使硬质支气管镜插入部远端唇样突起金属部分位于前位,然后调整视频图像位置,确保镜下所见图像位置和实际硬质支气管镜金属末端位置相一致。

探入患者口腔,用以在整个插入过程中固定患者的头部。左手大拇指和食指辅助硬质支气管镜插入口咽部。食指用以保护下牙槽和下唇,避免与硬质支气管镜直接接触,大拇指保护上牙槽和上唇。

硬质支气管镜首先与口腔呈90°垂直进入（图22.9）。硬质支气管镜沿着左手拇指、食指扩展的通道进入直至看到悬雍垂。一旦硬质支气管镜插入末端到达悬雍垂,此时以左手拇指为支点使硬质支气管镜长轴逐渐向下趋于水平位向前推进。左手食指在保护下唇和下牙槽的同时引导硬质支气管镜向前推进。操作者不能让硬质支气管镜转动前进过程中接触上牙槽和嘴唇,这样会导致唇部创伤和牙齿断裂。操作硬质支气管镜沿中线位置向前推进直至看到会厌,采用类似用喉镜插管的操作,将硬质支气管镜插入端唇样金属末端挑起会厌(图22.10),从其下方通过并旋转90°,这样硬质支气管镜插入端较容易通过声门而不损伤声带,通过声门时需非常谨慎且动作轻柔,可微微旋转。当患者声门开放至最大但所选的硬质支气管镜仍然太粗通过困难时,可考虑换用小一个型号的硬质支气管镜重新插入。当硬质支气管镜插入部唇样金属突起通过声门后,将硬质支气管镜旋转使唇样金属突起置于6点钟位置,这样使硬质支气管镜可以暂时固定在口咽部(图22.11),另外使用硬质支气管镜过程中注意用纱布或橡皮牙垫保护患者的牙齿和牙龈。

也可采用喉镜暴露声门,象气管插管一样将硬质支气管镜直接插入声门下气管区域(图22.12)。

第三种方法是先行气管插管,然后将硬质支气管镜沿着气管插管进入,发现声门口后,此时缓慢地撤

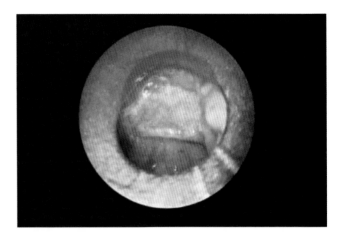

图 22.10 硬质支气管镜插入端缓缓向前推进直至探查发现会厌软骨。(From: Turner JF, Ernst A, Becker HD. "How I do It" rigid bronchoscopy. *J Bronchol* 2000; 7: 174.)

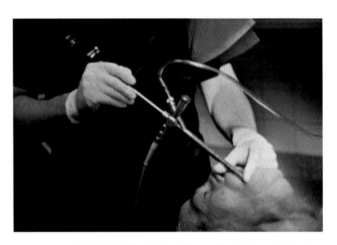

图 22.11 硬质支气管镜近端部分沿口咽部位插入，操作者正用 Hopkins 光源视频镜插入硬质支气管镜管腔内探查气道。(From: Turner JF, Ernst A, Becker HD. "How I do It" rigid bronchoscopy. *J Bronchol* 2000; 7: 174.)

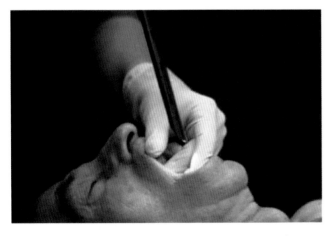

图 22.9 硬质支气管镜插入端与张开的口腔呈90°垂直进入。(From: Turner JF, Ernst A, Becker HD. "How I do It" rigid bronchoscopy. *J Bronchol* 2000; 7: 174.)

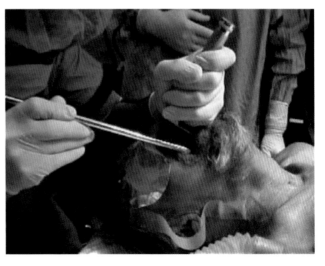

图 22.12 喉镜辅助下暴露声门后,完成硬质支气管镜的插入。

出气管插管,再将硬质支气管镜向前推进插入声门(图 22.13 和图 22.14)。

通常硬质支气管镜插入时,霍普金斯可视光源镜插入硬质支气管镜内,其远端不超过硬质支气管镜插入部唇样金属末端,这样做可以避免硬质支气管镜插入过程中唇样金属末端所致的意外气道损伤。如果不采用霍普金斯可视光源镜引导行硬质支气管镜插入操作,则必须保持硬质支气管镜插入部的唇样金属末端插入过程中始终在可视范围内。

硬质支气管镜进入声门下气管后,将硬质支气管镜缓缓向前推进并仔细探查气管内结构,推进过程中如遇阻力不可强行推进,到达气道隆嵴后可轻轻转动患者头部使硬质支气管镜进入左右主支气管进一步

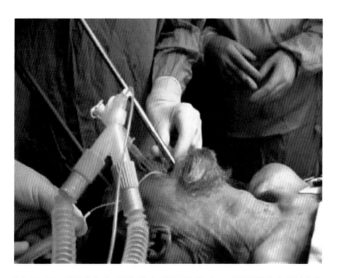

图 22.13 硬质支气管镜沿气管插管插入,缓缓撤出气管插管后将硬质支气管镜向前推进通过声门。

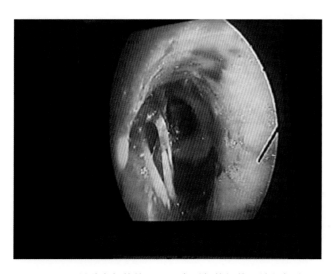

图 22.14 硬质支气管镜下可观察到气管插管远端的侧孔。

探查远端气道。向左转动患者头部便于硬质支气管镜插入右主支气管,反之亦然,向右转动患者头部便于硬质支气管镜插入左主支气管。一般情况下,通过硬质支气管镜可探查至上下叶段支气管开口层面的水平,采用 0° 视角的可视镜可探查右中叶和下叶亚段开口,对于右上叶,除非采用 90° 视角镜头探查,否则硬质支气管镜无法观察到所有亚段支气管。上述大角度的叶段的活检操作,可借助可弯曲支气管镜完成。硬质支气管镜探查左侧固有上叶和左舌叶与右上叶的情况基本一致。在常规完成硬质支气管镜气道评估检查后,即可通过硬质支气管镜完成其他气道介入治疗操作。

硬质支气管镜操作完成后,需插入硬质支气管镜专用软式吸引管将硬质支气管镜内的分泌物持续吸引干净,然后水平地将硬质支气管镜顺畅地无明显阻力地撤出气道。

并发症

并发症往往与肺部基础疾病有关,硬质支气管镜操作往往会导致:

1.低氧血症:因肺部基础疾病所致,(因硬质支气管镜在气道内)无法插管和漏气。

2.血流动力学不稳定。

3.气管和食管穿孔:因硬质支气管镜及相关器械强行进入或推进方向错误所致的上气道、气管和食管穿孔。

4.牙齿损伤。

5.声带水肿。

硬质支气管镜插入时切忌插入过快或用蛮力推进,容易导致插入方向错误而意外进入梨状窦、食管或误伤声门。当硬质支气管镜插入时过度匆忙而准备不足时会导致插入方向错误和声带脱位,尤其是对于那些既往有基础头颈部外科手术病史者。操作硬质支气管镜时需非常小心且保持镜下视野。不管采用哪种硬质支气管镜插入方式,操作者都必须认识到,在此过程中患者是无自主呼吸的。如果插入过程不顺利或插入耗时过长,此时操作者应该及时给予患者机械通气。完善的术前计划非常重要,术前支气管镜操作医师和麻醉师应充分交流,共同解决硬质支气管镜建立后的气道通气问题和应对可能的对气道"失去控制的"情况。同时,各种不同直径和型号的硬质支气管

镜、气管插管、喉罩需备齐,紧急环甲膜穿刺包和气管切开包也应该作为硬质支气管镜操作的必须备件。

培训目标

总之,并非所有支气管镜操作医师都必须掌握硬质支气管镜。目前大部分的支气管镜相关操作都可以在可弯曲支气管镜下高效开展。但如上所述,有些情况下硬质支气管镜还起着主导的作用。目前硬质支气管镜的操作数量在全美国支气管镜操作总数中仅占一小部分,故建议全美国主要的几个接受转诊患者的大型医疗中心,每个中心至少拥有 1 名既精通硬质支气管镜也能操作可弯曲支气管镜的介入呼吸病专家。这并非意味着会使用硬质支气管镜的医师,其能力就比其他支气管镜医师强,恰恰相反,在内镜医师获得一些临床经验后,其水平的提高取决于进一步的培训和个人领悟的能力。所有的内镜操作者都应该知道,任何一项内镜操作技术,首先必须通过一定数量的练习才能掌握,然后确保一定数量的操作才能维持这种技能。Kvale 教授在 1990 年提出建议,医师完成支气管镜下激光治疗每年至少操作 25 例次才能被认为具备了操作激光的能力[16]。美国胸科医师协会制订的支气管镜操作指南中指出,接受内镜规范化培训的医师必须在指导老师带教下完成 50 例次的可弯曲支气管镜诊断性操作才能被认为具备了独立解决支气管镜操作中发生的意外和并发症的能力[17]。对于硬质支气管镜培训而言,参与学习的医师需首先在模型上练习,然后在指导老师带教下至少完成 50 例次硬质支气管镜操作,才能开始独立操作硬质支气管镜。

总结

在 Killian 发明硬质支气管镜 100 年后的今天,硬质支气管镜操作仍然是一种非常有价值的技术。硬质支气管镜大直径的管腔具备了操作的同时还可控制通气的优点,这点是小工作孔道的可弯曲支气管镜所无法比拟的。对于介入呼吸病医师而言,应该继续开展培训并精通这项技术,推动这项传统的治疗性介入呼吸病技术在新时代继续发展。

（黄海东　译）

参考文献

1 Zollner F. Gustav Killian: father of bronchoscopy. *Arch Otolaryng* 1965; **82**: 656–9.

2 Von Eiken C. The clinical application of the method of direct examination of the respiratory passes and upper alimentary tract. *Arch Laryngol Rhinol* 1904; 15.

3 Prakash UBS. Introduction. In: Prakash UBS, ed. *Bronchoscopy*. New York: Raven Press Ltd; 1994.

4 Prakash UBS, Offord KP, Stubbs SE. Bronchoscopy in North America: The ACCP Survey. *Chest* 1991; **100**: 1668–75.

5 Wedzicha JA, Pearson MC. Management of massive hemoptysis. *Respir Med* 1990; **84**: 9–12.

6 Freitag L. Flexible versus rigid bronchoscopic placement of tracheobronchial prosthesis (stents). Pro rigid bronchoscopy. *J Bronchol* 1995; **2**: 248–51.

7 Ayers ML, Beamis JF. Rigid bronchoscopy in the twenty-first century. *Clin Chest Med* 2001; **22**: 355–64.

8 Colt HG, Harrell JH. Therapeutic rigid bronchoscopy allows level of care changes in patients with acute respiratory failure from central airway obstruction. *Chest* 1997; **112**: 202–6.

9 Beamis J. Rigid bronchoscopy. In Beamis JF, Mathur PN, eds. *Interventional Pulmonology*. New York: McGraw-Hill; 1999: 17–28.

10 Kollofrath O. Entfernung eines Knochenstucks aus dem rechten Bronchus auf anturlichem Wege und Anwendung der directed Laryngoscopie. *MMW* 1897; **38**: 1038–9.

11 Ginsberg RJ. Rigid bronchoscopy. In: Feinsilver SH, Fein AM, eds. *Textbook of Bronchoscopy*. Baltimore: Williams & Wilkins; 1995: 486–93.

12 Turner JF, Wang KP. Endobronchial laser therapy. *Clin Chest Med* 1999; **20**: 107.

13 Natalini G, Cavaliere S, Seramondi V, *et al.* Negative pressure ventilation vs. external high-frequency oscillation during rigid bronchoscopy. *Chest* 2000; **118**: 18–23.

14 Natalini G, Vitacca M, Cavaliere S, *et al.* Negative pressure ventilation vs. spontaneous assisted ventilation during rigid bronchoscopy. *Acta Anaest Scand* 1998; **42**: 1063–9.

15 Natalini G, Vitacca M, Cavaliere S, *et al.* Use of Hayek oscillator during rigid bronchoscopy under general anesthesia [abstract]. *Br J Anaesth* 1997; **78** (Suppl 1): 23.

16 Kvale P. Training in laser bronchoscopy and proposal for credentialling. *Chest* 1990; **97**: 983–9.

17 American College of Chest Physicians, Section of Bronchoscopy. Guidelines for competency and training in fiberoptic bronchoscopy. *Chest* 1982; **81**: 739.

第 23 章

儿科可弯曲支气管镜技术

Xicheng Liu, Shunying Zhao, Peter Mogayzel

引言

1978 年,Wood 和 Fink 发表的文章中最早描述了 127 例儿科支气管镜检查,这一革命性的方法初步评价了支气管镜检查在儿童呼吸系统疾病中的应用[1]。目前,可弯曲纤维支气管镜(FFB)已经常规应用于诊断儿科气道异常,通过支气管镜下所示、支气管肺泡灌洗、支气管刷检、肺活检对儿童肺内感染及肺实质性疾病情况进行评估。此外,越来越多的介入治疗手段应用于临床。

儿科可弯曲支气管镜检查技术的实施

支气管镜的选择

选择合适外径的可弯曲支气管镜尺寸非常重要,目前的支气管镜可满足不同年龄的患者,即使在最小的婴儿中也是可实施的。儿童常用的可弯曲支气管镜外径为 2.8~4.0mm, 吸引/工作孔道直径分别为 1.2~2.2mm。此外,"超细"支气管镜(外径 2.2mm)虽不具有吸引/工作孔道, 但在评价早产儿和足月的婴儿远端小气道方面发挥了重要作用。大直径的支气管镜(≥4.9mm)适用于学龄儿童和青少年患者。有不同型号的活检钳可适用于 2~2.2mm 以及 1.2mm 工作孔道。

支气管镜的选择取决于检查的目的和患儿的大小。小儿的气道直径可以通过以下计算公式来估计:

气道直径(mm)=4+年龄(岁)/4

因支气管镜会部分阻塞管腔,如果经气管插管(ETT)实施支气管镜检查,支气管镜外径的选择尤为重要[2]。支气管镜进入气管插管后阻塞的面积比例可以按照以下公式计算:

$$[1-(支气管镜半径^2/ETT半径^2)]\times100\%$$

由此可知,将 2.8mm 支气管镜插入 4.0mm 气管插管将堵塞 49% 的管腔直径。为保证术中足够的通气,气管插管的内径至少要比支气管镜外径增粗 1mm。如果超过 50% 的管腔通气受阻或者患儿持续存在明显的通气功能障碍,检查过程中往往需要实施辅助通气。

术前准备

检查前的准备对于患者父母和孩子均非常重要,使他们感到焦虑的不只是支气管镜检查本身,同样因为支气管镜术中可能会发生某些潜在的并发症。此外,患儿往往因为陌生的环境、饥饿而感到烦躁和焦虑。因此,术前准备室区域的设置,可以通过转移注意力、采取如提前开放静脉通路等减少痛苦的措施来尽量减少支气管镜检查前患儿的焦虑。对于烦躁及不合作的儿童可酌情使用镇静剂或抗焦虑药,如口服咪达唑仑。

支气管镜检查过程

镇静与麻醉

儿童支气管镜检查过程中的麻醉及镇静是具有

挑战性的。选择合适的麻醉方法对于支气管镜检查的顺利实施至关重要。麻醉方法的选择需要考虑以下因素：术中安全性，术前、术中及术后的舒适性；减少患儿和家庭不必要的焦虑；评估适当的镇静方法。支气管镜检查术的镇静主要由局部应用利多卡因联合静脉注射镇静剂或吸入麻醉剂来实现。镇静的深度及镇静药物将取决于支气管镜检查的目的。气道的动态特性在深度镇静或麻醉下，伴随着气道内呼吸肌的节律及呼吸频率的不同而变化。

目前儿科麻醉的指南要求连续监测患儿的心率、血氧饱和度、呼吸频率、血压，患儿的一般情况有专职人员观察及护理[3]，同时要求观察人员具备儿童气道护理经验、熟悉麻醉药物的副作用，并能在发生应急情况时做出处理。

局部用药

可弯曲支气管镜通常可通过鼻腔进入儿童气道，在支气管镜进入气道前，用棉棒蘸取利多卡因涂抹患儿的鼻腔黏膜，1%~2%的利多卡因喷雾喷洒患儿的咽腔。支气管镜进入气道后，应用0.5%~1%的利多卡因滴在患儿的声带和气管隆嵴，适量的局部麻醉能减少喉痉挛及防止咳嗽的发生。对于小婴儿，需要注意避免利多卡因毒性，安全的用药总量低于7mg/kg[4]。适量应用阿托品能防止小婴儿的迷走神经相关的心动过缓及减少分泌物。

静脉及吸入用药

对小婴儿进行上气道检查，可以在非镇静情况下直接进行，但小婴儿下气道的检查需要进行全身麻醉后再进行支气管镜检查。传统意义上，复合麻醉及苯二氮䓬类药物已广泛用于镇静，然而，新的药物如丙泊酚，现已在支气管镜检查术[5,6]中广泛使用。丙泊酚为静脉用药制剂，能够在短时间内快速诱导睡眠。丙泊酚可用于诱导全身麻醉，但药物依赖性的剂量时可导致患儿呼吸暂停。在美国，丙泊酚被批准可用于3岁以上的小儿麻醉诱导及2个月以上小儿的持续麻醉。长期的丙泊酚用药可导致小儿的死亡[7]。然而，丙泊酚用于电子支气管镜检查的日常用药是非常安全的[8]。

吸入性的麻醉药物应用于诱导全身麻醉，适用于一部分患者，尤其对一些不需要评估气道动力学改变的患者，吸入性麻醉药也可应用在放置喉罩或气管插管以及静脉穿刺给药前。

气道管理

气道管理在支气管镜检查过程中发挥着重要作用。因支气管镜阻塞气道致血氧不足而导致肺换气不足在儿科支气管镜检查中是经常发生的不良事件。小婴儿与基础状态下需要长期供氧的患儿经常发生低氧血症[9]。在支气管镜检查的过程中，可根据儿童的呼吸情况和手术目的进行不同的气道管理[5,6,10]。通常采用气道管理的技术如下。

面罩：在上气道及下气道诊疗时都可以使用；可动态观察在正常的呼吸过程中气道的动力学改变；另外，正压通气的应用可评估气道的动力学改变及治疗上气道的梗阻[11]。麻醉师根据需要可采用辅助呼吸。

鼻咽通气管：在镇静过程中鼻咽腔的开放可解决上气道梗阻的问题。支气管镜可通过对侧未置入鼻咽通气管的鼻孔进入气道，这一技术已常规应用于上气道检查。

喉罩：喉罩比面罩、鼻咽通气管能够更好地进行气道管理[12]。在行电子支气管镜检查过程中，喉罩能够帮助气体交换异常的患儿保持气道通畅。相比面罩而言，置入和保持喉罩需要更深的镇静及麻醉，深度麻醉可降低喉罩置入时发生喉痉挛及支气管痉挛的风险。喉罩的不同型号可适用于不同年龄组的儿童，甚至刚出生的小婴儿也同样有适用的型号（表格23.1）。支气管镜检查前将喉罩内部的栅栏剪掉以利于支气管镜的插入。

喉罩的缺点包括置入时可能会使上气道的解剖结构发生扭曲。喉罩的边缘覆盖于会厌上方时，能够部分阻塞支气管镜的通道。另外，喉罩置入时所需的麻醉深度可能会改变气道的动力学和声带的运动。

气管内插管：在不需要评估上气道或者在检查过程中存在明显风险的患儿，经气管插管能够方便地到

表 23.1　喉罩（LMA）型号

喉罩型号	儿童体重(kg)
1	<5
1.5	5~10
2	10~20
2.5	20~30
3	30~50
4	50~70

Adapted from http://www.lmana.com.

达下气道进行肺泡灌洗和其他的诊疗,同时可以研究气道正压对下气道的动力学的影响。使用气管插管的主要缺点是上气道和近端气道不能显示。此外,气管插管及麻醉深度往往掩盖气道动态学的异常变化。

儿童肺脏疾病的诊断及治疗

直视检查

可弯曲支气管镜检查可直视下详细地检察小儿气道解剖结构,包括声门和声带的动力学运动以及下气道随自主呼吸或正压通气下的运动的变化。动力学的异常常见于软化或外部血管环压迫引起的气道塌陷。支气管镜检查还可以鉴别分泌物、黏液栓、血栓、气道异物或肿瘤引起的气道梗阻。此外,有许多先天性气道异常可以通过支气管镜检查来诊断(表23.2)。

支气管肺泡灌洗术

支气管肺泡灌洗术在成人和儿童是相似的。支气管镜的先端部楔入段或亚段的支气管,注入定量的生理盐水,然后吸引回收完成灌洗,最佳灌洗量尚不清楚[13]。通常,每次生理盐水1mL/kg,灌洗的最大量为5mL/kg。然而,研究表明,根据患儿的年龄调节生理盐水灌洗的总量可能是更适合的方法[14]。通常情况下,灌注的生理盐水中30%~60%被回收,在随后的灌洗中

表23.2　支气管镜检查常见的气道畸形

喉软化

声带麻痹

喉裂

声门下狭窄

声门下血管瘤

声门下囊肿

气管狭窄

气管蹼

气管软骨鞘

完全性气管环

气管憩室

气管支气管

气管、支气管软化症

气管食管瘘

支气管闭锁/发育不良

支气管狭窄

回收的液体量倾向于逐渐增加。肺泡灌洗液的细胞成分比值正常范围可做参考[13,15],在肺部疾病时细胞成分会出现改变[16,17]。支气管肺泡灌洗术被广泛应用于评价炎症介质的研究[18,19]。治疗性的灌洗可以通过清除阻塞的气道黏稠分泌物治疗肺不张,也可用于治疗肺泡蛋白沉积症[20]。

刷检及活检

支气管刷检可应用于获得上皮细胞行细胞学研究、明确细胞内病原和评估纤毛。应用软式细胞刷插入气道完成取样,对于大多数儿童均能耐受[21,22]。当使用较小口径的支气管镜时,必须将其从塑料保护鞘中移出,因此,刷检完成后,需保持毛刷从伸出支气管镜的先端部仅退回至支气管镜前端的工作孔道中,与支气管镜一起退出。传统意义上支气管腔内活检术需经硬质支气管镜进行,尤其是病变累及近端气道或操作中预期会大出血者。近年来,经可弯曲支气管镜组织活检被越来越广泛的接受。Saglani等[23]证实支气管腔内活检术可以安全地应用于4个月龄的儿童,进一步的研究证实,这一技术可以应用于儿童囊性肺纤维化[24]。Regamey等[25]的研究显示在72%~79%儿童哮喘或囊性纤维化的患儿中可以得到足够的样本。活检可以用于组织病理、免疫细胞化学分析、微生物培养、评价纤毛运动和结构以及原始支气管上皮细胞培养。支气管腔内活检已经被大量地应用于研究儿童哮喘[26-28]、囊性肺纤维化[29]的临床症状、体征与结构异常之间的关系。

经支气管肺活检术可以用来诊断多种感染性、免疫介导和肺纤维化疾病[30],在肺移植术后的管理中起到特别作用。许多儿童肺移植常规进行经支气管肺活检术以监测隐匿性同种异体移植后排斥[31,32]。该技术的实施在儿童和成人中类似。可以应用外径1.8m活检钳经2~2.2mm工作孔道取得高质量的标本,也可应用更细的1mm活检钳经1.2mm孔道取得[30],后者取得的标本往往很小,需要熟练的病理学家做出最终的组织病理学诊断。

活检相关并发症包括出血及气胸,一般的出血通过灌洗冰生理盐水及局部注入肾上腺素可得到控制,少见的大量出血可能需要硬质支气管镜。在大咯血的儿童应用硬质支气管镜或气管插管隔离出血侧肺,需提供足够氧气来维持单侧肺通气。术前确认出血时间和血小板计数可以降低出血风险。活检后合并明显气胸的发生率约为1%。在活检时需要机械通气的患者

中,气胸的风险会增加。

儿童支气管镜检查主要适应证

儿童支气管镜检查主要适应证列于表 23.3,最常见的适应证为排除解剖学异常或异物吸入。诊断信息的获得取决于支气管镜检查的目的。

喘鸣

喉软骨软化症(图 23.1)是迄今为止婴幼儿喉鸣最常见的病因[33],也可见于其他功能性病变,如声带麻痹(S)。声门上或声门下区的结构异常同样可能导致喘鸣,包括声门上囊肿(图 23.2)和声门下狭窄(图 23.3)。某些病变如喉裂需要硬质支气管镜检查来显示[34]。

持续喘息

Wood 在 1000 例回顾分析中发现,在喘息的患儿中 70%支气管镜检查发现异常[35]。在评估持续或反复喘息患儿时,支气管镜检查结合其他资料如 CT、透视或胃食管反流(GER)检测可提高检出率[36]。

有多种气道解剖异常可表现为持续喘息。气道动力学的改变,如支气管软化症在呼气相气流通过受限(图 23.4),可通过支气管镜检查诊断。其他原发病变如完全性气管环相对少见。由囊肿、血管瘤等包块导致的气道阻塞,也可表现为喘息或持续肺不张(图 23.5)。气道内肿瘤在儿童比较少见,支气管镜可明确诊断(图 23.6)。伴有搏动感的气道外压提示血管环的存在。先天性心脏病的患儿,常因异常的血管结构或心脏增大致气道明显软化、压迫症状。

表 23.3 儿童支气管镜检查主要适应证

喉鸣
持续或反复喘息
慢性咳嗽
咯血
肺不张
怀疑支气管异物
怀疑气道发育异常,气管食管瘘或血管环
肺炎/下气道感染
囊性肺纤维化
肺移植
气管切开术后的气道评估
急症气管插管
获得供研究使用的标本

异物吸入也可导致持续喘息,在这部分患儿体格检查中可能有阳性提示亦可未见异常。图 23.7 显示了因吸入的花生残块产生的炎症反应。异物取出术通常由硬质支气管镜来完成,但在儿童,应用可弯曲支气管镜亦有成功取出异物的经验[37]。如果怀疑有气道异物,首先选择行可弯曲支气管镜检查是一种有效的鉴别方法[38]。

吞咽功能失调相关的慢性吸入是引起婴幼儿喘息的一种常见病因,这往往会导致下气道黏膜水肿。上气道的红斑和水肿提示胃食管反流症(GER)的存在。然而,不能仅通过支气管镜检查来诊断慢性吸入,在肺泡灌洗液中发现富含脂质的巨噬细胞(LLM)往往提示存在慢性吸入。但很多证据表明 LLM 并不是特异表现[39-41]。在肺泡灌洗液中发现 LLM 必须与患儿的吞咽功能评估、GER 程度及肺部疾病的严重程度相结

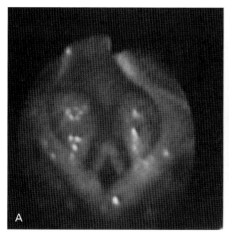
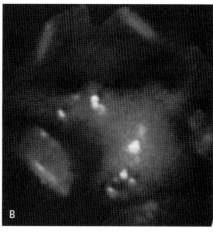

图 23.1 5 个月大男性患儿,喉软骨软化症,伴喉鸣。(A)喉软骨呼气相。(B)吸气相气道塌陷。(见彩插)

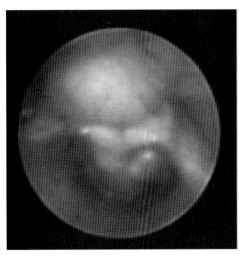

图 23.2　4 个月大女性患儿,声门上区囊肿,咳嗽、喉鸣,不伴声音嘶哑。(见彩插)

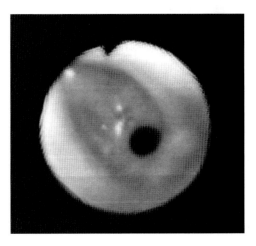

图 23.3　2 个月大男性患儿,声门下区狭窄,呼吸衰竭。(见彩插)

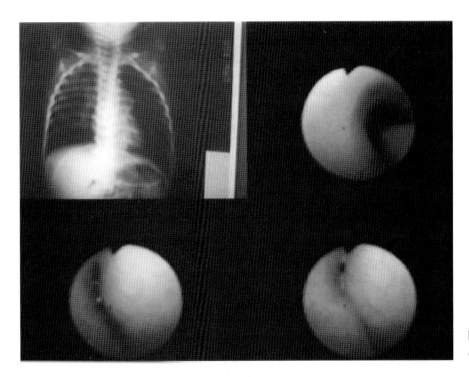

图 23.4　5 个月大男性患儿,支气管软化症,持续喘息。(见彩插)

合。在婴幼儿观察停止口饲喂养的反应往往是诊断慢性吸入的最佳方法。因气管食管瘘为慢性吸入的病因之一,可通过支气管镜检查做出鉴别。

慢性咳嗽

支气管镜检查常应用于儿童慢性咳嗽的病因学诊断。Wood[35]发现在慢性咳嗽患儿的评估中,55%存在相关异常。Saito 等[42]发现,在 19 例 5~26 月龄慢性咳嗽的婴儿中,有 12 例(63%)存在下气道畸形。病毒和细菌是常被检出的病原。在大多数"湿性咳嗽"的患儿中,慢性支气管炎为常见的病因之一[43]。在婴幼儿组,与喘息相类似,慢性吸入同样为咳嗽的常见原因。

肺不张

肺不张的最常见原因是气道内黏液栓堵塞[35,44]。因此,应用治疗性灌洗清除分泌物为治疗肺不张的有效疗法。其他的常见病因还有异物、气道狭窄、支气管软化和气道外压迫[44]。

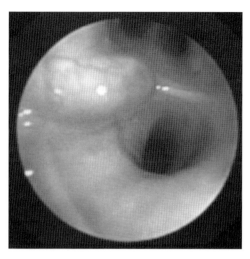

图 23.5　12 岁男性患儿,支气管血管瘤,慢性咳嗽、咯血 2 年。(见彩插)

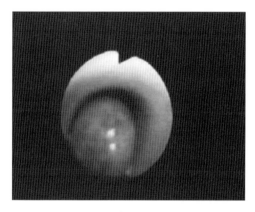

图 23.6　4 岁男性患儿,右主支气管肿瘤,反复咳嗽、肺炎。(见彩插)

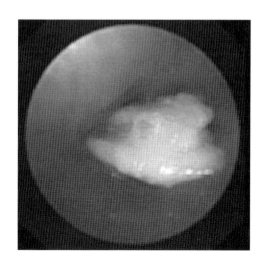

图 23.7　1.5 岁男性患儿,下叶亚段内的花生碎片,反复咳嗽、肺炎。(见彩插)

肺炎及可疑的感染

因为儿童一般不会咳痰,支气管镜在诊断感染病原学方面起到重要的作用,包括正常及免疫功能低下的儿童。例如,在骨髓移植后合并肺炎的患儿,BAL 微生物检出率为 29%~52%[45]。在经验性应用广谱抗感染药物之前进行支气管镜检查,可增加病原学检出率。应用可弯曲支气管镜检查呼吸机相关性肺炎患儿,提供的相关治疗信息远比经气管插管吸出物多[46]。特殊的支气管感染如结核,可以通过支气管镜很容易被识别(图 23.8)。肺部细菌感染,如囊性肺纤维化患儿常合并铜绿假单胞菌感染,对这些患儿仅开展常规口咽分泌物培养监测,往往不能提供真实的下气道的微生物病原菌[47-49],故对囊性纤维化疾病中心的患儿应该开展支气管镜检查,进行诊断和定期随诊[48]。但目前对常规开展支气管镜检查的价值尚存争议[50]。

气道管理

可弯曲支气管镜在手术室、ICU 可应用于困难气道的气管插管。美国胸科协会推荐,对气管切开的患者每 6~12 个月常规进行气管检查,"评估潜在的气道病理学,监测和治疗并发症,评估套管的尺寸和位置"[51]。在年幼儿,气道支架的应用尚存在争议。然而,在正确选择适应证的患者,应用可弯曲支气管镜放置支架可成功治疗重度气道阻塞[52]。

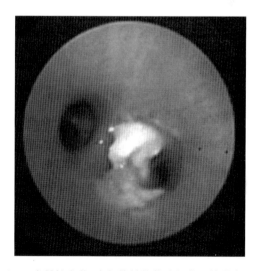

图 23.8　1 岁男性患儿,支气管结核伴肺门淋巴结肿大。(见彩插)

总结

在过去的 30 年中，可弯曲支气管镜已成为儿童肺部疾病的诊断和管理的不可或缺的重要组成部分。即使是小婴儿，进行支气管镜检查是安全、可行的。目前已有越来越多的可弯曲支气管镜介入治疗应用于儿童。

（黄海东　译）

参考文献

1 Wood RE, Fink RJ. Applications of flexible fiberoptic bronchoscopes in infants and children. *Chest* 1978; **73** (5 Suppl): 737–40.

2 Balfour-Lynn IM, Harcourt J. Bronchoscopic equipment. In: Priftis KN, Anthracopoulos MB, Koumbourlis AC, Wood RE, (eds): *Pediatric Bronchoscopy*. Prog Respir res. Basel, Karger 2010; **38**: 12–21.

3 Cote CJ, Wilson S. Guidelines for monitoring and management of pediatric patients during and after sedation for diagnostic and therapeutic procedures: An update. *Pediatrics* 2006; **118**: 2587–602.

4 Amitai Y, Zylber-Katz E, Avital A, *et al*. Serum lidocaine concentrations in children during bronchoscopy with topical anesthesia. *Chest* Dec 1990; **98**: 1370–3.

5 Jaggar SI, Haxby E. Sedation, anaesthesia and monitoring for bronchoscopy. *Paediatr Respir Rev* 2002; **3**: 321–7.

6 Midulla F, de Blic J, Barbato A, *et al*. Flexible endoscopy of paediatric airways. *Eur Respir J* 2003; **22**: 698–708.

7 Kam PCA, Cardone D. Propofol infusion syndrome. *Anaesthesia* 2007; **62**: 690–701.

8 Hasan RA, Reddy R. Sedation with propofol for flexible bronchoscopy in children. *Pediatr Pulmonol* 2009; **44**: 373–8.

9 Schnapf BM. Oxygen desaturation during fiberoptic bronchoscopy in pediatric patients. *Chest* 1991; **99**: 591–4.

10 Niggemann B, Haack M, Machotta A. How to enter the pediatric airway for bronchoscopy. *Pediatr Int* 2004; **46**: 117–21.

11 Trachsel D, Erb TO, Frei FJ, Hammer J, on behalf of the Swiss Paediatric Respiratory Research Group. Use of continuous positive airway pressure during flexible bronchoscopy in young children. *Eur Respir J* 2005; **26**: 773–7.

12 Naguib ML, Streetman DS, Clifton S, *et al*. Use of laryngeal mask airway in flexible bronchoscopy in infants and children. *Pediatr Pulmonol* 2005; **39**: 56–63.

13 de Blic J, Midulla F, Barbato A, *et al*. Bronchoalveolar lavage in children. ERS Task Force on bronchoalveolar lavage in children. European Respiratory Society. *Eur Respir J* 2000; **15**: 217–31.

14 Ratjen F, Bruch J. Adjustment of bronchoalveolar lavage volume to body weight in children. *Pediatr Pulmonol* 1996; **21**: 184–8.

15 Brennan S, Gangell C, Wainwright C, *et al*. Disease surveillance using bronchoalveolar lavage. *Paediatr Respir Rev* 2008; **9**: 151–9.

16 Najafi N, Demanet C, Dab I, *et al*. Differential cytology of bronchoalveolar lavage fluid in asthmatic children. *Pediatr Pulmonol* 2003; **35**: 302–8.

17 Ratjen F, Costabel U, Griese M, *et al*. Bronchoalveolar lavage fluid findings in children with hypersensitivity pneumonitis. *Eur Respir J* 2003; **21**: 144–8.

18 Khan TZ, Wagener JS, Bost T, *et al*. Early pulmonary inflammation in infants with cystic fibrosis. *Am J Respir Crit Care Med* 1995; **151**: 1075–82.

19 Kim CK, Kim SW, Kim YK, *et al*. Bronchoalveolar lavage eosinophil cationic protein and interleukin-8 levels in acute asthma and acute bronchiolitis. *Clin Exp Allergy* 2005; **35**: 591–7.

20 Mahut B, Delacourt C, Scheinmann P, *et al*. Pulmonary alveolar proteinosis: Experience with eight pediatric cases and a review. *Pediatrics* 1996; **97**: 117–22.

21 Kicic A, Sutanto EN, Stevens PT, *et al*. Intrinsic biochemical and functional differences in bronchial epithelial cells of children with asthma. *Am J Respir Crit Care Med* 2006; **174**: 1110–18.

22 McNamara PS, Kicic A, Sutanto EN, *et al*. Comparison of techniques for obtaining lower airway epithelial cells from children. *Eur Respir J* 2008; **32**: 763–8.

23 Saglani S, Payne DN, Nicholson AG, *et al*. The safety and quality of endobronchial biopsy in children under five years old. *Thorax* 2003; **58**: 1053–7.

24 Molina-Teran A, Hilliard TN, Saglani S, *et al*. Safety of endobronchial biopsy in children with cystic fibrosis. *Pediatr Pulmonol* 2006; **41**: 1021–4.

25 Regamey N, Hilliard TN, Saglani S, *et al*. Quality, size, and composition of pediatric endobronchial biopsies in cystic fibrosis. *Chest* 2007; **131**: 1710–17.

26 Lex C, Ferreira F, Zacharasiewicz A, *et al*. Airway eosinophilia in children with severe asthma: Predictive values of noninvasive tests. *Am J Respir Crit Care Med* 2006; **174**: 1286–91.

27 Saglani S, Malmstrom K, Pelkonen AS, *et al*. Airway remodeling and inflammation in symptomatic infants with reversible airflow obstruction. *Am J Respir Crit Care Med* 2005; **171**: 722–7.

28 Barbato A, Turato G, Baraldo S, *et al*. Epithelial damage and angiogenesis in the airways of children with asthma. *Am J Respir Crit Care Med* 2006; **174**: 975–81.

29 Hilliard TN, Regamey N, Shute JK, *et al*. Airway remodelling in children with cystic fibrosis. *Thorax* 2007; **62**: 1074–80.

30 Visner GA, Faro A, Zander DS. Role of transbronchial biopsies in pediatric lung diseases. *Chest* 2004; **126**: 273–80.

31 Benden C, Harpur-Sinclair O, Ranasinghe AS, *et al*. Surveillance bronchoscopy in children during the first year after lung transplantation: Is it worth it? *Thorax* 2007; **62**: 57–61.

32 Faro A, Visner G. The use of multiple transbronchial biopsies as the standard approach to evaluate lung allograft rejection. *Pediatr Transplant* 2004; **8**: 322–8.

33 Zoumalan R, Maddalozzo J, Holinger LD. Etiology of stridor in infants. *Ann Otol Rhinol Laryngol* 2007; **116**: 329–34.

34 Wood RE. Evaluation of the upper airway in children. *Curr Opin Pediatr* 2008; **20**: 266–71.

35 Wood RE. The diagnostic effectiveness of the flexible bronchoscope in children. *Pediatr Pulmonol* 1985; **1**: 188–92.

36 Saglani S, Nicholson AG, Scallan M, *et al*. Investigation of young children with severe recurrent wheeze: Any clinical benefit? *Eur Respir J* 2006; **27**: 29–35.

37 Ramirez-Figueroa JL, Gochicoa-Rangel LG, Ramirez-San Juan DH, *et al*. Foreign body removal by flexible fiberoptic bronchoscopy in infants and children. *Pediatr Pulmonol* 2005; **40**: 392–7.

38 Righini CA, Morel N, Karkas A, *et al*. What is the diagnostic value of flexible bronchoscopy in the initial investigation of children with suspected foreign body aspiration? *Int J Pediatr Otorhinolaryngol* 2007; **71**: 1383–90.

39 Chang AB, Cox NC, Purcell J, *et al*. Airway cellularity, lipid laden macrophages and microbiology of gastric juice and airways in children with reflux oesophagitis. *Respir Res* 2005; **6**: 72.

40 Ding Y, Simpson PM, Schellhase DE, *et al*. Limited reliability of lipid-laden macrophage index restricts its use as a test for pulmonary aspiration: comparison with a simple semiquantitative assay. *Pediatr Dev Pathol* 2002; **5**: 551–8.

41 Rosen R, Fritz J, Nurko A, *et al*. Lipid-laden macrophage index is not an indicator of gastroesophageal reflux-related respiratory disease in children. *Pediatrics* 2008; **121**: e879–84.

42 Saito J, Harris WT, Gelfond J, *et al*. Physiologic, bronchoscopic, and bronchoalveolar lavage fluid findings in young children with recurrent wheeze and cough. *Pediatr Pulmonol* 2006; **41**: 709–19.

43 Marchant JM, Masters IB, Taylor SM, *et al*. Evaluation and outcome of young children with chronic cough. *Chest* 2006; **129**: 1132–41.

44 Wood RE. Spelunking in the pediatric airways: explorations with the flexible fiberoptic bronchoscope. *Pediatr Clin North Am* 1984; **31**: 785–99.

45 Collaco JM, Gower WA, Mogayzel PJ, Jr. Pulmonary dysfunction in pediatric hematopoietic stem cell transplant patients: overview, diagnostic considerations, and infectious complications. *Pediatr Blood Cancer* 2007; **49**: 117–26.

46 Bar-Zohar D, Sivan Y. The yield of flexible fiberoptic bronchoscopy in pediatric intensive care patients. *Chest* 2004; **126**: 1353–9.

47 Rosenfeld M, Emerson J, Accurso F, *et al*. Diagnostic accuracy of oropharyngeal cultures in infants and young children with cystic fibrosis. *Pediatr Pulmonol* 1999; **28**: 321–8.

48 Hilliard TN, Sukhani S, Francis J, *et al*. Bronchoscopy following diagnosis with cystic fibrosis. *Arch Dis Child* 2007; **92**: 898–9.

49 Armstrong DS, Grimwood K, Carlin JB, *et al*. Bronchoalveolar lavage or oropharyngeal cultures to identify lower respiratory pathogens in infants with cystic fibrosis. *Pediatr Pulmonol* 1996; **21**: 267–75.

50 Wainwright CE, Vidmar S, Armstrong DS, *et al*. Effect of bronchoalveolar lavage-directed therapy on *Pseudomonas aeruginosa* infection and structural lung injury in children with cystic fibrosis: a randomized trial. *JAMA* 2011; **306**: 163–71.

51 Sherman JM, Davis S, Albamonte-Petrick S, *et al*. Care of the child with a chronic tracheostomy. *Am J Respir Crit Care Med* 2000; **161**: 297–308.

52 Nicolai T. Airway stents in children. *Pediatr Pulmonol* 2008; **43**: 330–44.

第 24 章

支气管镜在ICU中的应用

Alex Chen, Marian H. Kollef

引言

20 世纪 60 年代,Ikead 教授发明了可弯曲支气管镜技术,随着技术的发展,可弯曲支气管镜临床应用越来越广泛。目前,可弯曲支气管镜在 ICU 中的应用发展很快。由于在诊断和治疗两方面的应用,可弯曲支气管镜已经在 ICU 中成为了不可或缺的工具。

危重症患者由于病理生理状态受损,导致一个或多个器官功能受损,进而使其机体功能进一步受到损害。该类患者只有在经过特殊训练、具有处理该类疾病及并发症的经验丰富的医师细致的监护和观察下,才能度过危重状态。

呼吸系统的损害往往发生在其他系统损害之前,一旦呼吸系统受损,可能继发机体其他系统损害。由于只有极少数的危重症患者有机会转运出监护室进行检查,所以能在病床旁进行的诊断和治疗性支气管镜操作显示出了极大的优越性。

适应证

在 ICU 中进行的支气管镜操作,可分为诊断性操作和治疗性操作两大类。其适应证广泛,表 24.1 是常用的支气管镜技术在 ICU 中的应用指征。

目前有很多关于支气管镜在 ICU 中使用适应证的综述和研究[1-6]。这些由各种机构和危重监护单位

表 24.1 支气管镜在 ICU 中主要的适应证

诊断性操作	治疗性操作
检查气道	吸痰
收集气道分泌物	解除气道阻塞
检查气管插管位置	取出异物
	调整气管插管位置
	引导经皮气管切开
	放置气道假体

(如外科或内科 ICU)制订的适应证,基本上平衡了诊断性操作和治疗性操作的比例,同时有些操作兼顾了诊断和治疗两方面。

设备

进行常规支气管镜操作时,医疗团队中应该包括医师、护士、技师以及呼吸治疗师。对危重患者的支气管镜操作时,也应该有上述团队进行协作。同时该团队还应该具备处理在操作过程中发生的呼吸循环衰竭、气胸以及大咯血等并发症的能力[7]。关于支气管镜操作潜在的并发症以及机械通气时支气管镜操作的并发症,我们将在后续章节进行讨论。

当在 ICU 进行支气管镜操作时,必须对患者进行监护[8]。尤其对于机械通气的患者,应开展充分的呼吸支持,加强监护,密切关注氧饱和度、呼气末二氧化碳、动脉血压及心率的变化。

镇静和麻醉

多数 ICU 的患者开展支气管镜操作都需要进行镇静,特别是机械通气的患者。对于此类患者的镇静,多使用短效的苯二氮䓬类药物,并联合阿片类药物。在支气管镜操作中,联合使用这两类药物,可以达到很好的镇静镇痛效果,并且患者有遗忘操作过程的效应。也可同时使用异丙酚进行镇静治疗,异丙酚具有起效快和半衰期短的优点。

对于气管插管的患者,局部麻醉可以采用 1% 利多卡因注射液 2.5~5mL 经支气管镜注入气道。对于没有气管插管的患者,可以采用利多卡因喷雾对咽喉部进行局部麻醉。对于鼻腔,可以采用利多卡因喷雾或者使用利多卡因纱布填塞进行麻醉处理。

机械通气患者的支气管镜操作

尽管有一些特殊的注意事项,但对机械通气患者实施支气管镜操作还是很安全的[9]。首先,在该类患者进行支气管操作时,由于支气管镜位于气管插管中,会影响吸气和呼气的过程。对于无气管插管的患者,外径 5.7mm 支气管镜只会影响气管约 10% 的横截面积;但对于使用 8mm 内径气管插管的患者,同样外径的支气管镜会影响其 51% 的横截面积,这将会明显增加气流阻力[10]。支气管镜位于气管插管内,也会引起患者的呼吸力学出现其他几种变化,见表 24.2[11]。由于出现了 PEEP 增加,导致了出现一些如气胸之类的并发症的可能。

为了减小出现这些风险的可能,当使用标准的诊断型支气管镜进行检查时,气管插管的内径不应小于

8mm。在本单位,尽管使用外径 5.2mm 的支气管进行检查也可以,但我们还是通常会使用外径 4.9mm 的支气管镜进行操作。在对机械通气患者通过气管插管进行支气管操作前,应将吸入氧浓度 (FiO_2) 调节至 1.0 以增加患者氧储备。同时,还应通过增加呼吸机潮气量、降低或取消 PEEP 和降低吸气流速,以抵消支气管镜在气管插管内操作所致的气道压力增高。

并发症

即使对于危重患者,支气管镜操作也是非常安全的[12]。一项对于超过 1000 例的 ICU 中危重患者进行的支气管镜操作的回顾性研究发现,无 1 例因支气管镜操作导致死亡的报道。对于机械通气患者进行可弯曲支气管镜检查非常安全。对于该类患者进行支气管肺泡灌洗操作可能会增加肺泡动脉血氧分压差,但一般不会因此中断操作[13]。

在对危重症患者进行支气管镜操作中出现短暂的低氧血症比较常见,特别是一些肺部存在问题的病例,但一般操作结束后,患者均能恢复到操作前的状态[14]。在进行支气管镜检查操作中,应该保持吸入氧浓度在 1.0,同时应该避免不必要的吸引,以免引起氧饱和度的下降。必要时,可以退出支气管镜并对患者使用呼吸球囊辅助呼吸以纠正低氧血症。在特殊情况下,可以通过支气管镜操作腔道对患者直接给氧。

支气管镜操作对于心血管系统有以下几方面的影响,这需要对患者的监护进行重新设置来监测这些影响。尽管心搏骤停不常见,但仍有 3%~11% 的患者在接受支气管镜操作时出现心律失常。其他表现,如心率加快、血压增高、心输出量增加,是由于交感兴奋引起的。对于存在冠心病等潜在心血管疾病的患者,出现心血管并发症的可能性会升高。因此,应该对于该类患者持续进行心率、血压、血氧饱和度甚至心电遥测监测。

一般情况下,支气管镜操作相关性出血并不常见,除非患者存在凝血功能障碍且未纠正。对于尿毒症患者,在进行支气管操作前,应预先给予去氨加压素对抗血小板功能降低,缩短出血时间。骨髓移植患者中血小板减少比较常见。在支气管镜操作前输注血小板可以减少出血的发生。但仅就支气管肺泡灌洗(BAL)而言,出现不可控制的大出血仍然比较罕见[15,21]。

表 24.2 支气管镜位于气管插管内对呼吸力学的影响

呼吸力学	影响
气管内压力	增加
气道压	增加
FRC	增加
FEV_1	降低
呼气末正压	增加
呼出潮气量	降低

诊断性支气管镜操作

气道检查

在可弯曲支气管镜出现之前,硬质支气管镜已经被用于上气道检查。但由于硬质支气管镜具有需要全身麻醉、移动性差、仅能检视中央气道和相对使用较少等缺点,限制了其在危重患者中的应用。相反,可弯曲支气管镜由于其仅需要对患者进行镇静治疗和可在床旁进行检查等优点,在危重症患者的气道检查中得到广泛的应用。

对危重症患者进行气道检查的适应证如下:
- 咯血
- 怀疑气道损伤
- 吸入浓烟
- 吸入腐蚀性物质
- 胸片持续存在渗出性改变
- 怀疑存在气管支气管软化或其他气管异常
- 气道阻塞
- 气道吻合术后的评估

收集气道分泌物

院内获得性肺炎是院内感染和呼吸机相关性肺炎(VAP)的首要死亡原因。呼吸机相关性肺炎是指机械通气患者在气管插管 48 小时后发生的肺炎。大量研究表明,早期接受不恰当抗生素治疗的 VAP 患者的死亡率高于接受对病原菌敏感抗生素治疗的 VAP 患者[22-32]。因此,早期对病原微生物药敏进行鉴别非常重要。BAL 是一种微创的方法,可收集危重患者下呼吸道分泌物并指导抗生素的使用。

一项包含 130 例患者的研究表明,BAL 的结果促使医师改变了 60%患者的抗生素种类或停止了抗生素的使用[33]。其中最常见的原因是分离出了革兰阴性杆菌和耐甲氧西林的金黄色葡萄球菌而导致抗生素使用策略的改变。

机械通气患者支气管肺泡灌洗术的方法

对机械通气的危重患者进行支气管肺泡灌洗操作时,应该按照标准流程来进行。表 24.3 列出了对机械通气患者进行 BAL 所需的物品。其中包括可连接气管插管的可吸痰延长管、两个无菌痰液收集器和生理

表 24.3　机械通气患者进行支气管检查所需物品

带操作内孔的接头
无菌痰液收集器×2
生理盐水
咬口器
60mL 注射器
4 通道接头×2
插管

盐水等。

在进行支气管镜操作时,患者取平卧位,并给予镇静治疗。镇静药物通常选择苯二氮䓬类药物联合阿片类药物,也可以选择半衰期很短的异丙酚。患者上下齿之间需防止咬口器以保护支气管镜。将气管插管和呼吸机管道用带操作内孔的接头连接起来。经气管插管注入 2.5~5mL 利多卡因注射液局部麻醉。支气管镜进入目标叶段支气管进行采样。当支气管进入目标的叶或段、亚段支气管,可通过支气管镜操作孔道注入 50mL 生理盐水,并进行抽吸。抽吸出来的液体回收到无菌痰液收集器中。第一个 50mL 生理盐水抽吸出的液体,由于其实际上是支气管冲洗液,所以应该丢弃。然后重复冲洗 50mL 生理盐水,再吸出的液体才是支气管肺泡灌洗液。如果回吸的 BAL 液体量不足以进行检测(如微生物学、细胞学),可再追加 50mL 的生理盐水。机械通气患者接受 BAL 操作后,动脉血氧常会下降,但一般在 12~15 小时内均可恢复到基线水平。一项研究发现,灌洗容量 150mL 和 40mL 对氧饱和度的下降的影响无显著差距[34]。图 24.1 是本单位进行 BAL

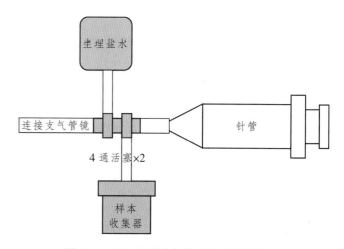

图 24.1　用于进行支气管肺泡灌洗的装置。

操作时灌洗装置和支气管镜连接的示意图。

怀疑呼吸机相关性肺炎患者进行 BAL 的时机

如果需要进行 BAL 检查,则应该尽早进行,不应拖延而导致不适当抗生素的应用。但也有数项研究表明,根据 BAL 调整抗生素使用策略的患者死亡率与继续不恰当的抗生素使用的患者死亡率相比较,并无明显不同[33,35]。VPA 患者进行 BAL 检查的示意图见图 24.2。

肺组织活检术

在机械通气的危重症患者中,病原菌不明的肺组织浸润的患者较为常见。对于下呼吸道分泌物的检测,BAL 是一种微创的方法。但当 BAL 不能得出定论时,就需要进行肺组织活检以确定病因。对于获取肺组织而言,开胸肺活检是非常成熟的方法。但开胸肺活检需要将患者转移至手术室进行肺叶切除术等外科操作,这都将极大地增加患者的风险[36,37]。对于有机械通气而不能接受开胸肺活检的患者,经支气管镜肺活检术是可选择的方法。之前一直认为机械通气是经支气管镜肺活检术的禁忌证,但最近的几项研究表明,对于该类患者,也可以安全、成功地进行此操作[38,39]。

一项分析指出,经支气管镜肺组织活检术改变了 60% 机械通气患者的治疗策略,但是这个数据要明显低于肺移植术后机械通气患者因此而改变治疗策略的比例[40]。治疗策略的改变包括使用或停止抗生素、使用或停止激素或诊断为癌性淋巴管炎后放弃治疗。

机械通气患者接受经支气管镜肺活检后气胸的发生率是无机械通气患者的 3 倍。在上述研究中,气胸的发生率为 14.3%,但无归因于该并发症的死亡报道。尽管经支气管镜肺活检术可以改善医疗治疗策略,但风险效益比仍需考虑。如果决定对机械通气患者进行该操作,应该具备随时进行胸腔闭式引流术的人员和设备。透视引导下经支气管镜肺活检发生气胸的风险低于常规的支气管镜肺活检术[41],如果有条件应使用该技术。

明确气管插管的位置

对于机械通气的危重患者而言,气管插管处于合适的位置非常重要。有研究显示,大于 15% 的机械通气患者气管插管的位置不佳[42,43]。可弯曲支气管镜检查可快速而直接地判断气管插管是否处于最佳位置。在翻身或转运患者时,可能出现气管插管的移位。根据胸部 X 线片确定气管插管的位置也可能出现错误。支气管镜下直接检视能够确保气管插管处于最佳位置。

在可弯曲支气管镜的辅助下,也可以非常便利地更换气管插管。首先将新的气管插管套入可弯曲支气管镜镜身,支气管镜进到声门上,缓慢拔出原有气管插管。支气管镜经过声门进入气管后,在支气管镜引导下,将新的气管插管插入气管。由于整个过程均在支气管镜直视引导下进行,因此避免了将气管插管插入食管以及损伤气管的可能。

可弯曲支气管镜引导气管插管即可以直接进行,也可以在使用喉镜插管不成功时进行。对于颈部活动受限或上气道病变的患者,喉镜下会厌和声门的暴露情况不佳[44]。对于此类患者,使用可弯曲支气管镜引导下气管插管,其成功率可达到 95%~98%。

可弯曲支气管镜也可以用于确定双腔气管插管位置是否到位。对于部分咯血的患者,需要在支气管镜引导下将双腔气管插管插入左主支气管或右主支气管[45,50]。

治疗性支气管镜操作

吸痰

机械通气的危重症患者出现肺不张较常见。治疗肺不张的传统方法包括物理治疗、体位引流和通过气管插管或气管切开套管吸痰等。可弯曲支气管镜用于危重症患者的吸痰是其在 ICU 中最常用的方式[51,52]。

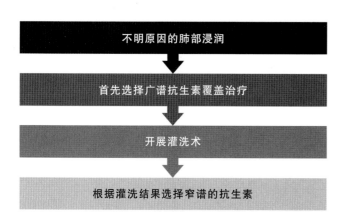

图 24.2　呼吸机相关性肺炎患者支气管肺泡灌洗步骤。

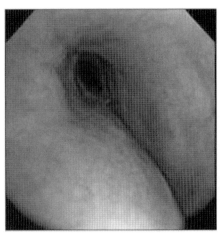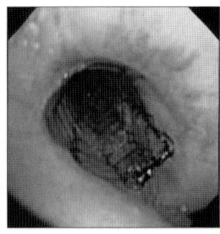

图 24.3　金属支架植入术改善气道口径。

根据本单位的经验,使用外径较粗的支气管镜对于黏稠痰液有更好的清除效果,但在选择支气管镜时,必须要考虑到支气管镜在人工气道内对吸气和呼气的影响。尽管很少使用,但也可以通过支气管镜灌入黏痰溶解剂以协助吸痰。

浓稠的痰液可以阻塞中央气道或气管插管,从而造成明显的低氧血症。在此种情况下,甚至大管径的支气管镜也无法清除痰液,此时采用"冻切法"可以有效地清除大块的痰液或血凝块以快速解除气道阻塞。所谓冻切法是指通过支气管镜操作孔道将冷冻探头插入阻塞物内冷冻取出,一旦冷冻探头和痰液黏合在一起,就可以连同支气管镜、冷冻探头和阻塞物一起拔出气管插管。这种方法在临床应用中可以快速而有效地清除大块的痰块或血凝块。

对于肺不张的患者,还可以使用支气管镜进行肺复张。如前所述,可将支气管镜楔入不张肺的相应支气管,同时使用人工辅助呼吸球囊通过支气管镜操作孔道向其内充气,以达到复张肺组织的目的[52]。对此类患者使用该方法进行肺复张,可以同时见到影像学和氧合的改善。

气道阻塞

气道阻塞可能由异物或气道内新生物所致[53,54]。在可弯曲支气管镜下,可通过多种介入的方法解除气道阻塞,如异物篮、冷冻、APC、高频电凝等方法[55]。但对于中央气道大块异物或严重阻塞,采用硬质支气管镜操作仍然是首选方法[56]。

经皮扩张气管切开术

经皮扩张气管切开术(PDT)因具有可在床旁操作、病情不稳定的危重患者无需转运等优点,目前在 ICU 中广为开展。采用可弯曲支气管镜直视下帮助定位,可大幅提高 PDT 手术的安全性[57]。

气道假体植入

几项关于中央气道阻塞的危重症患者中放置气道假体及支架的研究表明,其中约 50% 机械通气患者在接受了气管或主支气管金属支架植入术后,成功脱机[58]。气道支架植入术可在可弯曲支气管镜直视下在床旁实施,必要时可在 X 线透视辅助下进行。图 24.3 显示的是气管外压性狭窄植入金属支架后气管管腔直径的改善情况。

结论

可弯曲支气管镜作为可在床旁实施的一种诊断和治疗的方法,在 ICU 中的应用越来越重要。而选择适宜的器材和人员,可使危重症患者受益匪浅。

(张伟　邓常文　译)

参考文献

1 Raoof S, Mehrishi S, Prakash UB. Role of bronchoscopy in modern medical intensive care unit. *Clin Chest Med* 2001; **22**: 241–61.

2 Olopade CO, Prakash UB. Bronchoscopy in the critical care unit. *Mayo Clin Proc* 1989; **64**: 1255–63.

3 Jolliet PH, Chevrolet JC. Bronchoscopy in the intensive care unit. *Intensive Care Med* 1992; **18**: 160–9.

4 Turner JS, Willcox PA, Hayhurst MD, Potgieter PD. Fiberoptic bronchoscopy in the intensive care unit-A prospective study of 147 procedures in 107 patients. *Crit Care Med* 1994; **22**: 259–64.

5 Labbé A, Meyer F, Albertini M. Bronchoscopy in intensive care units. *Paediatr Respir Rev* 2004; **5** (Suppl A): S15–S19.

6 Bone RC, McElwee NE, Eubanks DH, Gluck EH. Analysis of indications for intensive care unit admission. Clinical efficacy assessment project: American College of Physicians. *Chest* 1993; **104**: 1806–11.

7 Krell WS. Pulmonary diagnostic procedures in the critically ill. *Crit Care Clin* 1988; **4**: 393–407.

8 Dunagan DP, Burke HL, Aquino SL, *et al*. Fiberoptic bronchoscopy in coronary care unit patients: indications, safety, and clinical implications. *Chest* 1998; **114**: 1660–7.

9 Anzueto A, Levine SM, Jenkinson SG. The technique of fiberoptic bronchoscopy: Diagnostic and therapeutic uses in intubated, ventilated patients. *J Crit Ill* 1992; **7**: 1657–64.

10 Lindholm CE, Ollman JS, Millen EG, Grenvik A. Cardiorespiratory effects of flexible fiberoptic bronchoscopy in critically ill patients. *Chest* 1978; **74**: 362–8.

11 Matsushima Y, Jones R, King E, *et al*. Alterations in pulmonary mechanics and gas exchange during routine fiberoptic bronchoscopy. *Chest* 1984; **86**: 184–8.

12 Jin F, Mu D, Chu D, *et al*. Severe complications of bronchoscopy. *Respiration* 2008; **76**: 429–33.

13 Hertz MI, Woodward ME, Gross CR, *et al*. Safety of bronchoalveolar lavage in the critically ill, mechanically ventilated patient. *Crit Care Med* 1991; **19**: 1526–32.

14 Albertini RE, Harrell JH, Kurihara N, Moser KM. Arterial hypoxemia induced by fiberoptic bronchoscopy. *JAMA* 1974; **230**: 1666–7.

15 Dunagan DP, Baker AM, Hurd DD, Haponik EF. Bronchoscopic evaluation of pulmonary infiltrates following bone marrow transplantation. *Chest* 1997; **111**: 135–41.

16 Azoulay E, Mokart D, Rabbat A, *et al*. Diagnostic bronchoscopy in hematology and oncology patients with acute respiratory failure: prospective multicenter data. *Crit Care Med* 2008; **36**: 100–7.

17 Kim YH, Suh GY, Kim MH, *et al*. Safety and usefulness of bronchoscopy in ventilator-dependent patients with severe thrombocytopenia. *Anaesth Intensive Care* 2008; **36**: 411–17.

18 Rabbat A, Chaoui D, Lefebvre A, *et al*. Is BAL useful in patients with acute myeloid leukemia admitted in ICU for severe respiratory complications? *Leukemia* 2008; **22**: 1361–7.

19 Gruson D, Hilbert G, Valentino R, *et al*. Utility of fiberoptic bronchoscopy in neutropenic patients admitted to the intensive care unit with pulmonary infiltrates. *Crit Care Med* 2000; **28**: 2224–30.

20 White P, Bonacum JT, Miller CB. Utility of fiberoptic bronchoscopy in bone marrow transplant patients. *Bone Marrow Transpl* 1997; **20**: 681–7.

21 Kim YH, Suh GY, Kim MH, *et al*. Safety and usefulness of bronchoscopy in ventilator-dependent patients with severe thrombocytopenia. *Anaesth Intensive Care* 2008; **36**: 411–17.

22 Pereira Gomes JC, Pedreira Jr WL Jr, Araújo EM, *et al*. Impact of BAL in the management of pneumonia with treatment failure: positivity of BAL culture under antibiotic therapy. *Chest* 2000; **118**: 1739–46.

23 Fagon JY, Chastre J, Wolff M, *et al*. Invasive and noninvasive strategies for management of suspected ventilator-associated pneumonia. A randomized trial. *Ann Intern Med* 2000; **132**: 621–30.

24 Hayon J, Figliolini C, Combes A, *et al*. Role of serial routine microbiologic culture results in the initial management of ventilator-associated pneumonia. *Am J Respir Crit Care Med* 2002; **165**: 41–6.

25 Canadian Critical Care Trials Group. A randomized trial of diagnostic techniques for ventilator-associated pneumonia. *N Engl J Med* 2006; **355**: 2619–30.

26 Heyland DK, Cook DJ, Marshall J, *et al*. The clinical utility of invasive diagnostic techniques in the setting of ventilator-associated pneumonia. Canadian Critical Care Trials Group. *Chest* 1999; **115**: 1076–84.

27 Luna CM, Vujacich P, Niederman MS, *et al*. Impact of BAL data on the therapy and outcome of ventilator-associated pneumonia. *Chest* 1997; **111**: 676–85.

28 Timsit JF, Cheval C, Gachot B, *et al*. Usefulness of a strategy based on bronchoscopy with direct examination of bronchoalveolar lavage fluid in the initial antibiotic therapy of suspected ventilator-associated pneumonia. *Intensive Care Med* 2001; **27**: 640–7.

29 Fagon JY, Chastre J, Rouby JJ. Is bronchoalveolar lavage with quantitative cultures a useful tool for diagnosing ventilator-associated pneumonia? *Crit Care* 2007; **11**: 123.

30 Shorr AF, Sherner JH, Jackson WL, Kollef MH. Invasive approaches to the diagnosis of ventilator-associated pneumonia: a meta-analysis. *Crit Care Med* 2005; **33**: 46–53.

31 Bonten MJ, Bergmans DC, Stobberingh EE, *et al*. Implementation of bronchoscopic techniques in the diagnosis of ventilator-associated pneumonia to reduce antibiotic use. *Am J Respir Crit Care Med* 1997; **156**: 1820–4.

32 Mentec H, May-Michelangeli L, Rabbat A, *et al*. Blind and bronchoscopic sampling methods in suspected ventilator-associated pneumonia. A multicentre prospective study. *Intensive Care Med* 2004; **30**: 1319–26.

33 Kollef MH, Ward S. The influence of mini-BAL cultures on patient outcomes: implications for the antibiotic management of ventilator-associated pneumonia. *Chest* 1998; **113**: 412–20.

34 Bauer TT, Torres A, Ewig S, *et al*. Effects of bronchoalveolar lavage volume on arterial oxygenation in mechanically ventilated patients with pneumonia. *Intensive Care Med* 2001; **27**: 384–93.

35 Joffe AR, Muscedere J, Marshall JC, *et al*. The safety of targeted antibiotic therapy for ventilator-associated pneumonia: a multicenter observational study. *J Crit Care* 2008; **23**: 82–90.

36 Papazian L, Gainnier M. Indications of BAL, lung biopsy, or both in mechanically ventilated patients with unexplained infiltrations. *Eur Respir J* 2003; **21**: 383–4.

37 Baumann HJ, Kluge S, Balke L, *et al*. Yield and safety of bedside open lung biopsy in mechanically ventilated patients with acute lung injury or acute respiratory distress syndrome. *Surgery* 2008; **143**: 426–33.

38 Papin TA, Grum CM, Weg JG. Transbronchial biopsy during mechanical ventilation. *Chest* 1986; **89**: 168–70.

39 Ghamande S, Rafanan A, Dweik R, *et al*. Role of transbronchial needle aspiration in patients receiving mechanical ventilation. *Chest* 2002; **122**: 985–9.

40 O'Brien JD, Ettinger NA, Dhevlin D, Kollef MH. Safety and yield of transbronchial biopsy in mechanically ventilated patients. *Crit Care Med* 1997; **25**: 440–6.

41 White CS, Templeton PA, Hasday JD. CT-assisted transbronchial needle aspiration: usefulness of CT fluoroscopy. *AJR Am J Roentgenol* 1997; **169**: 393–4.

42 Weiss YG, Deutschman CS. The role of fiberoptic bronchoscopy in airway management of the critically ill patient. *Crit Care Clin* 2000; **16**: 445–1.

43 Schmidt U, Hess D, Kwo J, *et al*. Tracheostomy tube malposition in patients admitted to a respiratory acute care unit following

prolonged ventilation. *Chest* 2008; **134**: 288–94.

44 Elizondo E, Navarro F, Pérez-Romo A, *et al.* Endotracheal intubation with flexible fiberoptic bronchoscopy in patients with abnormal anatomic conditions of the head and neck. *Ear Nose Throat J* 2007; **86**: 682–4.

45 Cahill BC, Ingbar DH. Massive hemoptysis. Assessment and management. *Clin Chest Med* 1994; **15**: 147–67.

46 Karmy-Jones R, Cuschieri J, Vallières E. Role of bronchoscopy in massive hemoptysis. *Chest Surg Clin N Am* 2001; **11**: 873–906.

47 Valipour A, Kreuzer A, Koller H, *et al.* Bronchoscopy-guided topical hemostatic tamponade therapy for the management of life-threatening hemoptysis. *Chest* 2005; **127**: 2113–18.

48 Fartoukh M, Parrot A, Khalil A. Aetiology, diagnosis and management of infective causes of severe haemoptysis in intensive care units. *Curr Opin Pulm Med* 2008; **14**: 195–202.

49 Ong TH, Eng P. Massive hemoptysis requiring intensive care. *Intensive Care Med* 2003; **29**: 317–20.

50 Shigemura N, Wan IY, Yu SC, *et al.* Multidisciplinary management of life-threatening massive hemoptysis: a 10-year experience. *Ann Thorac Surg* 2009; **87**: 849–53.

51 Kreider ME, Lipson DA. Bronchoscopy for atelectasis in the ICU:

a case report and review of the literature. *Chest* 2003; **124**: 344–50.

52 Tsao TC, Tsai YH, Lan RS, *et al.* Treatment for collapsed lung in critically ill patients. *Chest* 1990; **97**: 435–8.

53 Dissanaike S, Shalhub S, Jurkovich GJ. The evaluation of pneumomediastinum in blunt trauma patients. *J Trauma* 2008; **65**: 1340–5.

54 Johnson SB. Tracheobronchial injury. *Semin Thorac Cardiovasc Surg* 2008; **20**: 52–7.

55 Folch E, Mehta AC. Airway interventions in the tracheobronchial tree. *Semin Respir Crit Care Med* 2008; **29**: 441–52.

56 Colt HG, Harrell JH. Therapeutic rigid bronchoscopy allows level of care changes in patients with acute respiratory failure from central airways obstruction. *Chest* 1997; **112**: 202–6.

57 Yuca K, Kati I, Tekin M, *et al.* Fibre-optic bronchoscopy-assisted percutaneous dilational tracheostomy by guidewire dilating forceps in intensive care unit patients. *J Otolaryngol Head Neck Surg* 2008; **37**: 76–80.

58 Lin SM, Lin TY, Chou CL, *et al.* Metallic stent and flexible bronchoscopy without fluoroscopy for acute respiratory failure. *Eur Respir J* 2008; **31**: 1019–23.

第 25 章

支气管热成形术

Samir Makani, Michael J. Simoff

引言

哮喘是一种慢性肺部疾病,以发作性、可逆性气流受阻和气道高反应性(AHR)为特征。其主要临床症状包括气短、喘息和咳嗽。这种慢性疾病对儿童和成人的整体健康造成巨大的影响,并导致了高发病率。疾病发作可导致上学、工作和从事其他活动的时间大量被损耗。2001~2003 年的 3 年期间,美国平均每年有 20 000 000 人诊断为哮喘,需要就医者达到 12 300 000 人次,急诊就诊率达到 1 800 000 人次,住院人次达 504 000,致死人数达 4210 人[1]。现今可采取的治疗方法主要分为两大类,亦即控制性药物和抢救药物。虽然这些药物已可以为许多哮喘患者减轻症状,但仍有一定比例的难治性患者存在持续症状和反复发作。而且,现有的治疗有限,且可能存在显著的副作用,由此迫使人们去探索创新性治疗模式和疾病改善方案。应用热能作用于支气管气道壁以降低反应性气道平滑肌的数量,已成为持续性哮喘治疗的一种具有吸引力的技术。

病理生理学

哮喘是一种复杂的免疫介导疾病,其炎症反应的特点是气道壁嗜酸性粒细胞、淋巴细胞以及肥大细胞的浸润。现有资料支持 CD4+ T 细胞的细胞因子以 Th2 优势型释放,这是本病发病机制的本质。细胞因子,如

IL-4、IL-5 和 IL-13,导致过敏反应的主要效应细胞,即嗜酸性粒细胞和肥大细胞的募集和活化,随后引起大量炎性介质的释放,这些共同诱发气道壁产生变化并出现临床上的症状[2]。

慢性哮喘的特点是持续性气道炎症导致气道重塑。气道重塑的三个主要组成部分是杯状细胞增生、胶原沉积增加与气道平滑肌的增生肥大。这些变化导致气道壁增厚及气道直径变小,其中气道平滑肌占主导作用。在慢性哮喘中,无论大小气道,均有重塑发生。

气道平滑肌

气道平滑肌存在于整个传导性气道,直达呼吸性细支气管水平。它在呼吸道中的实际作用被假定为包括保护机制、优化通气,以及针对不同目的的蠕动功能,该作用是基于它和胃肠道有着相同的胚胎来源。近来,气道平滑肌的功能作用受到质疑。存在这样一种可能性:气道平滑肌类似于阑尾,仅仅是一个无现行功能的退化器官,但它保留了可能诱发慢性疾病严重状态的能力[3]。如上所述,气道平滑肌增生和肥大是中央气道重塑的中心环节,在增强支气管收缩和气道高反应中起主导作用。平滑肌的变化程度与临床疾病的严重程度成比例[4,5]。

经体外模型证实,当前的药物治疗能通过直接和间接方式对气道平滑肌起作用。糖皮质激素已被证明能减少细胞因子的产生,调节气道平滑肌的增殖和功能。体外实验还显示糖皮质激素能通过阻滞细胞周期和减少收缩蛋白的表达产生直接作用[6,7]。但在小鼠哮喘模型中,并未证实这些效应可降低气道平滑肌层厚

度[8]。β- 受体激动剂也显示能抑制平滑肌细胞的增殖[9]。不幸的是，如糖皮质激素模型一样，β- 受体激动剂的效果也尚未做过人体试验证实。支气管热成形术是第一次尝试通过程序性的干预减少气道平滑肌数量，从而降低气道高反应性和改善气道狭窄。

支气管热成形术

近些年来，射频消融(RFA)已成功应用于癌症治疗及心脏传导系统异常的消融，获得良好效果。RFA 的过程是由发电机产生交流电并通过电极针以高频传送。组织中的离子随着电极针所递送的交变电流搅动，产生摩擦热，导致蛋白质变性和脱水。传递的热能可被精确控制。尽管输送装置不同，类似概念已被用于向支气管气道传递热能，即支气管热成形术。这些热能导致气道平滑肌变性，取而代之的是成纤维细胞，从而降低气道高反应性和增加气道口径。

操作技术

支气管热成形术使用的是 Alair 系统(Asthmatx，加利福尼亚州，芒廷维尤)。它包含一个提供能量的射频控制器(图 25.1A)，经由 Alair 导管来加热气道壁。发电机提供 460kHz 的单极射频能量，并带有主动反馈机制，以维持 10 秒连续、准确的治疗温度。Alair 导管是一个顶端带有可膨胀电极篮的软管 (图 25.1B)，它可以与气道壁周围接触(图 25.2)。

操作在中度或深度镇静下，通过一根工作孔道直径为 2.0mm 的可弯曲支气管镜进行。目前推荐整个疗

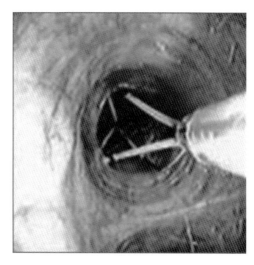

图 25.2 在气道中张开的可膨胀电极篮。(Reproduced with permission from Asthmatx Inc.)

程分 3 期，每期间隔 3 周，左右下肺叶各 1 期，最后 1 期是治疗双上叶。鉴于解剖结构原因，右中叶不列入治疗范围。每期的气管镜治疗约需 1 小时，下叶治疗次数可达 85 次，两上叶治疗次数可达 120 次。激活的最佳次数尚待进一步研究和确定。

患者的反应

支气管热成形术是一种耐受良好的治疗方法。除了轻微的黏膜发白(图 25.3)，通常没有明显的治疗痕迹。不良事件通常出现在治疗后 1~2 天，与气道刺激和炎症反应相关(咳嗽、气喘、胸部不适和胸痛)。大多数不良事件被定级为轻度至中度，少数患者需要住院治疗。症状一般在 1 周内缓解。

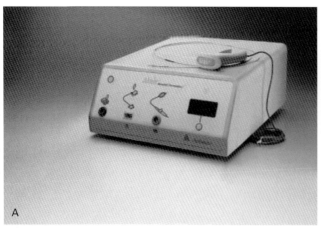

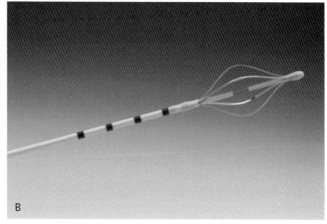

图 25.1 (A)Alair 能量发生器。(B) 将 Alair 支气管热成形系统的射频消融能量输送到气道的可膨胀电极篮。(Reproduced with permission from Asthmatx Inc.)

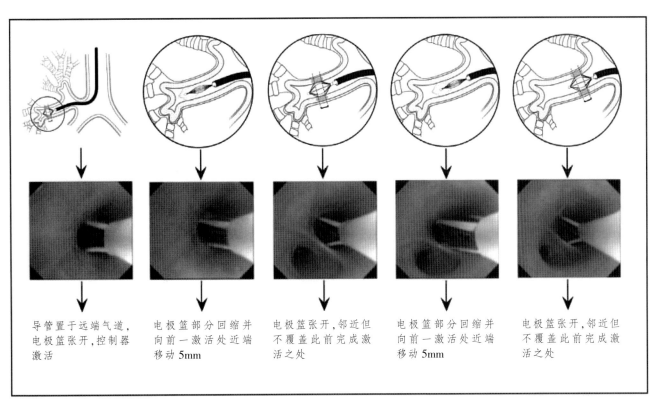

| 导管置于远端气道，电极篮张开，控制器激活 | 电极篮部分回缩并向前一激活处近端移动 5mm | 电极篮张开，邻近但不覆盖此前完成激活之处 | 电极篮部分回缩并向前一激活处近端移动 5mm | 电极篮张开，邻近但不覆盖此前完成激活之处 |

图 25.3　使用 Alair 导管连续的激活。(Reproduced with permission from Asthmatx Inc.)(见彩插)

现有的数据支持

临床前期研究

最初由 Danek 等采用 11 只杂种犬进行支气管热成形术研究。每只犬的肺被分为 4 个区域(对照区和 3 个治疗区)，每个治疗区对应不同的治疗温度 (55℃，65℃和 75℃)。治疗温度的设定是基于前期组织射频电凝的经验。然后，采用醋甲胆碱检测治疗前后的气道高反应性，并获取了治疗后长达 3 年的组织学标本。研究者对 11 只犬的总共 300 处独立气道位点做了检测。55℃治疗组的气道高反应性与对照组无显著差异。65℃治疗组气道高反应性方面的改善明显，除了一个时间点(第 12 周)。75℃治疗组在各观察时间点都显示了气道高反应性上与对照组的显著性差异，这种差异持续到为期 3 年的研究期结束时仍然存在。组织学上，各治疗组早在术后 1 周就观察到了气道平滑肌的改变，而 75℃治疗组的改变最为显著。在术后 3 年这个时间点上，研究者注意到有成熟的胶原蛋白取代气道平滑肌，这一点同样是在 75℃组最突出(图 25.4)。

研究总结，气道平滑肌的改变比例与气道对醋甲胆碱的反应性之间存在统计学显著性负相关[10]。

临床研究

首次以人体受试者为研究对象的可行性研究是在 8 例计划行肺叶切除术的疑似或确诊肺癌患者中进行的[11]。每例受试者先接受 1 次支气管热成形术，术后 5~20 天按计划行肺叶切除术。在此期间未观察到不良事件发生。前 2 例受试者接受的是 55℃的治疗，后 6 例受试者接受的是 65℃的治疗。肺叶切除术后的组织学检查结果表明，上皮层保持正常，观察到的气道平滑肌的变化平均达到约 50%。65℃治疗组的标本整体上较 55℃治疗组的变化更为显著。此项可行性研究表明，支气管热成形术可以安全地用于人体，再现了动物模型实验所证实的结果。

Cox 等的一项纳入了 16 位研究对象的前瞻性非随机对照研究为此技术的应用提供了进一步的安全数据[12]。所有受试者均有"稳定性"哮喘，使用吸入性糖皮质激素和(或)长效 β 受体激动剂。在支气管热成形术前，受试者予以使用全身性糖皮质激素。受试者接受了 3~4 次气管镜下治疗，每次间隔至少 3 周，随后对他们进行了为期 2 年的临床随访(术后 12 周、1 年、

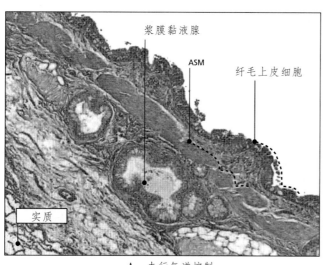

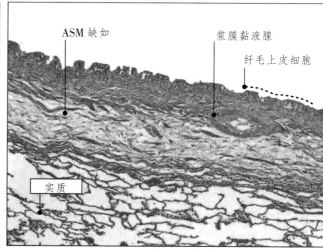

浆膜黏液腺

ASM

纤毛上皮细胞

实质

A　未行气道控制

ASM 缺如

浆膜黏液腺

纤毛上皮细胞

实质

B　治疗后气道(65℃)

图 25.4　支气管热成形术治疗前后的气道壁病理标本,证实平滑肌减少。ASM,气道平滑肌。(Reproduced with permission from Asthmatx Inc.)(见彩插)

2 年进行访视)。研究观察到,不良事件主要为轻度,包括咳嗽、呼吸困难和气喘。这些症状大多出现在术后 1~2 天内,并在术后 5 天自行缓解。所有不良事件均可在门诊得到处理。虽然该研究未能证实 FEV₁ 的提高,但显示了患者在对醋甲胆碱所致气道高反应性方面有所改善。此项试验再次证明了支气管热成形术治疗的安全性。

　　第一项前瞻性的国际多中心随机对照研究是哮喘干预研究(AIR 研究)[13]。这项研究纳入了 112 例患者,受试者符合哮喘全球创议所定义的中重度持续性哮喘的标准。所有受试者均接受中等剂量的吸入性糖皮质激素和长效 β- 受体激动剂(LABA)治疗。方案还要求受试者在停用 LABA 治疗 2 周后被证实出现哮喘加重。哮喘加重的依据是其晨间呼气峰流速(PEF)下降达 5% 或哮喘控制问卷评分增加 0.5 分。受试者以非盲方式被随机分入治疗组和对照组,治疗组的患者施以 3 次支气管镜下治疗,每次间隔至少 3 周,对照组则进行 3 次类似的临床访视,期间均行肺功能检测。两组患者均接受处置前的全身糖皮质激素治疗,并在每次处置性访视的 2 周后复诊。患者的随访安排在最后一次处置后的 6 周、3 个月、6 个月及 12 个月。值得注意的是,在第 3 个月的访视中,要求受试者停用 LABA,除非他们继发了严重哮喘恶化,或研究者判断其存在哮喘控制不良需要重新使用 LABA。随访期间,要求患者每日监测记录包括 PEF、急救药物使用情况、无症状日以及基于白天和夜间症状的哮喘症状评分等。每次随访互动时,还需问及患者的潜在不良

事件的情况。

　　研究的主要终点是监测两组间在急性加重方面的差异。急性加重的定义是 PEF 较之前确定的平均基线水平下降 20%,急救吸入剂使用量增加,或者存在夜间觉醒。结果显示,在治疗后 3 个月和 12 个月,支气管热成形术治疗组轻度发作的平均次数与对照组比较有显著性下降。由此结果推论,支气管热成形术治疗组的每个患者每年的轻度发作次数减少约 10 次。两组间在重度加重方面无显著性差异,但总体而言重度加重事件很少发生。分析次要终点(PEF,AHR,急救药物的使用,哮喘症状,问卷评分)的结果证实,在治疗后 12 个月,除 AHR 外治疗组在上述各项指标上均有统计学显著性改善。这一发现与先前一些研究的报告数据有所不同。正如前期研究所显示,不良事件主要发生在治疗后约 1 天,表现为轻度,术后 7 天即可恢复。最常见的症状是呼吸困难、喘息和咳嗽。支气管热成形术组因处理不良事件所需的住院率有所增加,这一点在过去的研究中没有观察到。4 例患者共计 6 次住院,主要是哮喘急性加重所致。在治疗后 6 周时,两组的不良事件相近。本试验是认定支气管热成形术疗效的首个随机对照研究。该研究的非盲法设计确实使得人们对安慰剂效应会有所关注,但多数有意义的发现属于客观依据,如晨间 PEF 和疾病加重。令人意外的是,在本研究中并未看到过去试验所报道过的 AHR 方面的降低。这一点可能归咎于 LABA 的停用或者中重度持续性哮喘患者其固定性气流阻塞的程度。研究组正进行后续随访,并将在今后文章中

予以报道。

第二项国际多中心、前瞻性、随机对照非盲研究的重点是针对重度持续性哮喘患者。重度哮喘试验研究(RISA)的设计主要是用于评估支气管热成形术在症状严重的持续性哮喘患者当中的安全性[14],次要研究终点则评估了支气管热成形术的效果以及日常用药需求的情况。研究的入选标准包括:使用高剂量吸入性糖皮质激素和 LABA,$FEV_1 > 50\%$,以及存在可逆性气流阻塞或对醋甲胆碱具有气道高反应性。34 例受试者被随机分入治疗组或对照组。与既往研究一样,治疗组的患者施以 3 次支气管镜下治疗,每次间隔至少 3 周。一旦治疗完成,便尝试按照预定方案减少口服或者吸入性糖皮质激素的用量。受试者首先经过激素用药稳定期(第 6~22 周),随后是为期 14 周的用药减量期(第 22~36 周),最后是为期 16 周的低剂量用药期(第 36~52 周)。如果患者期间出现了哮喘急性发作或控制不良的情况,则用药减量过程终止。共 32 例患者完成了该项试验(治疗组 15 例,对照组 17 例)。关于安全性问题,研究主要终点的结果证实,在治疗期间,支气管热成形术治疗组的不良事件发生率增加,这与过去的研究报道一致。记录的大多数不良事件发生于治疗后 1 天内,平均 1 周内可恢复。报道最多的症状包括喘息、咳嗽、呼吸困难和胸部不适。同时,研究也观察到治疗组的住院人次有显著性增加。研究期间有 4 例患者住院,共计住院 7 次,主要都是继发于哮喘恶化。有 2 次住院是继发于黏液栓和治疗部位的节段性肺不张。在 AIR I 期试验中也有 1 例患者出现过这一情况。而在治疗期之后,两组间不良事件发生情况无显著差异。关于次要研究终点,也就是疗效和减少用药的情况,结果显示在激素用药稳定期(第 6~22 周)治疗组的急救吸入剂使用量较对照组显著降低,而使用支气管扩张剂前的 FEV_1 值和哮喘控制问卷的评分有显著性改善。在激素减量期和降低剂量用药期(第 36~52 周),两组间的糖皮质激素减量和停用情况无显著性差异。在晨间 FEF、AHR 和使用支气管扩张剂后的 FEV_1 值上,两组间也未见明显差异。第 52 周往后,治疗组仍然维持着较前更少的急救吸入剂使用量和更好的哮喘控制问卷的评分。

相较于 AIR I 期试验中高剂量激素吸入患者的亚组分析,本试验并未观察到晨间 PEF 或 AHR 的改善,尽管前者的患者不如 RISA 研究中的那些患者症状突出。RISA 研究再次证明,即使是在症状突出的重度持续性哮喘患者中亦可安全地施行支气管热成形术。与其他研究结果相一致,本研究显示与支气管热成形术相关的轻度不良事件发生率和住院率有所增加,但也提示长时间内哮喘恶化的情况会有可能减少。

最近,AIR 试验研究组开展了第二次临床试验,用以评估支气管热成形术在稳定期重度持续性哮喘中的安全性和有效性(AIR II 期)。这也是首个评估支气管热成形术的国际多中心、前瞻性、随机双盲假手术对照研究。本研究共随机纳入了 297 例病情稳定的重度持续性哮喘患者。受试者入选标准包括:使用高剂量口服糖皮质激素和一种 LABA,对醋甲胆碱存在气道高反应性,使用支气管扩张剂前的 FEV_1 大于预计值 60%。研究的主要终点是观测哮喘生活质量问卷(AQLQ)评分的差异,次要终点包括严重的急性加重率、晨间 PEF 和急救吸入剂的使用情况。两组患者均由非盲态医师(气管镜小组)实施了相隔 3 周的 3 次气管镜下治疗,治疗程序与之前文献报道的相同。假手术过程采用相似的设备,提供音频和视觉效果模仿实际操作过程,但不输送射频能量。在治疗期结束时以及随后 1 年中每 3 个月对患者进行一次评估,随访由回避了气管镜操作的盲态医师执行(评估小组)。共有 288 例受试者完成了该项试验(治疗组 189 例,对照组 98 例)。

研究主要终点统计学分析结果表明,治疗组的 AQLQ 评分较假手术组有显著性提高。同时,研究也显示治疗组的严重急性加重率比对照组明显降低。不良事件情况与既往试验相似,主要是轻度到中度,发生于手术治疗期间。两组间不良事件发生率相近。症状包括喘息、呼吸困难、咳嗽和胸痛。这些症状在手术干预 1 天内出现,并在 1 周内缓解。治疗组住院人次有所升高,共 16 例患者、17 次住院,而对照组只有 2 次住院。而在手术后的随访期,治疗组的不良事件如急性加重情况、急诊就诊率和住院率都明显低于对照组。AIR II 期试验再次验证了支气管热成形术治疗在重度持续性哮喘患者中的安全性。AQLQ 评分也与既往研究一样有显著性提高。虽然在 AQLQ 评分和急诊就诊率上有改观,但本研究并未同过去研究一样,获得晨间 PEF 和急救吸入剂使用上的改善。这是迄今为止肺科领域最大的一项假手术对照研究,它关系到重症哮喘治疗的设备进步。

支气管热成形术的未来

支气管热成形术是一项创新性技术,但仍有一些问题尚待解决。目前,现有的导管可用于治疗直径≥3mm 的气道。这个气道直径是否正是我们的治疗位点,还是说应当选择更靠周边、直径更细的气道作为治疗靶点?通过测量肺泡一氧化氮,van Veen 等证实哮喘的严重程度与外周气道炎症反应所起的作用相关[15]。这一点或许提示,外周气道阻力在重度哮喘当中的作用要比在轻中度哮喘中来得更重要,也可解释为何前述的某些研究中患者的晨间 PEF 和 AHR 并未改善。重度哮喘是一个具有不同程度外周气道病变的异质性患者群,这就增加了支气管热成形术后阐明其主要生理差异的困难。前文所述的临床试验中,主要研究终点采用了几个参数,主要是急性加重率和哮喘控制评分变化。研究中存在的差异即指向了研究对象的异质性。AIR Ⅱ 期试验是针对支气管热成形术的首个假手术对照研究,但作者指出即便在该项研究中,对照组的安慰剂效应也比预期高得多。安慰剂效应可产生于许多层面,包括频繁临床访视和坚持记录哮喘日记等。这就意味着支气管热成形术的实际真实获益将更大。

AIR Ⅰ 期试验针对使用高剂量糖皮质激素患者组做亚组分析,事后分析的结果证实治疗组比对照组确有获益增加。今后进一步确定哪一类重度哮喘患者将获益会是一件有利之事。这可能与气道炎症程度有关,因为支气管热成形术治疗并不能治疗炎症。目前出版的文章随访做到 2 年,支气管热成形术的长期效果还未得到评估,我们还将等待 AIR Ⅰ 期和 AIR Ⅱ 期试验的长期随访结果。

总结

哮喘是一个复杂的疾病过程。炎症介质的级联反应以及后续引起患者临床症状的病理生理变化仍然是一个导致高发病率的全球性健康问题。治疗方法的进步已使得发病率有所下降,但仍有许多患者存在严重的反复发作和加重。支气管热成形术是一项创新性技术,使用射频消融技术干预哮喘的解剖学改变,进而影响其病理生理。近期的临床研究已显示,该技术对于未控制的、重度持续性哮喘患者是一项前景可观的治疗方法。它是哮喘治疗的一次全新的令人兴奋的进步。不过,前期研究结果虽然令人充满希望,但在这一新的治疗模式推广应用之前,后续仍需要更进一步的临床试验来帮助我们充分理解这一方法的用途,并解答一些重要的问题。

(宋小莲 译)

参考文献

1 Moorman J. National Surveillance for Asthma—United States, 1980–2004. *MMWR* 2007; **56**.

2 Wills-Karp M. Immunologic basis of antigen-induced airway hyperresponsiveness. *Ann Rev Immunol* 1999; **17**: 255–81.

3 Mitzner W. Airway smooth muscle: the appendix of the lung. *Am J Respir Crit Care Med* 2004; **169**: 787–90.

4 Carroll N, Elliot J, Morton A, James A. The structure of large and small airways in nonfatal and fatal asthma. *Am Rev Respir Dis* 1993; **147**: 405–10.

5 Benayoun L, Druilhe A, Dombret MC, et al. Airway structural alterations selectively associated with severe asthma. *Am J Respir Crit Care Med* 2003; **167**: 1360–8.

6 Fernandes D, Guida E, Koutsoubos V, et al. Glucocorticoids inhibit proliferation, cyclin D1 expression, and retinoblastoma protein phosphorylation, but not activity of the extracellular-regulated kinases in human cultured airway smooth muscle. *Am J Respir Cell Mol Biol* 1999; **21**: 77–88.

7 Fernandes DJ, Mitchell RW, Lakser O, et al. Do inflammatory mediators influence the contribution of airway smooth muscle contraction to airway hyperresponsiveness in asthma? *J Appl Physiol* 2003; **95**: 844–53.

8 Miller M, Cho JY, McElwain K, et al. Corticosteroids prevent myofibroblast accumulation and airway remodeling in mice. *Am J Physiol* 2006; **290**: L162–9.

9 Ammit AJ, Panettieri RA Jr. Airway smooth muscle cell hyperplasia: a therapeutic target in airway remodeling in asthma? *Prog Cell Cycle Res* 2003; **5**: 49–57.

10 Danek CJ, Lombard CM, Dungworth DL, et al. Reduction in airway hyperresponsiveness to methacholine by the application of RF energy in dogs. *J Appl Physiol* 2004; **97**: 1946–53.

11 Miller JD, Cox G, Vincic L, et al. A prospective feasibility study of bronchial thermoplasty in the human airway. *Chest* 2005; **127**: 1999–2006.

12 Cox G, Miller JD, McWilliams A, et al. Bronchial thermoplasty for asthma. *Am J Respir Crit Care Med* 2006; **173**: 965–9.

13 Cox G, Thomson NC, Rubin AS, et al. Asthma control during the year after bronchial thermoplasty. *New Engl J Med* 2007; **356**: 1327–37.

14 Pavord ID, Cox G, Thomson NC, et al. Safety and efficacy of bronchial thermoplasty in symptomatic, severe asthma. *Am J Respir Crit Care Med* 2007; **176**: 1185–91.

15 van Veen IH, Sterk PJ, Schot R, et al. Alveolar nitric oxide versus measures of peripheral airway dysfunction in severe asthma. *Eur Respir J* 2006; **27**: 951–6.

索 引

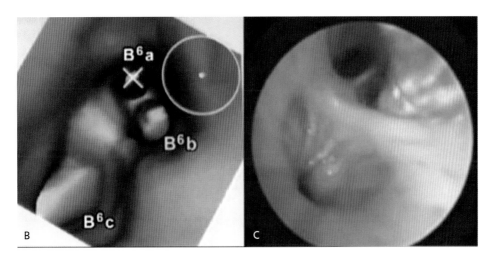

图 1.1(B,C)

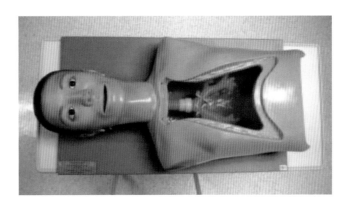

图 6.1

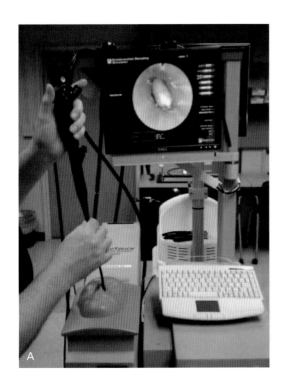

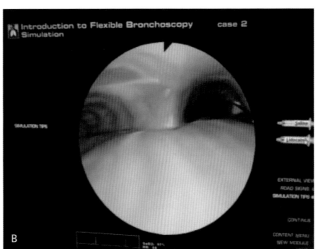

图 6.2

I

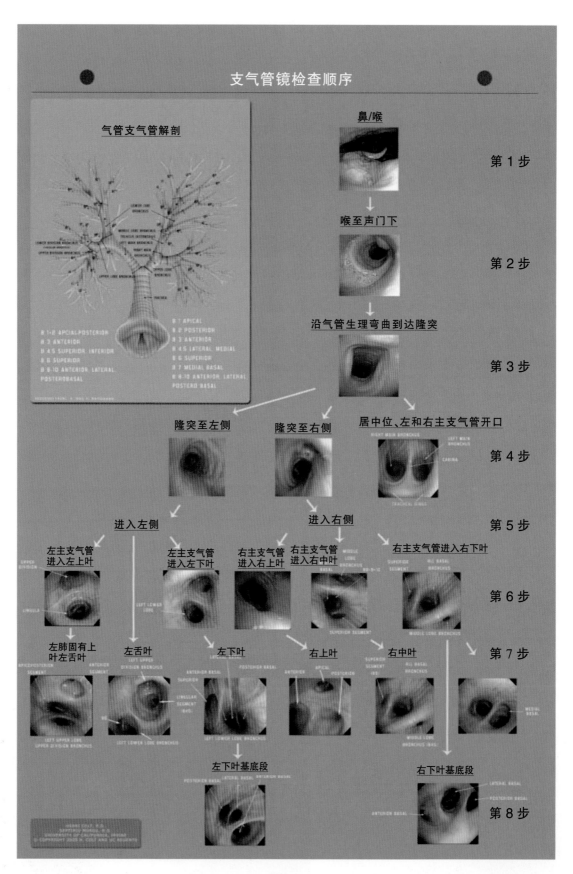

图 6.4

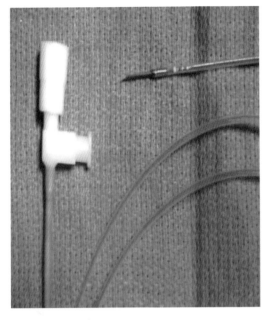

图 11.4

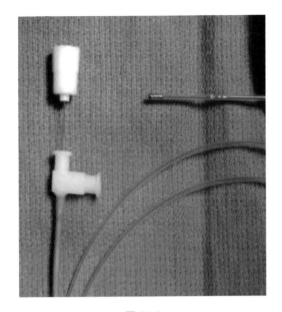

图 11.5

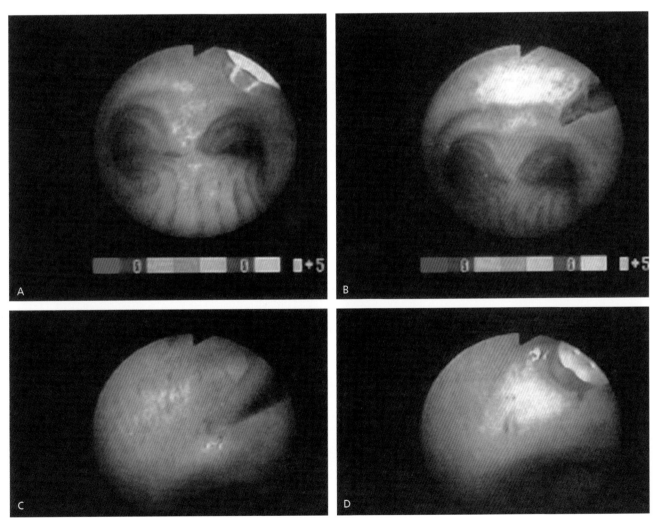

图 11.6

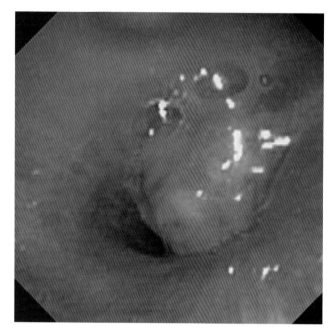

图 15.1

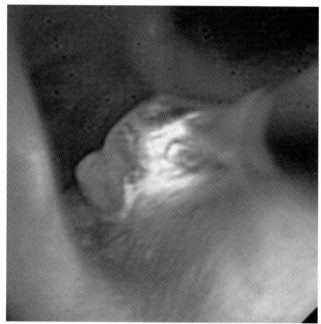

图 15.2

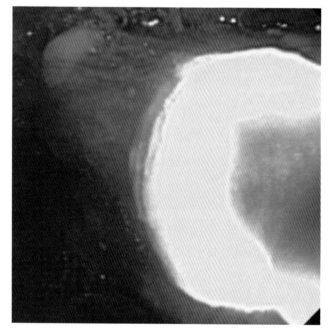

图 15.3

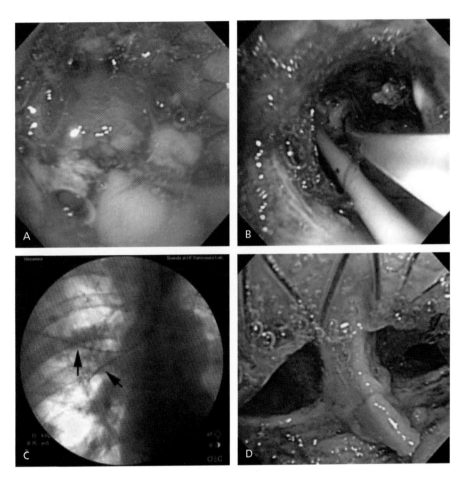

图 16.1

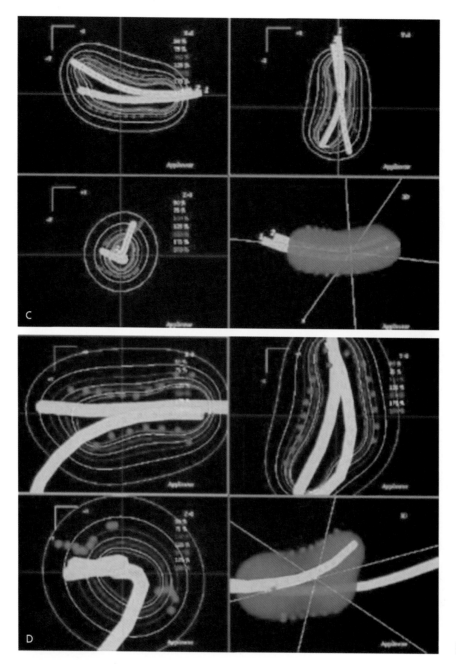

图 16.2(C,D)

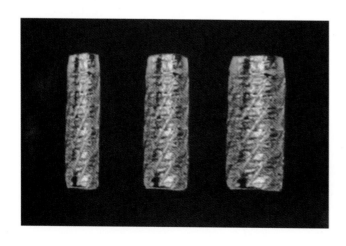

图 16.5

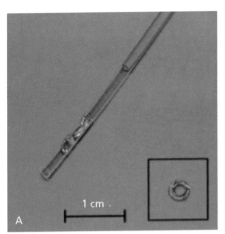

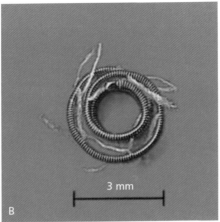

图 16.6

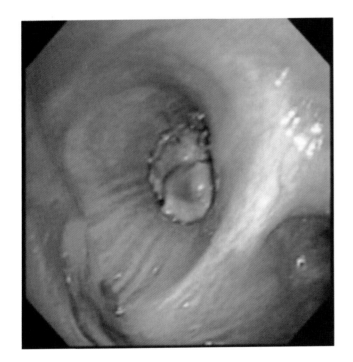

图 17.1

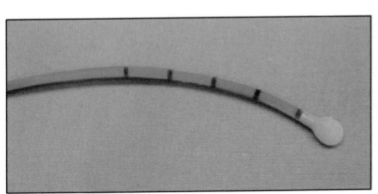

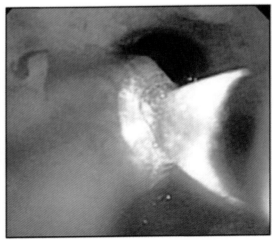

图 17.3

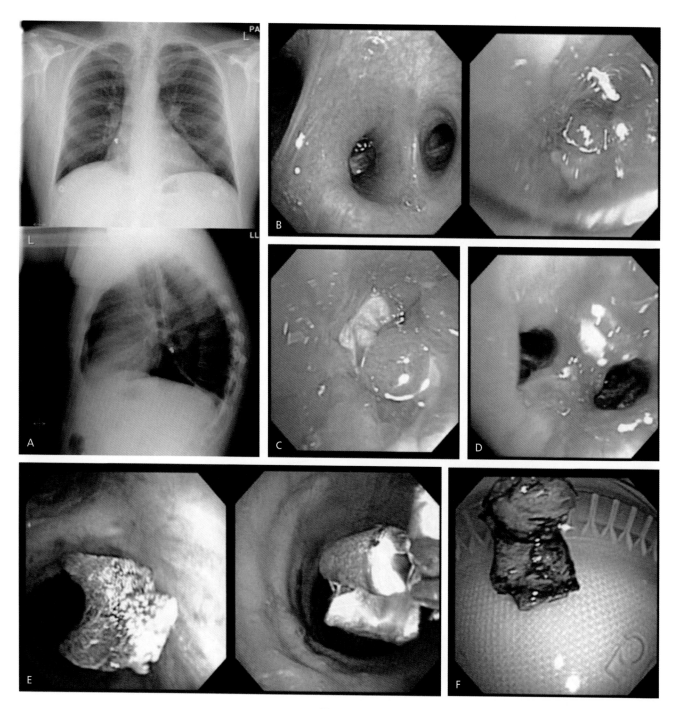

图 17.4

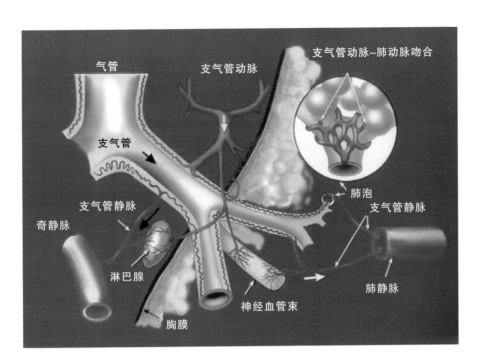

图 18.1

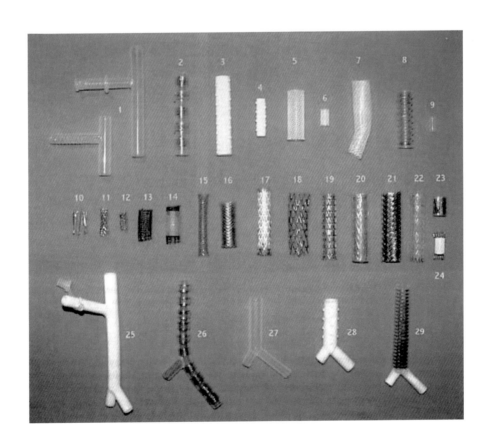

图 19.1

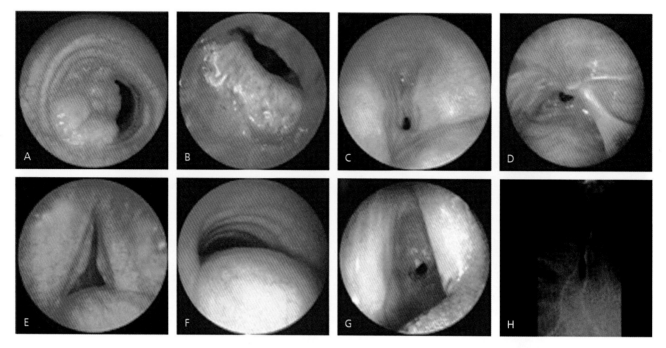

图 19.2

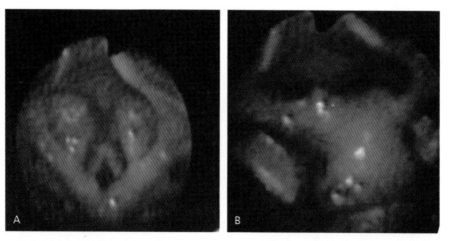

图 23.1

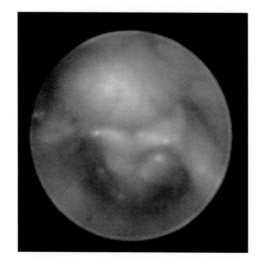

图 23.2

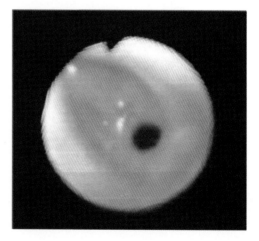

图 23.3

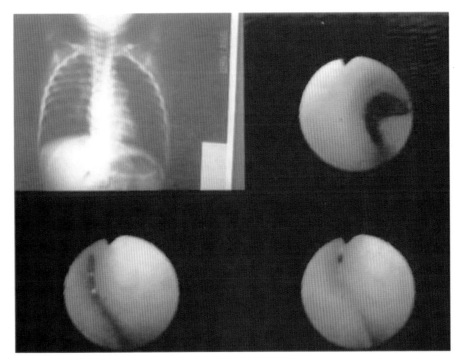

图 23.4

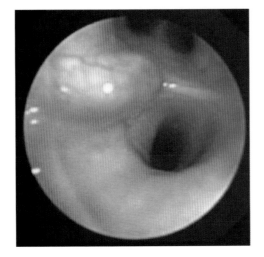

图 23.5

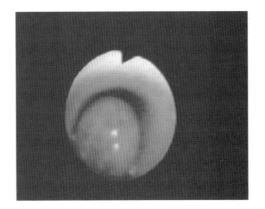

图 23.6

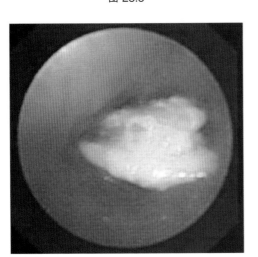

图 23.7

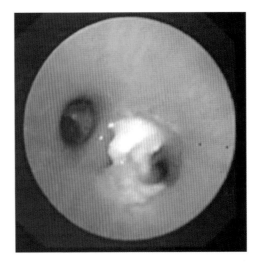

图 23.8

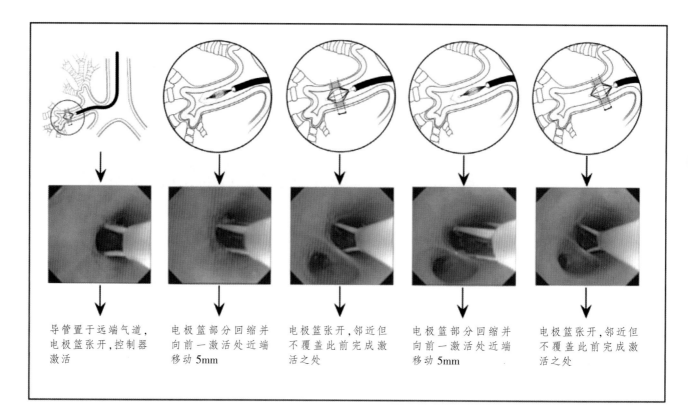

图 25.3

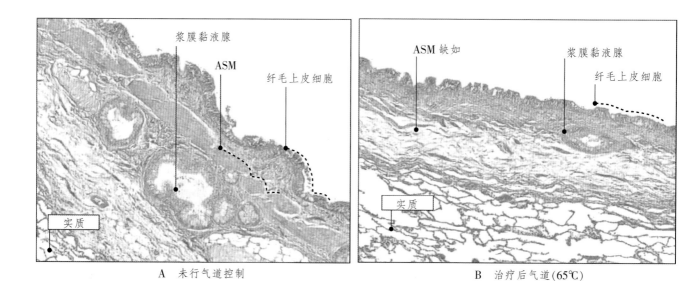

A 未行气道控制

B 治疗后气道(65℃)

图 25.4